GRUNDRISS

DER

PHYSIOLOGIE

DES MENSCHEN

FÜR

STUDIERENDE UND ÄRZTE.

VON

PROF. DR. MED. J. STEINER.

FÜNFTE, VERBESSERTE AUFLAGE.

MIT ZAHLREICHEN IN DEN TEXT EINGEDRUCKTEN HOLZSCHNITTEN

LEIPZIG,
VERLAG VON VEIT & COMP.
1890.

Druck von Metzger & Wittig in Leipzig.

Vorwort zur ersten Auflage.

Bei der Abfassung des vorliegenden Grundrisses hat der Verfasser sich die Aufgabe gestellt, die wesentlichen Thatsachen der Physiologie des Menschen im Zusammenhange in elementarer und leicht faßlicher Form darzustellen. Was er dabei zu erreichen wünschte, wäre, diese Disziplin dem Verständnisse des Anfängers näher zu bringen sowie dem Vorgerückteren eine schnelle und leichte Orientierung bezüglich Rekapitulation zu ermöglichen.

Die vielfach übliche Namensnennung der Autoren ist zum Teil beschränkt worden, und der dadurch gewonnene Raum konnte für die unter dem Text angebrachten Litteraturangaben von grundlegenden Arbeiten verwendet werden. Sollte daher hier und da ein Autorenname vermißt werden, so muß der Verfasser um freundliche Nachsicht bitten.

Erlangen, im September 1877.

Der Verfasser.

Vorwort zur dritten Auflage.

Die neue Auflage erscheint insofern in verbesserter Form, als das Kapitel „Gehirn“ vollständig neu bearbeitet und gefaßt worden ist. Dies konnte geschehen, nachdem durch mehrjährige Arbeit auf diesem Gebiete eine gewisse Konsolidierung erzielt worden ist. Ähnliches gilt für die Lehre von der Resorption. Im allgemeinen kann ein kurzes

Buch, wie das vorliegende, nicht jede neue Erscheinung der Litteratur aufnehmen, sondern muß den Bestand zu wahren suchen und eine Klärung der Ansichten abwarten.

In der ganzen Anlage ist das Buch dasselbe geblieben.

Auch diesmal bin ich durch spontane Äußerungen aus dem Kreise der Interessenten unterstützt worden; allen Gönnern des Buches meinen verbindlichsten Dank.

Heidelberg, Winter 1886.

J. Steiner.

Vorwort zur fünften Auflage.

Der vorläufige Abschluß, welchen die Lehre von der Sekretion und Resorption durch die Arbeiten der letzten Jahre erhalten hat, ist auch bei der neuen Darstellung zum Ausdruck gekommen, insofern noch nachdrücklicher als früher die aktive Leistung der Zelle hervorgehoben werden konnte. Nicht minder mußten auf Grund neuerer Arbeiten Verbesserungen in fast allen Teilen des Buches angebracht werden, ohne indes den bisherigen Umfang im wesentlichen zu überschreiten.

Wenn es also eine durchaus verbesserte Auflage ist, so tritt sie dem Publikum doch in der alten Fassung entgegen; sie hofft auch diesmal eine günstige Aufnahme und eine wohlwollende Beurteilung zu finden.

Köln, im Januar 1890.

J. Steiner.

Inhalt.

Einleitung.

Die Physiologie ist die Lehre vom Leben. Unter Leben versteht man die Gesamtheit derjenigen Erscheinungen, welche den Organismen eigentümlich sind und als Lebenserscheinungen derselben angesehen werden. Organismen nennt man die lebenden Wesen, Pflanzen und Tiere, so daß die Physiologie als die Wissenschaft von den Lebenserscheinungen der Pflanzen und Tiere bezeichnet werden kann. Sie zerfällt demnach in die Pflanzenphysiologie, Phytophysiologie, und die Tierphysiologie, Zoophysiologie. Von den verwandten Wissenschaften, der Botanik und Zoologie, unterscheidet sich die Physiologie dadurch, daß sie eine erklärende Naturwissenschaft ist, während jene mehr beschreibende Wissenschaften sind.

Die Physiologie hat demnach die Aufgabe, die Lebenserscheinungen der Organismen zu erklären und auf ihre Gesetze zurückzuführen. Zur Erreichung dieses Zweckes stellt sie, wie alle Naturwissenschaften, Beobachtungen an, die aber allein nur selten zur Erkenntnis der Lebenserscheinungen führen. Daher bedient sie sich in ausgedehntem Maße des Experimentes, durch welches die zu erforschenden Erscheinungen in beliebiger Weise abgeändert, in ihre Bestandteile zerlegt (Analyse) und zum Ganzen wieder vereinigt werden können (Synthese). Diese Versuche werden, da sie in der Regel mit Eingriffen ins tierische Leben verbunden sind, als Vivisektionen bezeichnet. Mit Hilfe von Beobachtung und Experiment bei gleichzeitiger Kenntnis des Baues des Organismus, den uns die Anatomie lehrt, und seiner stofflichen Zusammensetzung, die wir durch die Chemie erfahren, gelangen wir zu der Erkenntnis, daß die Lebenserscheinungen der Organismen das Produkt von bestimmten in letzteren wirksamen Kräften sind, welche, durchaus an die Integrität des Organismus gebunden, verändert werden, wenn dieselbe nicht gewahrt bleibt. Insofern als die „Physik“ schlechthin sich mit dem Studium der Kräfte beschäftigt, welche den anorganischen Körpern eigen sind, kann man die Physiologie, die es mit den in den organischen Körpern wirksamen Kräften zu thun hat, auch als „organische Physik“ bezeichnen.

Auf diese Weise war man zu dem Begriff zweier Arten von Kräften gekommen, deren eine den anorganischen, die andere den organischen Körpern eigentümlich sein sollte. Die in den Organismen wirksamen Kräfte hatte man als Kräfte sui generis behandelt und von denselben, unter dem Namen der Lebenskraft, die Existenz eines jeden Organismus abhängen lassen. Diese Unterscheidung in zwei voneinander verschiedene Arten von Kräften war aber ein für die Erkenntnis der Naturerscheinungen unheilvoller Irrtum, welcher endlich, dank den Bemühungen von Lavoisier, J. R. Mayer, Helmholtz, Thomson, Joule, E. du Bois-Reymond u. a., beseitigt worden ist durch die Erkenntnis, daß alle Erscheinungen in der Natur, sowohl in der anorganischen wie in der organischen, auf ein und dieselben Kräfte zurückzuführen sind, welche bestehen in der Bewegung der denkbar kleinsten Teilchen, der Atome, die einander anziehen oder sich gegenseitig abstoßen. Wenn es bisher in der organischen Physik noch nicht gelungen ist, alle auftretenden Kräfte auf jene einfachsten Bewegungsvorgänge zurückzuführen, so ist der Grund davon der, daß die Kräfte in der organischen Natur in so verwickelter und zusammengesetzter Form uns entgegentreten, wie es in der anorganischen Natur nicht der Fall ist, so daß notwendig ihre Erkenntnis Schwierigkeiten unterliegt, die mit den augenblicklichen Hilfsmitteln nicht sofort zu überwinden sind.

Neue Kräfte treten also in der organischen Natur nicht auf, nur erscheinen sie in viel verwickelterer Form, ebenso wie die Materie, an welche alle Kräfte gebunden sind, und von der getrennt sie nicht gedacht werden können, keine neuen Elementarteile aufzuweisen hat in der organischen gegenüber denen in der anorganischen Natur; in jener erscheinen sie nur in viel mannigfaltigerer Art zum Ganzen zusammengefügt, als in dieser.

Den weitestgehenden Beweis für die Richtigkeit dieser Behauptung giebt das Gesetz von der Erhaltung der Kraft oder der Erhaltung der Energie. Nachdem Lavoisier (1789)[1] die Konstanz der Materie oder das Gesetz von der Erhaltung der Materie nachgewiesen hatte, welches lehrt, daß die Materie seit Ewigkeit her konstant und unzerstörbar sei und in Ewigkeit bleiben werde, daß die für unsere Wahrnehmung sichtbare Zerstörung nur in einer Überführung der

---

[1] Lavoisier, Oeuvres. Publ. Paris 1862. T. II.

Materie in einen andern Aggregatzustand bestehe, folgte gegen die Mitte dieses Jahrhunderts die Entdeckung des Gesetzes von der Erhaltung der Kraft durch Julius Robert Mayer[1] und H. Helmholtz.[2] Dasselbe sagt aus, daß die Summe aller der Kräfte, welche in einem Systeme thätig sind, auf das von außen her keine Einwirkungen stattfinden, immer dieselbe bleibt oder daß in einem solchen Systeme niemals neue Kräfte entstehen oder vorhandene verschwinden können, sondern daß nur eine Umsetzung der Kräfte in eine andere Form stattfinden kann. Da das Weltall als ein solches von außen unbeeinflußtes System anzusehen ist, so findet auf die Gesamtheit desselben dieses Gesetz ebenfalls seine Anwendung.

Die Formen, unter denen die Energie (oder Kraft) auftreten kann, zerfallen in zwei Kategorieen; die eine Form ist die Energie der Lage oder potentielle Energie, die andere die Energie der Bewegung oder kinetische Energie. Die erstere repräsentiert Kräfte, welche Bewegungsursachen darstellen, ohne selbst Bewegung zu sein; die letztere solche, die selbst Bewegung sind, und durch welche wieder Bewegung hervorgerufen wird. Ein einfaches Beispiel wird am besten die Definition erläutern. Ein Rammklotz, der in einer bestimmten Höhe schwebend gehalten wird, stellt, da er jeden Augenblick in Bewegung geraten kann, eine bestimmte Summe von potentieller Energie dar; die Bewegungsursache bildet die Schwere des Rammklotzes oder, was dasselbe heißt, seine Anziehung durch die Erde. Sobald die der Schwere entgegenwirkende Kraft, welche den Klotz auf seiner Höhe erhält, zu wirken aufhört, setzt sich derselbe gegen die Erde hin in Bewegung, schlägt auf den einzurammenden Pfahl und treibt denselben bis zu einer gewissen Tiefe in die Erde ein. Der gegen die Erde bewegte Klotz repräsentiert die kinetische Energie, denn der Klotz bewegt sich selbst und setzt den Pfahl in Bewegung, dem er einen Teil seiner Bewegung mitteilt. Wird der Rammklotz durch entsprechende Vorrichtungen zu seiner Höhe wieder emporgezogen, so haben wir damit von neuem eine Energie der Lage, die in Energie der Bewegung übergehen kann.

Die hier auftretenden Bewegungen müssen indes nicht jedesmal sichtbare Bewegungen, d. h. Massenbewegungen sein, sondern es sind ebenso häufig unsichtbare Bewegungen oder Bewegungen der Atome, d. i. Wärme. Wenn in unserem Beispiele der herunter-

---

[1] J. R. Mayer, Bemerkungen über die Kräfte der unbelebten Natur. Liebig's Annalen, Bd. XLII. 1842.

[2] H. Helmholtz, Über die Erhaltung der Kraft etc. Berlin 1847. (1889 als Nr. 1 von Ostwald's „Klassiker der exakten Wissenschaften" neu gedruckt.)

fallende Rammklotz statt auf den Pfahl einfach auf einen unverletzbaren Felsen aufschlägt, so entsteht keine Bewegung, sondern durch den heftigen Stoß entsteht Wärme. Am häufigsten erscheint die kinetische Energie in Form von Wärme bei der Entstehung chemischer Verbindungen. Zwei Atome, die in gewisser Entfernung voneinander stehen, und die durch ihre chemische Verwandtschaft das Bestreben haben, sich miteinander zu verbinden, repräsentieren eine potentielle Energie von bestimmter Größe. Sobald dieselben gegeneinander in Bewegung geraten, geht diese in jene über, welche verschwunden zu sein scheint, wenn die Atome sich erreicht haben. In der That ist sie nicht verschwunden, sondern hat sich in Wärme umgesetzt, deren Entstehung bei jeder chemischen Verbindung eine anerkannte Thatsache ist. Umgekehrt ist es bei der chemischen Zersetzung, wenn Atome voneinander getrennt werden. Dabei wird Wärme gebunden, wie man sich früher ausdrückte, thatsächlich aber ist Wärme verschwunden und hat sich in potentielle Energie umgesetzt.

Um die Kräfte numerisch darstellen zu können, muß ein bestimmtes **Kraftmaß** vorhanden sein, mit dem ein für allemal gemessen werden kann. Dasselbe wird durch eine bestimmte Arbeitsleistung ausgedrückt, nämlich durch die Arbeit, welche erforderlich ist, um 1 kg 1 m hoch zu heben, und die man als Kilogrammmeter bezeichnet, d. h. als das Produkt aus jenen beiden Faktoren. Allgemein ausgedrückt ist das Kraftmaß $= ph$, wenn p das Gewicht und h die Höhe bedeutet, bis zu welcher dasselbe gehoben wird, oder $= mgh$, wenn m die Masse und g die Schwere bedeutet. Der Ausdruck mgh repräsentiert eine Summe von potentieller Energie, die wir numerisch in die kinetische Energie zu übertragen haben. Geht die eine in die andere über, indem das Gewicht von seiner Höhe frei herunterfällt, so ist die Kraft, mit der es am Boden ankommt, oder seine Endgeschwindigkeit $v = \sqrt{2gh}$, d. h. gleich der Quadratwurzel aus dem doppelten Produkt der Fallhöhe und der Schwere. Ferner ist $v^2 = 2gh$ und $mv^2 = 2mgh$ oder $mgh = \frac{1}{2}mv^2$, also ist die der Lageenergie mgh entsprechende Bewegungsenergie $= \frac{1}{2}mv^2$. Im allgemeinen ist die Wirkung, welche ein in Bewegung begriffener Körper auf einen zweiten ausübt, dem er seine Bewegung mitteilt, abhängig von seiner Bewegungsenergie; dieselbe ist demnach, wenn die ganze Kraft übertragen werden kann, gleich der halben Masse des Körpers multipliziert mit dem Quadrat seiner Geschwindigkeit. Für die Übertragung der mechanischen Arbeit in Wärme ist weiterhin ausgerechnet worden, daß eine **Wärmeeinheit** (Calorie), d. h. diejenige Wärmemenge, welche nötig ist, um 1 kg Wasser von 0^0 auf 1^0 C. zu erwärmen, gleich ist 424 Kilogrammmeter (Joule).

Trotz dieser Gleichheit, die bezüglich der Materie und Kraft in der anorganischen und organischen Natur vorhanden ist, besteht doch zwischen beiden ein kardinaler Unterschied, der uns über die Natur eines Objektes, ob unorganisch oder organisch, niemals in Zweifel lassen wird. Während nämlich ein unorganischer Körper mehr oder weniger unabhängig von seiner Umgebung existieren kann, ist das für den organischen Körper unmöglich, vielmehr nimmt derselbe fortwährend aus derselben geeignete Stoffe in sich auf, die er in seine eigene Substanz umwandelt, und giebt andere Stoffe an die Umgebung wieder ab. Das Vermögen, diese fremden Substanzen in die seines Leibes umzuwandeln, nennt man das Assimilationsvermögen, und den ganzen Vorgang der Stoffaufnahme, Assimilation und Stoffabgabe nennt man den Stoffwechsel. Der Organismus, der sich in einer Umgebung befindet, welche ihm die Mittel zur Unterhaltung seines Stoffwechsels nicht bietet, oder der aus inneren Gründen nicht imstande ist, seinen Stoffwechsel zu unterhalten, muß untergehen, muß sterben, denn auf dem Stoffwechsel beruht das ganze organische Leben. Für unsere Erkenntnis bildet der Stoffwechsel allein die Grenze zwischen den beiden Reichen; durch ihn vermögen wir zu beurteilen, wo die unorganische, die tote Natur aufhört und das Reich der Organismen, der lebenden Wesen, beginnt.

Erste Abteilung.

Allgemeine Physiologie.

Die lebenden Wesen, Pflanzen und Tiere, unterscheiden sich voneinander wesentlich nur durch die Art ihres Stoffwechsels, denn Unterschiede, die man ehemals zwischen beiden angenommen hatte, sind nicht überall vorhanden, können also auch kein durchgreifendes Unterscheidungsmerkmal abgeben. Früher hatte man geglaubt, daß allein den Tieren Bewegungserscheinungen zukämen, bis man erkannte, daß auch Pflanzen Bewegungen zeigen, wie der Blattschluß der Mimosa pudica, der Dionaea muscipula und der anderen Insekten fangenden Pflanzen lehrt; ja man lernte sogar Pflanzen kennen, welche Ortsbewegungen ausführen (bewegliche Algensporen). Ebensowenig konnte das Wärmebildungsvermögen der Tiere ein unterscheidendes Merkmal gegen die Pflanzen bleiben, da auch in den Blütenkolben einiger Pflanzen zu gewissen Zeiten nicht unerhebliche Wärmemengen gebildet werden. Endlich kam man zu der Erkenntnis, daß es die verschiedene Art des Stoffwechsels ist, welche Pflanze und Tier voneinander unterscheidet.

Die Pflanze nimmt aus ihrer Umgebung auf: Wasser, Kohlensäure, Ammoniak und Salze; unter den letzteren sind von besonderer Wichtigkeit die stickstoffhaltigen Verbindungen, wie die salpetersauren Salze, die leicht zerfallen und als eines ihrer Zersetzungsprodukte Ammoniak bilden. Diese Substanzen werden assimiliert, also in Bestandteile des Pflanzenleibes übergeführt, der im wesentlichen aus Kohlehydraten, Eiweißkörpern, Fetten und ätherischen Ölen besteht. Die Kohlehydrate sind organische Verbindungen, die aus Kohlenstoff, Sauerstoff und Wasserstoff zusammengesetzt sind und die beiden letzteren Elemente gerade in dem Verhältnis enthalten, wie sie miteinander Wasser bilden. Die Eiweißkörper enthalten neben Kohlenstoff, Sauerstoff und Wasserstoff noch Stickstoff, sind im ganzen sehr hoch zusammengesetzt, ihr Molekül ist sehr atomenreich und relativ niedrig oxydiert, sie können also noch viel Sauerstoff aufnehmen. Endlich findet in den grünen

Pflanzenteilen (Chlorophyll) ein Gaswechsel statt, der darin besteht, daß unter dem Einfluß der Sonnenstrahlen die aus der Atmosphäre aufgenommene Kohlensäure reduziert, der Kohlenstoff abgelagert und der Sauerstoff an die Atmosphäre abgegeben wird. Bei Nacht findet der umgekehrte Prozeß statt: es nimmt das Blattgrün Sauerstoff auf und giebt dafür Kohlensäure ab.

So werden die Nahrungsmittel der Pflanze, welche niedrig zusammengesetzte, aber hoch oxydierte Verbindungen darstellen, wenn sie zu Pflanzenbestandteilen assimiliert werden, umgekehrt in hoch zusammengesetzte und niedrig oxydierte Verbindungen übergeführt. Der Stoffwechsel der Pflanze basiert also auf Synthese und ist im ganzen ein Reduktionsprozeß, bei dem kinetische Energie (der Sonnenstrahlen) in potentielle Energie umgewandelt wird.

Die Synthese, durch welche die Pflanze aus unorganischem Material ihren eigenen organischen Leib aufzubauen vermag, sichert derselben einerseits eine Existenz fern von allen organischen Wesen und lehrt andererseits, daß die ersten Organismen, welche auf der Erdoberfläche sich entwickelt haben, nur Pflanzen gewesen sein können.

Anders verhält es sich mit dem Stoffwechsel der Tiere. Ihre Nahrungsmittel stammen ausschließlich aus dem Pflanzen- und Tierreich, sind also durchaus hoch zusammengesetzte und niedrig oxydierte Körper, als Eiweisse, Fette und Kohlehydrate, welche nach und nach in einfachere Produkte zerfallen unter allmählichem Eintritt von Sauerstoff. Diese Produkte sind Wasser, Kohlensäure, etwas Ammoniak und eine Reihe stickstoffhaltiger Substanzen (Harnstoff u. a.), die bei weiterer Zersetzung Ammoniak geben, und die alle von neuem den Pflanzen zur Nahrung dienen können. Der Stoffwechsel der Tiere beruht somit auf Analyse zusammengesetzter Verbindungen und repräsentiert im wesentlichen einen oxydativen Spaltungsprozeß, durch den potentielle Energie (die Affinität der Kohlen- und Stickstoffe zum Sauerstoff) in kinetische Energie (Wärme und Bewegung) verwandelt wird.

Die Pflanze bedarf indes zu ihrer Erhaltung ebenso der Aufnahme von Sauerstoff, wie das Tier: in einer Kohlensäureatmosphäre geht sie bald zu Grunde (Saussure). In der That nimmt sie an ihren nicht grünen Teilen (und bei Nacht auch an diesen) Sauerstoff auf und giebt Kohlensäure ab. Sie besitzt also offenbar ebenfalls die Fähigkeit der Oxydation. Aber dieser Teil ihres Stoffwechsels ist so gering, daß er im Vergleich zu jenem andern, der mit Reduktion einhergeht, fast verschwindet.

Im Prinzip ist also die Pflanze gleichsam ein Tier, das mit Organen ausgestattet ist, in denen Reduktionsprozesse in großem Maßstabe ausgeführt werden (E. Pflüger).

Der Stoffwechsel vollzieht sich in jenen morphologischen Elementen, aus denen, wie M. J. Schleiden (1837) entdeckt hat, jede Pflanze besteht, und welche Einzelindividuen darstellen, die selbständig an dem Gesamtstoffwechsel der Pflanze teilnehmen. Dieselben sind als Elementarorganismen bezeichnet worden und wurden Zellen genannt. Eine Zeit lang hatte man in der Zusammensetzung der Pflanzen aus Zellen den Unterschied dieser gegen die Tiere vermutet, bis Th. Schwann[1] zeigte, daß auch der Tierkörper ursprünglich aus Zellen besteht, die als solche in demselben persistieren oder gewisse Veränderungen erfahren haben, ohne indes ihre frühere Zellennatur gänzlich zu verwischen. Eine solche Zelle wurde dargestellt als ein Bläschen, das überall von einer Membran umgeben ist, einen festweichen Inhalt besitzt, in dem ein kleines Gebilde von wahrscheinlich größerer Konsistenz liegt, das der Kern der Zelle genannt wird. Diese Beschreibung mag heute noch für die Pflanzenzelle gelten, für die Tierzelle ist sie längst als eine unzureichende aufgegeben worden. Die tierische Zelle stellt ein Klümpchen festweicher organischer Masse dar, das aus Eiweiß, Kohlehydraten, Salzen und Wasser besteht, in dem ein Kern vorhanden ist. Die Attribute einer solchen Zelle sind 1) die Fähigkeit der Assimilierung und des dadurch bedingten Wachstums, 2) die Möglichkeit der Teilung, durch welche sie sich vermehren und fortpflanzen kann, und 3) eine Bewegungsfähigkeit, die ihr namentlich im Jugendzustande zukommt; es können aus dem Leibe der Zelle Fortsätze wie Fühler herausgestreckt und wieder zurückgezogen werden, mit deren Hilfe die Zellen einerseits Stoffe aus ihrer Umgebung in sich aufnehmen, andererseits Ortsbewegungen ausführen können. So scheint das Wesen und die Natur der Zelle nicht sowohl in ihrer Form, als vielmehr in dem Material, aus dem sie besteht, gegeben zu sein; man nennt dieses Material das „Protoplasma“ und spricht dann von Zellenprotoplasma.

Beschäftigen wir uns fernerhin ausschließlich mit dem Tiere (indem wir die analoge Betrachtung für die Pflanzen der Phytophysiologie überlassen), so haben wir als einen Fortschritt zu verzeichnen die Entdeckung, daß nicht allein jedes Tier im erwachsenen Zustande aus Zellen sich zusammensetzt, sondern noch viel mehr, daß jedes mehrzellige Tier, wie tief oder wie hoch es auch in der Tierreihe steht, z. B. ein Polyp und der Mensch, sich aus einer einzigen Zelle entwickelt hat, welche die Eizelle genannt wird. Da eine jede Zelle, wie wir oben bemerkt haben, ein selbständiges Individuum darstellt, gewissermaßen ein Individuum erster Ordnung, so kann es nur natürlich erscheinen, daß einige Tiere während ihres ganzen Lebens auf dieser niederen Stufe stehen bleiben und ein einzelliges

[1] Th. Schwann, Mikroskopische Untersuchungen über die Übereinstimmung in der Struktur und dem Wachstum der Tiere und Pflanzen. Berlin 1839.

Tier darstellen. Dahin gehören die Gregarinen, Acineten, Infusorien u. s. w., von denen uns die Amoeben am bekanntesten sind. Man nennt nach E. Häckel diese einzelligen Tiere „Protozoën“, im Gegensatz zu der Mehrzahl der übrigen Tiere, welche nicht auf der Form ihrer Eizelle stehen bleiben, sondern sich weiter entwickeln zu höheren Formen, wie Mollusken, Fischen, Säugetieren u. s. w., die in ihrer Gesamtheit nach demselben Autor als „Metazoën“ bezeichnet werden.

Angesichts dieser Thatsache, nämlich der Entwickelung der meisten Tiere aus der Eizelle, werden wir zu der Frage geführt, ob die vielen auf der Erdoberfläche vorhandenen Tierarten gesondert, jedesmal aus der entsprechenden Zelle in irgend einer Periode unserer Erde entstanden sind und starr ihre Art seit jener Zeit bis auf uns konserviert haben, oder ob nur eine oder mehrere Arten in jener Zeit gebildet wurden, aus denen sich in irgend einer Weise die große Zahl der jetzt vorhandenen Arten nacheinander entwickelt hat. Für die letztere Annahme sprechen namentlich folgende Beobachtungen: 1) Die einzelnen Arten sind nicht streng voneinander geschieden, sondern man findet zwischen denselben Übergangsformen von so schwankender Natur, daß ihre Zugehörigkeit zu der einen oder anderen Art oft höchst zweifelhaft ist. 2) Die Thatsache, daß jedes Ei in seiner Entwickelung zum ausgewachsenen Individuum eine Reihe von Formen durchläuft, die mehr oder weniger gleich sind den Formen, welche die tiefer stehenden Arten dauernd darstellen. 3) Die vergleichende Anatomie lehrt, daß innerhalb einer jeden bestimmten systematischen Gruppe eine Fortentwickelung von niederen zu höheren Organisationsstufen vorhanden ist. 4) Die Geologie zeigt, daß jene morphologisch tiefer stehenden Organismen auch der Zeit nach, d. h. in den verschiedenen geologischen Schichten, früher erscheinen, als die auf jene zu beziehenden höher organisierten Formen. Diese Thatsachen finden die natürlichste Erklärung in Lamarks Anschauung, die derselbe in seiner „Philosophie zoologique“ (1809) niedergelegt hat, nach welcher die Arten aus einer oder mehreren Stammformen nacheinander durch allmähliche Entwickelung infolge einer Umbildung entstanden sind. Die ganze Lehre wird deshalb die „Descendenz- oder Transmutationslehre“ genannt.

Die Descendenzlehre hatte wenig Anerkennung gefunden, bis Charles Darwin[1] 50 Jahre später dieselbe physiologisch begründet und das Zustandekommen jener Umbildung erklärt hat durch seine „Selectionstheorie oder Züchtungslehre“, die heute kurzweg die „Darwin'sche Theorie“ genannt wird. Der Inhalt derselben ist folgender:

---

[1] Charles Darwin, On the origin of species by means of natural selection. London 1859. Übers. von Bronn. Stuttgart 1860.

„Im Kampfe ums Dasein, den alle Individuen gegen die umgebende Natur zu kämpfen haben, erwerben einzelne derselben gewisse Fähigkeiten, welche ihnen in diesem Kampfe nützlich sind und ihnen zum Siege verhelfen, so daß sie sich den umgebenden widerstrebenden Verhältnissen anzupassen vermögen. Aber auch nur diese Individuen haben Aussicht, ihre Art fortzupflanzen, da die anderen im Kampfe unterliegen, und diese übertragen die erworbenen nützlichen Fähigkeiten durch Vererbung auf ihre Nachkommen. Werden nun diese ererbten Fähigkeiten von den nachfolgenden Geschlechtern durch weitern Gebrauch immer mehr entwickelt, so müssen durch Anpassung und Vererbung bei natürlicher Zuchtwahl (als welche die Erhaltung und Fortpflanzung der siegreichen Individuen bezeichnet wird) neue Arten entstehen können."

Demnach läßt sich die Entwickelung der verschiedenen Gruppen des Tierreiches in Form eines oder mehrerer Stammbäume anordnen. Man bezeichnet diese Entwickelung als „Stammesentwickelung", „Phylogenie" (φῦλον, Stamm) im Gegensatz zur Entwickelungsgeschichte des Individuums, der „Keimesgeschichte" oder „Ontogenie" (E. Häckel). Aus der oben unter 2) angegebenen Thatsache folgert Häckel, daß die Ontogenie eine in kurzer Zeit ablaufende Rekapitulation der Phylogenie darstellt („Biogenetisches Grundgesetz").[1]

Verfolgt man die Entwickelung des Säugetieres, speziell des Menschen aus der Eizelle, so sieht man, daß sich dieselbe durch Teilung vermehrt („Eifurchung"), bis sich ein großer kugelförmiger Zellenhaufen entwickelt hat, der das Aussehen einer Maulbeere besitzt und „Morula" genannt wird. Im Centrum des Zellenhaufens, dessen centrale Zellen viel größer sind als die peripheren, sammelt sich Flüssigkeit an, welche die Zellen nach außen drängt. Weiterhin sind aus jenen beiden Zellenarten zwei konzentrisch gelagerte Häute entstanden; diese Bildung wird die „Keimblase" genannt, welche aus den beiden primären „Keimblättern" zusammengesetzt ist. Dieselben werden als Entoderm und Ektoderm bezeichnet und bilden die Grundlage für die gesamte weitere Entwickelung: aus dem Ektoderm entwickeln sich nämlich die Organe der animalen Sphäre, wie Centralnervensystem u. s. w., weshalb es das „animale Keimblatt" heißt, ans dem Entoderm die vegetativen Organe, als Darmrohr u. s. w., welches danach als „vegetatives Keimblatt" bezeichnet wird.

Die zweiblätterige Keimblase zeigt bald an einer Stelle ihrer Oberfläche einen dunklen runden Fleck, der scheibenförmig erhaben in den Hohlraum der Blase vorspringt; es ist dies der „Fruchthof" oder die „Keimscheibe", aus der die Anlage des Embryonalleibes hervorgeht,

---

[1] E. Häckel, Generelle Morphologie der Organismen. 2 Bde. Berlin 1866.

während die Bedeutung der übrigen Keimblase auf das Embryonalleben beschränkt bleibt.

Die zweiblätterige Keimblase kommt allen Metazoën zu einer Zeit ihrer Entwickelung zu, doch ist die Bildung derselben nicht überall gleich. Die eben gegebene Schilderung trifft nur zu für viele Wirbeltiere, sowie für viele Schnecken und Würmer; bei diesen bildet sich die zweiblätterige Keimblase durch Umwachsung, hingegen entsteht sie bei den Schwämmen, Polypen, Ascidien und dem niedrigsten Wirbeltiere, dem Amphioxus, aus einer einschichtigen Keimblase durch Einstülpung: Invagination, doch ist hier wie dort der morphologische Wert dieser Form ein gleicher; bei beiden bildet sich eine zweiblätterige Larve mit einem Munde aus, die Gastrula. Es ist nun von hohem Interesse, daß niederste Tiere, wie z. B. manche Polypen, in der zweiblätterigen Keimblase fast die Höhe ihrer Entwickelung erreicht haben, daß es sogar noch Formen giebt, welche HÄCKEL's Gastraea, jener hypothetischen zweiblätterigen Stammform aller Metazoën, sehr nahe stehen.

Im weitern Verlaufe der Entwickelung bildet sich im Bereiche des Fruchthofes ein drittes Keimblatt, das sich zwischen die beiden vorhandenen Keimblätter einschiebt, das Mesoderm. Aus diesen drei Keimblättern baut sich nun der Leib des Embryo nach und nach auf und entwickeln sich die Organsysteme, wie wir sie im erwachsenen Individuum kennen; die spezielle Betrachtung dieser Entwickelung giebt am Ende dieses Buches die „Ontogenie". Von besonderem Interesse ist noch eine Phase in der Entwickelung, die nicht nur bei den Säugetieren, sondern bei allen Wirbeltieren vorhanden ist, nämlich das Auftreten des sogenannten Achsenstabes, der „Chorda dorsalis", eines dünnen, elastischen Stabes, welcher der ganzen Länge nach mitten durch den Körper geht, aus eigentümlichen Zellen zusammengesetzt ist und die erste Anlage der Wirbelsäule bildet, durch welche sämtliche Wirbeltiere gegenüber den Wirbellosen charakterisiert sind. Ebenso interessant ist die Bildung des Visceralskelettes, d. i. eines am Kopfende des Embryo entstehenden Systems von Kiemenbögen, die sich in späteren Entwickelungsstadien großenteils zurückbilden und damit verschwinden.

Die Bildung der Chorda dorsalis während der Entwickelung des Säugetierembryo erinnert sehr lebhaft an ein Tier, das zeitlebens die Chorda besitzt; es ist dies das niedrigste Wirbeltier, also der niedrigste Fisch, Amphioxus lanceolatus, das Lanzetttierchen, sowie die ganze Klasse der Cyklostomen, als Neunaugen u. s. w. Ebenso erinnern die vergänglichen Kiemenbögen im Säugetierembryo an die bleibenden Kiemen der Fische und mancher Amphibien (Perennibranchiaten).

Man teilt den völlig entwickelten Säugetierleib in zwei Systeme von Organen ein und bezeichnet das eine als „vegetatives", das andere als „animales" Organ-System. Zu dem erstern gehört: a) der Ernährungsapparat, zu welchem rechnet α) der ganze Verdauungskanal mit allen seinen Anhängen, darunter die Verdauungsdrüsen (Leber, Pankreas u. s. w.) und die Atmungsorgane (Lungen), β) das Gefäßsystem, γ) das Nierensystem; b) der Fortpflanzungsapparat: die Geschlechtsorgane und deren Anhänge. Zu dem animalen Organsysteme gehört: a) der Sinnesapparat, der besteht α) aus der Hautdecke, β) dem Nervensystem und γ) den Sinnesorganen; b) der Bewegungsapparat, der zusammengesetzt ist α) aus den passiven Bewegungsorganen, dem Skelett, und β) den aktiven Bewegungsorganen, den Muskeln.

Der Stoffwechsel, auf dessen regelmäßigem Ablauf das gesunde Leben des Individuums beruht, wird durch den Ernährungsapparat unterhalten. Das Centrum, den Hauptherd des gesamten Stoffwechsels, bildet die Ernährungsflüssigkeit, das Blut, das aufgelöst alle diejenigen Bestandteile besitzt, welche entweder in den verschiedenen Geweben des Körpers schon vorhanden sind, oder aus denen sich Gewebsbestandteile bilden können; dasselbe bildet sich in den Blutgefäßen, vielfach verzweigten geschlossenen Kanälen, die sich fast in allen Geweben befinden, und in denen es durch ein Pumpwerk, das thätige Herz, in kontinuierlicher Strömung erhalten wird. Auf dem Wege durch die Gewebe transsudieren Blutbestandteile durch die Gefäßwände hindurch, welche den umliegenden Geweben zur Ernährung dienen, nämlich Wasser, in diesem gelöste Substanzen, wie Eiweiß u. s. w., und Sauerstoffgas; dafür geben die Gewebe an das Blut Kohlensäure und die Substanzen zurück, welche für sie unbrauchbar sind oder es durch den Stoffwechsel ihrer Zellen geworden sind (Stoffe der regressiven Metamorphose). Von diesen unbrauchbar gewordenen Stoffen befreit sich das Blut dadurch, daß sie durch bestimmte Organe, wie Lungen und Nieren, ausgeschieden und gleichzeitig mit der entsprechenden Wassermenge, welche ebenfalls das Blut verläßt, durch Abfuhrkanäle an die Körperoberfläche und nach außen abgeführt werden (Lungen-, Nieren- und Hautausscheidung). Um diesen stetigen Verlust des Blutes zu decken, müssen demselben Substanzen zugeführt werden, wie sie im Blute vorhanden sind, oder die zu Blutbestandteilen werden können. Diese Substanzen befinden sich in den Nahrungsmitteln, Wasser, Brot, Fleisch u. s. w., und in der Luft (Sauerstoff), aber einerseits nicht rein, sondern gemischt mit Bestandteilen, die das Blut nicht brauchen kann, und andererseits in ungelöstem Zustande, während das Blut nur gelöste Substanzen aufnehmen kann. Dieses Geschäft, die brauchbaren Bestandteile der Nahrungsmittel von den unbrauchbaren zu sondern und die ersteren in den gelösten Zustand überzuführen, versieht der Darmkanal; in diesen werden die Nahrungsmittel importiert und in demselben durch die Verdauungssäfte, welche seine Verdauungsdrüsen (Leber, Pankreas u. s. w.) liefern, sowie durch die Bewegungen seiner Wände in den geforderten Zustand übergeführt.

Diese flüssigen Nahrungsmittel gelangen nun in das Blut teils dadurch, daß sie von Blutgefäßen, die sich in der Darmwand selbst befinden, aufgenommen, resorbiert werden, teils in der Weise, daß sie von den ebenfalls in der Darmwand gelegenen Anfängen der Chylusgefäße, eines Kanalsystems, das weiterhin in das Gefäßsystem mündet, aufgesaugt werden. Diesen ganzen Vorgang nennt man die Verdauung. Der Sauerstoff, welchen das Blut fortwährend an die Gewebe abgiebt, wird demselben durch die Lungenatmung aus der Atmosphäre wieder zugeführt: bei jeder Einatmung dringt ein Luftstrom in die Lungen, die ein reiches, sehr oberflächlich gelegenes Blutnetz enthalten, um durch die Gefäßwände in das Blut zu gelangen, während hier gleichzeitig die aus den Geweben vom Blute aufgenommene Kohlensäure in die Lungenalveolen gelangt, aus denen sie durch jede Ausatmung fortgeschafft und der Atmosphäre übergeben wird. So findet ein regelmäßiger Gaswechsel zwischen den Gasen des Blutes und denen der Gewebe einerseits, sowie zwischen denen des Blutes und der Atmosphäre andererseits statt, der einen integrierenden Bestandteil des Stoffwechselvorganges darstellt und die Atmung genannt wird.

Die Vorgänge des Stoffwechsels sind verbunden mit fortwährenden chemischen Prozessen, bei denen große Mengen von Wärme erzeugt werden, durch welche der Körper stetig erwärmt wird und eine bestimmte Eigentemperatur erhält, die beim Menschen und den anderen Säugetieren von 37—39° C. schwankt. Insofern als die Wärme eine besondere Form von Arbeit ist, wie oben auseinandergesetzt wurde, bezeichnet man ihre Bildung als eine Leistung des Organismus.

Daneben ist der Körper befähigt, auch mechanische Arbeit zu leisten, und zwar durch seinen aktiven und passiven Bewegungsapparat. Der letztere, das Skelett, welches aus vielen Knochen kompliziert zusammengesetzt ist, besteht aus der Wirbelsäule, welche die feste Stütze des ganzen Körpers bildet, und ihren Anhängen, dem Schädel, der auf dem Kopfende der Wirbelsäule beweglich angebracht ist, und den zwei Extremitätenpaaren, von denen das untere Paar die Wirbelsäule stützt und mit Hilfe der aktiven Bewegungsorgane, der Muskeln, den Körper fortbewegt, während das obere Paar, das sehr frei beweglich am Rumpfe aufgehängt ist, ebenfalls mit Hilfe der Muskeln Lasten tragen und mechanische Arbeit zu leisten vermag.

Den Verkehr mit der Außenwelt unterhält der Körper mit Hilfe seiner Sinne, durch die allein er zu einer Kenntnis der außer ihm gelegenen Dinge gelangen kann. Die einfachste Art, sich diese Kenntnis zu verschaffen, besteht offenbar in einer direkten Berührung, Betastung derselben. In der That stellt unsere Haut ein solches einfachstes Sinnesorgan dar, indem überall in derselben die Enden der Gefühlsnerven, als

Tastkörperchen, vorhanden sind, welche die Tasteindrücke aufnehmen, die in den Gefühlsnerven fortgeleitet und im Großhirn zum Bewußtsein gebracht werden. Es ist leicht verständlich, daß dieses Sinnesorgan einen nur beschränkten Verkehr mit der Außenwelt unterhalten kann: es können nur diejenigen Objekte zur Kenntnis gelangen, welche sich im Bereiche der Haut befinden. Dem gegenüber steht das höchst entwickelte Sinnesorgan, das Auge, durch das wir Objekte wahrnehmen können, die viele Millionen Meilen entfernt im Weltenraume sich befinden, wenn sie nur hinreichend viel Licht in unser Auge senden. Durch das Licht nämlich wird die im Auge gelegene Endausbreitung des Sehnerven, die Netzhaut oder Retina, erregt; diese Erregung, im Sehnerven fortgeleitet, wird im Gehirn zum Bewußtsein gebracht und vermittelt so die Wahrnehmung leuchtender Gegenstände. Zwischen diesen beiden Sinnen stehen in Bezug auf die Höhe ihrer Entwickelung das Gehörorgan, das Riech- und Schmeckorgan. Das Gehörorgan wird durch Schallwellen erregt, die Riech- und Schmeckorgane, Nase und Zunge, werden durch bestimmte Substanzen erregt und geben uns ganz spezifische Empfindungen, die z. B. mit gut oder schlecht schmecken, mit gut oder schlecht riechen, bezeichnet werden.

Außer den Sinnesnerven, welche von den Sinnesorganen ausgehen, kommen von der Haut noch zahlreiche Nerven, welche Schmerzempfindungen vermitteln. Alle diese Nerven, als Gefühlsnerven bezeichnet, enden im Centralnervensystem, und zwar im Großhirn, wohin sie entweder direkt oder indirekt gelangen; im letzteren Falle steigen sie nämlich durch das Rückenmark dorthin auf. Das Großhirn ist das Organ des Willens, des Denkens und Empfindens; in ihm entstehen alle jene Kräfte, welche als Seelenkräfte bezeichnet werden. Insofern als der Wille sich durch die willkürlichen Bewegungen äußert, müssen notwendig Nerven vom Großhirn entweder direkt oder auf dem Umwege durch das Rückenmark zu den aktiven Bewegungsorganen, den Muskeln, gelangen, welche jenen die Impulse zu ihrer Thätigkeit übermitteln.

Die Fortpflanzung des Individuums geschieht durch die Organe der Fortpflanzung. Die reife aus dem Eierstocke des Weibes losgelöste Eizelle wird innerhalb der Geschlechtsorgane durch den männlichen Samen befruchtet und entwickelt sich im Fruchtbehälter, dem Uterus, um nach vollendeter Entwickelung von demselben ausgestoßen zu werden.

Zweite Abteilung.

Spezielle Physiologie.

Erster Abschnitt.

Der Stoffwechsel.

Einleitung.

Die chemischen Bestandteile des Körpers.

Die Elemente, welche den menschlichen Körper zusammensetzen, sind folgende: Kohlenstoff, Stickstoff, Wasserstoff, Sauerstoff, Schwefel, Phosphor, Chlor, Fluor, Silicium, Kalium, Natrium, Magnesium, Calcium, Mangan, Eisen.

Zink, Blei, Quecksilber, Arsen sind, wenn sich dieselben im Organismus in Spuren vorfinden, nur als zufällige Bestandteile zu betrachten, die auf irgend eine Weise in den Körper gelangt und dort zurückgehalten worden sind.

Von den angeführten Elementen kommen in freiem Zustande nur vor:

1) Der Sauerstoff O_2, welcher aus der atmosphärischen Luft in freiem Zustande durch die Atmung aufgenommen wird. Er findet sich in allen Flüssigkeiten des Körpers, vorzüglich aber im Blute, entweder einfach aufgelöst oder locker chemisch gebunden. Er ist durchaus notwendig zur normalen Erhaltung aller tierischen Gewebe, in denen er zur Verbrennung (Oxydation) ihrer Bestandteile verwendet wird bei einer Temperatur, bei der er außerhalb des Körpers sich inaktiv verhält.

2) Der Stickstoff N_2 wird ebenfalls durch die Atmung aus der atmosphärischen Luft aufgenommen; er findet sich namentlich in den Lungen, dem Darmkanal und im Blute. Nur in letzterem ist er aufgelöst,

sonst befindet er sich in gasförmigem Zustande. Sein physiologischer Wert ist unseren jetzigen Kenntnissen nach ein durchaus negativer. Er verläßt den Körper durch Lunge, Niere, Darm und Haut.

Verbindungen.

Viel zahlreicher sind die Verbindungen, in denen die Elemente in den Körperbestandteilen vorhanden sind. Man unterscheidet dieselben

I. als **unorganische** und II. als **organische** Verbindungen.

- I. unorganische:
  - A. Wasser.
  - B. Säuren.
  - C. Salze.
- II. organische:
  - A. stickstoffhaltige
    - a) Eiweißkörper (Protëine):
      - α. Albumine,
      - β. Albuminoide;
    - b) Körper, welche höher als Eiweiße zusammengesetzt sind;
    - c) Körper des intermediären Stoffwechsels;
    - d) Spaltungs- u. Oxydationsprodukte der vorigen (Stoffe der regressiven Metamorphose).
  - B. stickstofffreie
    - a) Kohlehydrate,
    - b) Fette,
    - c) stickstofffreie Säuren.

I. Unorganische Verbindungen.

Zu den unorganischen im Körper vorkommenden Verbindungen zählen:

A. Das Wasser.

Das Wasser, H_2O, bildet einen Hauptbestandteil des Körpers, in dem es zu 70 % vorhanden ist. Es befindet sich nicht allein in den tierischen Flüssigkeiten, deren flüssigen Aggregatzustand es bedingt, sondern auch in allen Geweben, denen es den festweichen Zustand verleiht. Der größte Teil des Wassers wird dem Körper von außen als solches durch Getränke und Speisen zugeführt, doch bildet sich eine kleine Menge offenbar auch im Körper durch Oxydation des Wasserstoffes der organischen Verbindungen. Das Wasser wird durch Nieren, Haut, Lunge und Darm ausgeschieden, und zwar der Hauptteil durch die Nieren im Harn, weniger durch die Lungen und Exkremente; die geringste Wasserausscheidung findet durch die Haut im Schweiße statt, doch sind diese Verhältnisse durch äußere Umstände leicht veränderlich. Die physiologische Bedeutung des Wassers ist eine ganz hervorragende, denn es ist das Auflösungsmittel aller im Körper gelöst vorkommenden Stoffe und vermittelt dadurch den ganzen Stoffwechsel.

B. Säuren.

Von den Säuren kommen im freien Zustande vor:

1) Kohlensäure, CO_2. Sie findet sich in den Lungen und dem Darm als Gas, im Blute und in den meisten tierischen Flüssigkeiten größtenteils physikalisch absorbiert. Die Kohlensäure wird im Körper selbst gebildet, und zwar als eines der Endglieder unter den Oxydationsprozessen, die mit Hilfe des Sauerstoffes vor sich gehen. Ein Teil dürfte auch von Spaltungsvorgängen (s. unten) herrühren. Die Kohlensäure verläßt den Körper vornehmlich in der Exspirationsluft der Lungen, geringe Mengen entweichen durch die Haut, die Niere und den Darm. Sie ist ein Auswurfsstoff, der fortwährend aus dem Körper entfernt wird und dessen Anhäufung durch seine giftige Wirkung den Organismus zu schädigen vermag.

2) Chlorwasserstoffsäure, HCl, kommt im freien Zustande im Magensafte vor. Sie wird selbst im Organismus, namentlich aus dem Chlornatrium gebildet und hat eine wesentliche Funktion bei der Magenverdauung (s. Magenverdauung).

Schwefelsäure, H_2SO_4, ist im freien Zustande nur in dem Speichel und dem Magensafte von Dolium Galea, einer großen Seeschnecke des Mittelmeeres, gefunden worden (zu ca. 3%).

C. Salze.

Die Salze sind zum großen Teil in Lösung, zum Teil aber auch in fester Form abgelagert (Knochen), doch gilt auch für letztere das allgemeine Gesetz, daß sie einem beständigen Stoffwechsel unterworfen sind. Der feuerbeständige Rückstand, welcher bei der Verbrennung des Tierkörpers als Asche zurückbleibt, enthält im wesentlichen die Salze. Ihre physiologische Bedeutung geht aus der Thatsache hervor, daß sie sich in allen Geweben vorfinden und überall zur Bildung notwendig sind. Sie werden dem Organismus von außen durch die Nahrung zugeführt und in wenig verändertem Zustande, namentlich durch den Harn, wieder abgeschieden. Die wichtigsten sind:

1) Chlornatrium, NaCl. Es kommt in allen tierischen Flüssigkeiten und Geweben vor, und zwar unter allen anorganischen Salzen in größter Menge.

2) Chlorkalium, KCl. Es ist ein Begleiter des Chlornatriums, aber in geringerer Menge vorhanden, nur in den roten Blutkörperchen und den Muskeln überwiegt es die Natriumverbindung. Die Menge desselben muß indes innerhalb kleiner Grenzen konstant bleiben, da Kaliumsalze direkt ins Blut injiziert heftige Herzgifte sind, was bei den Natriumverbindungen nicht der Fall ist.

3) Fluorcalcium, $CaFl_2$. Es ist in den Knochen und dem Schmelze der Zähne nachgewiesen.

4) Karbonate des Kalium, Natrium, Calcium, Magnesium u. s. w. Na_2CO_3, K_2CO_3, $CaCO_3$, $MgCO_3$.

5) Phosphate von Natrium, Kalium, Calcium, Magnesium u. s. w. Na_3PO_4, K_3PO_4, $Ca_3(PO_4)_2$, $Mg_3(PO_4)_2$. Die beiden Reihen von Salzen stammen vornehmlich aus der Nahrung und finden sich überall im Körper in größerer oder geringerer Menge vor. Am reichlichsten vertreten sind sie in den Knochen, wo sie die Knochenerde bilden, in ihrer Verbindung als phosphorsaures Calcium, phosphorsaures Magnesium, kohlensaures Calcium neben Fluorcalcium.

6) Sulfate von Natrium und Kalium, Na_2SO_4, K_2SO_4. Sie kommen in geringen Mengen fast überall vor und fehlen nur in der Milch, der Galle und dem Magensaft. Sie stammen nicht allein aus der Nahrung, sondern ein Teil derselben wird auch im Körper selbst erzeugt durch Oxydation des Schwefels der schwefelhaltigen Protëinsubstanzen zu Schwefelsäure, die, an Alkalien gebunden, durch den Harn ausgeschieden wird.

II. Organische Verbindungen.

A. Stickstoffhaltige Verbindungen.

a) Eiweißkörper (Protëine).

Die Eiweißkörper finden sich überall in den Ernährungsflüssigkeiten des Körpers teils in Wasser gelöst oder gequollen, teils in festweichem Zustande und organisiert als Bestandteile der Gewebe. Ihre Lösungen sind linksdrehend, opalescierend und diffundieren nicht durch Pergamentpapier. Aus ihren Lösungen werden die Eiweißkörper gefällt: durch die Siedhitze, durch starke Mineralsäuren und Gerbsäure, sowie durch die schweren Metallsalze (z. B. schwefelsaures Kupferoxyd, essigsaures Eisenoxyd, basisches Bleiacetat, Quecksilberchlorid etc.) und absoluten Alkohol; ebenso durch Essigsäure und reichlichen Zusatz konzentrierter Lösung von neutralen Salzen der Alkalien und alkalischen Erden; endlich durch Essigsäure und wenig Ferrocyankalium; der Niederschlag ist im Überschuß des Fällungsmittels wieder löslich. Alle Eiweißkörper werden, mit Salpetersäure gekocht, gelb gefärbt (Xanthoprotëinreaktion); mit Millon's Reagens (salpetersaures Quecksilberoxyd, welches salpetrige Säure enthält) färben sie sich beim Kochen rot, mit Natronlauge und einigen Tropfen Kupfervitriollösung violett.

Mit Säuren und Alkalien gehen die Eiweiße Verbindungen ein (Acid- und Alkalialbuminate), welche nicht mehr durch die Siedhitze, aber durch Neutralisation fallen.

Die verschiedenen Eiweißstoffe sind sehr ähnlich zusammengesetzt und enthalten Kohlenstoff: 52·7—54·5 %, Wasserstoff: 6·9—7·3 %, Stickstoff: 15·4—16·5 %, Sauerstoff: 20·9—23·5 %, Schwefel: 0·8 bis 2·0 %. Da sie nicht krystallisierbar, auch sonst nicht rein zu erhalten sind, so hat man bisher weder ihre Formel, noch ihre Konstitution ermitteln können. (Krystallisierbare Eiweißkörper sind bisher wesentlich unter den pflanzlichen Albuminstoffen gefunden worden, z. B. die Eiweißkrystalle aus den Paranüssen.)

Die Eiweiße werden dem Körper fertig gebildet durch die Fleisch- und Pflanzennahrung zugeführt. Vor ihrer Aufnahme ins Blut werden sie durch die Verdauung im Darmkanal in eine eigentümliche Modifikation, die Peptone (s. unten), verwandelt, aus denen sie in bisher unbekannter Weise zur Bildung von Blut- und Körperbestandteilen verwendet werden. Ihre weiteren Schicksale sind sehr verschieden. Zunächst bilden sich aus ihnen durch Synthese wahrscheinlich Eiweißkörper von noch viel komplizierterer Zusammensetzung, wie Hämoglobin (s. unten); als ihre nächsten Derivate betrachtet man die Albuminoide (s. unten); verschiedene Beobachtungen machen es wahrscheinlich, daß Fette und Zuckerbildner (Glykogen) aus ihnen im Körper entstehen können. Endlich werden sie in einfachere Verbindungen zerlegt, deren Endprodukte teils stickstoffhaltig als Harnstoff (s. unten), teils stickstofflos als Kohlensäure und Wasser den Körper verlassen. Bis zu ihren Endprodukten hin durchlaufen sie aber eine große Reihe von Zwischenstufen, die als solche im Körper aufgefunden werden oder denselben in dieser Form verlassen. Als Zwischenstufen von Eiweiß zum Harnstoff betrachtet man sie, weil sie 1) stickstoffhaltig sind, 2) künstlich aus Eiweiß dargestellt werden, wie Leucin und Tyrosin, die sich aus Eiweiß bei der Fäulnis und Behandlung mit Säuren und Alkalien bilden und 3) leicht in Harnstoff übergehen, wie Harnsäure, Kreatin, Kreatinin, Xanthin und Guanin.

Dahin gehören:

1) Albumine; sie sind in Wasser löslich und gerinnen beim Erhitzen ihrer Lösung auf 70—75°; man unterscheidet:

a) Serumalbumin, welches einen Hauptbestandteil aller Ernährungsflüssigkeiten, des Blutes, der Lymphe, des Chylus u. s. w. bildet.

b) Eieralbumin, im Weißen der Vogeleier; von dem vorigen kaum verschieden.

c) Muskelalbumin, einer der Eiweißkörper des Muskels, fällt beim Erhitzen der neutralen Lösung bei 45°.

2) Albuminate, unlöslich in Wasser und Kochsalzlösung, leicht löslich in verdünnter Salzsäure, sowie in kohlensaurem Alkali; durch Kochen nicht gefällt, ebensowenig durch Neutralisieren der hinreichend

verdünnten Lösung bei Gegenwart von phosphorsaurem Kali. Dahin gehören:

a) Kasëin, das in der Milch durch Alkali gelöst ist, gerinnt durch Zusatz von Lab oder Säuren;

b) Kalialbuminat, dem vorigen sehr ähnlich, aber durch Lab nicht fällbar.

3) Fibrin, wesentlicher Bestandteil des Blutgerinnsels (s. Blut); unlöslich in Wasser, quillt in verdünnten Säuren und zersetzt energisch Wasserstoffsuperoxyd.

4) Globuline, unlöslich in Wasser, löslich in verdünnter Chlornatrium- oder Magnesiumsulfatlösung; sie gerinnen beim Erhitzen dieser Lösung und werden unverändert gefällt durch Sättigung mit Magnesiumsulfatlösung bei 30°. Hierher gehören:

a) Fibrinoplastische Substanz (Paraglobulin, Serumglobulin), reichlich im Blute, weniger im Chylus und der Lymphe enthalten.

b) Fibrinogene Substanz (Fibrinogen, Metaglobulin) findet sich im Blute, dem Chylus, der Lymphe und den Höhlenflüssigkeiten.

Die beiden Körper bilden zusammen Fibrin (s. Blut).

c) Globulin, Bestandteil der Krystalllinse des Auges, unterscheidet sich von dem vorigen dadurch, daß es kein Fibrin bildet.

Alle drei sind löslich in O-haltigem Wasser und werden durch den Kohlensäurestrom gefällt, ebenso wie durch Neutralisieren und Verdünnen ihrer Lösung um das Zehnfache.

d) Myosin, der gerinnbare Eiweißkörper des Muskels (s. Muskeln); zersetzt, wie Fibrin, Wasserstoffsuperoxyd.

e) Vitellin, im Eidotter und der Krystalllinse enthalten, verhält sich den übrigen Globulinen sehr ähnlich, ist aber lecithinhaltig.

5) Syntonin (Acidalbumin), unlöslich in Wasser wie in Kochsalzlösung, leicht löslich in verdünnten Säuren und Alkalien, auch kohlensauren Alkalien, durch Hitze nicht fällbar, wohl aber durch Neutralisation.

6) Hemialbumose, Propepton, Zwischenprodukt der Eiweißverdauung, Vorstufe des Peptons, wird durch die Siedhitze nicht mehr gefällt (s. Verdauung).

7) Peptone, Körper, welche durch die Verdauung der Eiweißkörper im Magen und Darm entstehen, sind in Wasser leicht löslich und werden durch die Siedhitze so wenig gefällt, wie durch die übrigen Fällungsmittel der Eiweißkörper.

Paralbumin wird ein Körper genannt, welcher wesentlich in Ovarialcysten gefunden wird, und welcher der ihn enthaltenden Flüssigkeit eine auffallend fadenziehende Beschaffenheit verleiht. Er zeichnet sich dadurch aus, daß er durch Alkohol gefällt selbst nach jahrelangem Stehen unter Alkohol wieder in Wasser löslich ist; weiter dadurch, daß er trotz vorsichtigen Zusatzes von Essigsäure durch die Siedhitze nur unvollkommen ausfällt und beim Erwärmen mit verdünnter Schwefelsäure reduzierende Substanzen bildet. Identisch mit Paralbumin ist Metalbumin (Hammarsten).

b) Albuminoide.

Die Albuminoide, als die nächsten Derivate der Albumine, stehen zu denselben in sehr naher Beziehung. Die meisten Albuminoide kommen organisiert vor und sind integrierende Bestandteile von Geweben (Horngewebe, Knorpelzellen, Sehnen u. s. w.), einige sind aber auch in Lösung.

1) Mucin, Schleimstoff, schwefelfrei, findet sich in den schleimigen Sekreten und dem embryonalen Bindegewebe (z. B. Wharton'sche Sulze), denen es eine zähe, fadenziehende Beschaffenheit verleiht. Das Mucin ist unlöslich in Wasser, quillt aber darin auf; beim Kochen gerinnt es nicht, aber durch Zusatz von Alkohol; es ist löslich in Alkalien und alkalischen Erden; Mineralsäuren fällen es aus seinen Lösungen, im Überschuß der Säure löst sich der Niederschlag wieder. Essigsäure erzeugt einen im Überschuß unlöslichen Niederschlag.

2) Glutin, Knochenleim, schwefelhaltig, bildet sich beim Kochen des Knochenknorpels (organische Grundlage des Knochens), des Bindegewebes, des Hirschhorns, der Kalbsfüße und der Fischschuppen.

3) Chondrin, Knorpelleim, der sich beim Kochen der echten Knorpel und der Cornea des Auges mit Wasser aus der Grundsubstanz dieser Gewebe bildet.

Die Lösungen beider Leime werden durch Gerbsäure gefällt.

4) Keratin, Hornstoff, schwefelhaltig, erhält man durch Kochen mit Wasser aus der Epidermis, den Nägeln, Haaren u. s. w. In konzentrierter Essigsäure quellen diese Substanzen auf und lösen sich mit Ausnahme der Haare. Die Xanthoproteïnreaktion hat es mit den Eiweißen gemein.

5) Elastin gewinnt man aus dem elastischen Gewebe der elastischen Bänder (Lig. nuchae u. s. w.) durch Kochen mit Alkohol, Äther, Wasser, konzentrierter Essigsäure, in gereinigtem Zustande. Das Elastin quillt in Wasser auf, ist aber selbst nach mehrtägigem Kochen darin unlöslich, löst sich nur in konzentrierter Kalilauge; die neutralisierte Lösung wird durch Gerbsäure gefällt.

6) Fermente, Körper von sehr eigentümlicher Wirkung: Durch ihre Anwesenheit können sich hoch zusammengesetzte Verbindungen in einfachere spalten, ohne daß jene dabei verbraucht werden (s. Verdauung). Die Fermente sind im Körper viel verbreitet; es kommen vor:

a) Zuckerbildendes Ferment (Speicheldiastase oder Ptyalin) im Speichel, in dem pankreatischen Safte (Pankreasdiastase), der Leber und vielen anderen Geweben, welches Stärke, Glykogen u. s. w. in Zucker umwandelt.

b) Eiweißverdauendes Ferment (Pepsin, Trypsin) im Magen-, Pankreassaft und Darmsaft, verwandelt die löslichen und unlöslichen Eiweiße in Peptone.

c) Fettspaltendes Ferment im Pankreassaft, spaltet unter Wasseraufnahme neutrale Fette in Fettsäuren und Glycerin.

c) Körper, die höher als Eiweiß zusammengesetzt sind.

Hämoglobin, wahrscheinlich noch komplizierter als Eiweiß selbst zusammengesetzt, da es bei seiner Zersetzung in Eiweiß und Blutfarbstoff (Hämatin) zerfällt. Es bildet den Hauptbestandteil der roten Blutkörperchen (s. Blut).

Nucleïn, Bestandteil der Kerne der Eiterzellen, der Milch, des Eidotters, der kernhaltigen Blutkörperchen, des Sperma, der Hefezellen u. a., unlöslich in Alkohol, Äther, Wasser, verdünnten Mineralsäuren, leicht löslich in Alkalilaugen, enthält Phosphorsäure in der Weise gebunden, daß sie durch verdünnte Mineralsäuren in der Kälte nicht abgespalten wird. Beim Kochen mit Wasser oder verdünnten Säuren zersetzt sich das Nucleïn unter Bildung von Eiweiß, Hypoxanthin und Phosphorsäure. Es scheint, daß mehrere Nucleïne vorkommen, wenigstens giebt es solche, die Schwefel enthalten, und solche, die davon frei sind. Die ersteren geben bei anhaltendem Kochen mit Barytwasser oder verdünnten Säuren Tyrosin.

Adenin, ($C_5H_5N_5$), Spaltungsprodukt des Nucleïns, polymer der Blausäure d. h. einer Cyanverbindung, womit die Existenz von Cyanverbindungen im tierischen Körper erwiesen ist, deren Sitz der Zellkern sein würde (Kossel).

d) Körper des intermediären Stoffwechsels.

Die Verbindungen, welche hier angeführt werden, sind zum Teil in Sekreten enthalten, welche in den Darm gelangen, um dort gewisse Aufgaben zu erfüllen, wonach sie in größerer oder geringerer Menge wieder ins Blut aufgenommen werden (intermediärer Stoffwechsel). Andererseits sind es Körper, welche stickstoffhaltig sind, aber zu keiner der übrigen Klassen in näherer Beziehung stehen.

1) Die Gallensäuren. Sie kommen als Natronsalze in der Galle vor. Es sind:

a) Glykocholsäure, $C_{26}H_{43}NO_6$. Sie entsteht als gepaarte Säure aus der stickstofffreien Cholalsäure, $C_{24}H_{40}O_5$, und dem Glykocoll (s. unten), in welche Bestandteile sie auch durch Kochen mit Alkalien zerfällt.

b) Taurocholsäure, $C_{26}H_{45}NO_7S$, ebenfalls als gepaarte Säure aus der Cholalsäure und dem Taurin (s. unten) entstanden, in die es durch Kochen mit Wasser zerlegt werden kann.

2) Der Blutfarbstoff, Hämatin, das Zersetzungsprodukt des Hämoglobins, eisenhaltig, Bestandteil der roten Blutkörperchen (s. Blut).

3) Die Gallenfarbstoffe, denen die Galle ihre Farbe verdankt: Bilirubin, Biliverdin, Bilifuscin u. a.

4) Das Melanin (schwarzes Pigment) erscheint im Körper in Form sehr kleiner Körnchen, namentlich als schwarzes Pigment in den Pigmentzellen der Choroidea des Auges, ferner im Lungengewebe und in den Bronchialdrüsen, sowie in sehr geringer Menge im Rete Malpighi. Es stammt aus dem Blutfarbstoff.

5) Das Cholestearin, $C_{26}H_{43}HO$, wahrscheinlich ein einwertiger Alkohol, ist in geringer Menge im Blut und in allen anderen Körperflüssigkeiten enthalten, am reichlichsten in der Galle und der Nervensubstanz; es ist in Seifen, flüssigen Fetten und den gallensauren Alkalien löslich.

6) Das Lecithin, $C_{44}H_{90}NPO_9$, kommt in allen tierischen und pflanzlichen Zellflüssigkeiten, sowie in allen tierischen Flüssigkeiten, wie Blut, Galle, besonders reichlich im Gehirn, den Nerven, dem Eidotter, Sperma, Eiter und elektrischen Organen des Rochen vor. Das Lecithin ist eine knetbare, aber bröckelige, nicht deutlich krystallinische Masse, die in Alkohol, Chloroform, Schwefelkohlenstoff, Benzol, fetten Ölen löslich ist. In Wasser quillt es zu einer kleisterartigen Masse auf und zersetzt sich beim Stehen sehr leicht unter Auftreten von saurer Reaktion. Beim Kochen mit Barytwasser oder mit Säuren zerfällt es in Cholin, Glycerinphosphorsäure[1] und Fettsäuren (Stearinsäure). Durch den Magensaft wird es nur wenig angegriffen; durch den pankreatischen Saft aber in Neurin, Glycerinphosphorsäure und Fettsäuren zersetzt.

7) Neurin und Cholin (Bilineurin), $C_5H_{15}NO_2$, sind identisch und kommen beide nur als Bestandteile des Lecithin vor. Beim Erhitzen bilden sie Trimethylamin $N(CH_3)_3$ und Glycol. Das Auftreten des charakteristisch riechenden Trimethylamins in den Destillationsprodukten des Blutes, des Harns, der Häringslake ist auf die Zersetzung des Neurins, bez. Lecithins zurückzuführen. (Neurin ist wahrscheinlich identisch mit den Ptomaïnen, den giftigen Leichenalkaloiden.)

---

[1] Die Glycerinphosphorsäure [Glycerin $= C_3H_5(OH)_3$, Glycerinphosporsäure $= C_3H_5\begin{cases}(OH)_2\\ O\cdot PO_3H_2\end{cases}$] bildet sich beim Mengen von Glycerin mit Metaphosphorsäure; beim Erhitzen mit Wasser zerfällt sie in Glycerin und Phosphorsäure.

8) Cerebrin, charakteristischer Bestandteil des Nervenmarkes, in heißem Alkohol ziemlich löslich.

Protagon, wahrscheinlich ein Gemenge von Lecithin und Cerebrin.

e) Zersetzungsprodukte der Eiweiße (Produkte der regressiven Stoffmetamorphose).

Wir werden hier mit dem Endprodukt (Harnstoff) beginnen, da derselbe seiner Zusammensetzung nach am besten bekannt ist. Daran werden sich die höheren Zwischenglieder anreihen. Ihrer chemischen Konstitution nach sind sie alle stickstoffhaltige, amidartige Körper, d. h. Verbindungen, welche die Amidgruppe (NH_2) enthalten.

1) Harnstoff, $CO\langle{}^{NH_2}_{NH_2}$, Biamid der Kohlensäure; ($CO\langle{}^{OH}_{OH}$ = Kohlensäure [hyp. Hydrat]; $CO\langle{}^{NH_2}_{OH}$ = Monamid der Kohlensäure, Karbaminsäure; $CO\langle{}^{NH_2}_{NH_2}$ = Biamid der Kohlensäure, Karbamid oder Harnstoff), kommt in großer Menge in der Harnflüssigkeit vor, in Spuren im Schweiß, im Blut u. s. w., ist krystallisierbar und in Wasser leicht löslich.

Der Harnstoff ist die erste organische Substanz, welche aus unorganischem Material synthetisch dargestellt wurde (Wöhler 1828), und zwar durch Erhitzen von cyansaurem Ammoniak, wobei eine Umlagerung der Atome eintritt:

$$CO:N\cdot NH_4 = CO\langle{}^{NH_2}_{NH_2}.$$

Cyans. Ammonium. Harnstoff.

2) Harnsäure, $C_5H_4N_4O_3$, ist eine schwache zweibasische Säure, findet sich spärlich im Harn der Säugetiere, reichlich in den Exkrementen der Vögel, Schlangen u. s. w. Sie ist eine Verwandte des Harnstoffs und geht leicht in diesen über, z. B. bei Behandlung mit Salpetersäure in Alloxan und Harnstoff; andererseits bildet sich aus ihr durch Einwirkung von Natriumamalgam, Xanthin und Hypoxanthin. Die Harnsäure ist jüngst ebenfalls synthetisch dargestellt worden (Horbaczewski).

3) Kreatin, $C_4H_9N_3O_2$, kommt in den Muskeln, im Gehirn und im Blute vor. Mit Säure erhitzt oder längere Zeit mit Wasser gekocht, verliert es Wasser und geht in Kreatinin über.

4) Kreatinin, $C_4H_7N_3O$, Bestandteil des Harns, geht durch Einwirkung von Basen unter Wasseraufnahme wieder in Kreatin über.

5) Xanthin, $C_5H_4N_4O_2$, kommt im Pankreas, der Milz, Leber, Thymus, im Gehirn und den Muskeln vor.

6) Hypoxanthin, $C_5H_4N_4O$, ist in den Muskeln, in der Milz, der Thymus, in den Nebennieren, im Gehirn, vom Xanthin begleitet, gefunden worden.

Xanthin und Hypoxanthin sind in kochendem Wasser etwas löslich und gehen mit Säuren und Basen Verbindungen ein. Die Schwerlöslichkeit des HCl-Salzes des Hypoxanthins unterscheidet es vom Xanthin.

7) Guanin, $C_5H_5N_5O$, kommt im Pankreas und der Leber vor, ist in Säuren und Alkalien löslich und wird durch salpeterige Säure in Xanthin übergeführt. Durch Oxydation geht es in Guanidin und dieses in Harnstoff über.

Xanthin, Hypoxanthin und Guanin stammen aus einer Quelle, nämlich aus dem Nuclëin; sie nehmen daher zu, wenn die Kernsubstanzen zunehmen, wie z. B. bei der Leukämie (Kossel).

8) Allantoin, $C_4H_6N_4O_3$, findet sich im Harn neugeborener Kinder, sowie im Harn Schwangerer, auch im Harn Erwachsener nach dem Gebrauch von Gerbsäure, ist in kaltem Wasser schwer, in kochendem leichter und in heißem Alkohol leicht löslich, ist krystallisierbar und verwandelt sich durch Oxydation in Harnstoff und Allantoinsäure.

9) Glykocoll, $C_2H_5NO_3$ (Glycin, Amidoessigsäure ($CH_3 \cdot COOH$ = Essigsäure; $CH_2(NH_2)CO\,OH$ = Amidoessigsäure) ist als solches im Organismus nicht enthalten, sondern in der Glykocholsäure und der Hippursäure, bei deren Spaltung durch verdünnte Säuren und Alkalien es auftritt; es löst sich in Wasser und ist krystallisierbar.

10) Leucin, $C_6H_{13}O_2$ (Amidocapronsäure), ($C_5H_{11} \cdot CO\,OH$ = Capronsäure, $C_5H_{10}[NH_2] \cdot CO\,OH$ = Amidocapronsäure), findet sich reichlich im Pankreassekret, sonst in der Milz, der Leber, den Speicheldrüsen, Nieren, Nebennieren und dem Gehirn; ist ein konstantes Verdauungsprodukt des Albumins im Dünndarm, sowie ein ständiges Fäulnisprodukt der Eiweißkörper, aus denen es auch durch Kochen mit Alkalien oder Säuren erhalten wird.

11) Tyrosin, $C_6H_4\langle{}^{OH}_{C_2H_3(NH_2) \cdot CO_2H}$ (Biderivat des Benzol), findet sich nur in Begleitung des Leucin, und zwar bei der Verdauung der Eiweiße im Dünndarm, sowie bei fauliger Zersetzung von Eiweißkörpern.

12) Taurin, $C_2H_7NSO_3$ (Amidoäthylsulfosäure), ($C_2H_4[OH]SO_3H$ = Oxyäthylsulfosäure, $C_2H_4[NH_2] \cdot SO_3H$ = Amidoäthylsulfosäure), tritt als Zersetzungsprodukt der Taurocholsäure im Darm auf.

13) Hippursäure, $C_9H_9NO_3$, ihrer chemischen Konstitution nach als Amidoessigsäure zu betrachten, in der ein Atom Wasserstoff durch das einwertige Radikal Benzoyl ersetzt ist: $CH_2 \cdot NH_2 \cdot CO_2H$ = Amidoessigsäure, $CH_2 \cdot NH(C_7H_5O) \cdot CO_2H$ = Hippursäure, kommt reichlich im Pferdeharn vor, nur in geringer Menge im menschlichen Harn, wird aber daselbst durch den Genuß von Benzoësäure, Zimmtsäure, Chinasäure u. s. w. vermehrt. Sie ist im Körper an Basen gebunden und

bildet sich aus Benzoësäure, $C_6H_5 \cdot COOH$, und Glykocoll, in welche sie auch beim Kochen mit Säuren oder Alkalien zerfällt.

14) Phenol (Karbolsäure), $C_6H_5 \cdot OH$, Hydroxyl des Benzol, in Wasser wenig löslich, leicht löslich in Alkohol, in weißen Nadeln krystallisierend.

15) Kresol, Methylsubstitutionsprodukt des Phenol, $C_6H_4(CH_3) \cdot OH$.

16) Indol, C_8H_7N. in Wasser sehr schwer löslich.

17) Skatol, C_9H_9N, in Wasser noch schwerer löslich als Indol, bildet eine weiße krystallinische Substanz von starkem Fäkalgeruch.

Diese vier Körper entstehen bei der Fäulnis von Eiweißen sowohl außerhalb des Körpers, wie im Darme während der Verdauung. Ihre Entstehung bei der Fäulnis ist um so merkwürdiger, als sie schon in geringen Mengen antiseptisch wirken.

Die letzten fünf Substanzen gehören zur Gruppe der sog. aromatischen Körper.

18) Indifferente stickstoffhaltige Körper. Die Harnpigmente: Urobilin, Indigblau u. a. (s. Harn).

B. Stickstofffreie Verbindungen.

a) Kohlehydrate.

Die Verbindungen dieser Reihe sind Derivate der sechswertigen Alkohole $C_6H_{14}O_6$.

1) Traubenzucker, Dextrose, $C_6H_{12}O_6$, kommt in geringer Menge im Blut, in dem Chylus und der Lymphe vor, ist krystallisierbar, in Wasser löslich und dreht die Polarisationsebene nach rechts. Unter dem Einflusse von Fermenten geht er Gärungen ein, und zwar:

a) die alkoholische Gärung mit Hefe, wobei der Traubenzucker in Alkohol und Kohlensäure gespalten wird: $C_6H_{12}O_6 = 2C_2H_6O + 2CO_2$;

b) die Milchsäuregärung bei Anwesenheit eines besondern organischen Ferments und faulender Eiweißkörper, wobei der Traubenzucker in Milchsäure übergeht: $C_6H_{12}O_6 = 2C_3H_6O_3$;

c) die schleimige Gärung (unter nicht näher festgestellten Bedingungen) verwandelt den Traubenzucker unter Entwickelung von CO_2 in eine schleimige, gummiartige Substanz.

Zuckerproben (Nachweis des Traubenzuckers): 1) Trommers Probe: Man versetzt die zuckerhaltige Flüssigkeit mit überschüssiger Kali- oder Natronlauge und fügt tropfenweise so lange eine verdünnte Lösung von Kupfervitriol hinzu, als der entstehende Niederschlag von Kuperoxydhydrat sich wieder auflöst. Erhitzt man dann allmählich bis zum Sieden, so fällt rotes Kupferoxydul oder gelbes Kupferoxydulhydrat aus. 2) Moores Probe: Fügt man zu der Flüssigkeit Ätzkali- oder

Natronlauge bis zur stark alkalischen Reaktion, so wird sie beim allmählichen Erhitzen bis zum Sieden gelb, dunkelbraun bis schwarz gefärbt. 3) BOETTCHERS Probe: Man versetzt die Flüssigkeit mit Wismutoxyd oder basisch salpetersaurem Wismutoxyd, dazu im Überschuß eine konzentrierte Lösung von kohlensaurem Natron oder Ätzkali und erhitzt bis zum Sieden; der Niederschlag färbt sich durch Reduktion des Wismutoxydes schwarz.

2) Milchzucker, $C_{12}H_{22}O_{11} + H_2O$, krystallisierbar, ist schwerer in Wasser löslich, als der vorige, dreht die Polarisationsebene nach rechts, reduziert alkalische Kupferlösung, gärt mit Hefe nur wenig, erleidet aber leicht die Milchsäuregärung; bildet einen wesentlichen Bestandteil der Milch.

3) Inosit, $C_6H_{12}O_6$, ist krystallisierbar, leicht löslich in Wasser, nicht drehend, geht nur die Milchsäuregärung ein und findet sich in den Muskeln, der Leber, Milz, Lunge, den Nieren und im Gehirn. Inosit, mit HNO_3 bis fast zur Trockne verdampft, ammoniakalische Chlorcalciumlösung hinzugefügt und wieder verdampft, giebt rosenrote Färbung.

4) Glykogen, $C_6H_{10}O_5$, in Wasser leicht löslich, rechtsdrehend, wird durch das Zuckerferment in Zucker verwandelt: es findet sich als konstanter Bestandteil der Leber, ebenso der Muskeln.

Anhang. — Maltose, $C_{12}H_{22}O_{11}(+H_2O?)$, Malzzucker, die Zuckerart, welche unter dem Einflusse der Diastase aus der Stärke der Gerste gebildet wird (Bierbereitung!), krystallisiert in weißen Nadeln und unterscheidet sich vom Traubenzucker durch größeres Drehungsvermögen, geringeres Reduktionsvermögen und geringere Löslichkeit im Alkohol. Die Maltose ist gärungsfähig und läßt sich andererseits durch Kochen mit verdünnten Säuren in Traubenzucker überführen.

Rohrzucker, $C_{12}H_{22}O_{11}$, findet sich namentlich im Zuckerrohr und den Runkelrüben, ist in Wasser löslich, woraus es bei langsamem Verdunsten krystallisiert; die wässerige Lösung ist rechtsdrehend. Beim Kochen mit verdünnten Säuren verwandelt er sich in linksdrehenden Invertzucker (Gemenge von Dextrose und Laevulose).

Fruchtzucker, Laevulose, $C_6H_{12}O_6$, findet sich in den meisten süßen Früchten (auch im Honig) neben Dextrose, in Wasser leicht löslich, gärt mit Hefe langsamer als Dextrose und dreht die Polarisationsebene nach links.

Stärke, Amylum, $C_6H_{10}O_5$, ist in Wasser unlöslich, quillt in heißem Wasser zu Kleister auf, färbt sich mit Jod blau und geht unter dem Einflusse des diastasischen Fermentes in Zucker über; ist im Pflanzenreiche weit verbreitet.

Dextrin findet sich vielfach in Pflanzen; es bildet sich leicht aus Stärke (s. Verdauung), ist leicht löslich in Wasser, wird durch Alkohol gefällt und färbt sich mit Jod rot.

Cellulose, $C_6H_{10}O_5$, unlöslich in Wasser, verdünnten Säuren und Alkalien, nur löslich in Kupferoxydammoniak, geht beim Kochen mit Schwefelsäure in Traubenzucker über. Wie die Stärke, im Pflanzenreich sehr verbreitet.

b) Fette.

Die Fette sind in allen Flüssigkeiten (den Harn ausgenommen), entweder in geringer Menge gelöst oder fein verteilt (Emulsion), wie im Chylus und in der Milch, enthalten; in großer Menge finden sie sich in den Fettzellen (Fettgewebe) abgelagert. Sie reagieren neutral, sind in Wasser unlöslich, leicht löslich in Äther und Chloroform. Ihrer chemischen Beschaffenheit nach sind die Fette Triglyceride, d. h. zusammengesetzte Äther des dreiatomigen Alkohols Glycerin mit den Fettsäuren. Bei der Behandlung mit Alkalien werden sie „verseift", indem sich die Alkalien mit den Fettsäuren zu Seifen verbinden und unter Wasseraufnahme gebildetes Glycerin abgeschieden wird. Das Ranzigwerden der Fette beruht auf der Bildung freier Fettsäuren.

Die im Körper vorkommenden Fette sind:

1) Stearin $C_3H_5(C_{18}H_{35}O)_3O_3$.

2) Palmitin $C_3H_5(C_{16}H_{31}O)_3O_3$.

3) Olëin $C_3H_5(C_{18}H_{33}O)_3O_3$.

4) Butyrin $C_3H_5(C_4H_7O)_3O_3$ u. verw.

c) Stickstofffreie Säuren.

Die hier zu nennenden Säuren sind größtenteils Fettsäuren, und zwar:

1) Ameisensäure, CHO(OH); sie soll im Schweiße, Blute, Pankreas und in den Muskeln vorkommen.

2) Buttersäure, $C_4H_7O(OH)$, in der Butter an Glycerin gebunden; im freien Zustande ist sie im Schweiß, im Dickdarminhalt und den festen Exkrementen gefunden worden.

3) Kapron-, Kapryl-, Kaprinsäure ebenfalls mit Glycerin in der Butter frei, im Schweiß und den Faeces nach Fleischkost vorhanden.

4) Palmitin- und Stearinsäure in Verbindung mit Glycerin Bestandteil des Fettes im Fettgewebe. Frei nur in pathologischen Produkten: zersetztem Eiter, in den Sputis von Lungengangrän.

5) Ölsäure, an Glycerin gebunden, kommt in allen Fetten des Tierkörpers vor.

Die beiden folgenden Säuren zählen nicht zu den Fettsäuren:

1) Gärungsmilchsäure, CH_3—CH·OH—CO·OH (Oxypropionsäure), kommt teils frei, teils als milchsaures Salz in der Milch, im Chylus, sowie im Dünn- und Dickdarminhalt vor; sie ist optisch inaktiv.

2) Fleischmilchsäure, CH_2·OH—CH_2—CO·OH, der anderen isomer und von ihr dadurch unterschieden, daß sie die Polarisationsebene nach rechts ablenkt, findet sich namentlich in der Fleischflüssigkeit.

Erstes Kapitel.

Blut und Blutbewegung.

Das Blut ist die Flüssigkeit, welche in den weitverzweigten und den Tierkörper nach allen Richtungen hin durchziehenden Blutkanälen, den Blutgefäßen, enthalten ist; es wird durch die Thätigkeit des Herzens in dauernder Bewegung erhalten und enthält alle diejenigen Stoffe in Lösung, welche zur Erhaltung des Körpers notwendig sind. Diese Stoffe transsudieren durch die Blutgefäßwände und ergießen sich in die Gewebe, in denen sie als Ernährungsmaterial verwendet werden. Die stetige Ausgabe, die das Blut auf diese Weise erleidet, wird durch die Nahrungsaufnahme gedeckt, indem Nahrungsbestandteile, in entsprechender Weise vorbereitet, in das Blut gelangen. Endlich werden noch auf gewissen Ausscheidungswegen, namentlich durch die Nieren und Lungen, Substanzen aus dem Blute fortgeführt, die als Auswurfsstoffe vollständig den Körper verlassen. So findet in dem Blute ein ständiger Wechsel seiner Teile statt.

Im allgemeinen müssen alle diejenigen Stoffe, welche von dem Körper zu seinem Nutzen verwendet oder aus demselben entfernt werden sollen, in einem solchen Aggregatzustande sich befinden, daß sie in das große Sammelreservoir, das Blutgefäßsystem, aufgenommen werden können; die ersteren namentlich aus dem Verdauungskanal, die letzteren aus den Geweben. Wo das nicht der Fall ist, bleiben sie nutzlos an jenen Orten liegen.

Eine solche ernährende Flüssigkeit besitzen fast sämtliche Tierklassen bis hinunter zu den niederen Wirbellosen, mit Ausnahme der einzelligen Organismen, der Protozoën.

§. 1. Das Blut.[1]

Das Blut des Menschen und der übrigen Wirbeltiere (mit Ausnahme des niedersten Wirbeltieres, des Amphioxus lanceolatus) ist

---

[1] Vgl. F. Hoppe-Seyler, Physiologische Chemie, Abschnitt „Blut". 1879. A. Rollett, Blut und Blutbewegung in Hermann's Handbuch der Physiologie. Bd. VI. 1880.

gleichmäßig rot und selbst in dünnen Schichten undurchsichtig, hat einen salzigen Geschmack, verbreitet einen eigentümlichen Geruch, reagiert schwach alkalisch und hat ein spezifisches Gewicht von im Mittel 1055. Bei den Säugetieren, darunter beim Menschen und den Vögeln, besitzt es eine, innerhalb enger Grenzen schwankende Eigentemperatur von 37—43° C.; beim Menschen 37—38° C.; beim Hunde häufig 38—39° C.; bei den Vögeln 41—43° C. Bei den Amphibien, Fischen, sowie den Wirbellosen entfernt sich die Temperatur des Blutes nur wenig von der des umgebenden Mediums.

Unter den Wirbellosen besitzen viele Ringelwürmer, wie der Regenwurm, rotes Blut; sonst ist es farblos oder gelblich, grün, violett und bläulich.

Das aus der Ader gelassene Blut gerinnt bei allen Wirbeltieren nach 2—10 Minuten; es gesteht zu einer gallertartigen Masse und preßt aus sich eine klare, gelbliche Flüssigkeit, das Blutwasser, Serum, aus; das rote Gerinnsel wird der Blutkuchen, Placenta sanguinis, genannt. Derselbe enthält in dem geronnenen Körper alle übrigen Blutbestandteile eingeschlossen.

Die Blutkörperchen.

Das Blut, welches dem unbewaffneten Auge als eine homogene Flüssigkeit erscheint, enthält, wie zuerst Leeuwenhoeck (1673) mit Hilfe des Mikroskopes festgestellt hat, bestimmte morphologische Elemente, welche Blutkörperchen genannt werden, und die in der Blutflüssigkeit, dem Blutplasma, suspendiert sind. Man unterscheidet davon zwei Arten: die roten und die weißen Blutkörperchen, von denen indes die letzteren nur spärlich vertreten sind.

Die roten Blutkörperchen. Die roten Blutkörperchen, die Träger des roten Blutfarbstoffes, sind beim Menschen kreisrunde, bikonkave Scheiben, zellenähnliche Gebilde ohne Kern und ohne Membran; sie erscheinen im durchfallenden Lichte grünlich, in dicker Schicht rot gefärbt; sie haben einen Breitendurchmesser von im Mittel 0,0033″ und eine Dicke von 0,00062‴. Im Mikroskop von oben gesehen, stellen sie platte Scheiben dar, die aber, durch Anstoßen ins Rollen gebracht, so daß sie auf die Kante zu stehen kommen, biskuitförmig erscheinen, woraus ihre bikonkave Gestalt erkannt worden ist. Ein Kern wird dadurch vorgetäuscht, daß die vom Spiegel des Mikroskops durch sie fallenden Lichtstrahlen am Rande der Scheibe stärker gebrochen werden, damit dem Auge zum Teil verloren gehen und den Rand dunkler erscheinen lassen, als das Centrum, in welchem keine so starke Brechung und demnach kein solcher Verlust an Licht stattfindet. Das Fehlen einer Membran ist von Rollet durch folgenden Versuch dargethan worden:

Läßt man Blut in eine flüssige Leimlösung einfließen und macht durch die erstarrte Leimmasse mit dem Messer Durchschnitte, so sieht man auch den Inhalt der roten Blutkörperchen erstarrt, was nicht der Fall wäre, wenn eine Membran den schwer diffusiblen Leim in das Blutkörperchen einzudringen gehindert hätte.

Die roten Blutkörperchen der übrigen Säugetiere sind, wie die des Menschen, von gleicher Beschaffenheit, nur sind sie etwas kleiner; beim Affen eben so groß, größer nur beim Elefanten. Eine Ausnahme unter den Säugern machen das Kamel und das Lama, deren Blutkörperchen nicht rund, sondern oval sind. Bei den Vögeln erscheinen sie länglich oval, nicht bikonkav, sondern gewölbt, und mit einem Kern versehen. Bei den Amphibien kommen die größten Blutkörperchen vor; sie sind ebenfalls oval, aber breiter; ihre Fläche ist etwas abgeplattet, und sie besitzen ebenfalls einen deutlichen Kern; am größten sind sie beim Proteus anguineus, wo sie schon mit unbewaffnetem Auge als kleine Pünktchen wahrgenommen werden können. Bei der Mehrzahl der Fische sind die Blutzellen rundlich oval, nicht viel länger als breit, während merkwürdigerweise die niedrigsten Fische, die Neunaugen, Blutkörperchen haben, außerordentlich ähnlich denen des Menschen, sogar schwache bikonkave Scheiben, nur etwas größer.[1]

In einem sehr frühen Stadium des Embryonallebens besitzen auch die roten Blutkörperchen der Säugetiere einen Kern.

Physikalische Eigenschaften der roten Blutkörperchen. Läßt man eine Portion frisch aus der Ader entleerten Blutes in einem hohen Glasgefäß stehen, so senken sich, besonders wenn die Gerinnung sehr langsam geschieht oder noch besser, wenn man das Blut durch Schlagen von dem gerinnenden Stoffe befreit, die roten Blutkörperchen nach und nach vollständig zu Boden; darüber bleibt eine klare durchsichtige, leicht gelbliche Flüssigkeit, das Serum, stehen, welches von roten Blutkörperchen vollständig frei ist. Der Grund dieses Senkungsvermögens liegt darin, daß das spezifische Gewicht der roten Blutkörperchen ein höheres ist, als das der Blutflüssigkeit. Die auf dem Boden des Gefäßes befindlichen Blutkörperchen sind aneinander geklebt und erscheinen in Geldrollenform; übt man bei der Betrachtung unter dem Mikroskop auf das Deckgläschen einen Druck aus, so verändern sie ihre Form, erhalten ihre ursprüngliche Gestalt aber wieder, wenn der Druck aufhört. Ganz ebenso sind sie imstande, sich unter verschiedenartigster Formveränderung durch sehr enge Kanäle hindurch zu zwängen, ohne ihre natürliche Form einzubüßen. Man schließt daraus, daß ihre Oberfläche sehr klebrig und ihre Substanz weich und elastisch ist.

Der Bau der roten Blutkörperchen kann durch folgende Mittel verändert oder selbst zerstört werden. 1) Erwärmt man das Blut auf 52° C., so fangen die Blutkörperchen an zu schmelzen und zerfallen in Trümmer, die sich in der umspülenden Flüssigkeit verteilen (M. Schultze). Bei Hinzufügung von konzentrierter

[1] Milne Edwards, Physiologie et Anatomie comparée Bd. I.

Harnstofflösung treiben die Blutkörperchen Fortsätze, um schließlich ebenfalls zu zerfallen (Kölliker). 3) Setzt man zu Blut Wasser hinzu, so quellen die Blutkörperchen auf, verlieren ihre bikonkave Form und werden kugelig; endlich tritt der gefärbte Inhalt in die umgebende Flüssigkeit, in der er sich auflöst, aus, und das Gerüst des Körperchens, das Stroma, wird unsichtbar, kann aber durch Zusatz von Jodtinktur oder durch ganz verdünnte Chromsäure, in denen es sich gelb färbt, sichtbar gemacht werden (Rollet). Ebenso wie Wasserzusatz wirken 4) wiederholtes Gefrieren und Wiederauftauenlassen des Blutes, sowie 5) die Entladungsschläge einer Elektrisiermaschine, ferner Induktions- und konstante Ströme (Rollet, Neumann), endlich 6) Chloroform (Böttcher), Äther (v. Wittich) und die neutralen Alkalisalze der Gallensäuren (v. Dusch, Kühne). Man kann also physikalische und chemische Lösungsmittel unterscheiden. Die Resistenz der roten Blutkörperchen gegen die ersteren wird durch den Zusatz von Salzen (z. B. K_2CO_3, Na_2CO_3 u. a.) erhöht, gegen die letzteren aber herabgesetzt (Rollet, J. Bernstein). Bei Zusatz von Borsäure (2 %) zu den Körperchen von Tritonen zieht sich der gefärbte Inhalt von der Peripherie zurück und sammelt sich um den Kern, so daß das Blutkörperchen in zwei Abteilungen getrennt erscheint; das eine, welches aus dem Kern und der roten Substanz besteht, nennt Brücke Zooid, weil er es als den eigentlichen lebenden Leib des Körperchens betrachtet, das andere, farblose, nennt er Oikoid, d. h. das Gehäuse in dem das Zooid steckt. Unverändert erhalten sich dagegen die roten Blutkörperchen längere Zeit in dünnen Lösungen neutraler Alkalisalze von einem bestimmten Konzentrationsgrade, so z. B. in schwefelsaurem Natron oder Kochsalz von 0·6 % (physiologische Kochsalzlösung).

Dieselbe Lösung der roten Blutkörperchen erfolgt auch innerhalb der Blutgefäße, wenn man in dieselben genügende Mengen jener Substanzen einführt: immer erscheint danach blutiger Harn, der aber frei von roten Blutkörperchen ist.

Zahl, Volum und Oberfläche der roten Blutkörperchen. Nach den Zählungen von K. Vierordt[1], H. Welcker[2] und Malassez[3] sind in einem Kubikmillimeter menschlichen Blutes bei Männern etwa 5 000 000, bei Frauen etwa 4 500 000 Blutkörperchen enthalten. Ihre Zahl nimmt nach der Mahlzeit, nach wiederholten Aderlässen und nach längerem Hungern ab; ebenso bei Frauen während der Schwangerschaft, sowie in gewissen Krankheiten, der Chlorose und der Leukämie.

Die Zahl der roten Blutkörperchen beim Foetus, namentlich in den frühen Stadien der Entwickelung ist sehr gering und nimmt im Laufe der Entwickelung ganz allmählich zu. Im allgemeinen erreicht das Blut des Ungeborenen niemals die Zahl der Blutkörperchen des mütterlichen Blutes. Dagegen weisen die Neugeborenen so viel Blutkörperchen auf, wie die Mutter (Cohnstein u. Zuntz).

Das Volum eines roten Blutkörperchens beträgt nach Welcker's annähernder Bestimmung 0,000 000 072 cbmm; seine Oberfläche 0,000 12 qmm. Die in 1 cbmm Blut enthaltenen Blutkörperchen besitzen demnach eine Gesamtoberfläche von 640 qmm und für die Blutkörperchen des gesamten Körperblutes des Menschen (dessen Menge

---

[1] K. Vierordt, Archiv f. physiologische Heilkunde Bd. XI.
[2] H. Welcker, Henle's und Pfeufer's Zeitschrift Bd. XX.
[3] Malassez, Archiv v. Brown-Séquard etc. 1874.

zu 4400 ccm angesetzt) berechnet sich eine Oberfläche von 2816 qm, das ist eine Quadratfläche, welche auf kürzestem Wege zu durchschreiten 80 Schritte kostet. Werden in einer Sekunde 176 ccm Blut in die Lunge eingetrieben, so beträgt die Gesamtoberfläche der pro Sekunde in die Lunge eintretenden Blutkörperchen 81 qm.

Die Zählung der Blutkörperchen wird so ausgeführt, daß man ein kleines, genau bestimmtes Blutvolumen mit einer ebenfalls genau gemessenen Menge einer die Körperchen nicht zerstörenden Flüssigkeit (0·6 % Kochsalzlösung) verdünnt. Davon wird eine kleine Menge in ein kalibriertes Kapillarröhrchen aufgenommen, danach auf einen Objektträger ausgebreitet und werden die Blutkörperchen unter dem Mikroskop gezählt (Vierordt, Welcker, Malassez).

Chemische Bestandteile der roten Blutkörperchen. Der wesentliche Inhalt der roten Blutkörperchen ist der „rote Blutfarbstoff", das „Hämoglobin", das in dem Gerüste des Körperchens, dem Stroma, eingebettet liegt. Seine hervorragendsten Merkmale sind: 1) die Fähigkeit, „Sauerstoff chemisch zu binden"; 2) das „spektroskopische" Verhalten; 3) die „Krystallisierbarkeit" (Funke)[1], die entstehenden Krystalle heißen die „Blutkrystalle"; 4) der Gehalt an „Eisen".

Das Hämoglobin besitzt die Fähigkeit, mit dem Sauerstoff eine lockere chemische Verbindung, Oxyhämoglobin, zu bilden, denselben aber auch wieder leicht abzugeben. Diese Aufnahme von Sauerstoff durch das Hämoglobin geschieht stets während der Atmung, wobei sich das Blut mit Sauerstoff sättigt, den es allmählich an die Gewebe des Körpers wieder abgiebt. Auch außerhalb des Körpers erhält man die Verbindung sehr leicht durch Schütteln des Blutes mit Luft. Das Hämoglobin giebt den Sauerstoff schnell an leicht oxydierbare Körper ab, wie an Schwefelammonium, an weinsaures Zinnoxydul; selbst beim Schütteln des Blutes mit feiner Eisenfeile verliert es seinen Sauerstoff. Ebenso wird der Sauerstoff an den luftleeren Raum abgegeben, wie auch an Sauerstoff freie Gasgemenge, wenn z. B. Blut mit Stickstoff oder Wasserstoffgas geschüttelt wird. Endlich wird der Sauerstoff auch von Blutbestandteilen selbst aufgezehrt (O-Zehrung des Blutes), denn Blut, das unter Luftabschluß längere Zeit steht, verliert denselben vollständig an leicht reduzierende Substanzen, die teils im lebenden Blute vorhanden sind (Pflüger, Al. Schmidt), zum Teil aber sich beim Stehen des Blutes bilden (Hoppe-Seyler).

Der mittlere Hämoglobingehalt des Menschen beträgt 14·5 % beim Manne und 13·3 % beim Weibe (Otto). Ein Gramm Hämoglobin nimmt bei 0° und 760 mm Hg-Druck 1·59 ccm O auf (Hüfner).

Festere Verbindungen mit dem Hämoglobin, als die des Oxyhämoglobin es ist, gehen Kohlenoxyd (L. Meyer) und Stickoxyd (L. Hermann) ein. Diese

[1] Funke, Zeitschrift f. rat. Medizin 1851.

Gase können sich der Reihe nach Volumen für Volumen ersetzen und bilden dem Oxyhämoglobin isomorphe Krystalle (s. unten).

Das Oxyhämoglobin zeigt bei der Untersuchung im Spektroskop zwei Absorptionsstreifen zwischen den FRAUNHOFER'schen Linien D und E (HOPPE-SEYLER); reduziert man das Oxyhämoglobin durch Schwefelammonium oder andere reduzierende Substanzen, so erhält man nur einen Absorptionsstreifen, der ebenfalls zwischen D und E liegt: STOKES

Fig. 1

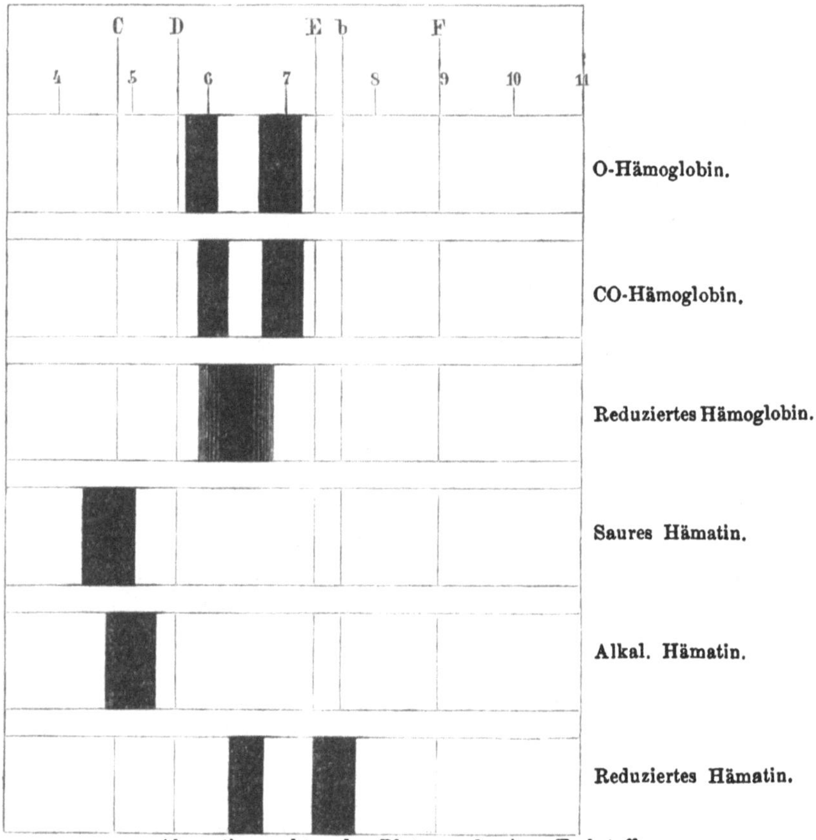

Absorptionsspektra des Blutes und seiner Farbstoffe.

Absorptionsband. Durch Schütteln des Blutes mit Luft lassen sich die beiden Absorptionsstreifen des Oxyhämoglobins wiederherstellen. Bei Einleiten von Kohlenoxyd, wodurch der Sauerstoff aus dem Blute verdrängt und das Oxyhämoglobin zu Kohlenoxydhämoglobin wird, erhält man ebenfalls zwei Absorptionsstreifen, die einander aber näher liegen als beim Oxyhämoglobin, indem sich der Streifen von D deutlich gegen E nähert (s. Figur 1).

Die größere Festigkeit der Kohlenoxydhämoglobinverbindung gegenüber dem Oxyhämoglobin ist in forensischen Fällen von Wichtigkeit. Während man nämlich das Blut gewöhnlicher Leichen sauerstofffrei findet, weil nach dem Tode der Sauerstoff in der obenerwähnten Weise verbraucht worden ist, erscheint dagegen im Blute mit Kohlenoxyd Vergifteter das Hämoglobin in Verbindung mit Kohlenoxyd — Differenzen, die einerseits die spektroskopische Untersuchung unterscheiden lehrt; andererseits die Thatsache, daß Kohlenoxydhämoglobin durch reduzierende Agentien nicht reduziert werden kann (HOPPE-SEYLER).

Obgleich das CO-Hämoglobin eine festere Verbindung als O-Hämoglobin ist, gelingt es trotzdem durch anhaltendes Hindurchleiten von Sauerstoff bez. Luft das Kohlenoxydhämoglobin wieder in Oxyhämoglobin überzuführen (EULENBERG, DONDERS).

Die Krystallisierbarkeit des Hämoglobins ist den Blutarten aller Gefäßprovinzen, sowie aller Tiere, aber in verschieden hohem Maße eigen; Hämoglobin, das frei von Sauerstoff ist, krystallisiert schwerer, als sauerstoffhaltiges. Das Hämoglobin des Meerschweinchenblutes krystallisiert am leichtesten, am schwersten das des Schweinsblutes.

Die Krystalle des Hämoglobins sind prismatisch oder tafelförmig und gehören dem rhombischen System an; eine Ausnahme davon machen die Blutkrystalle des Eichhörnchens, die in hexagonalen Tafeln krystallisieren. Die Krystalle, welche nur bei Temperaturen unter 0° haltbar sind, erscheinen hell zinnoberrot oder ziegelfarben und lösen sich leicht in Wasser und Alkalien, ohne in letzterer Lösung ihre Krystallisationsfähigkeit einzubüßen; aus der wässerigen Lösung werden sie durch Hitze gefällt.

Alle Methoden, das Hämoglobin zu krystallieren, beruhen darauf, die Blutkörperchen zu zerstören, um das Hämoglobin aus seiner Verbindung mit dem Stroma zu befreien, wie es durch Zusatz von Wasser, Chloroform, gallensauren Salzen u. s. w. zum Blute geschieht. Zur Darstellung von Blutkrystallen im kleinen bringt man einen Tropfen Blut auf einen Objektträger, setzt etwas Wasser zu und überläßt denselben der Verdunstung. Man sieht nach einiger Zeit im Mikroskop Krystalle der oben beschriebenen Form.

Was den Eisengehalt des Hämoglobins betrifft, so enthalten 100 Teile Hundehämoglobin nach HOPPE-SEYLER 50·85 C, 7·32 H, 16·11 N, 21·84 O, 0·38 S, **0·43 Fe**; im Hämoglobin von Schwein und Rind sind Fe und S so verteilt, daß auf 1 Atom Fe 2 Atome S kommen (HÜFNER). Man ist im allgemeinen der Ansicht, daß das Hämoglobin aus einem Eiweißkörper, dem Globulin, und dem eisenhaltigen Farbstoffe Hämatin zusammengesetzt ist, ohne indes anzunehmen, daß diese beiden Substanzen in dem Hämoglobin als solche präformiert vorhanden wären.

Das im Hämoglobin enthaltene Eisen erscheint bei der Verbrennung des Hämoglobins oder des Gesamtblutes in der Asche als Eisenoxyd. Unter der orausssetzung, daß alles Eisenoxyd der Blutasche aus dem Hämoglobin stammt, läßt sich durch Bestimmung des Eisens der Blutasche der Gehalt des Blutes an

Hämoglobin quantitativ bestimmen. Bezeichnet m das Eisen in der Asche von 100 Teilen Blut, so ist, unter Benutzung der Eisenprozente des Hundehämoglobins, der Prozentgehalt des Blutes an Hämoglobin:

$$x = \frac{100 \cdot m}{0,43}.$$

Zersetzungsprodukte des Hämoglobins. Die Zersetzung des Hämoglobins tritt schon spontan ein, wenn man es in einer wohlverschlossenen Flasche bei einer Temperatur über 0° stehen läßt, aber um so langsamer, je niedriger die Temperatur ist; ferner beim Erhitzen, beim Zusatz von Säuren, Alkalien und Metallsalzen; sie ist kenntlich durch den Eintritt einer schmutzig-braunroten Färbung. Das Hämoglobin zerfällt in Hämatin und Globulin. Das Hämatin enthält in 100 Teilen Substanz 64·25 C, 5·50 H, 8·02 N, **8·02 Fe,** 12·60 O; es ist unlöslich in Wasser, Alkohol und Äther, leicht löslich in Alkalien, Säuren und angesäuertem Äther. Das Hämatin in saurer Lösung zeigt im Spektroskope einen Absorptionsstreifen in C, in alkalischer Lösung ebenfalls einen Streifen, der zwischen C und D liegt; behandelt man die alkalische Hämatinlösung mit reduzierenden Substanzen (wie oben), so zeigt die Lösung zwei Absorptionsstreifen zwischen D und b (s. Fig. 1). Das Globulin hat viele Reaktionen mit den übrigen Eiweißen gemein, ist aber doch von ihnen und selbst von dem Globulin der Augenlinse verschieden. — Aus eingetrocknetem Blute hat Teichmann die „Häminkystalle" in folgender Weise dargestellt: Das durch Abschaben eines Blutfleckens erhaltene trockene Pulver wird auf ein Objektglas gebracht und demselben ein Krystall von Kochsalz und ein Tropfen von Eisessig zugesetzt; wird nun recht allmählich über einer Spirituslampe erwärmt, so erhält man kleine braunrote, rhombische Plättchen. Geschieht die Erwärmung zu rasch, so entstehen nur kleine Stäbchen. Die Teichmann'schen Krystalle sind besonders für forensische Zwecke, wo man häufig nur alte Blutflecken zur Untersuchung bekommt, von großer Wichtigkeit. Nach Hoppe-Seyler ist das Hämin salzsaures Hämatin. — Läßt man Blut in dünnen Schichten an der Luft stehen oder behandelt man dasselbe mit oxydierenden Agentien (z. B. Kaliumpermanganat), so bildet sich ein rotbrauner Farbstoff, der Methämoglobin genannt wird (Hoppe-Seyler). Derselbe ist krystallinisch, enthält soviel Sauerstoff als das Oxyhämoglobin, aber in fester Bindung, so daß er weder durch das Vacuum, noch durch CO austreibbar ist, hat ein Spektrum gleich dem des sauren Hämatins und wird durch Fäulnis oder reduzierende Substanzen in alkalischer Lösung zu Hämoglobin reduziert (Hüfner u. Otto). Solange das Oxyhämoglobin sich in den unversehrten Blutkörperchen befindet, tritt die Bildung von Methämoglobin nicht ein (v. Mering). — Bleibt Blut, das aus den Gefäßen in die umliegenden Gewebe ausgetreten ist, dort längere Zeit liegen, so bilden sich in dem Blutextravasat sogenannte Hämatoidinkrystalle von gelbroter Färbung (Virchow), die mit dem Bilirubin, dem Farbstoff der Galle, identisch sein sollen.

Außer dem Hämoglobin enthalten die roten Blutkörperchen noch Globulin, Lecithin und Spuren von Cholestearin; von unorganischen Verbindungen enthalten sie vorwiegend Kalisalze und Phosphate, im Gegensatz zum Plasma, wo die Natronverbindungen vorherrschen; endlich Wasser.

Die weißen Blutkörperchen. Die zweite Art von Blutkörperchen, die farblosen oder weißen Blutkörperchen, sind 1770 von Hewson entdeckt worden; dieselben sind mattgrau, fein granuliert, von sphärischer Gestalt, im Blute der Säugetiere stets größer, als die roten; von den elliptischen Formen der roten Blutkörperchen der übrigen Wirbeltiere unterscheiden sie sich allein schon durch ihre sphärische Gestalt. Sie besitzen überall einen deutlichen, größtenteils excentrisch gelegenen Kern, welcher bei Essigsäurezusatz noch schärfer hervortritt (häufig sind es zwei oder mehrere Kerne). Ihre Oberfläche scheint eine gewisse Klebrigkeit zu besitzen, denn man sieht dieselben, wo sie in größerer Zahl vorkommen, zu runden Haufen ziemlich fest verklebt. Ein so ausgesprochenes Senkungsvermögen wie die roten Blutkörperchen besitzen sie nicht, denn beim Stehen des Blutes bleiben sie zunächst oben im Serum und senken sich erst nach längerer Zeit. Die farblosen Blutkörper finden sich überall im Blut der Wirbeltiere neben den roten; ihr Verhältnis zu den letzteren beträgt nach den Zählungen von Welcker, Moleschott, Marfels u. a. 1:350.

Die Zahl der weißen Blutkörperchen schwankt in verschiedenen Zuständen außerordentlich: im Alter nimmt ihre Zahl ab; bei Frauen ist sie kleiner als bei Männern, nur während der Schwangerschaft und Menstruation nimmt sie zu. Im nüchternen Zustande ist sie am kleinsten, am größten nach einer eiweißreichen Mahlzeit. Unter pathologischen Verhältnissen, bei der von Virchow zuerst beobachteten und Leukämie genannten Krankheit steigt ihre Zahl so, daß sich ihr Verhältnis zu den roten auf 1:21—7 stellt.

Eine besonders wichtige und interessante Eigenschaft der weißen Blutkörperchen ist ihre Fähigkeit, ihre Gestalt zu verändern und Bewegungen auszuführen: Erwärmt man einen Tropfen eben entleerten Säugetierblutes auf dem heizbaren Objekttisch bis zu ca. 38° C., so fängt das weiße Blutkörperchen an, Fortsätze, wie kleine Füßchen, auszustrecken und mittels derselben Lokomotionen auszuführen. Diese Bewegungen werden wegen ihrer Ähnlichkeit mit den Bewegungen der einzelligen Amöben „amöboide“ genannt; ganz wie diese Amöben können sie mit ihren Fortsätzen Fett- und Pigmentkörnchen erfassen und ihrem Protoplasma einverleiben: man sieht sie dann mit Fett- oder Farbstoff beladen umherschwimmen.

Vermöge dieser amöboiden Bewegungen können die weißen Blutkörperchen, wie Waller und Cohnheim[1] entdeckt haben, die anscheinend impermeablen Wandungen der kleinen Blutgefäße, namentlich der Kapillaren durchdringen und den kreisenden Blutstrom verlassen, um ihre Wanderungen in dem umliegenden Gewebe fortzusetzen, ein Vorgang, der besonders im ersten Stadium der Entzündung beobachtet, offenbar von großer Bedeutung für diesen Prozeß sein muß. Der nähere Vorgang bei dieser „Auswanderung“ der weißen Blutkörperchen

---

[1] Cohnheim, Über Entzündung und Eiterung. Virchows Archiv Bd. 40. 1867.

ist folgender: es liegt eines der weißen Blutkörperchen, die sich im allgemeinen an der Gefäßwand und nicht im Achsenstrom fortzubewegen pflegen, an der Gefäßwand an; nach einer geraumen Zeit sieht man, wie die Wandung nach außen einen feinen Fortsatz aussendet, der sich verdickt, während die weiße Blutzelle im Gefäß ihrerseits kleiner wird, bis endlich von derselben im Gefäß nur ein kurzer Fortsatz noch vorhanden ist; endlich verschwindet auch dieser, und das Blutkörperchen liegt in seiner ursprünglichen Form der Außenseite des Gefäßes an, um von hier aus noch weiter zu wandern.

Ein neuerdings aufgefundenes Formelement des Blutes sind die Blutplättchen von Bizzozero: es sind größere rote Körnerkugeln und farblose Körnermassen, die weder an dem Zustandekommen der Blutgerinnung Anteil haben, noch in rote Blutkörperchen übergehen; dagegen sollen sie bei der Thrombusbildung eine wesentliche Rolle spielen (Löwit, Denys).

Das Blut der Wirbellosen, wie das des niedersten Wirbeltieres, des Amphioxus, enthält keine roten, sondern nur denen der Wirbeltiere identische weiße Blutkörperchen.

Das Blutplasma.

Unter Blutplasma, Liquor sanguinis, versteht man das Blut minus Blutkörperchen. Man erhält reines Blutplasma von Tieren, deren Blut sehr langsam gerinnt, namentlich wenn man die Gerinnung durch Temperaturerniedrigung noch mehr verlangsamt. Am besten eignet sich dazu in hohen Standgläsern gesammeltes Pferdeblut, das erst nach einigen Stunden gerinnt. In diesem Falle stellt das Blutplasma eine klare, durchsichtige, fast wasserhelle Flüssigkeit (die roten Blutkörperchen liegen auf dem Boden) von schwach alkalischer Reaktion dar, die sich bei der Gerinnung stärker zusammenziehen kann als der Blutkuchen, und welche die Speckhaut (Crusta phlogistica) als oberste Schicht des Gerinnsels bildet; in ihr sind neben dem geronnenen Körper nur weiße Blutkörperchen vorhanden. Diese seine Gerinnungsfähigkeit ist die auffallendste Eigenschaft des Plasma.

Die Gerinnung des Blutes. Die Gerinnung des Blutes, welche dem Gesamtblute zukommt, ist eine Erscheinung, deren Ursache wesentlich nur im Blutplasma zu suchen ist. Dies lehrt schon ein Versuch von Joh. Müller, in welchem das Filtrat eines durch Zuckerlösung verdünnten Froschblutes gerinnt, dessen Blutkörperchen auf dem Filter zurückgeblieben waren. Die Gerinnung besteht in der Ausscheidung eines unlöslichen Eiweißkörpers, des Faserstoffes oder Fibrins, aus dem Plasma. Mit der Ausscheidung des Faserstoffes geht einher eine Abnahme der Alkaleszenz des Blutes (Pflüger u. Zuntz), die wahrscheinlich auf der Bildung einer Säure beruht. Das Blutplasma besteht also aus dem Fibrin und dem Blutserum, das letztere wird durch die Zusammenziehung des Gerinnsels aus demselben als klare Flüssigkeit ausgepreßt. Das Blut sämtlicher Wirbeltiere besitzt die Fähigkeit zu gerinnen, aber in verschieden hohem Grade; das Blut des Menschen gerinnt schon nach wenigen Minuten, das der übrigen Tiere verschieden schnell.

Es giebt eine Reihe von Einflüssen, welche die Gerinnung befördern: 1) der Kontakt mit fremden Körpern und der Luft, sowie die Bewegung, daher tritt sie früher ein beim Schütteln und Quirlen oder Schlagen des Blutes (durch Schlagen des Blutes verschafft man sich fibrinfreies, sogenanntes „defibrinirtes" Blut; das Fibrin, das in Fäden gerinnt, bleibt an den schlagenden Stäben haften); 2) der Zusatz von wenig Wasser; daher kommt es, daß beim Entleeren einer Ader die letzten Partieen schon gerinnen, während die ersten noch flüssig sind, denn der Rest mischt sich mit dem aus dem benachbarten Gewebe eindringenden Wasser; 3) höhere Temperaturen (37—38° C.) (Hewson). — Verzögert wird die Blutgerinnung: 1) durch Reichtum des Blutes an Kohlensäure, daher gerinnt venöses Blut langsamer als arterielles; 2) durch Entzündung des Körperteiles; 3) im Erstickungsblut (man erhält solches sauerstofffreies Blut, wenn man ein mit Blut gefülltes Tierherz, dessen Arterien und Venen man unterbunden hat, weiter arbeiten läßt, wobei der Herzmuskel allen Sauerstoff verbraucht); 4) durch Zusatz von Hühnereiweiß, Zuckerlösung, Säuren bis zur Neutralisation und durch viel Wasser; 5) durch Zusatz von Alkalien, ebenso durch Zusatz konzentrierter neutraler Alkalisalze, wie kohlensaurer, phosphorsaurer, schwefelsaurer Alkalien und Erden u. s. w.; 6) durch Zusatz von Peptonen (Schmidt-Mülheim); 7) durch niedrige Temperaturen (Davy). Die Angabe, daß Menstrualblut nicht gerinne, ist ein Irrtum (Virchow, Scanzoni). Das Fibrin ist unlöslich: in Wasser, Alkohol und Äther; löslich: in Alkalien unter Bildung von Alkalialbuminat; ferner in Lösungen von Neutralsalzen, wie 6—8 % salpetersaures und schwefelsaures Natron; in verdünnten Säuren, besonders bei 60° C., zu Syntonin oder Acidalbumin. Ein charakteristischer Unterschied des Faserstoffes gegenüber den anderen Eiweißkörpern ist gegeben durch die Form seiner Gerinnung in Fäden. Die Menge des Fibrins ist angesichts der Thatsache, daß es das ganze Blut fest macht, sehr gering, es beträgt nur 0·1—0·3 %.

Das farblose Blut der Wirbellosen hat ebenfalls die Fähigkeit zu gerinnen, der Blutkuchen ist aber bei weitem weniger fest und preßt aus sich kein Serum aus; so z. B. gerinnt das Blut bei den Krustaceen noch ganz gut, aber in den niederen Klassen, wo das Blut sehr wässerig wird, ist die Gerinnungsfähigkeit außerordentlich gering und hört endlich ganz auf.

Nach der Entdeckung von Al. Schmidt[1] ist der Faserstoff im Blute nicht präformiert, vielmehr bildet sich derselbe aus der chemischen Verbindung zweier anderer im Blute vorhandener Eiweißkörper, der „fibrinogenen" und „fibrinoplastischen" Substanz, unter dem Einflusse eines Fermentes, das im kreisenden Blute fehlt, und das erst beim Ausfließen des Blutes aus den Blutgefäßen gebildet wird. Der Grundversuch, dem diese Ansicht über die Gerinnung entnommen wurde, ist folgender: Die Höhlenflüssigkeiten, wie die des Pericardiums, der Pleuren

[1] Al. Schmidt, Archiv f. Anat., Physiol. u. wissensch. Medizin. 1861 u. 1862.

u. s. w., welche namentlich in pathologischen Fällen sehr reichlich vorhanden sein können, pflegen spontan gar nicht oder nur sehr wenig zu gerinnen. Setzt man denselben aber Blut (defibriniertes) zu, so tritt eine schnelle und feste Gerinnung ein. Al. Schmidt folgerte, daß in diesen Flüssigkeiten ein Körper vorhanden sein müsse, der eine volle und ausgiebige Gerinnung erst herbeiführen könne bei Anwesenheit eines zweiten Körpers, welcher in dem zugefügten Blute anwesend ist, und nannte den erstern fibrinogene, den letztern fibrinoplastische Substanz. Weitere Versuche und Überlegungen führten noch zur Annahme eines Fermentes. Diese drei Faktoren für die Blutgerinnung konnten auch gesondert aus dem Blute dargestellt werden.

Die fibrinoplastische Substanz wird am besten aus defibriniertem Blute oder dessen Serum gewonnen, indem man nach 10—15facher Verdünnung desselben einen starken Kohlensäurestrom hindurchleitet, durch den es ausgefällt wird. Wegen seiner großen Ähnlichkeit mit dem Globulin der Augenlinse wird es Paraglobulin genannt. In Flocken erhalten ist dasselbe in reinem Wasser unlöslich, aber löslich in sauerstoffhaltigem Wasser, aus dem es durch einen Kohlensäurestrom wieder gefällt wird. Ferner ist es löslich in verdünnten Alkalien und Säuren, ziemlich löslich in verdünnten Neutralsalzen, aus denen es auf Wasserzusatz wieder ausfällt. Fibrinogen (Metaglobulin) erhält man aus fibrinogenen Flüssigkeiten oder aus verdünntem Blutplasma, dem durch Kohlensäure das Paraglobulin entzogen ist, durch nochmaliges Einleiten von Kohlensäure. Der Niederschlag unterscheidet sich schon der Form nach von dem vorigen; Fibrinogen bildet hautähnliche Massen, die sich an die Gefäßwandungen anlegen. In seinen Löslichkeitsverhältnissen stimmt es mit dem Paraglobulin überein, nur daß es in allen Lösungsmitteln schwerer löslich ist.

Das Fibrinferment wird aus Blutserum dargestellt, welches bis zur völligen Ausfällung seiner Eiweiße mit absolutem Alkohol versetzt wird; der auf dem Filter gesammelte Niederschlag bleibt etwa 4—6 Monate unter absolutem Alkohol aufbewahrt. So werden die Eiweiße in Wasser unlöslich, während der Wasserextrakt das Ferment enthält, das von dem ihm noch anhängenden Eiweiße durch vorsichtiges Ansäuern mit Essigsäure gereinigt werden kann.

Das Ferment bildet sich durch chemische Prozesse aus den weißen Blutzellen, welche beim Gerinnungsvorgange in großer Menge zerfallen. Niedrige Temperatur hindert ebenso diesen Zerfall wie die Fermentation selbst, trotz vorhandenen Fermentes; dasselbe leisten Salzlösungen. Weitere Erfahrungen scheinen anzudeuten, daß die Erzeugung des Fibrinfermentes keine den weißen Blutzellen spezifische Eigenschaft vorstellt, sondern daß das Fibrinferment ein allgemeines Protoplasmaprodukt ist, denn der Zusatz von Hefezellen, einzelligen Protozoën u. a. beschleunigte die Gerinnung von filtriertem Pferdeblutplasma, das, sich selbst überlassen, erst sehr spät gerann (Al. Schmidt).

Die Frage, weshalb das Blut in den Blutgefäßen selbst nicht gerinne, ist von E. Brücke[1] dahin beantwortet worden, daß der lebenden Gefäßwand gewisse gerinnungswidrige Eigenschaften zukommen, wie folgende zwei Versuche lehren. Läßt man ein mit Blut gefülltes Schild-

[1] E. Brücke, Vorlesungen über Physiologie Bd. I. S. 83.

krötenherz, dessen Ausführungskanäle unterbunden sind, weiter arbeiten, so ist das Blut in demselben noch nach 7—8 Tagen flüssig, während das aus einem zweiten Herzen entleerte, unter Quecksilber aufgefangene Blut sehr bald gerinnt. Wird ferner ein Stück eines Blutgefäßes durch ein Glasrohr ersetzt, so gerinnt das Blut innerhalb dieser neuen Gefäßwand sehr schnell. Nach AL. SCHMIDT müßte man annehmen, daß die lebende Gefäßwand einen hemmungswidrigen Einfluß auf die Bildung der Fibringeneratoren ausübe.

Unter besonderen Umständen kommt es auch im Blutgefäße selbst zur Gerinnung, und zwar 1) wenn die innere Oberfläche durch pathologische Veränderungen rauh und uneben oder durch Verletzung in ihrer Kontinuität unterbrochen worden ist; 2) bei eintretendem Stillstand des Blutes nach Unterbindung des Gefäßes (Thrombusbildung), wo die centralen Teile des Blutstromes dem Einfluß der Gefäßwand entzogen sind; und 3) nach Injektion von aufgelöstem Blut in das Gefäßsystem (NAUNYN), wobei wahrscheinlich die Fibringeneratoren in fertiger Form injiziert werden.

Das Blutserum. Das Blutserum ist Blut ohne Blutkörperchen und ohne Fibrin, wie man es als diejenige Flüssigkeit erhält, welche Blut oder noch besser reines Plasma bei ihrer Gerinnung aus sich auspressen. Es ist eine klare, gelblich-weiße Flüssigkeit, von alkalischer Reaktion und einem spezifischen Gewicht von 1030, in der organische und unorganische Substanzen in Lösung enthalten sind. Von den organischen finden sich darin 8—10% Eiweißkörper, und zwar 1) Serumeiweiß, das den Hauptbestandteil der Eiweiße des Serums ausmacht; es gerinnt bei 70—75° C. und wird durch die Alkalien des Blutes in Lösung erhalten; 2) Reste von Paraglobulin, das durch Verdünnung und Behandlung mit Kohlensäure gewonnen wird (das Metaglobulin wird bei der Gerinnung vollkommen verbraucht); 3) Natronalbuminat, das man nach Entfernung des Paraglobulins durch Neutralisation mit verdünnter Essigsäure erhält. Ferner finden sich im Serum: 4) Fette, und zwar neutral in feinsten Tröpfchen oder durch die Alkalien des Blutes verseift; daneben 5) Lecithin und Cholestearin durch die Seifen in Lösung erhalten, indes ist ihre Menge sehr gering; endlich 6) Kreatin, Harnstoff, Harnsäure, Karbamin- und Milchsäure; die Säuren sind alle an Alkali gebunden. Auch eine Spur von Zucker ist normal, und zwar etwa gleichviel im arteriellen wie im venösen Blute (v. MERING). Von den unorganischen Bestandteilen enthält das Serum vorzüglich Chlorverbindungen und Natronsalze; den Hauptteil bildet Kochsalz, daneben sind vorhanden phosphorsaures Natron, kohlensaures Natron und phosphorsaure Erden.

Hierbei ist aufmerksam gemacht worden (MALY), daß die im Blute vorhandenen kohlensauren und phosphorsauren Salze, welche die alkalische Reaktion des Blutes bedingen, obgleich sie Lackmus bläuen, theoretisch doch als saure Salze aufzufassen sind. Dieselben, namentlich das Natriumdiphoshpat und das Natriumbikarbonat, $PO\begin{matrix}\diagup OH\\ -ONa\\ \diagdown ONa\end{matrix}$, $CO<\begin{matrix}OH\\ ONa\end{matrix}$, enthalten nämlich je ein Hydroxyl, durch welches sie Basen zu binden vermögen. Andererseits enthält das Blut auch **saure** Salze, denn das Natriumdiphosphat wird in verdünnter Lösung durch CO_2 zu saurem Monophosphat (NaH_2PO_4), das neben dem alkalisch reagierenden Natrium bicarbonicum bestehen kann.

Die Farbe des Blutes.

Seine rote Farbe verdankt das Blut nur dem in den roten Blutkörperchen eingeschlossenen roten Farbstoff; im übrigen aber erscheint es undurchsichtig, weil alles Licht von den konkaven Flächen der Blutkörperchen reflektiert wird. Das Blut besitzt also den Charakter einer „Deckfarbe“, d. h. es läßt selbst in dünner Schicht die Fläche, die es bedeckt, nicht durchscheinen. Sobald aber die Blutkörperchen aufgelöst sind und der Farbstoff aus ihnen ausgetreten ist, wird das Blut in dünnen Schichten durchsichtig, aber im auffallenden Lichte dunkler, weil ein großer Teil des Lichtes durch die Lösung hindurchgeht: es erscheint dann „transparent“ oder „lackfarben“ (Rollett).

Im linken Herzen und den Arterien ist das Blut hellrot, im rechten Herzen und den Venen dunkelrot. Dieser Farbenunterschied beruht auf dem verschiedenen Gasgehalt des Blutes: das arterielle Blut enthält nämlich vorwiegend Sauerstoff, das venöse Kohlensäure; denn wenn man außerhalb des Körpers Blut mit Sauerstoff oder Kohlensäure imprägniert, so wird das erstere hellrot, das letztere dunkelrot. Die dunklere Farbe des venösen Blutes rührt indes nicht von der Anwesenheit der Kohlensäure, sondern von der Abwesenheit des Sauerstoffes her, denn die Entfernung des Sauerstoffes aus dem Blute genügt, um die dunkle Farbe hervorzurufen. Das sauerstofffreie Blut ist noch von einer anderweitigen Farbenveränderung begleitet, es wird nämlich dichroitisch und erscheint dadurch in dicker Schicht dunkelrot, in dünner grünlich. Kohlenoxydblut ist ziegelrot, während schwefelwasserstoffhaltiges Blut fast schwarz erscheint.

Die verschiedene Farbe des Blutes bei den Wirbellosen haftet nicht an den morphologischen Elementen, sondern kommt allein dem Serum zu und ist häufig ganz zufällig, da sie von der Farbe der Nahrung dieser Tiere abhängt, so daß man die Farbe des Blutes willkürlich mit der Fütterung ändern kann.

Die Blutmenge.

Die Menge des im Körper enthaltenen Blutes wird nach der Methode von H. Welcker[1], die auf der Färbekraft des Blutes beruht, bestimmt.

[1] H. Welcker, Prager Vierteljahrschrift 1854. Bd. IV. S. 63.

Man entzieht dem Tier einige Cc. Blut $= b$, verdünnt dieses mit einem gemessenen Volumen Wasser w und erhält so eine Probeflüssigkeit von bestimmter Färbung. Hierauf wird das Tier getötet, das aus den Blutgefäßen ausfließende Blut gesammelt, der Rest durch Ausspritzen der Gefäße mit physiologischer Kochsalzlösung und Auspressen des zerhackten Gewebes gewonnen. Diese Quantitäten y werden ebenfalls mit gemessenen Wasservolumen w^1 so lange verdünnt, bis eine gleiche Menge in gleich dicker Schicht in durchfallendem Lichte dieselbe Farbe zeigt wie die Probeflüssigkeit. Nun ist $y = \frac{b}{w} \cdot w^1$ und die gesamte Blutmenge des Tieres $x = b + \frac{b}{w} \cdot w^1$.

Auf diese Weise findet WELCKER die Blutmenge des Menschen $= {}^1/_{13}$ des Körpergewichtes, die eines neugeborenen Kindes $= {}^1/_{19}$, die der Hunde $= {}^1/_{13}$, der Kaninchen $= {}^1/_{18}$, der Vögel $= {}^1/_{11}$—${}^1/_{13}$ des Körpergewichtes, also das Verhältnis etwas größer als bei den Säugetieren, dagegen kleiner als bei den Amphibien $= {}^1/_{17}$; auffallend klein ist es bei den Fischen, wo es nur ${}^1/_{63}$ beträgt.

Quantitative Bestimmung des Hämoglobins. Wie die Blutmenge, so wird auch das Hämoglobin, quantitativ auf kolorimetrischem Wege bestimmt. Man stellt eine Oxyhämoglobinlösung von bestimmter Konzentration n als Normallösung dar und untersucht, wieviel Wasser w einer bekannten Blutmenge b zugesetzt werden muß, bis in gleicher Schicht Farbengleichheit mit der Normallösung eintritt. Es muß sich verhalten die gesuchte Hämoglobinlösung

$$x : n = b + w : b, \text{ also}$$

$$x = \frac{n(b + w)}{b}$$

Am vollkommensten ist die spektrophotometrische Methode, bei welcher die Bestimmung durch einen besondern Apparat, das Spektrophotometer, geschieht (VIERORDT, HÜFNER, D'ARSONVAL). Die Bestimmung durch den Eisengehalt des Hämoglobins s. S. 35.

Die Blutgase.

Das Gesamtblut enthält: 1) Sauerstoff, und zwar locker chemisch gebunden durch das Hämoglobin der roten Blutkörperchen als Oxyhämoglobin; 2) Kohlensäure, die teils physikalisch absorbiert, teils chemisch gebunden im Serum enthalten ist. Daneben 3) Stickstoff, physikalisch absorbiert, ohne jede Bedeutung für die vegetativen Vorgänge im Organismus (das Nähere s. in der Atmungslehre).

Quantitative Zusammensetzung des Blutes.

Für die quantitative Zusammensetzung des Pferdeblutes erhielt HOPPE-SEYLER folgende Zahlen:

In 100 Teilen Gesamtblut:

Plasma	67·38	Blutkörperchen	32·62

In 100 T. Plasma

Wasser	90·84
Feste Stoffe	9·16

Die festen Stoffe verteilen sich auf die Einzelbestandteile in folgender Weise:

Faserstoff	1·01
Albumin (Serumeiweiß)	7·76
Fette	0·12
Extraktivstoffe	0·40
Lösliche Salze	0·64
Unlösliche Salze	0·17

In 100 T. Blutkörperchen:

Wasser	56·50
Feste Stoffe	43·50

100 T. getrockneter Blutkörperchen (Hundeblut) enthalten:

Eiweißstoffe	12·55
Hämoglobin	86·50
Lecithin	0·59
Cholestearin	0·36

§ 2. Die Blutbewegung.

Allgemeines. Das Blut befindet sich, um seine oben bezeichnete Aufgabe erfüllen zu können, in fortwährender strömender Bewegung innerhalb der Blutbahn. Insofern als das Blut während seiner Bewegung immer wieder an den Ort zurückkehrt, von dem es ausgegangen ist, bezeichnet man diese Bewegung als den „*Kreislauf*" des Blutes. Die Haupttriebfeder für den Kreislauf bildet die *rhythmische Thätigkeit des Herzens*, das deshalb als *das Centrum des Kreislaufs* zu betrachten ist.

Beim Menschen bilden die Kreislaufsorgane ein in sich geschlossenes Röhrensystem, das Blutgefäßsystem, welches vielfach verzweigt und mit elastischen Wandungen versehen ist. Das Herz teilt den Kreislauf in den mit Unrecht sogenannten großen und kleinen Kreislauf, mit Unrecht deshalb, weil das Blut seinen Kreislauf erst beendet, wenn es den Weg durch den großen und kleinen Kreislauf einmal zurückgelegt hat. Doch wird aus praktischen Gründen diese Unterscheidung beibehalten. Der große Kreislauf oder der Körperkreislauf führt den Strom, welcher seinen Weg durch den ganzen Körper nimmt, von der linken Herzkammer ausgeht und in den rechten Vorhof einmündet. Der kleine Kreislauf oder der Lungenkreislauf nimmt seinen Weg ausschließlich durch die Lungen, geht von der rechten Herzkammer aus und mündet in den linken Vorhof. Im Herzen treten diese beiden Kreise miteinander in Verbindung und schließen damit erst den großen Ring zum Gesamtkreislauf.

Die Gefäße, welche das Blut vom Herzen fortführen, heißen die Arterien oder Schlagadern, diejenigen, welche das Blut zum Herzen zurückführen, die Venen oder Blutadern; Arterien und Venen sind miteinander durch die sehr feinen, sogenannten Haargefäße oder Kapillaren verbunden. Die Entdeckung des Kreislaufs verdankt man William Harvey (1619).

Der Wert dieser drei Gefäßabschnitte, Arterien, Kapillaren und Venen, ist ein sehr verschiedener; während die Arterien und Venen wesentlich nur zu- und abführende Kanäle darstellen, erfüllt das Blut allein in den feinen, dünnwandigen Kapillaren seine physiologische Aufgabe des Austausches seiner flüssigen und gasigen Bestandteile gegen die Umgebung. Die beiden Kapillarsysteme unterscheiden sich wesentlich dadurch voneinander, daß in den Körperkapillaren das helle arterielle Blut in dunkles venöses, in den Lungenkapillaren umgekehrt das zuströmende dunkle venöse in helles arterielles umgewandelt wird.

I. Das Herz und seine Thätigkeit.

Das Herz des Menschen ist ein muskulöses Hohlorgan, das durch die Herzscheidewand, Septum cordis, in zwei Abschnitte, die man auch als rechtes und linkes Herz bezeichnet, geteilt ist. In dem erstern ist das Blut dunkelrot, venös, in dem letztern hellrot, arteriell. Jeder dieser beiden Teile besteht wieder aus dem Vorhof und dem Ventrikel, die durch das Ostium venosum miteinander in Verkehr stehen. So enthält das Herz vier voneinander getrennte Räume, die beiden Vorhöfe und die beiden Herzkammern, deren Kapazität nahezu gleich ist; sie beträgt je 8 Kub.-Zoll, also die Kapazität des ganzen Herzens 32 Kub.-Zoll (Krause). Die Wände der vier Herzhöhlen sind von verschiedener Stärke: die beiden Vorhöfe sind viel dünnwandiger als die Ventrikel, in denen die Muskelbündel in mehreren Lagen übereinander liegen; der linke Ventrikel ist etwa noch einmal so dick als der rechte. Die Scheidewand der Kammern hat gleiche Dicke mit der linken Kammerwand.

Die Muskeln des Herzens sind quergestreift und bilden miteinander vielfache Anastomosen. Ihr Verlauf ist ein sehr komplizierter, doch steht fest, daß sie alle vom Annulus fibrocartilagineus entspringen, und daß niemals Muskeln der Vorhöfe auf die der Kammern übergehen oder umgekehrt; dagegen gehen die Muskeln des einen Vorhofes oder der einen Kammer auf den andern Vorhof oder die andere Kammer über. Die weitere Untersuchung ergiebt noch folgendes: Die Vorhöfe haben 1) ein System bogenförmiger Muskeln, welche von dem vordern Umfange des Annulus zu dessen hinterem Umfange verlaufen; 2) ein System von Muskeln, die in horizontaler Richtung auf den vorigen rechtwinkelig stehen, und zwar entweder um einen Vorhof oder um beide gemeinschaftlich herumgehen, so daß sie im letzten Falle Achtertouren beschreiben.

Die Muskelfasern des Ventrikels entspringen ebenso vom Annulus fibrocartilagineus; man unterscheidet: 1) Muskeln, die vom Annulus in die Papillarmuskeln umbiegen und in die Chordae tendineae sich inserieren; 2) Muskeln, die zum Annulus zurückkehren.

Der Verlauf der zum Annulus zurückkehrenden Muskeln ist verschieden. Die am linken Ventrikel entspringenden gehen schräg vom Annulus zur linken Kante herab, biegen auf die Rückseite um, verlaufen bis zum Sulcus longitudinalis posterior, biegen um die Herzspitze auf die vordere Fläche und verlaufen auf der innern Fläche bis zum hintern Umfange des Annulus. Ein anderer Teil, der am rechten Ventrikel entspringt, geht über die Vorderfläche beider Ventrikel hinweg zur linken Kante und verstärkt von da die vorigen. Außerdem kommen noch einige schlingenförmig verlaufende vor.

Einen sehr wichtigen Teil des Herzens bildet sein Klappenapparat. Der innere Überzug des Herzens nämlich, das Endocardium, stülpt sich im Ostium venosum da, wo es in den Vorhof übergeht, in die Höhle des Ventrikels ein und bildet eine Falte (zweiblätterig), welche durch Faserzüge aus dem fibrösen Annulus circularis (Ann. fibrocartilagineus) eine dicke mittlere Lage und damit eine Verstärkung erhält. Diese nach abwärts gerichtete Falte denke man sich in Zipfel geschnitten, so hat man die Klappen, welche durch die Chordae tendineae, sehnige Fäden an den mm. papillares, befestigt sind. Diese Befestigung gleicht vollkommen derjenigen, welche der freie Rand eines am Mastbaum fixierten Segeltuches durch Taue erhält, weshalb die Klappen, welche die Funktion von Ventilen verrichten, als Segelventile bezeichnet werden. Im rechten Ostium ist die Klappe dreizipfelig, Valvula tricuspidalis, im linken ist sie zweizipfelig, Valvula bicuspidalis s. mitralis. An der Wurzel der beiden Gefäße, welche das Blut aus den Ventrikeln fortführen, befinden sich ebenfalls Klappen, welche halbmondförmig sind und vollkommen den Wagentaschen gleichen; man nennt sie Valvulae semilunares, halbmondförmige Klappen oder Taschenventile.

Das Herz löst seine Aufgabe, das in den Blutgefäßen eingeschlossene Blut in ein und derselben Richtung in Bewegung zu setzen, durch abwechselnde Verengerung und Erweiterung seiner Höhlen, und zwar so, daß die Verengerung durch allseitige Kontraktion, die Erweiterung durch das Aufhören dieser Kontraktion herbeigeführt wird. Der nähere Vorgang dabei ist der, daß die beiden Ventrikel im Ruhezustande sich durch die venöse Öffnung vom Vorhof mit Blut füllen, um dasselbe vermittelst ihrer Kontraktion durch die arterielle Öffnung in die Gefäßbahn, die Arteria pulmonalis und die Aorta zu pressen, während das Blut sich den Rückweg in den Vorhof sperrt, indem es selbst das Ventil schließt. In gleicher Weise wird die Rückkehr des Blutes in die Ventrikel durch die am Anfang jener beiden Gefäße befindlichen Ventile verhindert. So sind es nur die Ventrikel, welche im Sinne von Druckpumpen die Bewegung des Blutes unterhalten, während die Vorhöfe als Reservoirs dienen, um die Ventrikel ausreichend mit Blut zu speisen.

Herzschlag und Zeitverhältnisse desselben. Wird das Herz eines lebenden Säugetieres bloßgelegt, so sieht man an demselben eine Reihe von Erscheinungen auftreten und in derselben Zeit wiederkehren, deren einmaligen Ablauf man den Herzschlag nennt. Diese Erscheinungen bestehen in abwechselnder Zusammenziehung und Erschlaffung der einzelnen Herzteile. Die aktive Zusammenziehung einer Herzabteilung heißt die Systole, die Erschlaffung die Diastole, und die Dauer eines Herzschlages umfaßt die Zeit zwischen zwei aufeinanderfolgenden Systolen der Ventrikel. Die Bewegungen der korrespondierenden Abteilungen beider Herzen, des rechten und des linken, geschehen synchronisch: es kontrahieren sich beide Vorhöfe oder beide Ventrikel gleichzeitig. Die Thätigkeit der Vorhöfe und Ventrikel ist alternierend: es kontrahieren sich erst die Vorhöfe (und zwar geht diese Kontraktion von der Einmündungsstelle der Venen aus) darauf, während jene erschlaffen, folgt die Kontraktion der Ventrikel, endlich tritt eine kurze Phase gleichzeitiger Erschlaffung ein, worauf sich von neuem, während der Ventrikel noch in Ruhe verharrt, der Vorhof zusammenzieht u. s. w. Genauer sind die Zeitverhältnisse während eines Herzschlages von Kürschner[1] ermittelt worden. Nach demselben teilt man die Dauer eines Herzschlages in drei bez. sechs Abschnitte und findet, daß in den ersten zwei Sechsteln der Vorhof in Thätigkeit ist, während der Ventrikel ruht; in den nächsten vier Sechsteln ist Ruhe des Vorhofes, während der Ventrikel davon nur in den ersten drei Sechsteln in Thätigkeit ist, so daß er im vierten Sechstel gleichzeitig mit dem Vorhof sich in Ruhe befindet (Herzpause). Das obenstehende Schema

Fig. 2.

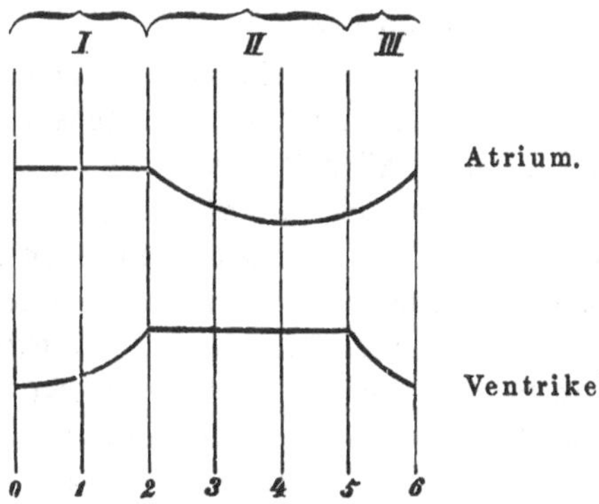

Zeitverhältnisse des Herzschlages.

[1] Kürschner, „Herzthätigkeit" in Wagners Handwörterbuch der Physiologie. Bd. II.

(Fig. 2) erläutert den Vorgang der Zeitverhältnisse während eines Herzschlages; der horizontale Strich bedeutet die Systole, der Bogen die Diastole; die senkrechten Striche markieren die sechs Zeitabschnitte.

Man beobachtet die Herzthätigkeit am leichtesten beim Frosche nach Entfernung der vordern Brustwand; um beim Säugetier dasselbe thun zu können, muß man künstliche Atmung unterhalten.

Bewegung des Blutes durch das Herz und Funktion der Klappen. Während der gemeinschaftlichen Diastole von Vorhof und Ventrikel strömt in beide aus den Venen Blut ein, indes füllen sich beide Herzabteilungen nur mäßig, weil der Druck, unter dem das Blut aus den Venen fließt, ein sehr geringer ist. Mit dem Eintritt der Vorhofssystole, durch welche der Druck in demselben erhöht wird, sucht das Blut nach allen Punkten niedern Druckes auszuweichen; als solche kommen in Betracht die Atrioventrikularöffnung und die Veneneinmündungsstelle. In die Venen kann aber nichts zurückströmen, weil der Rückfluß durch eine stark entwickelte cirkuläre Muskellage um die Veneneinmündungsstelle beschränkt wird (Ludwig), und weil die Zusammenziehung des Vorhofes von den Venen nach dem Ventrikel hin stattfindet, doch findet eine Unterbrechung des Blutstromes aus den Venen nach dem Vorhof statt (Wachsmuth, Donders). So fließt das ganze Blut durch das Ostium venosum in den Ventrikel, der sich stärker mit Blut füllt, und zwar so lange, bis die nächste Kammersystole folgt. Sobald diese eingetreten und der Druck im Ventrikel bedeutend gesteigert ist, sucht das Blut nach dem Vorhof, wo ein niederer Druck herrscht, zurückzukehren und staut allseitig gegen die Ventrikularfläche der Klappenzipfel an, welche dadurch einander genähert werden und die Vorhofsöffnung verschließen. Das Zurückschlagen der Klappenzipfel in den Vorhof verhindert ihre Befestigung durch die Chordae tendineae an den Papillarmuskeln, deren gleichzeitig mit der Ventrikelwand eintretende Verkürzung die Ränder der Klappenzipfel aneinanderdrängt, da die Sehnenfäden zweier entsprechender Seiten der Zipfel sich zu einem Papillarmuskel begeben, wodurch offenbar die Schlußfähigkeit des Ventiles erheblich gesteigert wird (Reid, Donders). Daher bleibt dem Blute nur noch der Ausweg in die Arterien, in welche es denn auch unter hohem Drucke mit gleichzeitiger Eröffnung der am Anfang derselben befindlichen Semilunarklappen hineingetrieben wird. Hört die Systole auf, so sucht das in der Arterie unter hohem Drucke befindliche Blut in den Ventrikel zurückzukehren, fängt sich aber in den Taschen der Valvulae semilunares, die es von der Wand, der sie anlagen, gegen die Lichtung der Arterie drängt, und schließt damit die Arterie vom Ventrikel ab, bis die nächste Kammersystole diesen Verschluß wieder sprengt.

Man kann das Zustandekommen des Schlusses der beiden Klappenapparate des Herzens beobachten, wenn man durch die Aorta oder die Art. pulmonalis eines ausgeschnittenen Rinderherzens, dessen Vorhöfe entfernt sind, ein hohes Glasrohr in den Ventrikel einschiebt und dasselbe, nachdem es in vertikaler Stellung entsprechend befestigt ist, mit Wasser füllt. Man sieht dann deutlich, wie sich durch das in den Ventrikel unter Druck einströmende Wasser die Klappen schließen (Baumgarten). Um den Schluß der Semilunarklappen zu sehen, wird die Aorta samt den Klappen aus dem Herzen herausgeschnitten, in ihr peripheres Ende ein Glasrohr eingebunden und dasselbe mit Wasser gefüllt, wodurch die Klappen sich stellen und das Ausfließen des Wassers verhindern, also vollkommen geschlossen sind.

Die Koronararterien, welche das Herz mit Blut versorgen, entspringen häufig, aber nicht immer, in dem Sinus Valsalvae so tief, daß ihre Einmündungsstellen während der Systole von den Klappen gedeckt sind; infolgedessen können sie während der Systole nicht mit Blut versorgt werden. Letzteres geschieht also nur während der Diastole, wodurch die Ausdehnung des Ventrikels unterstützt werden müßte (Brücke, Selbststeuerung des Herzens). Doch wird sowohl diese Thatsache als ihr Wert für die Herzthätigkeit bestritten (Hyrtl, Ceradini).

Form- und Lageveränderung des Herzens bei seiner Thätigkeit. Während jeder Systole verkürzt sich das Herz in der Längsachse, verschmälert sich in der Richtung von rechts nach links, wird dagegen in der Richtung von vorn nach hinten dicker. Diese Verdickung kommt dadurch zustande, daß die während der Diastole elliptische Basis des Herzens, deren großer Durchmesser von rechts nach links liegt, durch die Systole kreisrund geworden ist. Die Formveränderung ruft eine Lageveränderung des Herzens hervor, die darin besteht, daß die Herzspitze sich nach vorn erhebt, indem nämlich die Achse des Herzens, welche in der Diastole mit der Basis einen stumpfen Winkel bildet, sich bei der Systole rechtwinkelig gegen die jetzt kreisrunde Basis des Herzens stellt (C. Ludwig).[1] Innerhalb des Thorax, wo das Herz der vordern Brustwand selbst anliegt, kann diese Lageveränderung der Herzspitze nur gering sein, wird jedenfalls aber ein Hervordrängen dieses Teiles der Thoraxwand zur Folge haben.

Das Herz erfährt noch eine Lageveränderung durch eine Drehung um seine Längsachse von links nach rechts (Kürschner), wodurch die halbe Schraubenwindung, zu welcher Art. pulmonalis und Aorta von rechts nach links gedreht sind, abgewickelt wird. Doch ist das Zustandekommen dieser Drehung innerhalb des Thorax sehr zweifelhaft.

Der Herzstoß. Betrachtet man die vordere Brustwand eines Menschen oder legt den Finger im fünften Interkostalraume etwas innerhalb der Mammilarlinie, einer Geraden, welche vertikal durch die Brustwarze gezogen zu denken ist, an die Brustwand an, so sieht man eine periodisch wiederkehrende Erschütterung derselben oder fühlt ein mehr

---

[1] C. Ludwig, Zeitschrift f. rationelle Medizin. 1849. Bd. 7.

oder weniger starkes Anstoßen gegen den Finger. Diese ganze Erscheinung wird der Herz- oder Spitzenstoß genannt.

Der Herzstoß fällt mit der Systole zusammen, wird am meisten da gefühlt, wo die Herzspitze liegt und wird bei jeder Inspiration, namentlich wenn sie recht tief ist, schwächer. Die Ursache des Herzstoßes liegt in jener Form- und Lageveränderung, welche das Herz bei jeder Systole erfährt: in der Verdickung des Herzens und der Erhebung der Herzspitze, wodurch ein Hervordrängen der korrespondierenden Stelle der Brustwand entstehen muß (Ludwig).

Nach Gutbrod und J. Skoda[1] ist der Herzstoß die Folge des „Rückstoßes", den das Herz im Moment der Systole erfährt, wenn die Ventrikel sich in die Gefäße entleeren, ähnlich, wie eine abgefeuerte Kanone zurückschnellt. Es ist wahrscheinlich, daß beide Momente beim Zustandekommen des Herzstoßes wirksam sind.

Herztöne. Wenn man das Ohr an die vordere Brustwand anlegt, so hört man zwei Töne, die sogenannten Herztöne, welche durch folgende Kennzeichen charakterisiert und voneinander unterschieden sind: 1) der erste Ton ist dumpf und langgedehnt, der zweite ist heller und kürzer; 2) der erste Ton ist synchronisch mit der Systole des Ventrikels, der zweite mit dem Beginn der Diastole; 3) der erste Ton ist am deutlichsten wahrzunehmen an der Herzspitze in der Mammilarlinie des fünften Interkostalraumes, der zweite über den Ursprüngen der großen Gefäße im dritten Interkostalraum; 4) man hört die Töne auch am bloßgelegten Herzen nach Fortnahme der vordern Thoraxwand.

Der zweite Ton entsteht durch die Schwingungen, in welche die halbmondförmigen Klappen durch die plötzliche Anspannung im Augenblick ihres Schlusses geraten (Rouanet, Williams). Der erste Ton wurde ebenfalls von den Schwingungen abgeleitet, in welche die Valvulae venosae beim Schluß geraten (Kiwisch), doch wird derselbe noch im ausgeschnittenen und blutleeren Herzen wahrgenommen (Ludwig und Dogiel); Ludwig hat ihn deshalb als Muskelton gedeutet, welcher bei der Systole des Herzens, wie beim Tetanus der anderen Muskeln, entstehen soll. Indes wird der erste Ton, wenn man durch das venöse Ostium einen Finger in den Ventrikel einführt und das Zustandekommen des Klappenschlusses hindert, etwas undeutlicher (Williams), so daß wohl beide Momente bei der Entstehung des ersten Tones mitwirken.

Die einzelnen Phasen der Herzthätigkeit können durch den „Kardiograph" von Chauveau und Marey sehr genau registriert werden. Eine feine, mit Luft aufgeblasene Kautschukblase steht durch einen langen Gummischlauch mit einem Metallkästchen in Verbindung, dessen obere Seite durch eine feine, wenig gespannte Kautschuklamelle, auf welcher ein federnder Hebel ruht, geschlossen ist (Trommel).

---

[1] J. Skoda, Auskultation u. Perkussion. 2. Aufl. Wien 1842.

Führt man die Kautschukblase durch die V. jugularis eines Pferdes in das Herz (Vorhof oder Ventrikel) ein, so wird durch die Kontraktion des Herzens die Luft in der Blase zusammengedrückt; dieser Druck teilt sich der Trommel mit und bewirkt eine Erhebung der Membran, durch welche der aufliegende Hebel in Bewegung gerät, die er auf einen berußten, mit konstanter Geschwindigkeit rotierenden Cylinder aufschreibt (dieser mit dem Schreibhebel in Verbindung stehende Luftbehälter, der vielfach in der Physiologie als Registrierapparat Verwendung findet, ist MAREYS „Tambour enregistreur" oder „Registriertrommel")[1] (s. Fig. 3: T = Trommel, H = Hebel).

Fig. 3.

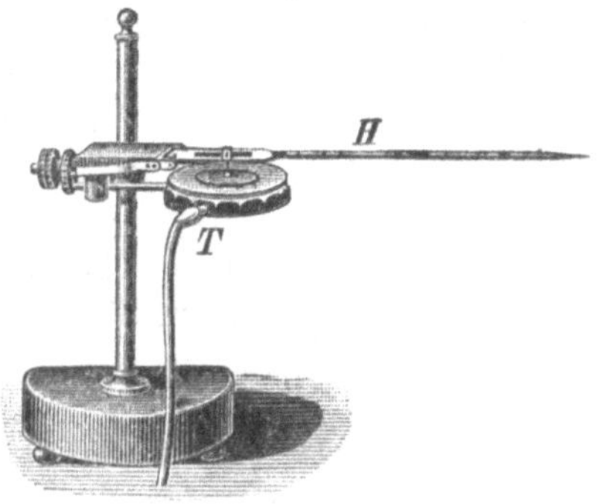

MAREYS Registriertrommel.

Um den Herzstoß des Menschen zu registrieren, benutzt MAREY dasselbe Instrument, verwendet aber anstatt der Kautschukblase eine offene Holzkapsel, in welcher eine mit einer Elfenbeinplatte versehene Feder sich befindet. Die Holzkapsel paßt luftdicht mit ihren Rändern auf die Herzgegend, und die federnde Elfenbeinplatte wird genau auf den Punkt eingestellt, wo der Herzstoß am deutlichsten fühlbar ist. Die Elfenbeinplatte wird nun durch den Herzstoß in Bewegung gesetzt, wodurch die Luft in der Kapsel in Schwingungen gerät, die sich der Registriertrommel mitteilen und von derselben aufgezeichnet werden.

Die Innervation des Herzens.

Bringt man ein ausgeschnittenes Froschherz unter eine Glasglocke und schützt es durch Wasserdämpfe genügend vor Verdunstung, so pflegt dasselbe noch viele Tage spontan fortzuschlagen. Daraus folgt offenbar, daß die Ursache dieser Bewegung im Herzen selbst gesucht werden muß. Diese Ursache besteht in bisher unbekannten Reizen, welche auf automatische Nervencentren wirken, die im Herzen gelegen sind, und von denen der Muskelsubstanz die Anregung zur Bewegung mitgeteilt wird. Diese Nervencentren sind zuerst von REMAK nachgewiesen worden in Anhäufungen von Ganglienzellen, die in die Substanz des Herzens selbst eingebettet sind. Eine solche Anhäufung von Ganglienzellen liegt im Sinus venosus[2] des Froschherzens und wird der „REMAKsche Ganglienhaufen" genannt; die zweite liegt im Septum atriorum und der Atrioventrikularfurche und wird der „BIDDERsche Ganglienhaufen" genannt. Ihre Funktion läßt sich aus

[1] Vgl. MAREY, Du mouvement dans les fonctions de la vie. Paris 1868.

[2] Der Sinus venosus des Froschherzens stellt eine Erweiterung der in den rechten Vorhof einmündenden Hohlvenen dar und ist dadurch ausgezeichnet, daß er selbständige rhythmische Pulsationen ausführt, welche denen der Vorhöfe voraufgehen.

folgenden Versuchen von STANNIUS[1] ableiten: legt man um das Herz eine Ligatur an der Grenze zwischen Sinus und Vorhöfen an, so steht das Herz sofort in Diastole still, nur der Sinus setzt seine Thätigkeit fort; doch folgt auf direkte mechanische Reizung der Herzsubstanz, sei es Vorhof oder Ventrikel, der gereizt wird, eine Reihe von Kontraktionen, die indes bald wieder aufhören. Wird eine zweite Ligatur zwischen Vorhof und Ventrikel angelegt, so bleibt der Vorhof zwar in Ruhe, aber der Ventrikel gerät wieder in rhythmische Thätigkeit (dasselbe leistet ein an den entsprechenden Stellen angebrachter Schnitt, der um so sicherer Stillstand von Ventrikel und Vorhof verursacht, je mehr zugleich von dem Vorhofe, bezw. der Vorhofsscheidewand durch den Sinusschnitt abgetragen wird).

Die Erklärung dieser Versuche ist folgende (J. ROSENTHAL): Alle Ganglienzellen des Herzens sind motorische Ganglienzellen, in welchen der Vorgang der Erregung entsteht, der durch sehr kurze Nervenfäden auf die Muskelfasern übertragen wird. Insofern als diese Ganglienzellen durch innere Reize erregt werden können und eine komplizierte Verrichtung anregen, nennt man einen solchen zusammengehörigen Zellenhaufen ein automatisches Nervencentrum. Solche automatische Centren sind der REMAKsche und BIDDERsche Ganglienhaufen, die sich voneinander nur durch verschiedene Erregbarkeit unterscheiden. Die Zellen des REMAKschen Centrums besitzen eine so hohe Erregbarkeit, daß bisher kein Reiz so klein gemacht werden konnte, daß er sie in Unthätigkeit gelassen hätte. Viel weniger erregbar sind die Ganglienzellen des BIDDERschen Haufens, welche nur durch stärkere Reize erregt werden können. Die Reizung dieses letztern, das nur den Wert eines accessorischen Centrums besitzt, kann einfach mit Hilfe einer Nadel geschehen, durch welche man den ziemlich umschriebenen Punkt in der Atrioventrikularfurche sanft sticht: es folgen eine Reihe Pulsationen von Vorhof und Ventrikel (H. MUNK).

Mittlerweile wurden immer mehr Thatsachen bekannt, welche das obige Schema nicht zu befriedigen vermag. Wenn man nämlich die Abteilung der Herzkammer, welche nach einen Schnitte unterhalb der Atrioventrikulargrenze übrig bleibt (Herzspitze), mit konstanten elektrischen Strömen reizt (ECKHARD), so beginnt sie rhythmisch zu pulsieren, ebenso nach Durchtränkung mit einer Lösung von Delphinin (BOWDITCH), sowie dann, wenn man sie unter hohen Druck setzt (TSCHIRJEW). Daraus folgt aber, daß, wenn die Herzspitze völlig frei von nervösen Elementen ist, der Herzmuskel durch die angeführten Reize zu rhythmischen Kontraktionen anzuregen ist. Diese besondere Stellung des Herzmuskels zeigt sich weiter in der wichtigen Thatsache, daß jeder minimale zugleich ein maximaler Reiz ist (KRONECKER), d. h. daß jeder äußere Reiz, wenn er erst wirkt, stets die maximale Wirkung erzeugt. Hingegen ist die Dauer einer Systole,

[1] STANNIUS, Zwei Reihen physiologischer Versuche. Archiv f. Anat., Physiol. u. wissensch. Medizin 1852.

welche man als einfache Zuckung anzusehen hat, gegen jene der Skelettmuskeln von unverhältnismäßig langer Dauer. Endlich scheint der Herzmuskel nicht fähig zu sein, in Tetanus übergehen zu können (KRONECKER u. STIRLING).

Zu allen diesen Leistungen ist das Herz nur dann befähigt, wenn ihm genügendes Nährmaterial zugeführt wird, wie unter normalen Verhältnissen geschieht. Aber das ausgeschnittene Herz wird scheintot, wenn man ihm den Sauerstoff entzieht oder wenn man zu viel Kohlensäure zutreten läßt, fängt aber wieder zu schlagen an, wenn man den Zutritt dieser Gase reguliert. Durchspült man es andauernd mit 0·6 % Kochsalzlösung, so tritt völlige „Erschöpfung" ein (KRONECKER), d. h. es giebt keinen Reiz, der es auch nur zu einer Zuckung anzuregen vermöchte; die Restitution ist nur möglich nach Zuführung neuen Nährmaterials (Blutserum u. a.).

Trotzdem ist damit nicht bewiesen, daß die unter physiologischen Verhältnissen wirkenden Reize direkt auf den Herzmuskel einwirken und den Rhythmus der Herzthätigkeit erzeugen; im Gegenteil, es kann sehr wohl sein, daß jedesmal zur Erzeugung des normalen Rhythmus die Intervention der Ganglienzellen in Anspruch genommen wird, wofür die Thatsache spricht, daß die Leitung der Erregung vom Vorhof zum Ventrikel die zehnfache Zeit in Anspruch nimmt, als es für Muskelleitung notwendig wäre (ENGELMANN, MARCHAND). So bedeutende Verzögerung ist dagegen bei der Fortleitung der Erregung in Ganglienzellen nichts Auffallendes.

Erwärmung erhöht die Thätigkeit des Froschherzens, Abkühlung setzt sie herab (AL. v. HUMBOLDT). Abnorm hohe und sehr niedere Temperaturen (über 30—40° und unter 4—0° C.) vernichten die Thätigkeit des Froschherzens (E. CYON SCHELSKE); am günstigsten sind niedere und mittlere Temperaturen bis 20° C. Wenn man ein Säugetierherz mit tetanisierenden Induktionsströmen reizt, so verschwinden die rhythmischen Kontraktionen, und es treten dafür höchst unregelmäßige wellenförmige Bewegungen auf, während der Blutdruck sehr tief absinkt (S. MAYER).

Gewisse chemische Körper beeinträchtigen, bezw. vernichten die Herzthätigkeit mehr oder weniger: Gallensäuren und deren Salze (ROEHRIG), Chloroform (SCHEINESSON), Digitalis (TRAUBE), Kalisalze (TRAUBE, ROSENTHAL).

Hemmungsnerv des Herzens. Wiewohl die Herzbewegungen durch ein im Herzen selbst gelegenes Centrum angeregt werden, so treten doch auch von außen her an das Herz Nerven, welche den Rhythmus desselben zu modifizieren vermögen. Zunächst ist es der N. vagus, dessen elektrische Reizung, wie ED. WEBER entdeckt hat, eine Verringerung der Schlagzahl oder einen Stillstand des Herzens in Diastole hervorrufen kann: es hemmt also dieser Nerv die Thätigkeit des Herzens, weshalb derselbe als „Hemmungsnerv" des Herzens bezeichnet wird. Während die Durchschneidung eines Vagus beim

Hund, Kaninchen oder der Katze keine Veränderung des Herzschlages zur Folge hat, tritt nach doppelseitiger Vagusdurchschneidung am Halse eine Beschleunigung des Herzschlages ein, die bei den verschiedenen Tieren verschieden groß ist. Daraus folgt: 1) daß das in der Medulla oblongata gelegene Vaguscentrum fortwährend Erregungen in der Bahn des N. vagus zum Herzen sendet und dessen Thätigkeit zügelt oder „reguliert" („Tonus" des Vaguscentrums); 2) daß die tonische Erregung einer Seite allein ausreicht, um das Herz in seiner Thätigkeit zu hemmen.

Der Vagustonus erscheint am stärksten beim Menschen, dem Hunde und der Katze, viel geringer beim Kaninchen und ist so gut wie gar nicht vorhanden beim Frosche, bei dem die doppelseitige Vagusdurchschneidung gar keine Vermehrung des Herzschlages hervorruft.

Bei Neugeborenen scheint die hemmende Wirkung des Vagus noch zu fehlen (Soltmann), worauf wohl die hohe Pulsfrequenz bei denselben zu beziehen ist.

Der Vagustonus wird erhöht: 1) durch Sauerstoffmangel in der Med. oblongata, es kann unter diesem Einfluß zum Herzstillstand kommen; 2) bei jedem Steigen des Blutdrucks in der Schädelhöhle; treten endlich Ernährungstörungen ein, so ist umgekehrt Pulsvermehrung die Folge; 3) psychische Einflüsse, wie Schreck, können durch Vagusreizung Herzstillstand herbeiführen; 4) reflektorisch durch Reizung gewisser Unterleibsfasern, die auf sympathischen Bahnen verlaufen. Klopft man einen Frosch stark auf den Magen, so steht das Herz still (Goltz); waren vorher beide Vagi am Halse durchschnitten, so bleibt der Stillstand aus. Denselben Einfluß auf das Herz hat die Reizung des centralen Endes des Bauchstranges des N. sympathicus, des N. splanchnicus und des N. sympathicus am Halse; nach vorausgegangener Durchschneidung beider Vagi am Halse ist die Reizung ohne Erfolg (J. Bernstein). Es handelt sich in beiden Versuchen um dieselben Bahnen.

Der Vagustonus wird ferner noch reflektorisch erhöht durch Reizung sensibler Nerven (Lovén); so kann auch die Reizung des einen Vagus am centralen Ende eine Wirkung aufs Herz ausüben (v. Bezold, Donders). Herabgesetzt wird des Tonus reflektorisch durch Aufblasen der Lunge (Hering).

Einige Gifte üben einen sehr deutlichen Einfluß auf den Vagus aus: 1) Muscarin erregt die Vagusenden im Herzen und kann Herzstillstand verursachen (Schmiedeberg u. Koppe); 2) Atropin lähmt die Vagusenden im Herzen und ruft Beschleunigung der Herzthätigkeit hervor (v. Bezold); 3) Nikotin wirkt erst erregend und dann lähmend (J. Rosenthal); 4) Curare lähmt den Vagus, namentlich in größerer Dosis (Cl. Bernard, Kölliker u. a.); 5) Digitalis erregt das Vaguscentrum und setzt dadurch die Schlagzahl des Herzens herab (Traube); 6) Blausäure wirkt erst anregend und dann lähmend auf das Vaguscentrum (Preyer).

Beschleunigungsnerv des Herzens. Reizt man die Med. oblongata oder den untern Teil des durchschnittenen Halsmarkes, so tritt eine Beschleunigung der Herzthätigkeit ein (v. Bezold), die unabhängig von der Herzbeschleunigung ist, welche durch die gleichzeitige Erregung der im Halsmark verlaufenden Gefäßnerven hervorgerufen wird, denn sie tritt noch ein, wenn nach Durchschneidung der beiden Nn. splanchnici, in denen ein großer Teil dieser Gefäßnerven verläuft, dieser Einfluß aufgehoben ist. Diese Fasern kommen aus der Med. oblongata, wo sie ihr Centrum haben, laufen im Rückenmark herunter und verlassen dasselbe oberhalb des zweiten Brustwirbels durch die Rami communicantes, um in das erste Brustganglion, von da in den Plexus cardiacus und zum Herzen zu gelangen (M. u. E. Cyon). Dieser Nerv wird als „Beschleunigungsnerv“ oder „N. accelerans“ bezeichnet.

Bei gleichzeitiger Reizung des Hemmungs- und Beschleunigungsnerven sieht man am Herzen nur die Wirkung der Vagusreizung eintreten, die Wirkung der Acceleransreizung ist vollkommen ausgelöscht (Bowditch). Dagegen wirkt die Acceleransreizung, wenn sie durch einen Vagusreiz unterbrochen wurde, nach dem Verschwinden desselben ebenso weiter, wie wenn der Vagusreiz gar nicht vorhanden gewesen wäre (N. Baxt).

II. Die Blutgefäße und die Bewegung des Blutes in denselben.

Die Blutgefäße. Arterien, Kapillaren und Venen sind vielfach verästelte Röhren mit mehr oder weniger elastischen und zum Teil kontraktilen Wandungen. Die Verästelung beginnt an der Aorta, nimmt gegen die Kapillaren hin zu, wo sie am größten ist, um in den Venen wieder abzunehmen; die Zweige dieser letzteren sammeln sich zu größeren Stämmen, die als obere und untere Hohlvene in den rechten Vorhof münden. Die Verästelung geschieht dichotomisch, und zwar in der Weise, daß die Summe der Querschnitte zweier Äste, welche aus einem Stamme hervorgegangen sind, größer ist als der Querschnitt des Stammes selbst.

Eine Ausnahme hiervon findet sich nur an der Teilungsstelle der Aorta in die Art. iliacae, deren gemeinsamer Querschnitt geringer ist als der der Aorta.

Die Elastizität kommt nicht allein den Arterien und Venen, sondern auch den Kapillaren zu, doch ist sie am meisten in den Arterien entwickelt, deren Wand in ihrer mittlern Lage (Tunica media) elastische Elemente besitzt, die in den großen Arterien viel reichlicher, als in den kleineren enthalten sind. In den Venen ist die Entwickelung der elastischen Elemente eine geringere als in den Arterien, doch ist ihre Dehnbarkeit eine sehr große, weil ihre Wände sehr dünn sind. Kontraktilität besitzen nur die Arterien und Venen; erstere in viel höherem Grade als die letzteren. Sie verdanken diese Eigenschaft glatten Muskelfasern, die ringförmig in der mittlern Haut liegen und namentlich in den kleineren Arterien zu hoher Entwickelung gelangt sind (neben den ringförmigen sind auch längsgestellte Muskelfasern vorhanden, deren Zahl indes weit geringer ist als die der cirkulären). Unter dem Einflusse von Nerven (s. unten) können die Muskeln in Thätigkeit geraten und je nach ihrem Kontraktionszustande die Gefäße verengern oder erweitern und so die Blutverteilung in den Gefäßen beeinflussen. Doch hat diese Eigenschaft der Gefäße, ihre Lichtung selbständig verengern und erweitern zu können, mit der Blutbewegung selbst nichts zu thun. In vielen Venen sind Klappen vorhanden, die den Blutstrom nur in der Richtung zum Herzen passieren lassen.

Die Blutbewegung. Bringt man das Pumpwerk, welches das Blut in Bewegung erhält, das Herz, auf irgend eine Weise (durch Reizung des peripheren Vagusendes) zum Stillstand, so hört in kurzer Zeit auch die Bewegung des Blutes in den Gefäßen auf; es tritt ein Ruhezustand ein, der dadurch ausgezeichnet ist, daß das Blut überall unter gleichem Drucke steht. Ein Druck ist aber vorhanden, weil die in den Blutgefäßen enthaltene Blutmenge größer ist, als das Gefäßsystem fassen kann, wenn seine Wände sich in elastischem Gleichgewichte befinden (Brunner). Sobald das Herz seine Thätigkeit wieder beginnt und durch die erste Systole eine bestimmte Blutmenge in die Arterien wirft, wird der Druck in denselben außerordentlich steigen und eine Druckdifferenz gegen die übrigen Teile des Gefäßsystems entstehen, die zur Folge hat, daß das Blut, welches, wie jede Flüssigkeit, das Bestreben hat, die Druckdifferenz auszugleichen, in Bewegung gerät und von den Punkten höhern Druckes (Arterien) zu den Punkten niedern Druckes (Kapillaren und Venen) zu strömen beginnt. Die Bewegung des Blutes ist die Folge der durch die Herzthätigkeit im Gefäßsystem geschaffenen Druckdifferenz.

Bei der rhythmischen Thätigkeit des Herzens sollte auch die Blutbewegung in den Gefäßen nur rhythmisch sein, doch ist sie, wie man sich leicht überzeugen kann, kontinuierlich. Die Umsetzung der rhythmischen Herzthätigkeit in kontinuierliche Blutströmung in den Gefäßen wird erzeugt: 1) durch die in den Blutgefäßen vorhandenen Widerstände und 2) durch die schnelle Folge der Herzschläge. Die Widerstände sind gegeben: a) durch die Elastizität der Gefäßwände, b) durch die große Reibung, welche das Blut in den kleinen Gefäßen, namentlich des Kapillarsystems, zu überwinden hat. Durch diese Widerstände wird jener Ausgleich der Druckdifferenz zwischen Arterien und Venen verzögert, so daß durch die neue Systole eine neue Druckdifferenz entstehen kann, bevor die erste zum Ausgleich gekommen ist. Folgen die Herzschläge genügend schnell aufeinander, so wird die Blutströmung in den Gefäßen endlich eine vollkommen kontinuierliche sein und ein Gleichgewichtszustand in der Weise sich hergestellt haben, daß durch die Kapillaren nach den Venen soviel Blut abfließt, als während jeder Systole aus dem Herzen in die Arterien geworfen wird (dynamisches Gleichgewicht). Das gleiche gilt für den Lungenkreislauf.

In den Arterien erscheint der Blutstrom noch komplizierter durch die stoßweise Beschleunigung, welche man unter dem Mikroskop in den kleinen Arterien direkt sehen kann. Legt man den Finger an eine größere, namentlich oberflächlich gelegene Arterie, so empfindet derselbe eine periodisch wiederkehrende Drucksteigerung und eine Ausdehnung der Arterienwand. Man nennt diese ganze Erscheinung, welche mit der Herzsystole nahezu zusammenfällt, den Puls. Er ist die Folge der positiven Welle, welche das Arterienrohr herabkommt und dadurch entstanden ist, daß die mit jeder Systole in die Aorta geworfene Blutmenge das in derselben schon vorhandene Blut zu verdrängen sucht, welches als inkompressible Flüssigkeit die nachgiebige Röhrenwand ausdehnt und so eine Bewegung hervorruft, die den nächstfolgenden Querschnitten mitgeteilt sich wellenförmig fortpflanzen muß in derselben Weise, wie die Welle sich fortpflanzt, die entsteht, wenn irgend ein Körper auf eine stehende Wasserfläche geworfen wird. Die Welle im Arteriensystem, Pulswelle genannt, unterscheidet sich von jener Welle dadurch, daß sie in einer Flüssigkeit abläuft, welche in einer geschlossenen Röhre fließt, und daß ihre Elemente nicht nur eine Lageveränderung, sondern gleichzeitig eine Ortsveränderung erfahren. Diese Verhältnisse sind von E. H. Weber[1] eingehend auseinandergesetzt worden und lassen sich an seinem aus Kautschukröhren gebildeten Kreislaufsschema experimentell erläutern.

Die Pulswelle wird gegen die kleinsten Arterien hin sehr schwach und ist in den Kapillaren und Venen gar nicht mehr vorhanden. Dieses Schwächerwerden und schließlich völlige Verschwinden der Pulswelle ist die Folge der großen Reibung, welche sie an den Wänden, und der Reflexion, welche sie an den Teilungsstellen der Gefäße erfährt.

Die Fortpflanzungsgeschwindigkeit der Pulswelle läßt sich mit der Uhr in der Hand ermitteln, indem man die Zeit bestimmt, welche vergeht, bis man den Puls in zwei ungleich weit vom Herzen entfernten Gefäßen, z. B. der Art. maxillaris externa und der Art. dorsalis pedis, fühlt. Die zeitliche Differenz beträgt $^1/_6$—$^1/_7$ Sekunden und die Entfernung der Art. maxill. vom Herzen 150 mm, die der andern Arterie 1620 mm, sonach die Fortpflanzungsgeschwindigkeit der Pulswelle ca. 10 Meter. Kennt man die Zeit t, welche die Welle braucht, um ein-

[1] E. H. Weber, Über die Anwendung d. Wellenlehre auf d. Lehre v. Kreislaufe des Blutes etc. Archiv f. Anat., Physiol. u. wissensch. Medizin 1851.

mal um ihre Länge fortzuschreiten, die gleich ist der Dauer der erregenden Ursache, also gleich einer Systole, die $^1/_3$ Sekunde beträgt, so ist die Länge der Welle $L = v. t.$, wenn v ihre Fortpflanzungsgeschwindigkeit bedeutet, also = ca. 3 Meter; sie kann daher niemals vollständig ausschwingen (E. H. Weber).

Durch jede Pulswelle wird das Arterienrohr, wovon man sich mit bloßem Auge an einer freigelegten Arterie überzeugen kann, erweitert, um nach Ablauf der Welle zu seiner früheren Weite zurückzukehren. Genauer als durch die direkte Betrachtung wird der Vorgang bei der Fortpflanzung der Pulswelle durch den Sphygmographen wiedergegeben: ein Elfenbeinplättchen, das auf eine oberflächlich gelegene Arterie aufgesetzt wird, teilt durch eine elastische Feder die durch die ankommende Pulswelle bewirkten Hebungen und Senkungen einem einarmigen Fühlhebel mit, dessen Spitze seine Bewegungen auf einen rotierenden Cylinder (Vierordts Sphygmograph) oder auf eine vorbeiziehende Scheibe (Mareys Sphygmograph) aufzeichnet.

Fig. 4.

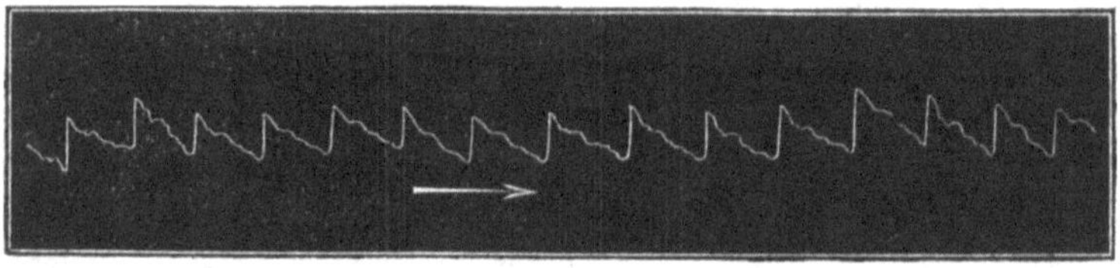

Sphygmographische Kurve.

Die so entstehende Zeichnung stellt eine Kurve dar, wie die in Fig. 4, die aus periodisch wiederkehrenden Erhebungen und Senkungen besteht. Jede solche Erhebung und Senkung (aufsteigender und absteigender Teil der Kurve) entspricht einem einmaligen Ablaufe der Pulswelle. In dem absteigenden Teile beobachtet man regelmäßig eine zweite kleine Erhebung, welche besagt, daß der normale Puls doppelschlägig (dikrotisch) ist (nicht selten erscheint er sogar dreischlägig, trikrotisch). Diese Erscheinungen können nicht durch die Eigenschwankungen des Fühlhebels hervorgerufen sein, weil auch das frei aus der Arterie spritzende Blut, wenn man an derselben eine Papierfläche vorbeizieht, Kurven von gleicher Form aufschreibt (Landois' Hämautographie).

Die Dikrotie des Pulses ist die Folge der Vorwärtsbewegung, welche die Blutmenge macht, die beim Nachlaß der Ventrikelkontraktion in denselben zurückzustürzen sucht, aber durch den Klappenschluß daran gehindert, infolge der elastischen Kontraktion der Arterienwand nach vorwärts geschoben wird (Landois). Eine andere Ansicht leitet die Dikrotie von der Reflexion des Pulses an den peripheren Enden der Arterien ab (Marey).

Ein sehr anschauliches Bild von der Art und Weise, wie eine Druckdifferenz, als Triebkraft, den Kreislauf eines tierischen Organismus zu unterhalten vermag, giebt ein Versuch, den man beim Schaffötus anstellen kann, der mit dem Muttertiere durch zwei Arterien und eine Vene verbunden ist. Setzt man nämlich in eine Arterie und die Vene je ein Manometer, so kann man daselbst den Druck messen, ohne daß die Cirkulation des fötalen Blutstromes alteriert wird. Eine solche Untersuchung gab folgende Werte:

	Blutdruck in der Arterie	Blutdruck in der Vene	Differenz
I.	39·3	16·4	22·9
II.	83·7	32·6	51·1
III.	50·5	34·0	16·5
IV.	43·2	29·0	14·2

Die Druckdifferenz gemessen in Millimeter Quecksilberhöhe giebt die Größe der wirksamen Triebkraft für die Cirkulation des Fötus (Zuntz u. Cohnstein).

Hilfskräfte für die Blutbewegung.

Die Blutbewegung in den Venen, in denen die dem Blute durch das Herz erteilte Triebkraft infolge der großen Widerstände, die auf dem bisherigen Wege zu überwinden waren, größtenteils schon verbraucht ist, wird durch zwei Momente unterstützt: 1) durch die Aspiration des Thorax und 2) durch die Kompression, welche die Venen bei der Muskelzusammenziehung erfahren.

1) Die Aspiration des Thorax. Bei jeder Inspiration sinkt durch die Erweiterung des Thorax der Druck in demselben unter den Atmosphärendruck, d. h. er wird negativ. Derselbe negative Druck lastet auf dem im Thorax eingeschlossenen Herzen und auf den Wurzeln der großen Gefäße. Da die außerhalb des Thorax gelegenen Venen unter dem vollen Atmosphärendruck stehen, so muß bei jeder Inspiration eine Ansaugung des Venenblutes und damit eine Beschleunigung des Blutstromes nach dem Herzen hin stattfinden. Bei ruhiger Atmung, wo der intrathorakale Druck auch während der Ausatmung, wiewohl geringer, aber immer noch negativ bleibt (s. Atmung), übt der Thorax auch während dieser Respirationsphase eine Aspiration auf den Blutstrom aus. Dagegen wird bei angestrengter Ausatmung, durch welche der Druck im Thorax über den Atmosphärendruck steigt, der Abfluß des venösen Blutes nach dem Herzen gehindert sein müssen. In der That sieht man in diesem Falle die oberflächlichen Venen des Halses (Ven. jugul. externa) strotzend gefüllt.

Eine Folge der Aspiration des Thorax ist auch die Erscheinung, daß dem Herzen nahe gelegene Venen, deren Druck häufig auch schon negativ ist, wenn sie verletzt werden, Luft ansaugen, was den Tod des Individuums zur Folge haben kann.

2) Die Kompression der Venen. Bei jeder Muskelzusammenziehung werden die in den Muskeln oder ihrer Nähe liegenden Venen komprimiert und gezwungen, ihr Blut in der Richtung gegen das Herz hin zu entleeren, weil durch die Venenklappen der Weg in entgegengesetzter Richtung abgesperrt wird. In den Venen, die vor derartigen

Kompressionen geschützt sind, wie z. B. die Venen im Schädel und die Vena portae, fehlen die Klappen.

Dieses Hilfsmoment ist für die Blutbewegung offenbar von weit geringerer Bedeutung als die Aspiration des Thorax.

Das Venensystem kann so entwickelt sein, daß zur Fortbewegung des Blutes in demselben ein eigenes venöses Herz angelegt worden ist (sog. Nebenherzen); ein solches findet sich an der Kaudalvene des Aales (Kaudalherz) und der Pfortader von Myxine. Hierher gehören auch die unabhängig vom Herzen auftretenden rhythmischen Kontraktionen der Ohrarterien des Kaninchens (M. Schiff) und der Venen in der Flughaut der Fledermäuse (W. Jones), deren Bedeutung indes noch nicht hinreichend aufgeklärt ist.

Blutdruck und Geschwindigkeit des Blutstroms.

Bei Flüssigkeiten, welche in Röhren fließen und dieselben vollkommen erfüllen, hat man zu unterscheiden: 1) den Druck, unter dem sie fließen, und 2) die Geschwindigkeit der Strömung. Der Druck wird im allgemeinen durch einen Druckmesser (Manometer) gemessen, ein Rohr, welches vertikal in die Wand jener Röhre eingelassen ist. Die Höhe, bis zu welcher die strömende Flüssigkeit in dem vertikalen Rohre aufsteigt, giebt den Druck an, unter welchem die Flüssigkeit fließt (Druckhöhe). Die Geschwindigkeit der Strömung v wird bestimmt aus dem Querschnitt der Röhre q und der Flüssigkeitsmenge m, welche den Querschnitt in einer gewissen Zeit passiert; da $m = v \cdot q$ ist, so ist $v = \frac{m}{q}$. Den Wert von q ermittelt man durch Messung, den Wert von m dadurch, daß man die Flüssigkeitsmenge bestimmt, welche in einer gewissen Zeit aus dem Ende der Röhre abfließt.

1. Der Blutdruck.

Der Blutdruck nimmt, wie schon aus der obigen Darstellung hervorgeht, vom Anfang der Aorta bis zu den Hohlvenen kontinuierlich ab; wie groß der Druckunterschied zwischen diesen beiden Gefäßabschnitten ist, ergiebt sich aus der Beobachtung, daß das Blut aus einer verwundeten Arterie mehrere Fuß hoch spritzt, während das Venenblut eben durch die Wunde ausfließt. Die Größe dieser Druckabnahme ist aber in den verschiedenen Strombezirken sehr verschieden; am schnellsten nimmt der Druck dort ab, wo die größten Widerstände zu überwinden sind, d. i. in den Kapillaren, während die Druckabnahme in den Arterien und Venen langsamer geschieht.

In den Arterien nimmt der Druck von der Aorta bis zu den kleinen Arterien fortwährend ab (A. W. Volkmann[1]), wovon man sich überzeugen kann, wenn man gleichzeitig ein Manometer mit einer dem

[1] A. W. Volkmann, Die Hämodynamik. Leipzig 1850.

Herzen nahen und einer zweiten, dem Herzen entfernten Arterie verbindet oder wenn man nacheinander das Manometer in das centrale und periphere Ende der Carotis einsetzt. Im ersten Falle, wo eigentlich der Druck in der Aorta gemessen wird, findet man denselben = 214 mm Hg., im zweiten Falle, wo man den Druck im Circulus arterios. Willisii mißt, findet man ihn = 154 mm (Hund). Doch ist die Druckabnahme von den großen zu den kleinen Arterien eine sehr allmähliche und im allgemeinen geringe.

Der Blutdruck steigt mit jeder Systole des Ventrikels, durch die jedesmal eine gewisse Blutmenge in die Arterien geworfen wird. Bei jeder Inspiration nimmt der Blutdruck ab und steigt bei jeder Exspiration, weil während der Inspiration das Blut durch die Aspiration des Thorax aus den Gefäßen nach dem Herzen getrieben wird; umgekehrt ist das Verhältnis bei der Exspiration.

So finden in den Arterien fortwährende Druckschwankungen statt, die eine Angabe über die absolute Höhe des Blutdrucks unmöglich machen, weshalb nur der aus mehreren Bestimmungen abgeleitete mittlere Blutdruck berechnet zu werden pflegt. Der mittlere Blutdruck ist abhängig: 1) von der Blutmenge, welche in den Arterien vorhanden ist, und 2) von dem Kontraktionszustande der Gefäße. Die Blutmenge nimmt zu: a) durch energischere und häufigere Herzthätigkeit, b) durch Sistierung der Wasserabgabe aus dem Blute (ein Fall, der namentlich bei Nierenerkrankungen vorkommen kann). Der Kontraktionszustand der Gefäße wird verändert: a) durch Zunahme der Kontraktion der Ringmuskulatur: der Druck muß steigen; b) durch Abnahme der Kontraktion der Gefäßmuskeln: der Druck muß sinken (in den kleinen Arterien ist der Druck ein nahezu konstanter, wodurch eine gleichmäßige Versorgung aller Teile möglich ist).

Bei Warmblütern beträgt der absolute Druck in der Aorta im Mittel 200 mm Hg., in der Carotis 130—160 mm (A. W. Volkmann, C. Ludwig). Bei den Kaltblütern ist der Druck viel niedriger und beträgt im Aortenbogen des Frosches 22—29 mm Hg., in einer Kiemenarterie des Hechtes 35—84 mm (A. W. Volkmann). (Dieser niedrige Druck bei den Kaltblütern beruht auf ihrer weniger kräftigen Herzthätigkeit.)

In den Kapillaren ist der Druck nicht nach denselben Methoden meßbar, sondern man legt an passenden Orten auf die Haut Glasplättchen von 2·5—5 qmm Fläche, welche durch Gewichtsschalen so stark belastet werden, bis die Haut eben zu erblassen beginnt (N. Kries). Ein verbessertes Verfahren besteht darin, die Höhe einer Wassersäule zu bestimmen, welche die Gefäße eben verschließt (Roy u. Graham-Brown). So fand man den Kapillardruck in der Froschschwimmhaut zu 7·35—11·03 Hg. Da der Druck im Aortenbogen desselben Tieres von 22—29 mm Hg. angegeben war, so würde der Kapillardruck $^1/_3$ bis $^1/_2$ des arteriellen Druckes betragen.

Jede Änderung des Druckes in den Arterien oder Venen ändert auch den Druck in den Kapillaren. Steigt der arterielle Druck infolge von Verengerung der kleinen Arterien, so fällt der Druck in den Kapillaren, während er steigt, wenn jener durch gesteigerte Herzthätigkeit erhöht ist. Alle Umstände, die den Abfluß des Blutes aus den Venen hemmen, steigern den kapillaren Druck, so namentlich Stauungen im Venensystem, wie sie als Folge von Herzfehlern auftreten.

In den Venen ist die Druckdifferenz zwischen peripheren und centralen Bezirken verhältnismäßig viel größer als in den Arterien: der Blutstrom in den Venen hat offenbar größere Widerstände auf seinem Wege zu überwinden als in den Arterien (A. W. Volkmann). So ist der Druck in der Vena cruralis 11·4 mm Hg., in der Vena brachialis 4·1 mm, in einer peripheren Vene des Armes noch 9·2 mm, daher kann das Blut aus der Wunde einer peripheren Vene noch im Strahle spritzen, während in den dem Thorax nahe gelegenen Venen sogar eine Aspiration von Luft stattfinden kann, weil dort der Druck (unter dem Einfluß der Aspiration des Thorax) negativ ist.

Der Druck in den Venen ändert sich mit der Herzthätigkeit: je energischer das Herz arbeitet, umsomehr Blut wird aus den Venen geschöpft, und der Blutdruck wird sinken. Der umgekehrte Fall tritt bei langsamer Herzthätigkeit ein. Ebenso schwankt der Venendruck mit den Atembewegungen: bei jeder Inspiration sinkt er und steigt bei jeder Exspiration unter dem Einfluß der Aspiration des Thorax. Der Druck in den Venen wird jedesmal steigen, wenn der Abfluß des Blutes aus den Venen in das Herz durch Widerstände gehindert oder wenn die Saugkraft des Thorax beeinträchtigt ist. Das erstere ist, abgesehen von der Kompression der Venae cavae durch Geschwülste, der Fall bei der Stenose des rechten Ostium venosum; das letztere namentlich beim Lungenemphysem. In beiden Fällen erhält das rechte Herz wenig Blut, das sich größtenteils in den weiten und nachgiebigen Venen ansammelt.

Endlich steigt der Druck in den Venen, wenn ihr Inhalt durch Muskelkontraktionen zusammengedrückt wird.

Im kleinen Kreislauf ist die Bestimmung des Blutdruckes wegen der damit verbundenen Eröffnung der Brusthöhle mit vielen Fehlern behaftet. Es verhält sich im Mittel der Druck in der Art. pulmonalis zu dem in der Carotis, wie 2:5 (Goltz u. Gaule), eine Größe, wie sie schon a priori zu vermuten war aus dem geringen Querschnitt der Muskelwände des rechten Ventrikels und den viel geringeren Widerständen, welche der Blutstrom auf seiner kürzern Bahn zu überwinden hat.

Methoden zur Bestimmung des Blutdruckes. Die oben angegebene Methode, den Druck einer Flüssigkeit zu bestimmen, welche in einer geschlossenen Röhre fließt, wurde zur Messung des Blutdruckes zuerst von Hales (1748) angewendet. Poiseuille wandte eine U-förmige, mit Quecksilber gefüllte Röhre an, die durch einen Schenkel mit dem Blutgefäß in Verbindung gesetzt wird; er nannte dies Instrument „Hämodynamometer“. Dasselbe leidet an dem Übelstande, daß das Blut darin sehr leicht gerinnt und das Auge den vielfachen Schwankungen des Quecksilbers nur unsicher folgt. C. Ludwig wandte dasselbe Quecksilbermanometer an, indem er den mit dem Blutgefäße in Verbindung stehenden Schenkel mit einer die Gerinnung hemmenden Flüssigkeit (konz. kohlensaures Natron) füllte und auf das Quecksilber im freien Schenkel einen Schwimmer setzte, der mit einem horizontalen Arme, welcher in eine Zeichenspitze ausläuft, versehen, die Schwankungen der Quecksilbersäule auf einen rotierenden Cylinder aufschreibt. Die Ordinaten der so erhaltenen Kurven geben die Höhe des Blutdruckes, die Abscissen die Zeit an. Dies Instrument ist das „Kymographion“, welches in Fig. 5 dargestellt ist: *C* ist das Quecksilbermanometer, welches durch den Schenkel *D* mit dem Blutgefäße in Verbindung steht; in dem andern Schenkel *E* befindet sich der Schwimmer, der oberhalb der Hülse *F* in den horizontalen Arm *G* ausläuft, dessen Spitze die Druckschwankungen auf der berußten Trommel *A* zeichnet, welche durch ein darunterliegendes Uhrwerk mit dem Pendel *B* in Rotation versetzt wird. Dieses Instrument bietet zwar den großen Vorteil, daß es die absolute Höhe des Blutdruckes angiebt,

Fig. 5.

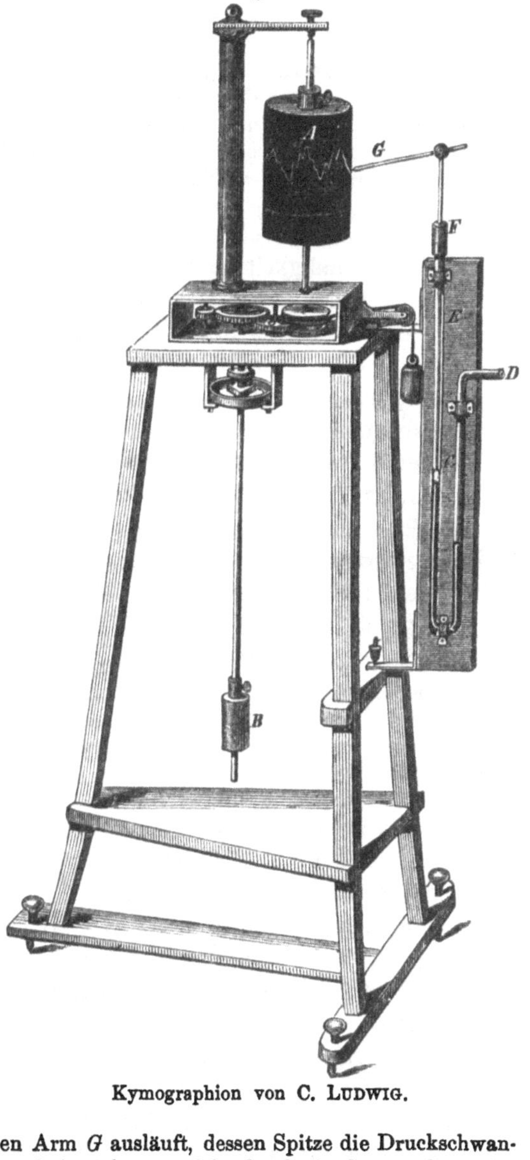

Kymographion von C. Ludwig.

dagegen werden Schwankungen desselben wegen der großen Trägheit des Quecksilbers weniger genau wiedergegeben. Diese letztere Aufgabe erfüllt das von Fick nach dem Prinzipe des Bourdon'schen Federmanometers konstruierte „Federmanometer", das seinerseits nicht den absoluten Druck, sondern nur Druckschwankungen zeichnet. Dasselbe besteht aus einer C-förmig gebogenen hohlen, mit Alkohol gefüllten Blechröhre, welche an ihrem untern Ende mit dem Gefäß, am obern Ende mit einem schreibenden Hebel so in Verbindung gesetzt ist, daß derselbe jede stärkere Erhebung des C, wie sie durch den sich aus dem Gefäße fortpflanzenden Druck bewirkt wird, auf den rotierenden Cylinder aufschreibt. Die Trägheit und die Eigenschwankungen des Apparates sind minimal.

Für den gleichen Zweck, wie der Fick'sche Apparat, kann auch Mareys Kardiograph benutzt werden, der freilich nur für große Tiere verwendbar ist.

2. Die Geschwindigkeit des Blutstromes.

Die Geschwindigkeit des kontinuierlichen Blutstromes nimmt von der Aorta und der Arteria pulmonalis bis zu den kleinsten Arterien kontinuierlich ab, ist in den Kapillaren am geringsten und nimmt in den Venen wieder zu, entsprechend dem allgemeinen Gesetze, daß die Geschwindigkeit eines Stromes umgekehrt proportional dem Querschnitt der Strombahn ist.

In den Kapillaren läßt sich die Geschwindigkeit am leichtesten bestimmen, indem man den durchsichtigen Schwanz von Froschlarven oder die Schwimmhaut der Froschpfote unter das Mikroskop bringt und die Zeit bestimmt, die ein bestimmtes rotes Blutkörperchen bringt, um eine gewisse Strecke zurückzulegen (E. H. Weber); die Geschwindigkeit beträgt 0·5 mm in der Sekunde. In der Flughaut der Fledermaus beträgt sie 0·2—0·8 mm in der Sekunde.

Bei der Betrachtung des Blutlaufes unter dem Mikroskope kann man sehen, daß die roten Blutkörperchen im raschem Strome in der Mitte des Gefäßes fließen (Achsenstrom), ohne mit der Wand in Berührung zu kommen. Zwischen dieser und den roten Blutkörperchen bleibt eine farblose Zone, in der sich träge die weissen Blutkörperchen fortbewegen (Wandstrom). Es ist nicht bekannt, wodurch diese Trennung der geformten Elemente des Blutstromes hervorgerufen wird.

In den Arterien läßt sich die Geschwindigkeit nur mit Hilfe von Instrumenten ermitteln. Solche sind das „Hämodromometer" (Volkmann), das „Hämotachometer" (K. Vierordt), der „Hämodromograph" (Chauveau) und die „Stromuhr" (C. Ludwig).

Die Geschwindigkeit ist außerordentlich vielen Schwankungen unterworfen. Die mittlere Geschwindigkeit in der Carotis von Säugetieren beträgt 300 mm, in der Aorta (berechnete Geschwindigkeit) 400 mm in der Sekunde (Volkmann). Die Geschwindigkeit wächst im Allgemeinen mit der Anzahl der Herzschläge in der Zeiteinheit, doch ist keineswegs eine Proportionalität zwischen Geschwindigkeit und Schlagzahl des Herzens vorhanden, denn nicht selten nimmt sogar die Geschwindigkeit bei steigender Pulsfrequenz ab. Diese großen Schwankungen sind zum Teil abhängig von dem Kontraktionszustand der kleinen Arterien, deren Verengerung die Geschwindigkeit in dem entsprechenden Gefäßgebiet verzögern, im umgekehrten Falle beschleunigen kann. Doch müssen noch andere vorläufig unbekannte Faktoren thätig sein, welche die Geschwindigkeit beeinflussen (LUDWIG u. DOGIEL).

Während eines Herzschlages ändert sich die Geschwindigkeit so, daß in den großen Arterien unmittelbar nach der Systole die Geschwindigkeit sehr schnell zunimmt, dann beträchtlich (nicht selten bis auf Null) sinkt, um nach nochmaligem geringern Ansteigen bis zum Minimum zu fallen. (Die zweite Beschleunigung entspricht der kleinern Erhebung in der sphygmographischen Pulskurve und soll mit dem Schluß der Semilunarklappen zusammenfallen — CHAUVEAU.) In den kleineren Arterien macht sich die Beschleunigung, welche an sich viel geringer ist, erst gegen Ende der Diastole geltend. In den kleinsten Arterien ist eine Beschleunigung nicht mehr gesehen worden.

In den Venen unterliegt die Geschwindigkeit so großen Schwankungen, daß dem oben Gesagten nichts Wesentliches hinzuzufügen ist.

Die Blutmenge, welche in der Zeiteinheit durch einen Querschnitt der Strombahn fließt, und die überall die gleiche sein muß, läßt sich nach der Formel $m = q \cdot v$ (s. oben) berechnen. Dieselbe Blutmenge muß aber auch während jeder Systole in die Aorta geworfen werden (s. oben), so daß man die letztere ebenfalls nach jener Formel ausrechnen kann. Die Rechnung ist da am einfachsten auszuführen, wo die Bestimmung des Querschnittes der Strombahn noch am leichtesten möglich ist, d. h. in der Aorta. In der Formel $m = q \cdot v$ ist v, die Stromgeschwindigkeit in der Aorta, schon bekannt und q, der Querschnitt der Aorta, wird durch Messung bestimmt. Dividiert man noch qv durch die Anzahl der Pulsschläge in einer Minute, so findet man die während jeder Systole in die Aorta geworfene Blutmenge = $^1/_{400}$ des Körpergewichtes, also bei einem Menschen von 75 kg = 187·5 g (VOLKMANN).

Die Arbeit, welche jeder Ventrikel leistet, ist gleich der Blutmenge, welche er in die Arterien treibt, multipliziert mit der Druckhöhe, bis zu welcher das ausgetriebene Blut aufsteigt (welche gleich ist dem Druck, unter dem das Blut in der Aorta fließt), also unter Zugrundelegung einer durch jede Systole ausgetriebenen Blutmenge von 0·188 kg und einer Druckhöhe von 3·21 m Blut (= 250 mm Hg.) = 0·188. 3·21 = 0·60348 kgm. Bei einer Pulszahl von 75 in der Minute beträgt die Herzarbeit während dieser 45·26100 kgm und ist in 24 Stunden = 65175 kgm.

Methoden zur Bestimmung der Blutgeschwindigkeit. Das „Hämodromometer" besteht aus einer haarnadelförmig gebogenen Glasröhre, deren beide Enden, welche durch ein enges Kästchen verbunden mit zwei Hähnen versehen sind, je in das centrale und periphere Ende eines Blutgefäßes eingesetzt werden können. Werden die Hähne so gestellt, daß dem Blutstrom der Weg durch das Kästchen verschlossen ist, so nimmt er seinen Weg durch die Glasröhre und verdrängt die darin enthaltene Sodalösung in einer Zeit, die mit der Uhr in der Hand bestimmt wird. Aus der gleichzeitig bekannten Länge des zurückgelegten Weges berechnet man die Geschwindigkeit des Blutstromes. — Die „Stromuhr" ist eine Modifikation des vorigen Instrumentes. Sie besteht aus zwei birnförmigen, oben verbundenen Glasgefäßen K und K' (Fig. 6), deren Rauminhalt genau bekannt ist. Dieselben sind unten in eine Scheibe p eingefügt, die auf einer zweiten Scheibe s luftdicht aufgeschliffen und leicht drehbar ist. Durch diese beiden Scheiben hindurch führen zwei metallene, die Glasgefäße verlängernde Röhren, die unten gegen die Achse des ganzen Instrumentes senkrecht gebogen in die Kanülen c und c' enden, die mit Hähnen versehen in das centrale und periphere Ende des Blutgefäßes eingefügt werden können. Nachdem das Glasgefäß K' und die metallenen Röhrenstücke mit defibriniertem Blute und das Glasgefäß K mit Öl gefüllt sind, wird das Instrument in die Arterie eingesetzt. Fließt nun der Strom von c nach c', so steigt das Blut in das Gefäß K auf und treibt das Öl nach K'. Sobald dasselbe in n angekommen ist, werden die Gefäße um 180° gedreht, so daß K an die Stelle K' kommt; aus dem letztern wird das Öl wieder nach K verdrängt u. s. w. Aus der Zahl der Umdrehungen, welche die Stromuhr gemacht hat, berechnet man die in einer bestimmten Zeit durch sie geströmte Blutmenge und nach der Formel $v = \frac{m}{q}$ (s. oben) ihre Geschwindigkeit. An Stelle der Glaskugeln setzt PFLÜGER zwei cylindrische graduierte Röhren, mit deren Hilfe man genau die Zeit messen kann, in denen gleiche kleinere Blutmengen ausfließen. — Das „Hämotachometer" und der „Hämodromograph" sind Strompendel, die im Blutstrome beweglich aufgehängt sind und von diesem entsprechend ihrer Geschwindigkeit Ablenkungen erfahren, deren Größe von einem Gradbogen, auf dem sie spielen, abgelesen werden kann. Beide Instrumente sind vorher empirisch graduiert.

Fig. 6.

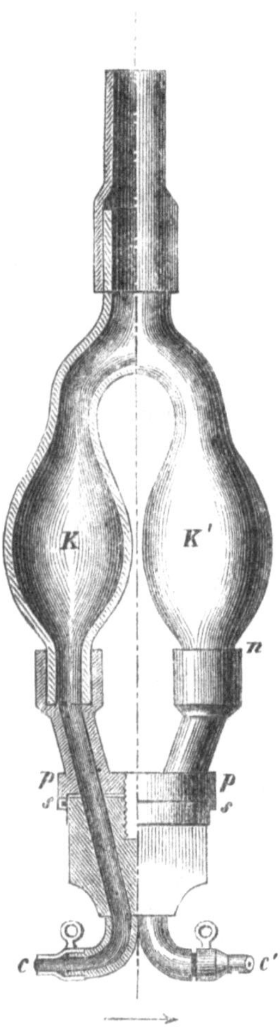

Stromuhr.

Um die Stromgeschwindigkeit beim Menschen zu ermitteln, hat A. FICK den Kastenpulsmesser von POISEUILLE in folgender Weise verbessert. Während letzterer, um die Volumenveränderungen in der Arterie zu bestimmen, eine freigelegte Arterie in ein mit Wasser gefülltes Kästchen legte, dessen Niveauschwankungen durch ein luftdicht aufgesetztes Steigrohr angegeben wurden, legt der erstere eine ganze Extremität (Arm) in eine mit Wasser gefüllte Glas- oder Blechkapsel, welche luftdicht abgeschlossen mit einem Kymographion in Verbindung steht. Die mit jeder Systole eintretenden Volumenschwankungen zeigen, daß die mittlere Geschwindigkeit in den Arterien während jeder Systole größer ist als in den Venen. Eine weitere Verbesserung dieses Instrumentes ist der „Plethysmograph" (A. MOSSO).

Bestimmung der Umlaufszeit des Blutes. Um die Zeit zu bestimmen, welche ein Blutteilchen braucht, um einmal den Weg durch den ganzen Kreislauf zurückzulegen („Umlaufszeit"), injiziert man in das centrale Ende einer Vene ein durch seine Reaktion leicht kenntliches Salz, z. B. Ferrocyankalium, und läßt aus dem peripheren Ende derselben Vene von fünf zu fünf Sekunden Blutproben in Schälchen, die Eisenchlorid enthalten, tropfen. Die beiden Salze geben einen Niederschlag von Berlinerblau, wodurch die gewünschte Zeitbestimmung leicht ausführbar ist (Eduard Hering). Die Umlaufszeit beträgt beim Pferde 31, beim Hunde 16·7, beim Kaninchen 7·79 Sekunden; beim Menschen ist sie auf 23 Sekunden berechnet (Vierordt).

Puls und Pulsfrequenz.

Da der Puls der Ausdruck für die Herzthätigkeit ist, so kann man sich in jedem Augenblick über letztere unterrichten, wenn man den Puls an den leicht zugänglichen oberflächlich gelegenen Arterien, wie Art. carotis oder radialis, untersucht. Die Kenntnis des Pulses ist namentlich in der Pathologie von großer Bedeutung, und derselben verdankt man die Kenntnis einer Reihe von Pulsarten, die man als „Pulsqualitäten" bezeichnet. Man unterscheidet: 1) den Pulsus frequens und Pulsus rarus, je nach der Zahl der Pulsschläge in der Minute; er hängt ab von der Anzahl der Kontraktionen, die der Ventrikel in der Minute macht. 2) den Puls. celer. und den Puls. tardus, je nachdem die Pulswelle, die man an den Finger anschlagen fühlt, sehr schnell oder sehr langsam abläuft (nicht zu verwechseln mit dem vorigen); er giebt ein Bild von der Geschwindigkeit der Kontraktion des Ventrikels; 3) den Puls. magnus und Puls. parvus, je nach der Größe der Ausdehnung, welche das Gefäßrohr erfährt; er hängt ab von der Blutmenge, welche in die Arterien geworfen wird, und giebt ein Bild von der Energie der Herzthätigkeit; 4) den Puls. durus und Puls. mollis, je nach der Stärke des Druckes, den man anwenden muß, um das Arterienrohr mit dem Finger zusammendrücken und das unterhalb der Druckstelle gelegene Gefäßrohr pulslos zu machen; er hängt ab von der Größe des Druckes in dem Gefäße.

Die mittlere Pulsfrequenz beträgt beim Erwachsenen 70—75, beim Neugeborenen 140 in der Minute; sie ist im allgemeinen bei jüngeren Individuen höher als bei Erwachsenen. Die Pulsfrequenz ist sehr vielen Schwankungen unterworfen und verändert sich: 1) durch Bewegung und Muskelanstrengung; bei raschem Gehen und Laufen nimmt sie zu, ist im Stehen höher als beim Sitzen und am niedrigsten bei horizontaler Lage des Körpers; 2) mit der Temperatur; sie steigt und fällt mit derselben; 3) mit der Respirationsphase; sie ist während der Inspiration höher als während der Exspiration; 4) bei Gemütsbewegungen (durch Einfluß auf die Nn. vagi); 5) nach dem Geschlecht; sie ist beim männlichen Geschlecht geringer als beim weiblichen; 6) mit der Länge der Person; sie fällt bei kleinen Personen höher aus als bei großen Personen; 7) mit der Nahrungsaufnahme; sie steigt bei jeder Mahlzeit; 8) mit der Tageszeit; sie nimmt am Morgen nach dem Aufstehen zu, sinkt von 9 Uhr bis nachmittags von 1—2 Uhr, steigt dann bis ca. 6 Uhr, wo sie am höchsten ist, und sinkt bis zu Mitternacht auf ihr Minimum.

Bei den Kaltblütern ist die Pulsfrequenz kleiner als bei den Warmblütern.

Die oben angeführten Gifte, die Herz und Vagus beeinflussen, werden in entsprechender Weise auch die Pulsfrequenz verändern müssen.

Innervation der Blutgefäße.

Cl. Bernard[1]) machte zuerst die Beobachtung, daß Durchschneidung des N. sympathicus am Halse konstant eine Erhöhung der Temperatur des Ohres der verletzten Seite zur Folge hat; er bemerkte ferner, daß die Durchschneidung eine merkliche Erweiterung der Arterien und eine stärkere Füllung derselben, sowie der Kapillaren hervorruft, daß hingegen Reizung des obersten Halsganglions das Gegenteil bewirkt: Verengerung der Gefäße und Herabsetzung der Temperatur. Hört die Reizung auf, so kehren die früheren Verhältnisse wieder. Es folgt daraus, daß im Halssympathicus Nervenfasern zu den Ohrgefäßen verlaufen, welche die Ringmuskulatur beständig im Zustande mäßiger kontinuierlicher Erregung (Gefäßtonus) erhalten. Ihre Durchschneidung hebt den Tonus auf und führt zur Erweiterung der Gefäße mit konsekutiver Blutüberfüllung und Temperatursteigerung; Reizung kann ihr Lumen fast verschwinden machen und ruft Blutmangel und Temperaturerniedrigung hervor. Solche „vasomotorische“ Nerven kommen indes nicht allein den Gefäßen des Ohres, sondern, wie Cl. Bernard, Schiff, Brown-Séquard, Ludwig u. a. gezeigt haben, sämtlichen Gefäßen zu, welche durch sie ebenso wie die Ohrgefäße in einem beständigen mäßigen Tonus erhalten werden. Sie verlassen das centrale Nervensystem auf cerebralen, spinalen und sympathischen Bahnen, um sich zu den betreffenden Gefäßen zu begeben.

Durchschneidet man das Halsmark, so erfolgt eine Erweiterung sämtlicher Gefäße, wie man beim Frosche unter dem Mikroskop sehen oder bei Säugetieren aus dem rapid fallenden Blutdrucke schließen kann. Unverändert bleiben nur die Gefäße des Kopfes. Man muß daraus folgern, daß alle Gefäßnerven in ein Centrum zusammenfließen, das oberhalb des Halsmarks gelegen ist. In der That findet sich in der Med. oblongata eine Stelle, deren Reizung eine Kontraktion sämtlicher kleiner Arterien und damit eine bedeutende Blutdrucksteigerung zur Folge hat, also ein „vasomotorisches Centrum“, das beständig sich in mäßiger Erregung befindet (Ludwig u. Thiry). Dieser Tonus des vasomotorischen Centrums kann erhöht werden: 1) durch Sauerstoffmangel

[1] Leçons sur la physiologie et la pathologie du système nerveux. Bd. II. 1858.

in der Med. oblongata; 2) durch psychische Erregung; 3) durch Reizung sensibler Nerven (Lovén). Der Tonus kann aufgehoben werden durch Reizung des N. depressor (Ludwig u. Cyon).

Neben dem allgemeinen, in der Med. oblongata gelegenen vasomotorischen Centrum findet man spezielle vasomotorische Centren auch im Verlaufe des Rückenmarkes (spinale Gefäßcentren). Die spinalen Centren beherrschen einzelne Territorien des Gefäßgebietes, während das allgemeine Gefäßcentrum durch Vermittelung jener das ganze Gefäßgebiet unter seiner Botmäßigkeit hält. Für jene spricht folgender Versuch: Wenn das Lendenmark vom übrigen Mark getrennt wird und die danach auftretende Hyperämie in den hinteren Extremitäten des Hundes nach einigen Tagen wieder geschwunden ist, so tritt dieselbe nach der völligen Zerstörung des Lendenmarkes von neuem ein (Schiff, Goltz).

Der Kontraktionszustand der Gefäße wird indes nicht nur von gefäßverengernden, sondern auch von gefäßerweiternden („vasodilatatorischen") Nerven beeinflußt. Gefäßerweiternde Nerven verlaufen in den Fasern der Chorda tympani (s. Speichelsekretion) zu der Unterkieferspeicheldrüse; ihre Reizung erweitert die Gefäße dieser Drüse (Cl. Bernard); die gefäßverengernden Fasern für die Drüse verlaufen im Halssympathicus. Ebenso befinden sich in den Nn. erigentes Fasern, deren Reizung die Gefäße des Penis erweitert (Eckhard), während der N. pudendus die gefäßverengernden Fasern für denselben Gefäßbezirk enthält (Lovén). Zu den übrigen Gefäßbezirken verlaufen vasomotorische und vasodilatatorische Nerven in demselben Nervenstamme (doch ist noch nicht sicher, ob alle Gefäßgebiete von beiden Nervenarten beherrscht werden). Die vasodilatatorischen Nerven sind im N. ischiadicus des Hundes durch folgende Versuche ermittelt worden: 1) Durchschneidet man den N. ischiadicus des Hundes, so folgt eine Gefäßerweiterung der Hinterpfote; reizt man das periphere Ende, so ziehen sich die Gefäße zusammen. Nach 3—5 Tagen ist die Erweiterung aber verschwunden (Goltz), und eine erneute Reizung des peripheren Nervenstumpfes ruft eine Gefäßerweiterung hervor (Heidenhain u. Ostroumoff, Luchsinger u. Kendal). 2) Erregt man den frischen Nervenstumpf durch rhythmische Reize, so folgt ebenfalls statt der Verengerung eine Erweiterung der Gefäße. Ein Tonus scheint den gefäßerweiternden Nerven zu fehlen, denn nach Durchschneidung der Chorda ändert sich nichts in der Gefäßfüllung des entsprechenden Organs (Vulpian).

Man hat sich demnach die Gefäßinnervation folgendermaßen vorzustellen: In den Gefäßwandungen befinden sich Ganglienzellen, die als automatische Centren die Gefäßmuskeln in stetigem Tonus erhalten (diese automatischen Centren anzunehmen verlangt die Beobachtung, daß der Gefäßtonus, der nach der Durchschneidung des N. ischiadicus einer Erweiterung Platz gemacht hat, sich im Verlaufe von einigen Tagen wiederherstellt). Die Thätigkeit dieser Centren wird durch die vasomotorischen Nerven erhöht, durch die vasodilatatorischen herabgesetzt, so daß die Reizung der erstern eine Verengerung, die der letztern eine Erweiterung der Gefäße herbeiführen wird. Wenn bei der gewöhnlichen Art der Reizung nur die Thätigkeit der gefäßverengernden Nerven beobachtet wird, so liegt dies an ihrer höhern Erregbarkeit gegenüber den gefäßerweiternden Fasern, die dem Reize erst zugänglich werden, wenn die ersteren (z. B. durch die nach der Durchschneidung eintretende Degeneration) außer Funktion gesetzt sind.

Vasomotorische und vasodilatatorische Nerven werden auch als pressorische und depressorische Nerven bezeichnet.

Transfusion des Blutes.

Die natürlichste Therapie, um den üblen Folgen eines plötzlichen starken Blutverlustes zu begegnen, besteht offenbar darin, dem Individuum wieder Blut zuzuführen. Man nennt diese therapeutische Maßnahme Bluttransfusion, welche als direkte bezeichnet wird, wenn das Blut des einen Individuums direkt in die Adern des zweiten übergeleitet worden ist; die Transfusion ist eine indirekte, wenn das Blut vorher defibriniert worden war. Diese Transfusion von Mensch auf Mensch, unter sonst günstigen Verhältnissen ausgeführt, hat wiederholt glückliche Resultate erzielt.

Bei der Schwierigkeit der Beschaffung von menschlichem Blute hatte man versucht, dasselbe durch Tierblut, z. B. Lammsblut, zu ersetzen. Es hat sich aber gezeigt, und weitere physiologische Experimente haben es bestätigt, daß diese Methode durchaus zu verwerfen ist, denn das Tierblut zerfällt sehr rasch innerhalb der neuen Blutbahn, und dieser Zerfall führt zu den bedrohlichsten Erscheinungen, deren Größe von der Menge des transfundierten Blutes abhängt. Solche Erscheinungen sind Atmungsbeschwerden, Ausscheidung von Blut- und Gallenfarbstoff durch den Harn u. a. m.

Man hat gefunden, daß im allgemeinen Tierblut der einen Gattung in der Bahn eines Tieres von anderer Gattung rasch untergeht, z. B. Kaninchenblut einem Hunde injiziert wird dort rasch zerstört. Hingegen kann man Hundeblut sehr wohl einem Fuchse injizieren, also wird das Blut einer andern Spezies innerhalb derselben Gattung gut vertragen. Wie Hund und Fuchs verhalten sich auch Pferd und Esel.[1]

Ein merkwürdiges Verhalten zeigt hierbei der Blutdruck. Entzieht man einem Tiere bis zu $^1/_3$ seines Gesamtblutes, so pflegt der mittlere Blutdruck nicht zu sinken, ebensowenig steigt derselbe aber, wenn

[1] Die Litteratur über Transfusion s. L. Landois, Die Transfusion des Blutes. Leipzig 1875; und Beiträge zur Transfusion des Blutes, Leipzig 1878.

man dem Tiere das geraubte Blut wieder injiziert. Erst wenn man einem Tiere mehr als 40 % seines Blutes entzieht, tritt ein langsames Sinken ein, welches sehr bedeutend wird, wenn die Blutentziehung bis 50 % betragen hat (LESSER).

Es sind in neuerer Zeit Versuche gemacht worden, um die Bluttransfusion durch eine Infusion von 0·6 % Kochsalzlösung zu ersetzen. Die Versuche sind vollkommen gelungen und haben gezeigt, daß eine Lebensrettung durch die Kochsalzinfusion möglich ist, wenn der Organismus nicht mehr als die Hälfte seines Blutes verloren hat. Das injizierte Kochsalz verweilt längere Zeit im Gefäßsystem, und erst nach Wochen pflegt der hydrämische Zustand zu verschwinden.

Da die Blut- oder Blutseruminjektion lebensrettend wirkt, auch nach Verlust von $^2/_3$—$^3/_4$ des Gesamtblutes, so schien der Bluttransfusion der Vorrang bleiben zu sollen. Indes konnte wahrscheinlich gemacht werden, daß das transfundierte Blut völlig aus dem Körper wieder ausgeschieden wird und konstatiert werden, daß die Erholung nach der Bluttransfusion doppelt so viel Zeit in Anspruch nimmt als nach der Kochsalzinfusion. Deshalb muß die letztere als die vorzüglichere angesehen werden. Die belebende Wirkung scheint auf nichts anderem, als auf dem in das Gefäßsystem eingeführten Flüssigkeitsvolum zu beruhen (v. OTT).

Kreislauf der Tiere. Bei dem niedersten Wirbeltiere, Amphioxus lanceolatus, dem ein eigentliches Herz fehlt, geschieht die Blutbewegung in der einfachsten Form in der Weise, daß alle größeren Arterien- und Venenstämme sich rhythmisch kontrahieren. Die Fische besitzen schon ein vollständiges Herz, das aber nur aus einem Vorhof und einer Kammer besteht. Das Herz der Amphibien zeigt zwei Vorkammern, aber nur eine Kammer, während bei den Reptilien neben zwei Vorkammern zwei Kammern vorhanden sind, die aber unvollständig voneinander getrennt erscheinen (eine Ausnahme hiervon macht das Krokodil, dessen Kammern vollständig getrennt sind). Bei den Warmblütern (den Vögeln und Säugetieren) gleicht das Herz im allgemeinen dem des Menschen.

Die Protozoen, die keine dem Blute analoge Ernährungsflüssigkeit besitzen, haben auch kein Herz und keine Gefäße. Bei den Cölenteraten ist ein Gastrovaskularsystem vorhanden: Verdauungs- und Blutkanal sind noch nicht voneinander getrennt. Die Würmer mit rotem Blute haben einfache, doppelte und mehrfache Gefäßstämme, die durch peristaltische Bewegungen ihren Inhalt weiter befördern. Bei allen Manteltieren, deren Herz ein ventral gelegener Schlauch ist, findet man die Richtung des Blutstromes wechselnd: hat das Herz eine Anzahl von Pulsationen nach der einen Richtung gemacht, so tritt eine momentane Pause ein, und die peristaltischen Bewegungen des Herzschlauches erfolgen in der entgegengesetzten Richtung. Die Arthropoden haben als Herz einen dorsalen kontraktilen Gefäßstamm, so daß der Blutstrom in einer Richtung kreist; aus den Blutgefäßstämmen ergießt sich das Blut frei in die Leibeshöhle. Von hier kehrt es nicht direkt zum Herzen, sondern dem Perikardialsinus, einem das Herz umgebenden Blutbehälter, zurück und gelangt von diesem aus ins Herz. Die Mollusken haben alle ein dorsal gelegenes Herz, das im wesentlichen mit dem Herzen der Fische übereinstimmt.

Zweites Kapitel.

Die Einnahmen und Ausgaben des Blutes an gasigen Bestandteilen (Atmung).

Unter Atmung, Respiration, versteht man den Austausch zwischen den Gasen des Blutes einerseits und denen der Atmosphäre oder der Gewebe andererseits. Man nennt den Austausch zwischen den Gasen des Blutes und denen der Atmosphäre die äußere Atmung, den Gasaustausch zwischen Blut und Geweben die innere Atmung (Gewebsatmung). Die äußere Atmung unterscheidet man als Lungen- oder Hautatmung nach den Organen, durch welche der Gaswechsel stattfindet: den Lungen oder der äußern Haut.

Die Darmatmung ist im allgemeinen ohne Bedeutung, nur bei dem Schlammpeizger, Cobitis fossilis, einem Fische, welcher Luft verschluckt, scheint sie einen erheblichen Wert zu beanspruchen (Baumert).

Die Aufgabe der Atmungslehre ist es, die Qualität und Quantität jenes Gasaustausches zu ermitteln. Die Lösung dieser Aufgabe erfordert die Kenntnis: 1) der Gase der Atmosphäre, 2) der Gase des Blutes und 3) der Gase der Gewebe. Ein Vergleich zwischen diesen drei Größen wird jenen Gasaustausch kennen lehren.

Der Gaswechsel besteht im wesentlichen darin, daß durch die äußere Atmung Sauerstoff aus der Atmosphäre ins Blut aufgenommen und dafür an die Atmosphäre Kohlensäure abgegeben wird. Durch die innere Atmung wird der Sauerstoff des Blutes an die Gewebe abgegeben, und für denselben empfängt das Blut aus den Geweben Kohlensäure.

Die atmosphärische Luft ist in folgender Weise zusammengesetzt; 100 Volumenteile derselben enthalten:

Stickstoff	78·49
Sauerstoff	20·62
Wasserdampf	0·84
Kohlensäure	0·04

Die Mengen von Wasserdampf in der Atmosphäre sind je nach der Temperatur und der Windrichtung großen Schwankungen unterworfen.

§. 1. Die Lungenatmung.

Der Gaswechsel, welcher in den Lungen stattfindet, wird durch die Atembewegungen in unten zu erörternder Weise unterstützt. Man behandelt diese beiden Vorgänge gesondert als Chemie und Mechanik der Atmung.

I. Chemie der Atmung.[1]

Um die Veränderungen kennen zu lernen, welche die eingeatmete Luft erfährt, kann man vergleichen entweder die Zusammensetzung der Ein- und Ausatmungsluft (In- und Exspirationsluft) oder die Gase der Atmosphäre mit denen des Blutes. Der erste Weg ist der leichtere, und er ist derjenige, welcher zuerst betreten worden ist.

Untersuchung der In- und Exspirationsluft.

Die Veränderungen, welche die Inspirationsluft in den Lungen erfährt, sind folgende:

1) Die Exspirationsluft ist an Kohlensäure reicher und an Sauerstoff ärmer als die Inspirationsluft, während der Stickstoffgehalt beider Luftarten unverändert ist. Die Größe dieser Veränderung giebt folgende Tabelle (Valentin u. Brunner):

In 100 Volumenteilen	Inspirationsluft	Exspirationsluft.
Sauerstoff	**20·81**	**16·03**
Stickstoff	79·15	79·55
Kohlensäure	**0·04**	**4·38**

Diese Veränderung bildet den wesentlichsten Vorgang der Atmung.

Man nennt das Verhältnis von inspiriertem Sauerstoff zu der exspirierten Kohlensäure, $\frac{CO_2}{O}$, den „respiratorischen Quotienten“ (Pflüger). Da bei der Verbrennung von C ein Volum O ein Volum CO_2 liefert, so sieht man aus der Zahl unmittelbar, wieviel von dem inspirierten O zur Verbrennung von C verwendet wurde und wieviel zur Verbrennung anderer Substanzen.

2) Die exspirierte Luft ist gewöhnlich wärmer als die inspirierte Luft; es findet also in den Lungen eine Erwärmung der eingeatmeten Luft statt. Die Größe derselben ist abhängig von der Temperatur der eingeatmeten Luft; wird die Luft sehr kalt eingeatmet, so erreicht sie kaum die Wärme des Blutes, da sie nicht lange in den Lungen verweilt; bei unseren mittleren Temperaturgraden von 16—20° C. steigt sie bis zur

[1] Vgl. Hoppe-Seyler, Physiolog. Chemie, Abschnitt „Respiration“. 1879. — N. Zuntz, Blutgase und respiratorischer Gaswechsel. Hermanns Handbuch der Physiologie. Bd. IV. 1882.

Körpertemperatur von ca. 37·5° C. Ist die Inspirationsluft aber, wie es in den Tropen der Fall ist, höher als die Körpertemperatur, ca. 40° C., so kann in den Lungen sogar eine Abkühlung stattfinden, indem die Inspirationsluft sich auf die Körpertemperatur abkühlt.

3) Die Exspirationsluft ist reicher an Wasserdämpfen, als die Inspirationsluft. Im allgemeinen ist die erstere für ihren Temperaturgrad mit Wasserdämpfen nahezu gesättigt; es findet also in den Lungen eine beträchtliche Wasserverdunstung aus dem Blute statt. Der tägliche Wasserverlust durch die Lungen beträgt ca. 540 g. Ist die atmosphärische Luft niedrig temperiert, so wird die Exspirationsluft sichtbar, weil sie bei der Abkühlung ihren Wasserdampf nicht festzuhalten vermag.

4) Das Volumen der exspirierten Luft ist größer als das Inspirationsvolumen. Diese Volumenzunahme ist eine Folge der Temperaturerhöhung und der Sättigung der Exspirationsluft mit Wasserdämpfen. Berechnet man aber das Exspirationsvolumen auf gleiche Temperatur und trockenen Zustand, so findet man das Exspirationsvolumen geringer als das Inspirationsvolumen.

Methoden zur Untersuchung der Atmungsluft. Durch einen einfachen Versuch kann man sich von der Anwesenheit der Kohlensäure in der Exspirationsluft überzeugen, indem man nämlich durch ein Glasröhrchen in eine mit Kalk- oder Barytwasser gefüllte Flasche ausatmet: die vorher klare Lösung trübt sich durch Bildung von kohlensaurem Kalk oder Baryt. In ebenso einfacher Weise kann man den reichen Gehalt der Exspirationsluft an Wasserdampf nachweisen, wenn man eine kalte Glasscheibe anhaucht: der Wasserdampf sammelt sich auf derselben in Tropfen.

Um quantitative Bestimmungen der Atmungsluft auszuführen, ist von Regnault u. Reiset[1] ein Respirationsapparat konstruiert worden, dessen Prinzip das folgende ist: In eine luftdicht abgesperrte Glasglocke, in der sich ein Tier (Hund) befindet, münden zwei Leitungsröhren, deren eine die Exspirationsluft nach einem mit Kalilauge oder Barytwasser gefüllten Absorptionsapparat, in dem die Kohlensäure absorbiert wird, abführt, während die andere aus einem Sauerstoffbehälter Sauerstoff ansaugt in dem Verhältnis, als durch die Abführung der Exspirationsluft und jede Inspiration der Druck im Respirationsraume sich vermindert. Die Menge der ausgeschiedenen Kohlensäure bestimmt man durch Titrier-Analyse der Absorptionsflüssigkeit, während die aufgenommene Sauerstoffmenge an dem geaichten Sauerstoffreservoir direkt abgelesen und durch Vergleichung des Sauerstoffgehaltes des Atemraumes vor und nach dem Versuch ergänzt werden kann. Zur Untersuchung der Atemluft des Menschen ist ein großer Respirationsapparat von Pettenkofer[2] gebaut worden. Der Atemraum besteht aus einem von Eisenblech gefertigten Raum und ist so groß, daß die Versuchsperson tagelang darin verweilen kann. Die Luft wird durch eine Dampfmaschine angesogen und die Menge der abgeführten Luft durch Gasuhren bestimmt; von dieser Luft werden von Zeit zu Zeit Proben genommen und analysiert, da die während eines Versuches ausgeschiedene Atemluft viel zu groß ist, um im ganzen analysiert werden zu können.

---

[1] Regnault u. Reiset, Ann. de chim. et de phys. III. Ser. T. XXVIII. S. 32.
[2] Pettenkofer, Ann. de Chemie und Pharm. 1862. 2. Suppl.-Bd.

In diesen Versuchen erhält man indes die Produkte der Lungenatmung nicht rein, sondern vermischt mit denen der Hautatmung. Um jene allein zu bekommen, bringt man in die Luftröhre eines Hundes eine gabelig geteilte Kanüle, die in der obigen Weise mit einem Entnahme- und Aufnahmereservoir in Verbindung steht. Der Weg zu diesen wird durch je ein in jedem Schenkel befindliches Ventil bald geöffnet oder geschlossen.

Weitere Resultate der Untersuchung.

Die Menge der ausgeschiedenen Kohlensäure ist nicht nur bei verschiedenen Personen, sondern selbst bei demselben Individuum zu verschiedenen Zeiten außerordentlich schwankend. Nach Brunner und Valentin verzehrt ein kräftiger Mann bei normaler Atmung in 24 Stunden 746 g Sauerstoff und giebt dafür 876 g Kohlensäure durch die Lungen ab.

Die Größe der Kohlensäureabgabe wird durch mancherlei Umstände verändert und ist abhängig:

1) von der Thätigkeit; durch starke Muskelarbeit wird sie erheblich gesteigert (Vierordt, Pettenkofer, Voit u. a.);

2) von der Nahrung; nach der Aufnahme von Nahrung nimmt sie zu (Pettenkofer u. Voit); die Zunahme ist aber größer bei vegetabilischer als bei animalischer Nahrung; sie ist daher größer bei Herbivoren als bei Karnivoren (im ersten Falle kann $\frac{CO_2}{O} > 1$ werden, im zweiten Falle bleibt $\frac{CO_2}{O} < 1$). Im Hungerzustande nimmt die Kohlensäureausscheidung ab, wird aber jetzt für Herbivoren und Karnivoren gleich groß. Ebenso nimmt die Kohlensäureproduktion nach dem Genusse von Spirituosen und Thee ab.

3) von der Temperatur; bei den Kaltblütern nimmt mit steigender Temperatur der Umgebung die Kohlensäureabgabe sehr bedeutend zu (Moleschott). Dagegen nimmt bei den warmblütigen Tieren die Ausscheidung der Kohlensäure nicht unerheblich ab (Vierordt), ein Widerspruch, der durch Ludwig dahin aufgeklärt wurde, daß bei den warmblütigen Tieren ebenfalls eine Steigerung der Kohlensäure-Exhalation eintritt, wenn nicht allein die Umgebungstemperatur, sondern auch ihre eigene Temperatur steigt. Diese Bedingung ist bei den Kaltblütern jedesmal erfüllt, wenn die Umgebungstemperatur gesteigert ist, während dasselbe bei den Warmblütern nicht der Fall ist.

4) von dem Kohlensäuregehalt der Luft. Wenn derselbe, der normal nur sehr gering ist, zunimmt, so sinkt die Kohlensäureabgabe von den Lungen fortwährend; endlich kann sogar Kohlensäure aus der Atmosphäre von den Lungen aufgenommen werden: Das Tier wird allmählich somnolent und stirbt nach kurzer Zeit an Kohlensäurevergiftung (W. Müller).

5) vom Licht. Im Dunkeln soll weniger Kohlensäure ausgeschieden werden als bei Licht (Moleschott, Pflüger).

6) von der Tageszeit; sie nimmt am Morgen bis 11 Uhr ab, steigt bis nachmittags um 3 Uhr, sinkt dann wieder und erreicht um Mitternacht ihren niedrigsten Stand; diese täglichen Schwankungen sind unabhängig von den Mahlzeiten.

7) von den Atembewegungen. Nach Vierordt nimmt mit der Zahl der Atemzüge der Prozentgehalt eines jeden Atemzuges an Kohlensäure ab, die absolute Menge der Kohlensäure aber nimmt zu, wie folgende Tabelle zeigt:

Ausatmungen in 1 Minute	CO_2 in 100 Vol. exsp. Luft	in einer Minute ausgeatmete Luft (in Kubikcentimetern)	in einer Minute ausgeatmete Kohlensäure (in Kubikcentimetern)	Durch eine Exsp. ausgeatmete CO_2
6	5·7	3 000	171	28·5
12	4·1	6 000	246	20·6
24	3·3	12 000	396	16·5
48	2·9	24 000	696	14·5
96	2·7	48 000	1296	13·5

Bleibt die Anzahl der Atemzüge konstant, werden dieselben aber tiefer, so daß das Respirationsvolumen für jeden Atemzug größer wird, so nimmt der Prozentgehalt der Kohlensäure ebenfalls ab, da das größere Luftquantum in derselben Zeit nicht gleichviel Kohlensäure aufnehmen kann; die absolute Menge nimmt aber in gleicher Weise zu.

Schon ältere Beobachter hatten gefunden, daß der Kohlensäuregehalt in der Luft der feineren Bronchialverzweigungen bedeutender sei als in den größeren Bronchien und der Luftröhre. Um dies nachzuweisen, versuchte Vierordt eine Exspiration in zwei gleiche Teile zu teilen und findet den Kohlensäuregehalt des ersten halben Atemzuges = 3·72 %, des zweiten halben Atemzuges = 5·44 %, ein Resultat, das die obige Beobachtung bestätigen würde. Über die Mengen von Kohlensäure in den feineren Bronchien kann man sich dadurch informieren, daß man die Kohlensäuremenge einer gewöhnlichen Exspiration vergleicht mit der, nach einer möglichst starken Ausatmung erhaltenen Kohlensäuremenge: die Differenz dieser beiden Bestimmungen giebt die Menge der in den tieferen Luftschichten der Lunge enthaltenen Kohlensäure an. So fand Vierordt, daß die tiefe Lungenluft um 0·80 % Kohlensäure mehr enthält als die in dem obern Teile der Luftwege. In neuerer Zeit wurde nach E. Pflüger[1] die Zusammensetzung der Alveolenluft vermittelst des „Lungenkatheters" bestimmt. Derselbe, ein elastischer Katheter, wird von der Trachea aus in einen größern Bronchus eingeführt und dort durch Aufblasen eines von ihm selbst durchbohrten Gummiballons luftdicht befestigt. Die freie Mündung desselben wird mit der Queck-

[1] Wolffberg, Über die Spannung der Blutgase in den Lungenkapillaren. Pflügers Archiv Bd. IV. Über die Atmung der Lunge. Ebenda Bd. VI.

silberluftpumpe verbunden, die Luft aus dem Alveolenbezirk nach verschiedenen Zeiten ausgesaugt und analysiert. Nach dieser Methode ausgeführte Bestimmungen ergaben, daß in 100 Raumteilen atmosphärischer Luft nach 3—4 Minuten langer Absperrung in den Alveolen 3·56 Volumenprozent Kohlensäure enthalten waren; an Sauerstoff unter denselben Bedingungen in 100 Raumteilen der Alveolenluft immer noch 3·6%; es verschwindet also niemals der ganze inspirierte Sauerstoff in den Lungen, sondern ein nicht unbedeutender Teil wird unverändert inspiriert. Beim normalen Atmen fand sich in der Exspirationsluft ein Kohlensäuregehalt von 2·8%; demnach wäre für den Hund die Differenz zwischen Alveolen- und Exspirationsluft = 0·76%. Nimmt man dieselbe Differenz auch für den Menschen an (freilich nur annähernd), so enthält die Alveolenluft der menschlichen Lunge, den Gehalt der Exspirationsluft nach Vierordt mit 4·334% zu Grunde gelegt, im Mittel 5·094% an Kohlensäure.

Die Größe der Kohlensäureausscheidung ist ferner abhängig:

8) vom Alter; sie nimmt mit demselben zu, erreicht zwischen 26—30 Jahren des Maximum, nimmt nach 30 Jahren ein wenig ab, erhält sich auf dieser Höhe bis 60 Jahre, um darüber hinaus langsam abzunehmen (Andral u. Gavarret, Scharling).

9) vom Geschlecht; bei dem weiblichen Geschlecht ist sie geringer als beim männlichen; während der Schwangerschaft nimmt sie zu (Andral u. Gavarret).

Luftdruckerhöhungen bis zu $1^1/_2$ Atmosphären beeinflussen bei Gesunden die Sauerstoffaufnahme und Kohlensäureabgabe entweder gar nicht oder nur in sehr geringem Maße.

Die Blutgase.

Der andere Weg, den Gaswechsel in der Lunge zu ermitteln, führt zu der Untersuchung der Gase des Blutes selbst.

Magnus[1] war der erste, welcher zeigte, daß aus dem Blute in den luftverdünnten Raum (das Vacuum der Luftpumpe) Sauerstoff, Kohlensäure und Stickstoff entweichen. Nach Magnus sind es die Arbeiten von L. Meyer, Ludwig, Pflüger und ihrer Schüler, denen man die Kenntnis folgender Thatsachen verdankt: Im arteriellen Blute des Hundes sind im Mittel 22·6 Volumprozente Sauerstoff enthalten (bei 0° und 760 mm Hg-Druck); je schneller die Entfernung des Sauerstoffes aus dem Blute vorgenommen werden kann, um so größer fällt seine Menge aus, da im Blute stets leicht oxydable Substanzen vorhanden sind, die ihn verbrauchen. Steht das Blut nach der Entleerung aus dem Blutgefäße längere Zeit und bei höherer Temperatur, so tritt neben diesem, auch im lebenden Blute bestehenden Verbrauche von Sauerstoff, noch ein weiterer Verbrauch durch eintretende Zersetzungen auf. An Kohlensäure enthält das arterielle Blut 34·3 Volum-

[1] Magnus, Über die im Blute enthaltenen Gase. Poggendorffs Annalen 1837.

prozent, die vollständig in den luftleeren Raum austreten (PFLÜGER). Das venöse Blut hat viel weniger Sauerstoff als das arterielle; es enthält im Mittel 11·9 Volumprozent, doch ist die Menge desselben in den verschiedenen Venenbezirken sehr verschieden, der Gehalt von Sauerstoff kann auf 1—2% sinken. Im Erstickungsblute bleiben nur Spuren von Sauerstoff übrig, oder derselbe kann sogar vollständig daraus verschwinden. Die Menge der Kohlensäure ist im venösen Blute viel größer als im arteriellen; im Durchschnitt findet man 45·3 Volumprozent (SCHÖFFER). Den höchsten Wert von 54·2% erreicht die Kohlensäure im Erstickungsblute. In beiden Blutarten befindet sich Stickstoff zu 1·8%.

Methoden zur Gewinnung der Blutgase. Die Methoden, um die Blutgase zu gewinnen, beruhen darauf, daß man das Blut mit einem luftverdünnten Raume in Verbindung setzt, in welchen die Gase entweichen. Die für diesen Zweck konstruierten Apparate sind die Quecksilberluftpumpen. LUDWIG's Pumpe ist eine Modifikation des TORICELLIschen Vacuums. Zwei Glasballons sind durch einen langen Gummischlauch (HELMHOLTZ) miteinander in Verbindung; der eine Ballon ist ein für allemal befestigt und an seinen beiden Enden durch Glashähne verschließbar, während der andere Ballon mit Quecksilber gefüllt ist und abwechselnd gehoben und gesenkt werden kann, so daß das Quecksilber in den ersten Ballon überfließt und die Luft aus demselben verdrängt. Schließt man jetzt den Hahn der Seite, welcher den Verkehr mit der Atmosphäre unterhält, und senkt den zweiten Ballon, so fließt das Quecksilber aus dem ersten in den zweiten Ballon wieder zurück, und der erste Ballon wird luftleer. Der Ballon ist seitlich durch ein kurzes Glasrohr, das ebenfalls durch einen Hahn verschließbar ist, mit dem Blutrezipienten in Verbindung, einem kleinen Glasballon, in dem sich das Blut befindet, und der auf Blutwärme erhalten wird. Öffnet man den Hahn und setzt den Blutrezipienten mit dem luftleeren Ballon in Verbindung, so beginnt sofort die Gasentwickelung in das Vacuum. Die hier aufgefangenen Gase werden nach den bekannten gasanalytischen Methoden untersucht. PFLÜGER hat an dieser Pumpe eine Verbesserung angebracht, indem er das Vacuum mit einem Gefäße, das konzentrierte Schwefelsäure enthält, um die aus dem Blute entweichenden Wasserdämpfe aufzunehmen und mit einem Absorptionsrohr, in welchem die Kohlensäure durch Kali aufgenommen wird, in Verbindung setzte. Ferner läßt PFLÜGER das Blut direkt aus der Ader in das Vacuum eintreten, um die Entgasung möglichst schnell zu vollziehen.

Um die Kräfte kennen zu lernen, welche den Austausch der Gase zwischen der Lungenluft, bezw. Atmosphäre und den Blutgasen vermitteln, muß man den Zustand kennen, in welchem sich die Gase im Blute befinden. Im allgemeinen können Gase nur in zwei Formen in einer Flüssigkeit enthalten sein, entweder sie sind einfach absorbiert oder sie sind chemisch in derselben gebunden.

Jede Flüssigkeit kann aus ihrer Umgebung Gas absorbieren. Man nennt das auf 0° und den Druck von 760 mm reduzierte Gasvolumen, welches die Volumeinheit der Flüssigkeit unter dem Drucke von 760 mm absorbiert, den Absorptionskoëffizienten des Gases für die Flüssigkeit (BUNSEN). Dieser Koëffizient ist vom Drucke unabhängig. Da aber nach dem MARIOTTEschen Gesetze die Dichtigkeit eines Gases sich direkt verhält wie der äußere Druck, so folgt daraus, daß die Gewichtsmengen des absorbierten Gases sich direkt verhalten wie die äußeren Drucke, unter denen das Gas steht (Henry-Daltonsches Gesetz). Entwickelt also ein Gas, das sich in einer Flüssigkeit befindet, Gewichtsmengen aus demselben, die proportional der Druckerniedrigung sind, so ist daraus zu schließen, daß das Gas nur absorbiert ist.

Ein Gas übt aber auf ein zweites Gas gar keinen Druck aus, so daß es sich hier, wo man es mit Gasgemengen (z. B. Luft) zu thun hat, immer nur um den Partialdruck handelt.

Mit gewissen Körpern (Hämoglobin) gehen einige Gase (Sauerstoff) lockere chemische Verbindungen ein, welche sie wieder aufgeben, wenn sie mit dem Vacuum oder einem Raume in Verbindung gesetzt worden, in welchem der Partialdruck des Gases ein sehr geringer oder = 0 ist (dissoziable Verbindungen). Von jenem ersten Falle unterscheidet sich diese Gasentwickelung dadurch, daß die Menge des entwickelten Gases, wenn eine bestimmte Grenze überschritten ist, nicht mehr proportional der Druckerniedrigung wächst.

Da die Gase des Blutes alle ausgepumpt werden können, so liegt sehr nahe, anzunehmen, daß sie nur absorbiert wären, indes haben Ludwig und seine Schüler gezeigt, daß, wenn man ein Tier in einem abgeschlossenen Raume ersticken läßt, der Erstickungsraum fast vollkommen frei von Sauerstoff ist, woraus folgt, daß der Sauerstoff im Blute nicht einfach absorbiert sein kann, da der Partialdruck desselben in diesem Versuche fast Null ist, sondern daß er chemisch gebunden ist, und zwar an das Hämoglobin der roten Blutkörperchen; denn Hämoglobinlösungen binden nahezu so viel Sauerstoff wie die roten Blutkörperchen selbst (Preyer). Die chemische Bindung ist so locker, daß der Sauerstoff schon durch die einfachsten physikalischen Mittel (das Vacuum) aus seiner Verbindung befreit werden kann. Würde er vom Blute einfach absorbiert werden, so könnte das Blut in den Lungen nur 0·4 Volumprozent davon aufnehmen; das wäre 18mal weniger, als zur Erhaltung des Lebens der Organe notwendig ist (Pflüger). Die wirkliche Aufnahme des Sauerstoffes ist immer dem Gehalte desselben an Hämoglobin proportional; das arterielle Blut ist beim gewöhnlichen Atmen mit Sauerstoff nahezu ($^9/_{10}$) gesättigt. Das Plasma enthält nur soviel Sauerstoff, als seinem Absorptionskoëffizienten entspricht. — An Kohlensäure gelang es Pflüger aus dem Gesamtblute 30—40 Volumprozent, also die ganze Menge auszupumpen, doch ist damit noch nicht bewiesen, daß die ganze Menge im Blute absorbiert ist. Setzte er zu dem ausgepumpten Blute eine Säure hinzu, so konnte er zwar keine Kohlensäure daraus mehr gewinnen, als Beweis, daß in der That sämtliche Kohlensäure, selbst etwaige chemisch gebundene, daraus entfernt war. Wurde aber kohlensaures Natron hinzugefügt, so entwickelte sich im Vacuum von neuem Kohlensäure: es muß also im Gesamtblute ein Körper vorhanden sein, unter dessen Einfluß und unter gleichzeitiger Erniedrigung des Druckes (im Vacuum) aus einer kohlensauren Verbindung die Kohlensäure entbunden werden kann. Dieser Einfluß scheint von den Blutkörperchen auszugehen, denn aus dem Blutserum konnte Pflüger niemals die ganze Kohlensäuremenge gewinnen, sondern es restierten stets ca. 7 $^0/_0$, die erst nach Säurezusatz entwickelt werden konnten. Einen weitern Beweis für diesen Einfluß der Blutkörperchen liefert der folgende Versuch: Ist eine Portion Blutserum vollständig entgast, so kann man von neuem Kohlensäure gewinnen, wenn man ein Stück Cruors (also eigentlich Blutkörperchen) zugesetzt hat. Es scheinen also die Blutkörperchen die Rolle einer schwachen Säure zu spielen. Den direkten Beweis, daß nicht alle Kohlensäure im Blute nur absorbiert ist, haben L. Meyer und Zuntz gegeben, indem sie Kohlensäure von Blut unter verschiedenem Druck aufnehmen ließen. Die Aufnahme geschah nicht proportional den Druckgrößen, also muß ein Teil chemisch gebunden sein.

Es ist also die gesamte Kohlensäuremenge im Blutserum enthalten, und zwar ist ein Teil einfach absorbiert, ein anderer Teil chemisch gebunden. Von letzterem ist: 1) ein Teil, welcher durchs Vacuum entfernt werden kann, locker chemisch an das kohlensaure Natron zu doppeltkohlensaurem Natron gebunden; 2) ein Teil, der nur durch Säurezusatz (bezw. unter dem Einflusse der Blutkörperchen) aus dem Blute gewonnen wird, fest an das Natron als kohlensaures Natron gebunden.

Die Thatsache, daß das Blut alkalisch und nicht sauer reagiert, obgleich es Kohlensäure absorbiert und locker chemisch gebunden enthält, beweist nichts gegen diesen Zustand der CO_2 im Blute, denn das Blut bleibt alkalisch selbst bei vollständiger Sättigung mit CO_2 (Pflüger u. Zuntz). Aus der Beobachtung, daß das Gesamtblut bei zunehmendem Drucke CO_2 nach anderen Gesetzen aufnimmt als das Serum, scheint hervorzugehen, daß auch die Blutkörperchen einen Teil der Kohlensäure binden (Pflüger u. Zuntz). (Chr. Bohr findet, daß 1 g reines Hundehämoglobin bei 120 mm Hg-Druck 3·5 ccm Kohlensäure absorbiert, d. i. doppelt soviel als Sauersoff.) Die Angabe, daß ein Teil der CO_2 locker chemisch an Natriumphosphat (Na_2HPO_4) gebunden sei (Fernet), kann nicht richtig sein, weil bei Berücksichtigung des Lecithingehaltes das Blut zu arm an Alkaliphosphat ist (Sertoli).

Die Gewebsatmung.

Während die Lungenatmung durch die Kapillaren des kleinen Kreislaufes stattfindet, geht die Gewebsatmung namentlich durch die Kapillaren des großen Kreislaufes vor sich. Aus der obigen Untersuchung, welche lehrte, daß arterielles Blut mehr Sauerstoff enthält, als venöses Blut, welches wieder reicher an Kohlensäure ist, und aus der Thatsache, daß arterielles Blut, wenn es die Kapillaren des großen

Kreislaufes passiert, venös geworden ist, folgt, daß das Blut in den Kapillaren Sauerstoff verliert und dagegen Kohlensäure aufnimmt.

Es würde sich darum handeln, zu entscheiden, ob dieser Sauerstoffverbrauch im Blute der Kapillaren selbst stattfindet, oder ob der Sauerstoff vielmehr in die Gewebe austritt und dort zu Oxydationen verwendet wird, um dafür CO_2 an das Blut wieder abzugeben. Daß ersteres der Fall ist, wurde schon oben bemerkt (S. 33 u. 77); dieser Sauerstoffkonsum im Blute selbst ist indes gering und kann im Maximum nur 3·32 Volumprozente betragen (A. Schmidt). Aber der größte Teil des Sauerstoffes tritt in die Gewebe aus, um dort bei den oxydativen Spaltungsprozessen Verwendung zu finden. Dafür sprechen folgende Versuche:

1) Setzt man zu Blut, das in einem Glase steht, Substanzen, von denen man annehmen kann, daß sie im Körper leicht oxydiert werden (Zucker, harnsaures oder milchsaures Natron), so müßte eingeleiteter Sauerstoff sehr schnell verzehrt und dafür Kohlensäure gebildet werden, was nicht der Fall ist (Hoppe-Seyler).

2) Wird frisches mit milchsaurem Natron versetztes Blut aber mit Hilfe eines künstlichen Blutstromes durch die Blutgefäße eines frisch ausgeschnittenen Organes (Lunge) bei Körpertemperatur geleitet, so findet eine Abnahme des Sauerstoffs und Zunahme der Kohlensäure statt (J. J. Müller).

3) Frösche, deren Blut durch 0·75prozentige Kochsalzlösung ersetzt ist, verbrauchen annähernd soviel Sauerstoff und produzieren soviel Kohlensäure wie normale (Oertmann u. Pflüger).

Demnach findet in den Geweben ein fortwährender Verbrauch von Sauerstoff und eine Bildung von Kohlensäure statt; ein Prozeß, der sich wesentlich in den Zellen der Gewebe abspielt. Wahrscheinlich ist der Gasverbrauch in den verschiedenen Geweben sehr ungleich: am lebhaftesten wohl in den Muskeln (P. Bert), wobei bemerkenswert ist, daß aus denselben bisher kein freier Sauerstoff, aber umsomehr Kohlensäure gewonnen werden konnte. Im allgemeinen kann man schließen, daß die Gewebe zum Sauerstoff eine größere Affinität besitzen als das Hämoglobin der roten Blutkörperchen, sonst könnten ihn jene dem Blute nicht entziehen.

Theorie der Atmung.

Der Sauerstoff der Atmosphäre dringt in die Alveolen der Lunge ein, in der das feine Epithel derselben und die Kapillarwand ihn nicht aufhalten können auf seinem Wege ins Blut, wo er von dem Hämoglobin der roten Blutkörperchen, unabhängig vom Druck, chemisch gebunden wird. So wird das den Lungen zufließende venöse Blut in das aus den

Lungen abfließende arterielle Blut verwandelt. Auf seinem Wege zu den Kapillaren und in denselben wird gewiß ein kleiner Teil des Sauerstoffes im Blute selbst an reduzierende Substanzen abgegeben; der Hauptteil aber wird offenbar von den Geweben selbst durch ihre größere Affinität zu denselben dem Blute entzogen und dafür an letzteres Kohlensäure abgeben. In welcher Weise die Aufnahme der Kohlensäure in das Blut geschehen kann, läßt sich übersehen, wenn man die Spannung dieses Gases im Gewebe und dem venösen Blute kennt. Die Spannung der Kohlensäure an der innern Oberfläche des Darmes (als Ausdruck der Kohlensäurespannung einer mit Zellen ausgekleideten Körperhöhle) ist = 58·5 mm Hg.; die Kohlensäurespannung im venösen Herzblut, = 41·04 mm Hg., also übertrifft die Gewebsspannung der Kohlensäure die des venösen Blutes um ca. 17 mm Hg. (STRASSBURG[1]), folglich wird ein Diffusionsstrom thätig werden, welcher fortwährend Kohlensäure aus den Orten höherer Spannung (Gewebe) zu dem niederer Spannung (Blut) schaffen muß. Ist das mit Kohlensäure beladene Blut in die Pulmonalarterie gelangt, so giebt dasselbe an die Alveolenluft Kohlensäure ab. Die Spannung der Kohlensäure in den Lungenalveolen ist = 27 mm Hg. (WOLFFBERG[2]); also gegen jene Spannung von 41·04 des Blutes im rechten Herzen eine Differenz von ca. 14 mm, welche die Kraft des Diffusionsstromes anzeigt, mit welcher Kohlensäure aus dem Lungenblute an die Alveolenluft abgegeben wird. Die Kohlensäure in den Lungenalveolen hat, wie wir aus VIERORDT's Versuchen wissen, eine größere Spannung als die der Bronchien und der Exspirationsluft, folglich diffundiert dieselbe aus den Alveolen in die Bronchien und die Exspirationsluft; endlich noch eine Diffusion zwischen dieser und der Atmosphäre. Im Prinzip wird es nur auf die Differenz der Kohlensäurespannung zwischen der des Blutes und der in der Atmosphäre ankommen, wie ja schon gezeigt worden ist, daß die Kohlensäureabgabe unter anderem von dem Kohlensäuregehalt der Atmosphäre abhängig ist. Schließlich ist leicht verständlich, von welchem Werte die Atembewegungen für den Gaswechsel sein müssen, indem sie die mit Kohlensäure imprägnierte Luft fortschaffen und dafür stets neue kohlensäurefreie Luft einführen, sie erhöhen von neuem die Spannungsdifferenz der Kohlensäure und beschleunigen deren Abgabe aus dem Blute.

Das Atmen in fremden Gasen, in verdichteter und verdünnter Luft.

Kein tierischer Organismus vermag auf die Dauer ohne Sauerstoff zu leben (s. Einleitung), doch ist das Sauerstoffbedürfnis bei den ver-

---

[1] STRASSBURG, Die Topographie der Gasspannungen im tierischen Organismus. PFLÜGERS Archiv 1872.

[2] WOLFFBERG, Die Atmung der Lunge. Ebenda 1872.

schiedenen Tieren durchaus verschieden. Im allgemeinen ist es bei den Kaltblütern geringer als bei den Warmblütern. Daher können die ersteren zeitweise den Sauerstoff entbehren, ohne in ihrer Existenz Schaden zu leiden. Dagegen ist es den Warmblütern durchaus unmöglich, auch nur die kürzeste Zeit auf die Zufuhr von Sauerstoff zur Atmung zu verzichten: sie gehen sehr schnell unter allgemeinen Krämpfen zu Grunde. Bei dem normalen Sauerstoffgehalt der Luft von 21% wird das Blut mit Sauerstoff nahezu gesättigt ($^9/_{10}$); sinkt der Sauerstoffgehalt der Luft auf 14%, so ist dies für die Atmung ohne schädliche Folgen. Dagegen wird sie bei 7·5% schon erschwert, bei 4·5% nehmen die Beschwerden zu, bis das Individuum bei einem Sauerstoffgehalt der Luft von 3% erstickt.

Damit stimmen die Beobachtungen überein, welche man bei Versuchen im luftverdünnten Raume und beim Besteigen hoher Berge gemacht hat. Erst als die O-Spannung der eingeatmeten Luft auf 7—8% einer Atmosphäre gesunken war, trat erhöhte Respirationsfrequenz und bei noch geringerer Spannung große Ermüdung, Unfähigkeit zu Muskelbewegungen und Bewußtlosigkeit ein. Der Tod aber erfolgte erst bei 3—3½% einer Atmosphäre (Hoppe-Seyler). B. de Saussure erreichte die Spitze des Mont Blanc (4800 m Höhe) und A. v. Humboldt eine Höhe von 5000 m auf dem Chimborasso; beide klagten über Muskelschwäche, Herzklopfen, Atemnot, Erbrechen, Ohnmacht und andere Unbequemlichkeiten. Boussingault gelangte auf dem Chimborasso zu 6000 m Höhe, ohne soviel zu leiden wie seine Vorgänger. Noch höher sind Luftschiffer aufgestiegen: Tissandier und seine Genossen (1875) waren nach 1½ Stunden Aufstieg 5300 m hoch bei vollkommenem Wohlbefinden, nur die Respiration betrug 26 und die Pulsfrequenz 120—155 pro Minute; bei 7500 m waren sie noch bei voller Besinnung, doch etwas betäubt und schwach und unfähig ein Glied zu bewegen oder zu sprechen. Erst bei 8000 m schwand das Bewußtsein, das sich bei Tissandier nach einiger Zeit in Höhe von 6000 m wieder einstellte; seine Begleiter Sivel und Crocé-Spinelli waren tot. Ein für diesen Zweck konstruiertes Barometer zeigte, daß sie 8600 m Höhe mit ca. 262 mm Hg-Druck erreicht hatten — offenbar die Grenze des Möglichen!

Die Herabsetzung der Puls- und Atemfrequenz, sowie die anderen Beschwerden in den angegebenen Beobachtungen scheinen Folge der verminderten O-Spannung in der Atmungsluft zu sein und sind durch Einatmen von reinem O zu beseitigen, bezw. zu ermäßigen. Jene Beschwerden treten um so früher auf, je mehr Muskelanstrengungen gemacht werden, demnach bei Luftschifffahrten später als bei Bergbesteigungen.

Bei der Atmung verdichteter Luft (Pneumatische Kabinette) ist beobachtet worden, daß zunächst O-Aufnahme und CO_2-Abgabe nur sehr unbedeutend zunehmen; so z. B. stieg in einem Versuche die O-Aufnahme von 19·4 auf 24·6 Volumprozent, die CO_2-Abgabe von 35·3 auf 36·4 Volumprozent, während der Druck auf 10 Atmosphären gesteigert war: nur der N-Gehalt erfährt eine bedeutende Veränderung. P. Bert[1] hatte Tiere in Räume gebracht, in welchen die Luft bis zu 25 Atmosphären und noch mehr verdichtet werden konnte: in solchen Fällen treten in kurzer Zeit tetanische Krämpfe und schließlich der Tod ein, ohne

[1] P. Bert, La pression barométrique. Paris 1878.

daß man die Todesursache hat eruieren können. Es findet also durch den O gewissermaßen eine Vergiftung statt, doch bilden sich unter dem hohen Drucke keine giftigen Substanzen im Blute, denn dieses Blut anderen Tieren injiziert ruft keine Störungen hervor. Dagegen sinkt der Stoffverbrauch, und Kohlensäure- wie Harnstoffausscheidung werden vermindert, ebenso die Temperatur (unter diesen Druckhöhen gehen sonst leicht faulende Substanzen nicht in Fäulnis über). Angesichts dieser Thatsachen erinnert Pflüger an das merkwürdige Verhalten des aktiven Phosphors, der nur in verdünntem, nicht mehr in dichtem Sauerstoff leuchtet.

Wenn man den hohen Luftdruck, unter dem sich ein Tier einige Zeit befunden hat, sehr rasch wieder herabsetzt, so treten häufig Krämpfe ein, denen der Tod auf dem Fuße folgt. Man findet bei solchen Tieren in den großen Venen und namentlich dem rechten Herzen Gasblasen, die offenbar aus dem Blute entwickelt nicht so schnell an die Lungenluft abgegeben werden konnten, als die Druckerniedrigung stattgefunden hätte. Diese Gasentwickelung stört die Cirkulation und ruft den Tod hervor, der vermieden werden kann, wenn man das Tier zu rechter Zeit wieder schnell unter erhöhten Luftdruck bringt (Hoppe-Seyler). Man muß daher den Übergang aus verdichteter in die normale Luft stets ganz allmählich geschehen lassen, eine Regel von hoher praktischer Bedeutung für die Arbeiter, welche zeitweise in verdichteter Luft zu arbeiten haben (Strom- und Bergbauten).

Die übrigen Gase teilt man in folgender Weise ein:

I. Indifferente Gase; sie können zwar neben Sauerstoff ohne Schaden geatmet werden, sind aber selbst unfähig, den Atemprozeß zu unterhalten wie Stickgas und Wasserstoffgas.

Werden sie allein geatmet, so erstickt das Tier unter Krämpfen, weil eben der Sauerstoff in der Atmungsluft fehlt.

II. Irrespirable Gase; es sind solche Gase, welche in größerer Menge gar nicht inspiriert werden können, weil sie eine krampfhafte Verschließung der Stimmritze hervorrufen. In kleinerer Menge erregen sie Husten. Zu ihnen gehören: Chlorwasserstoffsäure, Fluorwasserstoffsäure, Untersalpetersäure, Ammoniak, Chlor u. s. w.

III. Giftige Gase; dieselben sind atembar, können aber den Atemprozeß nicht unterhalten, führen vielmehr den Tod des Individuums herbei. Hierher gehören:

a) Kohlensäure, welche, in größeren Quantitäten in der Einatmungsluft enthalten (Kohlensäurespannungen in der Inspirationsluft von 3—4% werden längere Zeit ohne Schaden vertragen), den Tod ohne Krämpfe herbeiführt. Stellt man ein Luftgemisch her, in welchem für normalen O-Gehalt gesorgt ist, so können bis zu 20% CO_2 in demselben vorhanden sein, ohne daß andere Erscheinungen als eine Herabsetzung der Atem- und Pulsfrequenz eintreten. Eine Kohlensäurevergiftung mit vollständiger Narkose findet erst bei höherer Dosis (30%) statt. Hierbei ist beobachtet worden, daß Tiere, welche der CO_2-Atmosphäre entzogen worden, unter heftigen Reizerscheinungen aus der Narkose erwachen (FRIEDLÄNDER u. HERTER).

b) Stickoxydulgas (DAVY), das allein geatmet giftig wirkt, aber mit Sauerstoff im Verhältnis von 70:30 gemischt das Leben zu unterhalten vermag, dabei aber narkotisierend wirkt. Diese Narkose ist indes eine beginnende Asphyxie, die bei weiterer Aufnahme des Gases bald in den Tod übergeht, weshalb es nur mit der größten Vorsicht zu brauchen ist.

c) Kohlenoxyd, welches den Sauerstoff aus den roten Blutkörperchen Volumen für Volumen austreibt und mit dem Hämoglobin eine feste Verbindung eingeht, die, wenn das Blut mit Kohlenoxyd nicht gesättigt ist, dadurch aufgehoben wird, daß der noch vorhandene Sauerstoff das Kohlenoxyd zu Kohlensäure oxydiert.

d) Schwefelwasserstoffgas, welches nach längerer Einwirkung dem Blute der Kaltblüter eine schmutzig-grüne Farbe verleiht, während warmblütige Tiere den Erstickungstod sterben, bevor das Blut jene Farbe annehmen konnte. Diese grüne Färbung verdankt das Blut einem eigentümlichen, offenbar nicht atmungsfähigen Hämoglobin, dem Schwefelmethämoglobin (HOPPE-SEYLER), das sich bei Anwesenheit des H_2S gebildet hat.

II. Mechanik der Atmung.[1]

In- und Exspiration. Wenn man den Brustkorb eines Mannes betrachtet, so sieht man, daß derselbe periodisch wiederkehrende Bewegungen macht, durch welche er abwechselnd erweitert und verengert wird.

Nähere Betrachtungen ergeben, daß bei jeder Erweiterung des Thorax Luft aus der Atmosphäre in die Lungen eindringt, welche hierdurch ausgedehnt werden und den Bewegungen des Thorax folgen, während bei jeder Verengerung Luft aus den sich verkleinernden Lungen ausgetrieben wird. Werden diese periodischen Bewegungen auf irgend eine Weise unterbrochen, so erstickt das Individuum nach kürzester Zeit. Diese Beobachtung lehrt, daß das Luftbedürfnis des Menschen ein viel größeres ist, als daß es allein durch die langsame Diffusion, welche an der unbewegten Lungenfläche stattfindet, gedeckt werden könnte; es muß vielmehr eine ausgiebige Ventilation des Blutes in den Lungen stattfinden, indem fortwährend neue Luft eingeführt und die alte, verbrauchte wieder abgegeben wird.

Man nennt die Erweiterung der Lungen die Inspiration, die Verengerung die Exspiration, und der Ablauf dieser beiden Phasen

[1] J. ROSENTHAL, Die Physiologie der Atembewegungen und der Innervation derselben. HERMANNS Handb. d. Physiologie. Bd. IV. 1882.

stellt einen Atemzug dar. Mit Hilfe der graphischen Methode läßt sich der Vorgang der zeitlichen Verhältnisse bei der Atmung genauer studieren. Auf jede Inspiration folgt eine Exspiration, die von der nächsten Inspiration durch eine kleine Pause getrennt ist, bei ruhigem Atmen dauert die Inspiration kürzere Zeit als die Exspiration (Vierordt u. Ludwig).

Die Zahl der Atemzüge beträgt beim Erwachsenen ca. 18—20 während einer Minute; sie schwankt sehr beträchtlich:

1) nach dem Alter. Nach Quetelet ist das Verhältnis folgendes:

Neugeborene	44	im Mittel
5 Jahre	26	„ „
15—20 Jahre . . .	20	„ „
20—25 „	18·7	„ „
25—30 „	16	„ „
30—50 „	18·1	„ „

von Einfluß auf die Atemzahl 2) ist die Muskelthätigkeit, bei welcher sie zunimmt; schon das Stehen im Vergleich zum Sitzen vermehrt die Atemfrequenz, und beim Liegen ist sie noch geringer als beim Sitzen.

3) Vermag der Wille die Anzahl der Atemzüge zu verändern, und zwar sie zu verringern, zu vermehren oder sie vollständig aufhören zu machen, indes nur auf kurze Zeit, denn die eintretende Atemnot löst gegen den Willen die nächste Atembewegung aus.

4) Kann die Atemzahl bei physischen Affekten zunehmen. Ebenso wie die Atemfrequenz ist auch die Tiefe der Atemzüge veränderlich.

Die zeitlichen Verhältnisse bei der Atmung wurden zuerst von Vierordt u. Ludwig graphisch dargestellt, indem sie einen Fühlhebel auf einer Stelle der vordern Brustwand aufsetzten, der seine Exkursionen auf einen mit gleichmäßiger Geschwindigkeit rotierenden Cylinder verzeichnete. Mareys Pneumograph besteht aus einem Gürtel, der in bestimmter Höhe um den Thorax befestigt wird; in seinem vordern Teile enthält derselbe einen mit Luft gefüllten elastischen Cylinder, welcher die durch jede In- und Exspiration hervorgebrachte Luftverdichtung und -verdünnung vermittelst eines Gummirohres dem Mareyschen Tambour mitteilt, durch welche diese Bewegungen auf der rotierenden Trommel registriert werden.

Formveränderung des Thorax beim Atmen. Bei jeder Einatmung erweitert sich der Thorax nach drei Dimensionen, und zwar in seinem Längendurchmesser von oben nach unten, in seinem Tiefendurchmesser von vorn nach hinten und in seinem Breitendurchmesser von einer Seite zur andern. Durch die Zunahme der beiden letzteren Durchmesser wird die Brust bei jeder Inspiration gewölbter. Die Zunahme des Längendurchmessers geschieht durch die Thätigkeit des Zwerchfelles, jenes Muskels, der die Brust- von der

Bauchhöhle abschließt. Derselbe ragt kuppelförmig, mit seinem Centrum tendineum auf der Höhe, in die Brusthöhle hinein. Wenn nun durch die beginnende Inspiration der Brustkorb gehoben wird, so flacht sich die Kuppel des Zwerchfells schon ein wenig ab und wird vollkommen glatt, wenn gleichzeitig die Kontraktion seiner Muskelfasern beginnt.

Die Bewegungen des Zwerchfelles üben einen Einfluß auf die Bauchhöhle aus, deren Inhalt unter höhern Druck versetzt der Lage zustrebt, durch welche sie eine solche Form erhält, daß sie bei größtem Rauminhalt die kleinste Oberfläche einnimmt, d. i. die Kugelgestalt; die Bauchdecken werden also stärker gewölbt und die untersten Rippen nach außen gedrängt, wie man bei tiefen Inspirationen deutlich fühlen kann.

Die Vergrößerung in den beiden anderen Durchmessern geschieht in folgender Weise: Je zwei Rippen, welche an der Wirbelsäule und vorn am Sternum befestigt sind, stellen einen Ring dar, welcher von oben hinten nach vorn unten gesenkt ist, und zwar umsomehr, je tiefer sie liegen. Wird der Brustkorb gehoben, so entfernen sich die Rippen zugleich mit dem Brustbeine vermöge ihrer schiefen Richtung von der Wirbelsäule umsomehr, je weiter sie nach oben gehoben und der horizontalen Richtung genähert werden.

Dadurch müssen der Tiefen- und Breitendurchmesser vergrößert werden. Die Zwischenrippenräume werden bei der Erhebung des Brustkorbes um so größer, je mehr sich die Rippen der horizontalen Lage nähern. Zugleich liegen die Rippen im natürlichen Zustande so, daß ihre Außenfläche nicht allein nach außen, sondern nach unten und außen sieht (eine Ausnahme hiervon macht nur die erste Rippe, welche ihre Fläche nach oben und unten wendet); tritt nun die Erhebung der Rippen ein, so geschieht gleichzeitig eine Drehung (um eine durch das vordere und hintere Ende der Rippe gelegte Achse), so daß die nach unten sehende Außenseite der Rippen gerade nach außen gestellt wird. Mit der Erhebung des Brustkorbes ist stets verbunden eine durch ihre Elastizität bedingte Dehnung der Rippenknorpel, die der Exspiration zustatten kommt.

Bei der Exspiration nimmt mit der Verkürzung der drei Durchmesser auch die Wölbung der Brust- und Bauchhöhle wieder ab.

Die Gesamtheit der Formveränderungen, welche während eines Atemzuges an Brust und Bauch beobachtet werden, stellt den Atemtypus des Individuums dar.

Größe der Formveränderung des Thorax. Dieselbe kann bestimmt werden:

1) durch Messung der Zunahme des Tiefendurchmessers,
2) durch Messung des Umfanges des Thorax und
3) durch Messung der ein- und ausgeatmeten Luftmenge.

Die Zunahme des Tiefendurchmessers beträgt nach Sibson bei männlichen Individuen vermittelst seines Thorakometers gemessen:

Untersuchte Gegenden.	Gewöhnliches ruhiges Atmen.	Tiefe Inspiration.
Mitte des Brustbeins zwischen den Knorpeln der 2. Rippe	0·03—0·06 Zoll	1·00 Zoll
Unterste Partie des Brustbeins	0·02—0·06 „	0·95 „
Mitte des Bauches	0·25—0·30 „	1·00 „

Die Vergrößerung des Thoraxumfanges während der Inspiration bestimmte VALENTIN mit einem Meßbande und giebt eine Vergrößerung desselben, gemessen in der Höhe des Scrobiculus cordis, bei der tiefsten Inspiration um $^1/_7$—$^1/_{12}$ an; um ebensoviel unterhalb der Schulterblätter; in der Höhe der Brustwarzen fand SIBSON die Vergrößerung im Mittel um $^1/_{10}$.

Das beste Maß für die Größe der Veränderung des Thorax bietet die Feststellung der ein- und ausgeatmeten Luftmenge mit Hilfe des Spirometers von HUTCHINSON. Die „Respirationsluft", d. h. die Quantität, welche bei ruhiger Atmung geatmet wird, beträgt 500 ccm, eine Zahl, die nicht nur bei verschiedenen Individuen, sondern auch in verschiedenen Zuständen des Körpers, nach Ruhe, Bewegung u. s. w. vielen Schwankungen unterliegt. „Reserveluft" ist die Quantität, welche nach einer gewöhnlichen Exspiration durch eine Anstrengung der Exspirationsmuskeln noch ausgeatmet werden kann, sie beträgt 1000—1500 ccm; die danach noch in der Lunge zurückbleibende, nur bei der Leiche meßbare Luft „rückständige Luft", veranschlagt GAD zu 1200—1700 ccm.

Die Vitalkapazität der Lunge nennt man diejenige Luftmenge, welche nach einer möglichst tiefen Inspiration vermittelst einer möglichst tiefen Exspiration ausgeatmet werden kann: sie ist das Maß des möglichst großen Luftwechsels und beträgt durchschnittlich 3772 ccm. Dieselbe hängt ab: 1) von der absoluten Größe des Brustkorbes, 2) von der Größe der den Brustkorb erweiternden Kräfte, d. h. von der Energie der Atemmuskeln, 3) von der Größe der Widerstände, welche sich der Muskelthätigkeit entgegenstellen: Elastizität der Knorpel und Füllung des Unterleibes, wodurch das Zwerchfell nicht tief genug abwärts steigen kann, 4) von der Ausdehnungsfähigkeit der Lungen.

Mit dem Spirometer pflegt man sich über den gesunden oder krankhaften Zustand der Lungen zu unterrichten. Es ist aus dieser Zusammenstellung leicht ersichtlich, daß auf jenen Zustand sicher nur dann geschlossen werden kann, wenn die drei ersten Faktoren genügend berücksichtigt sind. So kann z. B., was bei alten Leuten vorkommt, eine Verknöcherung der Rippenknorpel vorhanden sein oder nach schweren Krankheiten die Energie der Respirationsmuskeln sehr gering sein, wodurch sich eine geringe Vitalkapazität der Lungen ergeben würde, ohne daß die Lungen erkrankt wären.

Nach ARNOLD ist die Vitalkapazität der Lungen verschieden bei Männern und Frauen, und zwar bei letzteren geringer; ferner hängt sie ab von der Länge der Person: bei längeren Personen ist sie größer als bei kleineren. Von großem Einflusse ist die Lebensweise der Individuen. ARNOLD teilt sie nach derselben in drei Klassen ein: 1) Solche, die viel sitzen mit geringer Kapazität, 2) solche, die sich viel im Freien bewegen mit großer Kapazität, 3) für mäßig viel Sitzende mit mittlerer Kapazität. Bei Untersuchungen benutzt man als Norm das Stehen; beim Sitzen und Liegen ist die Vitalkapazität geringer.

Der Atmungstypus der Frauen ist bei ruhiger Atmung ein anderer als bei Männern. Bei letzteren nämlich sieht man während der Inspiration fast gar keine Rippenbewegung, sondern nur eine Hervorwölbung der Oberbauchgegend, welche durch das Herabsteigen des Zwerchfells hervorgerufen ist; man nennt diesen Atemtypus den Abdominaltypus. Bei Frauen überwiegt dagegen bei ruhigem Atmen die Bewegung der Rippen; die Hervorwölbung der Oberbauchgegend ist nur gering, die größte Umfangszunahme zeigt die Gegend oberhalb der Brustwarzen (Wogen des Busens). Dieser Atmungstypus heißt der Kostaltypus. Wenn sich die Atemzüge vertiefen, so vermischen sich diese Unterschiede und fallen endlich bei möglichst tiefer Inspiration weg. Bei dieser findet die größte Änderung des medianen Durchmessers in beiden Geschlechtern am obern Teile des Thorax statt; diesen gemischten Atmungstypus nennt man den Kostoabdominaltypus. Im Schlafe wird bei beiden Geschlechtern die Atmung thorakal (MOSSO).

Nach SIBSON ist der Kostaltypus der Frauen Folge ihrer Kleidung, namentlich der beengenden Korsets und soll der Unterschied des Atmungstypus bei Kindern fortfallen. Das bestreiten indes BOERHAVE und HUTCHINSON, letzterer besonders will den Unterschied bei Kindern auch noch gesehen haben. Vielmehr bringen sie den Kostaltypus der Frauen in Verbindung mit der Schwangerschaft, bei welcher der Abdominaltypus hinderlich sein würde. Dieser Atemtypus scheint sich nun durch Anpassung auf die weiblichen Nachkommen vererbt zu haben.

SIBSONS Thorakometer zur Ermittelung des medianen Durchmessers der Brust besteht aus einer kupfernen Platte, auf welche die zu untersuchende Person gelegt wird. Vertikal darauf steht eine Säule, an welcher sich ein zur Platte paralleler, an der vertikalen Säule verschiebbarer Arm befindet, der ein senkrecht absteigendes Stück hat, welches auf die Vorderfläche der Brust zu liegen kommt. Die Bewegungen des absteigenden Stückes wirken auf einen Zeiger an einem Zifferblatte, wo sie als $^1/_{100}$ Zolle abgelesen werden können. Das Spirometer von HUTCHINSON besteht aus einem Blechcylinder, der unten ganz offen, oben an zwei Schnuren aufgehängt ist, die über Rollen laufen und mit zwei Gewichten belastet sind, die den Cylinder balancieren. Dieser Cylinder steckt in einem zweiten mit Wasser gefüllten Cylinder, aus welchem eine kupferne Röhre heraustritt, die ein Mundstück von Elfenbein besitzt. Die Versuchsperson, deren Vitalkapazität bestimmt werden soll, läßt man tief einatmen und bei aufrechter Stellung durch die zuletzt erwähnte Röhre möglichst tief ausatmen. Die ausgeatmete Luft gelangt durch die kupferne Röhre in den obern Cylinder, der sich aus dem im andern Cylinder enthaltenen Wasser erhebt, und an einer Skala ist abzulesen, wieviel Luft eingedrungen ist. Ein in dem kupfernen Rohre angebrachter Hahn

kann die ausgeatmete Luft abschließen. Wenn man den beweglichen Cylinder des Spirometers mit einem Schreibhebel versieht, so lassen sich die Volumenänderungen des Lungenraumes auf einer rotierenden Trommel aufschreiben (Panum); eine vollkommenere Form dieses Apparates ist der Aëroplethysmograph (Gad).

Die Kräfte, durch welche die Formveränderungen des Thorax beim Atmen erzeugt werden, sind Muskelkräfte. Sie gehören einem System von Muskeln an, welche die Atemmuskeln genannt werden. Dieselben haben, um die Formveränderungen zu ermöglichen, folgende Arbeit zu leisten: 1) den Brustkorb zu heben; 2) die Elastizität der Lungen zu überwinden, da der Luftdruck, weil sie luftdicht in den Brustkorb eingefügt sind (s. unten), nur auf ihre innere Oberfläche zu wirken vermag und sie zwingt, den Bewegungen des Thorax zu folgen; 3) den Widerstand der elastischen Rippenknorpel, die bei der Hebung des Rippenringes gebogen werden, und 4) den Widerstand, den die mit Gas gefüllten Därme ihrer Kompression, sowie die Bauchwandungen ihrer Ausdehnung entgegensetzen, zu überwinden. Der bedeutendste der Atemmuskeln ist das Zwerchfell, welches bei der ruhigen Atmung des Mannes fast allein genügt, um die Formveränderung des Brustraumes während der Inspiration zu erzeugen. Bei dem kostalen Atemtypus der Frauen, sowie dem Kostoabdominaltypus des Mannes treten mit dem Zwerchfell alle diejenigen Muskeln in Aktion, welche bei der Einatmung sich verkürzen, demnach ihre Insertionspunkte einander nähern. Es sind dies die äußeren Zwischenrippenmuskeln, die Mm. intercostales externi, und alle diejenigen Muskeln, welche vom Stamme zu den Rippen verlaufen, wie die Levatores costarum longi und breves, sowie der Serratus posticus superior, nicht aber die Muskeln, welche vom Schultergürtel zu den Rippen ziehen. Nur in dem Falle, wenn Atemnot, „Dyspnoë“, eintritt oder schon in dem Übergange zu derselben treten auch diese Muskeln, die sogenannten accessorischen Atemmuskeln, als Rippenheber in Funktion.

Die ruhige Exspiration ist ein passiver Vorgang. Wenn die Thätigkeit der Inspirationsmuskeln aufgehört hat, so streben alle Teile ihrer Ruhelage zu: die Lungen verkleinern sich vermöge ihrer elastischen Kraft, und der Thorax sinkt durch seine eigene Schwere herunter. Ist die Exspiration aber eine angestrengte, so wird sie aktiv, und es treten die Exspirationsmuskeln in Thätigkeit. Es sind das die Mm. intercostales interni, serratus post. inferior, latissimus dorsi; rectus, obliquus und transversus abdominis, quadratus lumbi.

Wie die Thätigkeit der Mm. intercost. externi die Rippen zu heben und jene der Mm. interni sie zu senken vermag, lehrt folgende Betrachtung (Hamberger): Sei (Fig. 7) ww' die Wirbelsäule, ac und bd zwei Rippen, welche in a und b in Gelenken drehbar sind und zur

Zeit sich in Ruhestellung befinden. Ist *ef* ein M. intercostalis externus, so läßt sich seine Wirkung nach dem Parallelogramm der Kräfte zerlegen bei *e* in *eb* und *ec*, bei *f* in *ff'* und *fb*. Es können indes *ec* und *fb* für Hebung und Senkung nichts leisten, so daß nur die beiden anderen Komponenten *eb* und *ff'* in Betracht kommen, welche freilich, da sie gleich und entgegengesetzt wirksam sind, wie die Pfeile andeuten, einander aufheben würden. Weil aber der Hebelarm, an welchem *ff'* angreift, viel größer ist als der andere, an dem *eb* einsetzt, so überwiegt *ff'*, und das System der Rippen bewegt sich in der Richtung *ff'*, d. h. die Rippen werden gehoben. Wenn die Inspiration die Rippen bis *ac'* und *bd'* gehoben hat, so vermag der M. intercostalis internus *mn* in der folgenden Exspiration die Rippen wieder zu senken. Die Betrachtung ist dieselbe wie oben; die Figur deutet die Richtung der wirksamen Komponenten *mm'* und *nn'* durch Pfeile an, und *nn'* muß *mm'* überwinden und die Rippen senken, weil es am längern Hebelarme angreift.

Fig. 7.

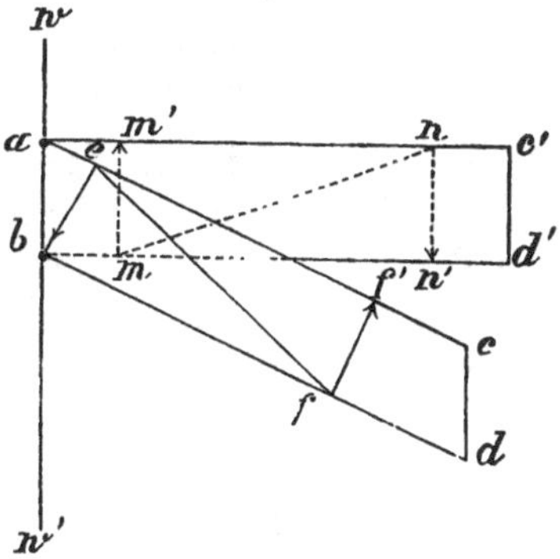

Schema der Wirkung der Interkostalmuskeln.

Daß die Zwischenrippenräume bei der Erhebung des Thorax sich vergrößern, folgt direkt aus dem rechtwinkeligen Dreieck *abe*, in welchem $ab > be$ ist.

Die Atemmuskeln und deren Nerven.

Inspiration.

Ruhige Atmung.	Diaphragma	N. phrenicus.
	Mm. intercostales externi	Nn. intercostales.
	Levatores costarum longi et breves	Nn. thoracici.
	Serratus posticus superior . . .	Plex. brachialis.
Angestrengte Atmung.	Scaleni	Plex. cervicalis und brachialis.
	Sternocleidomastoideus	
	Cucullaris	
	Pectoralis minor	
	Rhomboidei	
	Serratus antic. major.	

Exspiration.

Ruhige Atmung.	Die elastischen Kräfte, Schwere des Thorax u. s. w.

Angestrengte Atmung.	Serratus post. inferior	Plex. brachialis.
	Latissimus dorsi	Plex. brachialis.
	Intercost. interni	Nn. intercost.
	Triangularis sterni	N. dorsalis.
	Rectus abdominis	Nn. abdominales.
	Obliquus „	Nn. abdominales.
	Transversus „	Nn. abdominales.
	Quadratus lumborum	Plex. lumbalis.

Bewegung der Lungen. Wenn man bei einem lebenden Kaninchen die Rippenpleura in genügender Ausdehnung frei legt, so sieht man die Lungen ab- und aufsteigen, indem sie den Formveränderungen des Thorax entsprechende Bewegungen ausführen, wobei sich Pleura costalis und pulmonalis aneinander verschieben. Daraus folgt, daß jedes Lungenbläschen bei der Abnahme des Brustraumes zusammenfällt und einen Teil seines Inhaltes austreibt; bei der Zunahme des Brustraumes dagegen erweitert sich jedes Lungenbläschen und nimmt Luft auf. Die Verschiebung der Lungen geschieht nicht in allen ihren Teilen gleichmäßig; unbeweglich bleiben nämlich die Spitze und der hintere Rand der Lunge an der Wirbelsäule, so daß eine Bewegung nach zwei Richtungen von oben nach unten und von innen nach außen entsteht, woraus sich eine diagonale Bewegung von oben und innen nach außen und unten komponiert. Diese Bewegung wird in der That von den hinteren Lungenpartien ausgeführt, während der vordere Lungenrand sie, wie man deutlich sehen kann, von oben und außen nach unten und innen fortsetzt. Bei diesen Bewegungen wird jedes Lungenbläschen um gleichviel verschoben; da aber jedes derselben die Summe der Ausdehnungen der hinter ihm gelegenen Bläschen mitmachen muß, so wird es umsomehr verschoben, je weiter entfernt es von dem festen Punkte sich befindet. Beim gewöhnlichen Atmen steigt der untere Lungenrand in der Parasternallinie bis zur 6. und 7. Rippe herunter, doch kann derselbe bei tiefer Inspiration hinten die 11. Rippe erreichen. Die vordern Ränder der Lungen nähern sich einander bei jeder Inspiration, so daß sie bei tiefer Inspiration fast den ganzen Herzbeutel bedecken und nur durch die Blätter des Mediastinums getrennt bleiben, während bei jeder tiefen Exspiration dieselben Lungenränder zurücktreten und das Herz mit einem großen Teil seiner Vorderfläche unmittelbar an der Brustwand anliegt.

Das Einströmen der Luft durch den Kehlkopf in die Lungen erzeugt die sogenannten Atemgeräusche. Legt man das Ohr direkt oder indirekt (mit Hilfe des Stethoskops) an den Kehlkopf, so hört man ein klangartiges Geräusch, welches einen hauchenden Charakter (h oder ch) hat und „bronchiales Atmungsgeräusch“ genannt wird. Über den Lungen hört man ein Geräusch von schlürfendem Charakter (f), das man „vesikuläres Atmungsgeräusch“ nennt.

Druckverhältnisse in der Lunge beim Atmen. Da die Atembewegungen von stetigen räumlichen Veränderungen des Brustraumes begleitet sind und die Lungen, weil sie luftdicht in den Brustkorb eingefügt sind, den Bewegungen desselben folgen müssen, so wird der Druck im Brustraume und in den Lungen fortwährenden Veränderungen unterworfen sein, die man messen kann, indem man in die Trachea eines Tieres seitlich eine Kanüle einsetzt und dieselbe mit einem Quecksilbermanometer in Verbindung bringt, oder indem man in das Nasenloch eines Menschen einen Gummischlauch, der mit dem gleichen Manometer verbunden ist, einführt und das zweite Nasenloch schließt. Nach dieser Methode fand Donders[1], daß im allgemeinen bei jeder Inspiration der Luftdruck in den Lungen unter den atmosphärischen sinkt, also negativ wird, bei jeder Exspiration dagegen steigt, also positiv wird. Beim ruhigen Atmen ist der Unterschied nur ein geringer: es beträgt der positive Exspirationsdruck 2—3 mm Quecksilber, der negative Inspirationsdruck nur — 1 mm; doch kann der Unterschied bei tiefem Atmen sehr bedeutend werden. Am größten fand ihn Donders, wenn Nase und Mund geschlossen wurden und eine möglichst tiefe In- und Exspiration ausgeführt wird. Unter solchen Umständen war der negative Inspirationsdruck = — 57 mm, der positive Exspirationsdruck = 87 mm Quecksilber. Es ist also der negative Inspirationsdruck um 30 mm geringer als der positive Exspirationsdruck, wonach die Kraft der Inspirationsmuskeln auch geringer erscheint als die der Exspiration. In Wirklichkeit ist das nicht der Fall, denn während der Inspiration müssen Widerstände überwunden werden, die der Exspiration gerade förderlich sind, so z. B. die Schwere des Thorax, die Elastizität der Knorpel etc.; vor allem aber die Elastizität der Lungen. Dieselbe wird gemessen durch ein Manometer, das man luftdicht in die Trachea einer Leiche befestigt und danach den Pleuraraum ohne Verletzung der Lungen eröffnet; sie beträgt 6 mm Hg.; wurde vorher eine größere Menge Luft entsprechend einer tiefen Inspiration eingeblasen, so kann sie 30 mm Hg. betragen. Nach Donders beträgt die elastische Kraft der Lungen bei ruhiger Einatmung 9 mm, bei ruhiger Ausatmung 7·5 mm Hg. Diesen Widerstand müssen die Inspirationsmuskeln überwinden, während derselbe die Exspiration fördert. Addiert man jetzt zu dem negativen Inspirationsdruck von 57 noch den Widerstand der Lungen von 30 hinzu, so findet man die Kraft der Inspirationsmuskeln = 87 mm, wobei noch das Gewicht des Thorax u. s. w. zu berechnen ist; für die Exspirationsmuskeln ergiebt sich die Kraft = 87 — 6 = 81 mm. Es ist also die Kraft der Inspirationsmuskeln größer als die der Exspiratoren; daß ihre

[1] Donders, Physiologie d. Menschen. Bd. I. 1856.

Arbeit eine bedeutende ist, wird ersichtlich, wenn man die beiden Werte mit der Oberfläche des Thorax multipliziert.

Aus dem Steigen des in die Trachea einer Leiche luftdicht eingefügten Manometers bei Eröffnung der Brusthöhle folgt, daß die Lungen im Thorax über ihr elastisches Gleichgewicht ausgedehnt sind, daß also der Thoraxraum von seinem Inhalt, den Lungen und den Gebilden des Mediastinalraumes nicht vollständig ausgefüllt wird. Die Lungen haben also stets das Bestreben sich zusammenzuziehen, das sie zum Maximum fortsetzen würden, wenn sie nicht infolge ihrer luftdichten Einfügung in den Thorax durch den auf ihre innere Fläche wirkenden Luftdruck gezwungen würden, sich nur so weit auszudehnen oder zu verkleinern, als es der Brustkorb selbst thut. Aus diesem fortwährenden Bestreben der Lungen, sich zusammenzuziehen, muß schon, abgesehen von allen anderen Faktoren, sobald der Zug der Inspirationsmuskeln aufhört, auf jede Inspiration die Exspiration folgen, so daß die letztere ganz passiv vor sich geht, doch ist leicht möglich, daß, um die Luft mit der nötigen Schnelligkeit auszutreiben, die Aktion der Mm. intercost. interni nötig sein dürfte.

Eröffnet man bei einem lebenden Tiere den Pleuraraum, so tritt sofort Luft in denselben ein, und die Atmung hört vollkommen auf. Das hat folgenden Grund: Die Lungen sind in den Brustkasten, auf welchem der volle Atmosphärendruck (760 mm) lastet, luftdicht so eingefügt, daß Lungenoberfläche und innere Brustwand einander stets berühren müssen. Infolge der Starre der Brustwand kann der Luftdruck auf den Pleuraraum nur von dem Binnenraum der Lungen, welcher mit der Atmosphäre in Verbindung steht, einwirken, und zwar wird der Druck dort stets um soviel geringer sein müssen, als die jeweilige elastische Kraft der Lungen, die dem Druck entgegenwirkt, beträgt. Während der ruhigen Atmung, wo der Druck in den Lungen selbst während In- und Exspiration je 759 und 763 mm Hg. beträgt, also der auf der äußern Fläche der Lunge und der innern Brustwand lastende Druck je 750 und 755·5 mm groß ist, mithin negativ bleibt, muß bei Eröffnung einer Pleurahöhle sofort Luft in dieselbe eintreten. Dagegen ist bei tiefer und angestrengter Atmung, wo der Druck in den Lungen je 703 und 847 mm beträgt, der entsprechende Druck in dem Pleuraraume je 673 und 841; es würde in diesem Falle nur während der Inspiration Luft in den Pleuraraum eintreten, während der Exspiration würde aber umgekehrt Luft aus dem Pleuraraume austreten.

Der Tod nach Eröffnung der Brusthöhle tritt ein, weil die Lungen nicht mehr ausgedehnt werden können, da der auf die innere Fläche der Lungen wirkende, um die elastische Kraft derselben verminderte

Luftdruck den auf die äußere Lungenoberfläche mit voller Atmosphäre unverändert wirkenden Luftdruck nicht überwinden kann.

Diese Druckverhältnisse im Thorax haben einen sehr großen Einfluß auf die Blutbewegung (S. 59), da das Centrum der Blutbewegung, das Herz und die großen Gefäße bei ihrer Lage im Brustkorbe dem gleichen Drucke ausgesetzt sind wie der gesamte Pleuraraum. Auf ihnen lastet also ebenfalls nur der um die jeweilige elastische Kraft der Lunge verminderte Druck, der in den Lungen selbst herrscht. Da nun Herz und Blutgefäße bei ruhiger Atmung stets unter negativem Drucke stehen, so wird in beiden Atemphasen eine Aspiration des Blutes aus den extrathorakalen unter dem vollen Atmosphärendrucke stehenden Gefäßen stattfinden können. Anders bei angestrengter tiefer Atmung, wo die Verhältnisse quantitativ sehr verschieden sind. Während der Inspiration, wo das Herz unter negativem Drucke steht, kann die Aspiration des Blutes stattfinden; während der Exspiration aber, wo der auf dem Herzen lastende Druck bedeutend positiv wird, muß der Blutabfluß zum Herzen gehemmt sein.

Der negative Druck im Thorax hat ferner den Wert, daß die Lunge auch während der Respirationspause mit einer gewissen Luftmenge gefüllt bleibt, so daß der Gasaustausch mit dem Blute ununterbrochen fortdauert und bei normaler Respiration in konstanter Stärke unterhalten wird (J. Bernstein).

Die Atembewegungen, welche der Brustkorb ausführt, werden von den sogenannten „konkomitierenden Atembewegungen“ der Nasenflügel und des Kehlkopfes begleitet. Bei jeder Inspiration werden die Nasenlöcher verengert und der Kehlkopf nach abwärts gezogen, bei jeder Exspiration werden die Nasenlöcher erweitert, und der Kehlkopf rückt in die Höhe. Die Stimmritze ist während des ruhigen Atmens weit geöffnet und bildet eine längsovale Spalte (Czermak).

Innervation der Atembewegungen.

Ursache der Atembewegungen. Man nennt nach J. Rosenthal[1] den Zustand der normalen Atmung die Eupnoë, den der erschwerten Atmung oder Atemnot die Dyspnoë und einen dritten Zustand, den der Atmungspause, die Apnoë, welch letztere hervorgerufen wird dadurch, daß man reichliche Lufteinblasungen in die Lunge macht und das Blut mit Sauerstoff sättigt: es können so die Atembewegungen bis zu einer Minute pausieren; dann erst beginnen sie von neuem, da inzwischen ein Teil des Sauerstoffs wieder verzehrt ist. Die Atmung, dem Willenseinfluß größtenteils entzogen, ist ein rhythmischer Vorgang, der vom centralen Nervensystem und gewissen Zuständen des Blutes abhängig ist. Flourens hatte gefunden, daß die Verletzung einer cirkumskripten Stelle in der Med. oblongata augenblicklichen Tod zur Folge hat, weshalb er diesen Punkt „Point oder Noeud vital“ nannte; er liegt in der Rautengrube an der Spitze des Calamus scriptorius und ist das Centrum, welches die Atembewegungen anregt: das „Atemcentrum“. Dieses Centrum ist paarig und liegt zu beiden Seiten der Mittellinie, so daß ein Längsschnitt in der letztern die Atembewegungen der beiden Seiten ungestört läßt (Schiff).

---

[1] J. Rosenthal, Die Atembewegungen etc. Berlin 1862.

Es sind, namentlich an jungen Tieren, ganz spontane Atembewegungen beobachtet worden, die zweifellos vom Rückenmark ausgehen (Rokitansky, Langendorff), so daß man auch von spinalen Atemcentren reden kann; indes ist wie bei den Gefäßcentren das Centrum im Nackenmark (Med. oblongata) dominierend, insofern nur dort alle Bedingungen für die normale, rhythmische Atmung zusammenwirken.

Welches sind nun die Reize, durch welche jenes Atemcentrum zur Thätigkeit veranlaßt wird? Betrachtet man die drei Zustände der Apnoë, Eupnoë, Dyspnoë nacheinander, so ergiebt sich, daß dieselben wesentlich durch die verschiedenen Mengen von Sauerstoff, die im Blute vorhanden sind, hervorgerufen werden, derart, daß bei vollständiger Sättigung des Blutes mit Sauerstoff Apnoë eintritt, d. h. die Atembewegungen vollkommen aufhören; ist der Sauerstoffgehalt des Blutes nur gering, so tritt Dyspnoë, d. h. verstärkte Atembewegung auf, während die Eupnoë in der Mitte zwischen beiden liegt. Es steht also die Intensität der Atembewegung in einem bestimmt nachweisbaren Verhältnis zum Sauerstoffgehalt des Blutes. Da sich aber die Apnoë, Dyspnoë u. s. w. auch hervorrufen lassen, wenn man nur den Gasgehalt der Medulla oblongata in der entsprechenden Weise verändert, so stehen die Atembewegungen weiterhin in direktester Beziehung zum Sauerstoffgehalt des Blutes in dem verlängerten Marke, und zwar in der Weise, daß mit abnehmendem Sauerstoffgehalte die Atembewegungen zunehmen und umgekehrt; also giebt, wie Rosenthal in der That gezeigt hat, der Mangel an Sauerstoff den Reiz für das Atemcentrum ab. Da aber ein über die Norm erhöhter Kohlensäuregehalt der Inspirationsluft die Atembewegungen verstärkt, obgleich der Sauerstoffgehalt des Blutes normal ist, so folgt, daß auch die Anwesenheit der Kohlensäure erregend auf das Atmungscentrum wirkt (Pflüger u. Dohmen); und zwar wirkt der Mangel an Sauerstoff vorzugsweise erregend auf die Inspiration, die Anwesenheit der Kohlensäure auf die Exspiration (J. Bernstein).

Das ist auch der Grund, weshalb das Kind im Uterus nicht atmet, weil das seiner Med. oblongata zugeführte Blut nicht venös genug ist; es befindet sich also gewissermaßen in dieser ganzen Zeit im Zustande der Apnoë. Der erste Atemzug ist die Folge der Trennung des kindlichen vom mütterlichen Kreislauf, der eintretende Sauerstoffmangel löst jenen aus. So können auch innerhalb des Uterus Atembewegungen auftreten, wenn der Placentarkreislauf z. B. durch Kompression der Nabelschnur gestört wird.

Die scheinbar so durchsichtige Lehre, dass die normalen Atembewegungen allein durch den Gasgehalt des Blutes bestimmt werden, hat in neuerer Zeit manche Anfechtung erfahren. Teils will man die Thätigkeit von gewissen Nervenbahnen heranziehen, teils sollen auch andere Blutbestandteile das Atemcentrum anzuregen vermögen. Letztere Ansicht hat eine feste Unterlage gewonnen, als auf die einfache Frage nach der Verstärkung der Atmung bei Muskelbewegungen die überraschende experimentelle Antwort gegeben wurde, dass durch die Muskelarbeit Substanzen entstehen, welche in das Blut übergehen und direkt das Atemcentrum reizen (GEPPERT u. ZUNTZ).

Wirkung des N. vagus auf die Atembewegungen. Wird der N. vagus am Halse einseitig durchschnitten, so sieht man keine Veränderung der Atembewegungen eintreten, dagegen sofort, wenn beide Vagi durchtrennt werden: es sinkt die Atemfrequenz außerordentlich; die Anzahl der Atemzüge in der Minute kann sich auf den 4.—6. Teil verringern; gleichzeitig werden die Einatmungen außerordentlich verlängert, die Ausatmungen kürzer, und sie erfolgen stoßweise. Schließt man die Möglichkeit, daß die erschwerte Atmung die Folge der gleichzeitig mit der Lähmung des Kehlkopfes eintretenden Verengerung der Stimmritze und des dadurch behinderten Luftzutrittes zu den Lungen sei, aus, indem man das Tier durch eine Luftröhrenkanüle atmen läßt (was an der ganzen Erscheinung nichts ändert), so folgt aus diesem Versuch: 1) daß die Atmung auch ohne die Thätigkeit der Nn. vagi vor sich gehen kann; 2) daß aber, da die Atembewegungen verändert sind, den Nn. vagi ein gewisser Einfluß für die Erhaltung der normalen Atmung zugeschrieben werden muß. In welcher Weise sich dieser Einfluß äußert, erfährt man aus den Versuchen von L. TRAUBE[1] und J. ROSENTHAL. Dieselben fanden, daß nach doppelseitiger Vagusdurchschneidung die Reizung des centralen Endes des einen oder beider Nerven mit schwachen Strömen eine Erhöhung der gesunkenen Atemzahl bis zur Norm, Reizung mit starken Strömen Stillstand der Atmung in Inspirationsstellung herbeiführt; ROSENTHAL fand weiter, daß Reizung des centralen Endes des N. laryngeus superior mit schwachen Strömen die Atemzahl vermindert, mit starken Strömen Stillstand der Atmung in Exspirationsstellung zur Folge hat. Ferner ist im Zustande der Apnoë jede irgendwie ausgeführte Reizung auf den Vagusstamm oder seinen Zweig ohne allen Erfolg auf die Atembewegungen; weiter ist das in einer bestimmten Zeit respirierte Luftvolumen vor und nach der Durchschneidung der Nn. vagi trotz der veränderten Atemfrequenz etwa das gleiche, sowie die chemische Zusammensetzung der Atemluft, wenigstens anfangs, unverändert (VOIT und RAUBER). Während in den bisherigen Versuchen wesentlich der elektrische Reiz angewendet wurde, wiesen HERING u. BREUER[2] nach, daß physiologisch, also an den peripheren Vagusenden, ein Reiz einwirkt, der abwechselnd durch die Ausdehnung und Zusammenziehung

[1] TRAUBE, Gesammelte Abhandlungen zur Pathologie u. Physiologie. 1871. Bd. I.

[2] HERING u. BREUER, Die Selbststeuerung der Atmung durch den N. vagus. Sitzungsberichte der Wiener Akademie 1868.

der Lunge erzeugt wird. Sie fanden, daß auf jede künstliche Erweiterung der Lunge eine Exspirationsbewegung, auf jede Verkleinerung der Lunge eine Inspirationsbewegung folge; werden die Vagi durchschnitten, so fällt diese Erscheinung weg. Es giebt demnach jede Inspiration den Reiz für die nächste Exspiration ab, indem sie sich selbst unterbricht, und in gleicher Weise die Exspiration wieder den Reiz für die nächste Inspiration; beide Reize werden in der Bahn des N. vagus geleitet, der also inspiratorische und exspiratorische Fasern enthält („Selbststeuerung der Atmung durch den N. vagus"). Daß im Stamme des Vagus exspiratorische Fasern verlaufen, beweist endlich die Thatsache, daß chemische oder mechanische Reizung seines centralen Endes Stillstand der Atmung in Exspiration erzeugen (Langendorff).

Die Atmung kann übrigens durch die Erregung noch anderer centripetaler Nerven beeinflußt werden (s. weiterhin), sowie auch durch das Gehirn, wo sich am Boden des dritten Ventrikels ein Punkt befindet, dessen Reizung die Atmung vertieft und beschleunigt. Dieser Punkt wird erregt durch Reizung der Sinnesnerven, besonders des N. opticus und des N. acusticus (Christiani).

Schwache Reizung sensibler Hautnerven beschleunigt, starke Reizung verlangsamt die Atembewegungen (M. Schiff). Sehr empfindlich sind in dieser Richtung die Nasenäste des N. trigeminus: Tabakrauch (Nikotin) in die Nase geblasen, oder Einatmung von Ammoniak- oder Chloroformdämpfen ruft bei Kaninchen einen lange dauernden Atmungsstillstand in Exspiration hervor (Hering u. Kratschmer). Ebenso exspiratorisch wirkt die elektrische Reizung des centralen Splanchnicusstumpfes (Pflüger u. Graham).

Weshalb die Atembewegungen trotz des stetig wirkenden Reizes doch rhythmische sind und wie man sich den Einfluß der Nn. vagi zu denken hat, wird später erörtert werden.

§. 2. Hautatmung.

Die äußere Haut des Menschen sondert CO_2 ab, deren Menge aber im Vergleich zu der CO_2-Abgabe durch die Lungen sehr klein ist. Dieselbe beträgt beim erwachsenen Menschen für 24 Stunden im Maximum nur 6,3 Gramm. Auch O nimmt die Haut auf, aber viel weniger, als der abgegebenen CO_2 entspricht. (Die Wasserabgabe der Haut s. S. 186.) Die Hautatmung wird durch Muskelanstrengungen, durch Frottieren, durch Elektricität und warme Bäder gesteigert. Man bezeichnet sie auch als Perspiratio insensibilis. Andere kompliziertere gasförmige Verbindungen, welche den Körper durch die Haut verlassen sollen, konnten nicht aufgefunden werden (Hermans).

Während die Hautatmung bei den warmblütigen Tieren wohl keine Bedeutung hat, ist dieselbe bei den Fröschen außerordentlich entwickelt und übertrifft nach Bidder sogar ihre Lungenatmung, so daß ein Frosch viele Tage ohne jede Atembewegung, selbst nach Exstirpation seiner Lungen leben kann.

Wird ein Tier vollständig mit einem impermeablen Firnis überzogen, so geht es sehr bald zu Grunde, aber nicht wie man lange geglaubt hat, infolge der aufgehobenen Hautatmung, sondern infolge zu großer Abkühlung durch die stark erweiterten Hautgefäße (Rosenthal u. Laschkewitsh).

Die Erstickung (Suffokation).

Alle Umstände, durch welche das Blut verhindert wird, im Besitze einer bestimmten Sauerstoffmenge (s. oben) zu bleiben, führen zu Erscheinungen, welche man Erstickung (Suffokation) nennt. Diese Umstände können folgende drei sein: 1) der Luftzutritt zu den Lungen wird durch mechanische Hindernisse gestört, indem die Luftwege auf irgend eine Weise unwegsam geworden sind (Zuklemmen der Luftröhre, Fremdkörper, Geschwülste u. s. w. in der Umgebung der Luftröhre); 2) die Atemluft ist ihres Sauerstoffes beraubt; 3) der Sauerstoff wird aus dem Blute ausgetrieben durch Körper, welche mit dem Hämoglobin festere Verbindungen eingehen (Kohlenoxydgas), oder welche das Hämoglobin zersetzen.

Das Bild der Erstickung ist folgendes: Die Atemzüge werden seltener und tiefer, die Pupillen verengern sich, es treten die accessorischen Atemmuskeln in Thätigkeit, denen bald Krämpfe sämtlicher Körpermuskeln folgen. Eine gleichzeitige Folge des Sauerstoffmangels ist die Erregung des Vagus- und Gefäßcentrums in dem verlängerten Marke (s. oben), wodurch der Herzschlag vermindert und der Blutdruck gesteigert ist. Bald hören die Krämpfe auf, und es tritt das Stadium der „Asphyxie“ ein, in welchem das Tier ohne Atmung und ohne fühlbaren Puls daliegt, bei sehr schwachem Herzschlage und mit weiten Pupillen. Um diese Zeit ist das Tier durch künstliche Lufteinblasungen noch zu retten [ausgenommen sind die Erstickungen, die infolge der oben unter 3) angeführten Ursachen eintreten]; sonst geht der Zustand in den Tod über.

Das Erstickungsblut ist nahezu frei von Sauerstoff (s. oben), deshalb dunkelrot, fast schwarz und zeigt im Spektroskop den Absorptionsstreifen des reduzierten Hämoglobins.

Die Atmung der Tiere. Die Tiere atmen entweder direkt die atmosphärische Luft, oder sie atmen die im Wasser absorbierte Luft. Die Atmung in Luft geschieht durch Lungen (Säugetiere, Vögel, Amphibien und Reptilien im erwachsenen Zustande) oder durch Tracheen, Luftkanäle (Arthropoden). Die Atmung im Wasser wird unterhalten durch Kiemen (Amphibien und Reptilien im Larvenzustande, Fische, Mollusken mit Ausnahme der Lungenschnecken Helix und Limax, Crustaceen u. a.) oder durch Wassergefäße (Würmer, Strahltiere und Rädertiere). Sehr niedere Tiere, deren Atembedürfnis ein sehr geringes ist, haben keine besonderen Atemwerkzeuge, sondern nehmen an ihrer gesamten Körperoberfläche das Atemgas auf.

Drittes Kapitel.

Die Ausgaben des Blutes an flüssigen Bestandteilen (Sekretion und Exkretion[1]).

Die Ausgaben, welche das Blut von seinen flüssigen Bestandteilen macht, verlassen dasselbe wohl ausschließlich in den Kapillaren, indem sie durch die dünnen, porösen Wände derselben hindurchtreten und sich in die umliegenden Gewebe ergießen, um sie mit Ernährungsmaterial zu versehen, gleichwie eine Wiese von den sie durchziehenden Kanälen bewässert wird (Irrigationsstrom).

Da die einzelnen Gewebe von sehr verschiedener chemischer Zusammensetzung sind, wird auch ihr Bedarf an Ernährungsmaterial ein verschiedener sein und der Irrigationsstrom je nach dem betreffenden Gewebe andere Substanzen führen müssen.

Die Aufgabe dieses Kapitels sollte es nun sein, die chemische Zusammensetzung des Irrigationsstromes in den verschiedenen Geweben zu ermitteln; eine Aufgabe, welche vorderhand unlösbar ist. Man begnügt sich deshalb damit, die weiteren Schicksale zu verfolgen, welche die Bestandteile des Irrigationsstromes erfahren. In die Gewebe gelangt, werden sie dort als Bau- und Nährmaterial verwendet. Dafür giebt das Gewebe die für seine Zwecke unbrauchbar gewordenen Teile ab, welche mit den Resten des Irrigationsstromes von den Lymphgefäßen aufgenommen und auf Umwegen dem Blute wieder zugeführt werden (Lymphe s. unten). Ein anderer Teil kehrt, nachdem er ebenfalls in den Geweben Veränderungen erfahren hat, direkt in das Blut zurück, um durch die Venen aus den Organen fortgeführt zu werden (Veränderungen des Blutes auf seiner Bahn s. unten). In gewissen Teilen des Körpers aber geht der Irrigationsstrom in bestimmte Organe,

---

[1] Vgl. R. Heidenhain, Artikel Absonderungsvorgänge in Hermanns Handbuch der Physiologie. Bd. V. 1. 1880.

sogenannte Absonderungsorgane, über, in denen seine Bestandteile zu Flüssigkeiten umgewandelt werden, die entweder qualitativ oder quantitativ oder nach beiden Seiten hin verändert und durch die Ausführungsgänge dieser Organe an die Oberfläche von Körperhöhlen oder an die freie Oberfläche des Körpers befördert werden.

Diese Flüssigkeiten nennt man die „Sekrete" und „Exkrete", deren Betrachtung dieses Kapitel enthalten soll.

Die Absonderungsorgane sind Drüsen, deren wesentliche Elemente die Drüsenzellen sind, welche bei der Bildung jener Flüssigkeiten entweder selbst zerfallen und zu Bestandteilen derselben werden; oder aber persistieren und aus sich jene Flüssigkeit ausschwitzen, die sie aus den Blutbestandteilen gebildet haben. Die Thätigkeit in den Drüsenzellen kann unter dem direkten Einfluß von Nerven vor sich gehen innerhalb gewisser Grenzen unabhängig von dem Blutstrom, oder ohne diesen direkten Nerveneinfluß wesentlich nur abhängig von dem Blutdruck und der Blutmenge, welche durch die Drüse fließt, und die durch die Gefäßnerven modifiziert werden kann.

Die Kräfte, welche die Blutbestandteile durch die Gefäßwände treiben, sind: 1) Druckunterschiede zwischen dem Blut und den Parenchymflüssigkeiten (Filtration) und 2) Affinitätsunterschiede zwischen den Bestandteilen des Blutes einerseits und denen der Parenchymflüssigkeit andererseits (Hydrodiffusion).

Filtration. Unter Filtration versteht man den Durchtritt von Flüssigkeiten durch poröse Membranen unter einem Druck. Man nennt die durch die Membran hindurchgetretene Flüssigkeit das Filtrat. Der einfachste Fall von Filtration ist der, daß der Druck durch die Schwere der zu filtrierenden Flüssigkeit selbst erzeugt wird. Bringt man auf ein Filter von Fließpapier eine Salzlösung, so tritt die Lösung durch das Filter nach und nach hindurch; die Filtrationsgeschwindigkeit (gemessen durch die Menge des in der Zeiteinheit erhaltenen Filtrates) nimmt aber zu, weil die Poren des Filters durch den Druck allmählich erweitert werden. Umgekehrt nimmt die Menge des Filtrates ab, wenn man Flüssigkeiten filtriert, welche, wie Gummi, Eiweiß u. s. w., die Poren verstopfen. Im allgemeinen ist die Filtrationsgeschwindigkeit abhängig von der Beschaffenheit des Filters und der Natur der Flüssigkeit. Diese beiden gleich gesetzt wächst die Menge des Filtrates mit steigendem Drucke und höherer Temperatur, nimmt ab mit der Konzentration der Flüssigkeit und ist abhängig von der Richtung, in welcher es durch die Membran hindurchtritt. Benutzt man z. B. als Filter eine Schleimhaut, so geht von der Schleimhautfläche mehr durch als von der andern Seite her. Am langsamsten filtriert Eiweiß, am schnellsten organische Salze, und Säuren wieder rascher als Basen (Runeberg). Was die chemische Zusammensetzung des Filtrates gegen die ursprüngliche Flüssigkeit betrifft, so gehen die echten Lösungen (Lösungen von Krystalloidsubstanzen) unverändert durch, während bei unechten Lösungen (Lösungen von Kolloidsubstanzen), wie bei Eiweiß u. s. w., der Prozentgehalt des Filtrates an festen Bestandteilen ärmer wird (Valentin). Mit zunehmendem Drucke und mit der Konzentration der Mutterflüssigkeit nimmt diese Differenz zu.

Bei den Filtrationen, welche innerhalb des Körpers vorgehen, können zwei Fälle eintreten: 1) der Filtrationsstrom aus dem Blut in die Gewebe, deren Flüssigkeit stets unter geringerem Drucke steht als die Blutflüssigkeit, wächst mit steigendem Blutdruck; 2) wird der Filtrationsstrom aber auch zunehmen, wenn der Druck der Parenchymflüssigkeit (z. B. durch Entleeren derselben) verringert worden ist.

Hydrodiffusion (Endosmose). Man versteht unter Hydrodiffusion den gegenseitigen Austausch der Flüssigkeitsteilchen zweier heterogener, miteinander sich mischender Flüssigkeiten, die keine chemische Verbindung miteinander eingehen. Die beiden Flüssigkeiten können miteinander frei kommunizieren oder durch eine poröse Scheidewand getrennt sein, in welch letzterem Falle man den Vorgang als Membrandiffusion bezeichnet, die allein hier in Betracht kommt.

Werden zwei Gefäße, wovon das eine mit einer konzentrierten Salzlösung, das andere mit destilliertem Wasser gefüllt ist, so miteinander verbunden, daß sie, ohne jeden auf ihren Inhalt ausgeübten Druck, nur durch eine poröse Membran (Tierblase) voneinander getrennt sind, so beginnt zwischen den beiden Flüssigkeiten ein Austausch ihrer Teilchen, der so lange anhält, bis die Konzentration der Flüssigkeit auf beiden Seiten vollkommen gleich ist (Dutrochet). Endosmotisches Äquivalent nennt man die Zahl, welche das Verhältnis angiebt, in dem eine Gewichtsmenge Wasser für die Gewichtseinheit des Salzes ausgetauscht wird; ist die Gewichtsmenge Wasser = w und die Gewichtseinheit des Salzes = s, so ist $\frac{w}{s}$ = dem endosmotischen Äquivalent (Jolly), welches für verschiedene Substanzen sehr verschiedene Werte besitzt. Die Diffusionsgeschwindigkeit wird durch die Menge von Salz bezw. Wasser gemessen, welche in der Zeiteinheit durch die Querschnittseinheit der Membran gehen kann.

Befindet sich die Salzlösung, welche man der Membrandiffusion aussetzt, in strömender Bewegung, so wird der Durchtritt von Salzteilchen erheblich gesteigert (Wibel).

Diffusion des Eiweißes und der Peptone. Eiweißlösung diffundiert gegen reines Wasser fast gar nicht, besser gegen salzhaltiges Wasser. Das endosmotische Äquivalent . . . . $\frac{w}{s}$

von Eiweiß ist 100,

von Pepton „ . . . . . 9·5;

ein Verhältnis von großer Bedeutung für das Verständnis der Thatsache, daß im Darme die Eiweiße in Peptone umgewandelt werden.

Diffusion gegen Lösungsgemenge. Besonderes Interesse beansprucht der Fall, wenn ein Gemenge von Salzlösungen gegen Wasser diffundiert (Cloëtta). Das endosmotische Äquivalent jedes der Salze ist, wenn sie im Gemenge diffundieren, gerade so groß, als wenn jedes einzeln durch dieselbe Membran diffundiert wäre. Was die Diffusionsgeschwindigkeit unter denselben Bedingungen betrifft, so war bei einem Gemenge von Kochsalz und Glaubersalz, von denen bei gesonderter Diffusion der Kochsalzstrom etwa doppelt so schnell diffundiert als der Glaubersalzstrom, die Geschwindigkeit des Kochsalzstromes unverändert geblieben, während die des Glaubersalzstromes verringert war; unter diesen Umständen muß sich das schneller diffundierende Salz aus dem Gefäße entfernen, während das andere zurückbleibt.

Grahams Membranen. In den tierischen Membranen findet eigentlich eine doppelte Diffusion statt, und zwar die eine, die man als die interstitielle bezeichnet, durch die Interstitien der Gewebselemente hindurch, die andere, die molekulare, zwischen den Molekülen durch die Poren des Gewebes selbst hindurch. Um die interstitielle Diffusion auszuschließen, stellte GRAHAM[1] sogenannte homogene Membranen dar, indem er Papier mit Schwefelsäure behandelte, dann mit Eiweißlösung durchtränkte und diese in siedendem Wasser gerinnen machte. Versuche, die er mit solchen Membranen anstellte, zeigten, daß eine Reihe von Substanzen mehr oder weniger leicht durch seine Membran diffundierte, während eine andere Reihe gar nicht oder nur sehr schwer durch die Membran hindurchtrat; die ersteren waren krystallisationsfähig, die letzteren nicht, sondern in Lösung gewöhnlich schleimig. Er nannte deshalb die erste Gruppe die Krystalloid-, die letztere die Kolloidsubstanzen.

Dieses Verhältnis ist indes nur ein spezieller Fall des allgemeinen Gesetzes, das M. TRAUBE[2] gefunden hat mit Hilfe von Membranen, die er künstlich darstellte: läßt man nämlich einen Tropfen einer Lösung sehr vorsichtig in eine andere Lösung fallen, die mit der ersten einen Niederschlag bildet, wie z. B. Leim in Gerbsäure, oder essigsaures Kupfer in Blutlaugensalz, so bildet sich um den Tropfen ein feines Häutchen, eine Niederschlagsmembran, die vorläufig jede weitere Einwirkung der beiden Lösungen aufeinander hindert. Bald aber gewinnt die Blase an Umfang, indem sie offenbar Wasser in sich aufnimmt; haben sich dadurch die Poren erweitert, so daß die beiden Flüssigkeiten aufeinander wirken können, so bildet sich in den Poren neuerdings ein Niederschlag, der sie verengt. Daher ist ihre Lichtung immer geringer, als die Größe der Moleküle in den beiden Flüssigkeiten es ist. Es können deshalb die membranogenen Flüssigkeiten sowenig durch diese Membran diffundieren wie nach weiteren Beobachtungen die Lösungen von höherem Atomgewicht; es diffundieren immer nur solche Flüssigkeiten, deren Atomgewicht geringer ist als die einer der membranogenen Flüssigkeiten selbst.

Durch die Hydrodiffusion können offenbar Blutbestandteile in die Gewebe gelangen, da die Zusammensetzung der Blut- und Gewebsflüssigkeit eine differente ist. Die Folge dieser Differenz wird ein doppelter Diffusionsstrom sein, der einerseits Flüssigkeiten aus dem Blut in die Gewebe und andererseits Bestandteile der Gewebsflüssigkeit in die Blutgefäße zurückführen muß, so daß jede Abgabe von Flüssigkeit aus dem Gefäßrohr von einer Aufnahme begleitet ist. Diese Ströme werden fortwährend vorhanden sein, weil durch den Stoffwechsel die Differenz der beiden Flüssigkeiten stetig unterhalten wird. Da das Blut ein Gemenge verschiedener Lösungen darstellt, deren Diffusionsgeschwindigkeit verschieden groß ist und da die Gewebsflüssigkeiten verschiedene Zusammensetzung haben, so wird der Diffusionsstrom in die Gewebe stets eine andere Zusammensetzung haben müssen, als sie das Blut hat, und die einzelnen Diffusionsströme in die verschiedenen Gewebe werden ebenfalls ungleich zusammengesetzt sein. Endlich könnte es noch möglich sein, daß die Kapillarwände in einzelnen Organen verschiedene Beschaffenheit besitzen, die ihrerseits einen gewissen Einfluß auf die Zu-

---

[1] Annalen d. Chemie u. Pharmacie. Bd. 121.

[2] Archiv f Anat., Phys. u. wiss. Med. 1867.

sammensetzung des Diffusionsstromes ausüben würde. So giebt es der Faktoren sehr viele, die, bei ihrem Einfluß auf die Diffusion, Absonderungen sehr verschiedener Qualität und Quantität erzeugen können.

§. 1. Die Sekrete.

Die Sekrete sind Drüsenflüssigkeiten, welche Stoffe führen, die im Blute und der Lymphe nicht enthalten sind, und welche durch chemische Prozesse in den Drüsenzellen gebildet werden. Sie haben die Aufgabe, im Organismus irgend einen Dienst zu verrichten, und sind bestimmt, ganz oder teilweise wieder ins Blut zurückzukehren. Zu den Sekreten gehören: 1) die Verdauungssäfte, 2) die Milch, 3) die Thränenflüssigkeit, 4) der Schleim, 5) der Hauttalg, 6) die Samenflüssigkeit.

1. Die Verdauungssäfte.[1]

Die Verdauungssäfte sind Sekrete, welche in den Verdauungsdrüsen gebildet und durch ihre Ausführungsgänge nach dem Darmrohr geleitet werden, um in das Verdauungsgeschäft in mehr oder weniger energischer Weise einzugreifen. Sie werden in verhältnismäßig großen Mengen in das Darmrohr ergossen und zum großen Teil nach vollendeter Thätigkeit wieder ins Blut resorbiert, durchlaufen also gleichsam einen „intermediären Kreislauf". Werden sie durch irgend eine Störung nicht an den Ort ihrer Bestimmung, sondern an die freie Körperoberfläche abgeführt (Fistel), so erleidet der Organismus einen doppelten Verlust einmal dadurch, daß ihre Verrichtung bei der Verdauung fortfällt, also brauchbare Nährstoffe nicht für die Resorption ins Blut vorbereitet werden können, zweitens dadurch, daß der Organismus eine erhebliche Menge von flüssigem Material, das sonst dem Blute zugeführt wird, einbüßt.

a) Der Speichel.

In die Mundhöhle ergießen sich die Sekrete dreier größerer Drüsen, der sogenannten Speicheldrüsen, und zahlreicher kleiner in der Mundschleimhaut gelegener Drüschen. Der Gesamtspeichel, der sich aus allen diesen Einzelsekreten zusammensetzt, ist eine farblose, schwach getrübte, geruch- und geschmacklose Flüssigkeit von fadenziehender Beschaffenheit, die stets alkalisch reagiert, ein spezifisches Gewicht von 1004 bis 1008 hat und stehen gelassen einen Bodensatz von abgestoßenen Pflasterepithelien der Mundschleimhaut, sowie kohlensauren Salzen giebt, von denen ein Teil in der Flüssigkeit suspendiert bleibt und die Ursache jener Trübung ist. An morphotischen Elementen finden sich ferner im

---

[1] Vgl. Bidder u. Schmidt, Die Verdauungssäfte und der Stoffwechsel. Leipzig und Mitau 1852. — R. Maly, Chemie der Verdauungssäfte und der Verdauung in Hermanns Handbuch d. Physiologie. Bd. V. 2. 1881.

Speichel die sogenannten Speichelkörperchen, welche mit den weißen Blutzellen identisch sind.

Der Speichel enthält in seiner wässerigen Flüssigkeit im Mittel 0·75% an festen Substanzen aufgelöst. Die organischen Substanzen des Speichels sind:

1) Das Ptyalin (Speicheldiastase), das Ferment, welches Stärke in Zucker umwandelt (Leuchs);
2) reichliche Mengen von Mucin, dem der Speichel seine Klebrigkeit verdankt;
3) Globulin, durch den Kohlensäurestrom ausfällbar;
4) Spuren von Albumin, das durch Kochen oder konzentrierte Salpetersäure gefällt wird.

An anorganischen Bestandteilen enthält der Speichel: Chlornatrium, Chlorkalium, kohlensauren und phosphorsauren Kalk und phosphorsaure Magnesia, auffallenderweise auch Rhodan-Kalium, das im Blute präformiert nicht vorkommt und dadurch leicht kenntlich ist, daß es mit Eisenoxydsalzen blutrote Lösungen bildet. Sehr reich ist der Speichel an Gasen, und zwar vorzüglich an Kohlensäure. Pflüger konnte aus dem Submaxillarspeichel im ganzen 64·7% Kohlensäure gewinnen; an Sauerstoff 0·6, an Stickstoff 0·8%.

Die diastasischen Fermente sind in Wasser oder Glycerin leicht löslich, werden durch Alkohol gefällt, durch starkes Ansäuren mit Mineralsäuren oder durch Kochen ihrer Lösung unwirksam und sind leicht diffusibel.

Der Speichel der einzelnen Drüsen zeigt wesentliche Verschiedenheiten: Im allgemeinen ist der Submaxillarspeichel (vom Sublingualspeichel gilt dasselbe) zähflüssig, der Parotidenspeichel leichtflüssig (der eine ist reich an Mucin, der andere frei davon). Beim Hunde ist der cerebrale Speichel der Submaxillaris (man unterscheidet an jeder Drüse je nach dem Sekretionsnerven, dessen Reizung den Speichel geliefert hat, den cerebralen und den sympathischen Speichel) frei von Ptyalin, der sympathische enthält nur wenig Ptyalin; der erstere ist fadenziehend und von wasserhellem Aussehen, der letztere stellt eine viel zähere, klumpige, weißliche Masse dar; der cerebrale Speichel ist frei von morphotischen Bestandteilen, der sympathische führt gallertige Ballen, wahrscheinlich schleimig metamorphosierte Acinuszellen, ferner Speichelkörperchen und Niederschläge von kohlensaurem Kalk. Entsprechend diesen Unterschieden enthält der cerebrale Speichel 1—2%, der sympathische 6% an Trockensubstanz. Der Parotisspeichel ist frei von Ptyalin, enthält aber das Rohdankalium.

Der cerebrale und sympathische Parotidenspeichel (Kaninchen) zeigt dem bloßen Auge keine Unterschiede, doch giebt der erstere nur 1—2%, der andere 3·7—8·3% trocknen Rückstand, und zwar betrifft die Vermehrung ausschließlich die Eiweißkörper. Das Sekret enthält Ptyalin.

Histologie der Speicheldrüsen. Die Speicheldrüsen sind nach dem Typus der sogenannten acinösen Drüsen gebaut: der Hauptausführungsgang verästelt sich wiederholt dichotomisch; seine feinsten Äste bilden Ausbuchtungen, deren zu einem Aste gehörige Summe bilden Läppchen, die selbst durch Bindegewebe voneinander geschieden sind. Jeder Acinus ist begrenzt von der Membrana propria, die sich aus anastomosierenden Bindegewebszellen zusammensetzen, deren Maschen durch eine strukturlose Membran ausgefüllt sind. Die eigentlich sezernierenden Elemente liegen im Acinus selbst. In der Submaxillaris des Hundes sieht man nach HEIDENHAIN: 1) große, helle und nicht granulierte Zellen mit platten, der Wand anliegenden Kernen; daneben sieht man an bestimmten Stellen der Wand des Acinus anliegen halbmondförmige Gebilde, GIANUZZIS „Halbmonde", die nach HEIDENHAIN aus granulierten Zellen mit rundlichen Kernen bestehen; HEIDENHAIN unterscheidet daher Central- und Randzellen. Die erstern erwiesen sich als mucinhaltig und färben sich in Karmin vollständig rot; die letzteren sind eiweißhaltig, in Karmin färben sich nur ihre Kerne. In den Acinis der Speicheldrüsen, deren Sekret frei von Schleim ist, wie die des Kaninchens und die Parotis des Hundes, finden sich nur Randzellen; aber auch in der Unterkieferdrüse des Hundes finden sich vielfach Acini, die nur Randzellen enthalten. Diese Bilder wechseln mit dem jeweiligen physiologischen Zustand der Drüse. PFLÜGER giebt an, daß die Drüsennerven in den Zellen selbst enden.

Gewinnung des Speichels. Den Gesamtspeichel erhält man durch direktes Auffangen desselben aus der Mundhöhle. Den Speichel der einzelnen Speicheldrüsen dadurch, daß man Speichelfisteln anlegt, wofür man den Ausführungsgang der Drüse an einem beliebigen Punkte eröffnet, eine passende Kanüle in denselben einführt und den entsprechenden Sekretionsnerven reizt.

Die Mengen von Speichel, welche in 24 Stunden sezerniert werden, sind sehr variabel; für den Menschen schätzt man sie auf 5—800 g. Im nüchternen Zustande ist die Speichelabsonderung nur gering, ohne aber ganz aufzuhören. Reflektorisch wird sie angeregt durch Reizung der Mundschleimhaut vermittelst saurer und scharf gewürzter Speisen, besonders führt das Kauen von festen Substanzen zu reichlicher Speichelabsonderung; selbst willkürliche Kaubewegungen reichen hin, um Speichelsekretion hervorzurufen. (Damit stimmt die Thatsache, daß die Speichelabsonderung beim Pferde an der kauenden Seite stets stärker ist [KAUFMANN].) Der Reiz wird von den Geschmacksnerven der Mundhöhle, den Nn. glossopharyngeus und trigeminus, aufgenommen, zu dem in der Med. oblongata gelegenen Centrum geleitet und direkt auf die Sekretionsnerven (N. facialis) übertragen.

Folgende Einflüsse verursachen ebenfalls Speichelsekretion: 1) die Reizung der Magenschleimhaut durch die eingeführten Speisen, worauf wohl der Speichelfluß zurückzuführen ist, der dem Erbrechen vorausgeht; 2) die Reizung sensibler Nerven, wie die des centralen Ischiadicusstumpfes (OWSJANNIKOW u. TSCHIRJEW, GRÜTZNER); 3) die bloße Vorstellung von Geschmackseindrücken.

Eine Reihe von Giften, wie Kalabar, Curare, Physostigmin, Pilokarpin, bewirken eine lebhafte Speichelabsonderung, Atropin hebt sie auf.

Von besonderer Bedeutung ist die Thatsache, daß alle drei Speicheldrüsen durch direkte Erregung von Nerven zur Sekretion angeregt werden können, und zwar die Submaxillar- und Sublingualdrüse durch Reizung des N. lingualis, eines Zweiges aus dem dritten Trigeminusast (LUDWIG); die Parotis durch Reizung des N. auriculo-temporalis (CL. BERNARD, NAWROCKI).

Mechanik der Speichelsekretion. Die lange bekannten reflektorischen Beziehungen zur Speichelsekretion hatten schon auf Nerveneinflüsse hingewiesen, aber erst Ludwig[1] ist es gelungen zu zeigen, daß die elektrische Reizung des R. lingualis Trigemini die Sekretion in der Submaxillardrüse außerordentlich beschleunigt und das Sekret in einem Manometer bis zu einem Drucke von ca. 200 mm Hg. steigen macht, während der Blutdruck in der Carotis um dieselbe Zeit nur ca. 112 mm Hg. beträgt. Den gleichen Einfluß zeigte die Reizung des N. sympathicus am Halse, nur ist das Sekret spärlicher, zäher und reicher an Schleim (Eckhard).

Cl. Bernard[2] entdeckte weiterhin, daß auf Reizung der Chorda (der eigentliche Drüsennerv ist nämlich die aus dem N. facialis stammende Chorda tympani; ihr Verlauf s. weiter unten) die Arterien der Drüse sich erweitern und der Blutstrom durch die Drüse in hohem Maße beschleunigt wird, dagegen bei Reizung des Sympathicus die Gefäße sich verengen und der Blutstrom verlangsamt wird. Trotz dieser ausgesprochenen Einwirkung der Sekretionsnerven auf den Blutstrom der Drüse ist die Sekretion des Speichels ein Vorgang, durch den die Bestandteile des Sekretes unter direktem Nerveneinfluß gebildet werden und innerhalb der natürlichen Grenzen unabhängig vom Blutstrome. Denn 1) dauert die Speichelsekretion auf Reizung des Sekretionsnerven noch fort auch nach Aufhebung der Cirkulation; 2) hört die Sekretion nach Vergiftung des Sekretionsnerven (Atropin) trotz normaler Blutcirkulation auf; 3) nehmen auch die festen Bestandteile des Sekretes bei zunehmender Stärke der Reizung zu; 4) findet man eine Temperatursteigerung im venösen Blute und dem Speichel um 1·5° C. gegen das in die Drüse einfließende arterielle Blut, was auf lebhafte chemische Prozesse in der Drüse schließen läßt; und 5) treten anatomische Veränderungen der Drüsenzellen selbst auf (Heidenhain).

Während nämlich die ungereizte Drüse in ihrem Acinus Rand- und Centralzellen unterscheiden läßt (von denen die ersteren eiweißreich, die letzteren schleimhaltig sind), hat die thätig gewesene Drüse nur Zellen von der Natur der früheren Randzellen aufzuweisen. Bei der Thätigkeit der Drüsen gehen die Centralzellen durch Zerfall zu Grunde, und an ihre Stelle treten die Randzellen, die sich ihrerseits im Ruhestadium in Central- oder Schleimzellen umbilden. Heidenhain nimmt an, daß zu den Drüsenzellen zweierlei Nervenfasern verlaufen, von denen die einen, die trophischen Fasern, die Bildung und Absonderung der organischen Sekretbestandteile veranlassen, während die anderen, die sekretorischen Fasern, die eigentliche Flüssigkeitsabsonderung hervorrufen.

---

[1] Ludwig, Zeitschrift f. rat. Med. Bd. I. 1851.

[2] Cl. Bernard, Leçons sur la physiologie du syst. nerv. Paris 1858. Bd. I.

Die Verschiedenheit des Chorda- und Sympathicusspeichels ist so zu erklären, daß in der Chorda von den in beiden Nervenstämmen vorhandenen Nervenfasern mehr sekretorische, im Sympathicus mehr trophische Fasern vorhanden sind.

Diese Ansicht erklärt auch sehr einfach die Thatsache, daß nach längerer Reizung des einen der beiden Drüsennerven die Reizung des andern erfolglos bleibt; sie weist zugleich darauf hin, daß beide Nerven auf dieselben Drüsenbestandteile wirken.

Diese Hypothese HEIDENHAINS findet eine wesentliche Stütze in folgenden Beobachtungen: Beim Kaninchen wirken auf die Parotis sowohl der cerebrale, wie der sympathische Absonderungsnerv; letztere Reizung giebt ein konzentrierteres Sekret. Auf die Parotis des Hundes wirkt der sympathische Nerv allein niemals, wohl aber in Gemeinschaft mit dem cerebralen Nerven, indem er das Sekret konzentriert. Nun findet man mikroskopische Veränderungen der Drüsenzellen in der Parotis des Kaninchens nur bei sympathischer Reizung, aber man findet solche Veränderungen auch in der Parotis des Hundes, obgleich der sympathische Nerv unwirksam ist. Es scheinen hier eben nur trophische Nervenfasern vorhanden zu sein, unter deren Einfluß wohl die organischen Bestandteile des Sekretes gebildet, aber nicht fortgeschafft werden, weil eine Wasserabsonderung nicht stattfindet.

Die Nerven der Speicheldrüsen. Die cerebralen Fasern für die Glandula submaxillaris und sublingualis sind die Chorda tympani, weche im FALOPPIschen Kanale sich vom Facialis abzweigt, durch die Paukenhöhle zieht und durch die Fissura Glaseri den Schädel verläßt, um sich in den R. lingualis Trigemini einzusenken. Davon geht weiterhin ein Teil der Fasern zum Ganglion submaxillare und von hier an die Drüse. Die sympathischen Fasern gelangen oberhalb des ersten Halsganglions mit den Blutgefäßen in die Drüsen. Die cerebralen Fasern für die Parotis stammen aus dem N. glossopharyngeus, woher sie im N. Jacobsonii in die Paukenhöhle und durch den N. petrosus superficialis minor zum Ganglion oticum gelangen, von wo aus sie im N. auriculotemporalis die Drüse erreichen; die sympathischen Fasern stammen ebenfalls aus dem Halssympathicus.

b) Der Magensaft.

Der Magensaft wird von einer großen Anzahl in der Magenwand gelegener tubulöser Drüsen, den Magendrüsen, abgesondert. Derselbe stellt beim Menschen und den Karnivoren eine blaßgraue oder schwach gelbliche, bei den Herbivoren eine grünliche Flüssigkeit von stark saurer Reaktion dar. Morphotische Elemente führt der Magensaft nur sehr spärlich: Reste von Speisen und Cylinderepithelzellen der Magenoberfläche, niemals aber die sogenannten Labzellen. Sein Gehalt an festen Bestandteilen ist sehr verschieden, nach FRERICHS 1—1·5 % mit einem spezifischen Gewicht von 1005. Die physiologisch wichtigsten Bestandteile des Magensaftes sind:

1) Das Pepsin, ein Ferment, das zu etwa 0·3 % im Magensafte enthalten ist und unter dessen Einflusse Eiweiße in Peptone umgewandelt werden (SCHWANN, WASSMANN).

2) Salzsäure, welcher der Magensaft seine saure Reaktion verdankt, und welche bei den Fleischfressern zu 0·3—0·4%, beim Menschen nur zu 0·1% sich im Magensafte vorfindet.

An organischen Substanzen enthält der Magensaft noch Spuren von Peptonen; von anorganischen Chlornatrium, Chlorkalium, Chlorammonium, phosphorsauren Kalk-, Magnesia- und Eisenoxyd.

Das Pepsin ist in Wasser und Glycerin löslich, wird von Niederschlägen leicht mitgerissen, fällt durch Alkohol, Sublimat, Bleiacetat und Metallsalze, verliert durch Kochen seine Wirksamkeit und diffundiert nicht durch Pergamentpapier.

Histologie der Magendrüsen. Die gesamte Oberfläche der Magenschleimhaut, in welcher die Magendrüsen pallisadenartig nebeneinander stehen, ist mit einem Cylinderepithel bekleidet, das sich niemals bis auf den Grund der Magendrüsen fortsetzt, sondern nur in ihren Ausführungsgang hineinreicht. An den Drüsen, welche von birnförmiger Gestalt sind, unterscheidet man den Eingang, den Hals und den Körper. Im Fundus des Magens haben die Drüsen selbst zwei Arten von Zellen: die eine Art bildet runde oder ovale Zellkörper mit rundem Kern, welche ziemlich stark granuliert sind und sich in Karmin oder Anilin vollständig färben; sie befinden sich stets an der Wand, ohne das Lumen der Drüse zu erreichen, weshalb sie nach Heidenhain Belegzellen genannt werden (sie entsprechen den früher sogenannten Labzellen). Die andere Art ist von cylindrischer Gestalt, liegt durch die ganze Drüse hindurch in dem Innern derselben und färbt sich nicht; sie werden Hauptzellen genannt. Die Drüsen des Pylorus enthalten nur Hauptzellen. Man nennt deshalb die Fundusdrüsen zusammengesetzte, die des Pylorus einfache Magendrüsen.

Neben dem Pepsin sind in der Magenschleimhaut noch folgende Fermente aufgefunden worden: 1) das Labferment, durch welches das Kasëin gefällt wird (Käsebereitung); man erhält es durch einfaches Neutralisieren des sauren Magensaftes (Hammarsten); 2) das Milchsäureferment, welches Milchzucker in Milchsäure umsetzt; es kommt in einem neutralen Mageninfus zur Wirksamkeit, in welchem das Labferment durch Natronlauge zerstört ist. Doch scheint dieses Ferment nur im kranken Magen thätig werden zu können; 3) findet sich, zunächst beim Hunde, ein fettspaltendes Ferment (Th. Cash).

Methode der Gewinnung des Magensaftes. Réaumur (1752) gewann den Magensaft, indem er Hunde an Fäden befestigte Schwämme verschlucken ließ und sie wieder herauszog. Die Entstehung einer Magenfistel durch Verwundung, die Beaumont bei einem kanadischen Jäger beobachtete, gab die Veranlassung, dieselben auch künstlich bei Tieren anzulegen: man eröffnet die Bauchhöhle, ebenso den Magen, legt in die Magenwunde eine Kanüle ein', zieht die Kanüle samt dem Magen in die Bauchwunde und näht die Ränder der Magenwunde in der Bauchwunde fest (Blondlot). Den Magensaft erhält man durch mechanische Reizung der Schleimhaut mit einer Federfahne oder chemisch durch Ätherdämpfe.

Die Menge des täglich sezernierten Magensaftes ist außerordentlich verschieden und hängt wesentlich von der Menge und Beschaffenheit der eingeführten Speisen ab.

Bedingungen der Sekretion. Der Magensaft wird nicht kontinuierlich sezerniert, sondern nur dann, wenn die Magenschleimhaut mechanisch oder chemisch gereizt wird. Daher ist die Magenschleimhaut im nüchternen Zustande im wesentlichen frei von Magensaft, doch bleibt auch in diesem Falle ihre Reaktion schwach sauer, so daß also eine geringe Quantität von Säure sezerniert werden muß, vielleicht angeregt durch den verschluckten Speichel. Künstlich angebrachte mechanische Reize (von der Fistelöffnung aus), wie Steinchen, Fischbeinstäbchen u. s. w., rufen nur eine geringe Sekretion hervor: die Schleimhaut rötet sich, es quellen helle Tropfen hervor, die bald zusammenfließen. Viel reichlicher wirken chemische Reize, wie Alkohol, Äther, scharfe Gewürze, Alkalien in verdünnten Lösungen; am wirksamsten ist die Einführung von Speisen, namentlich wenn sie leicht verdaulich sind: es erfolgt eine stundenlange Sekretion (Schwer verdauliche Speisen regen die Sekretion viel weniger an.) Es scheint demnach, daß die Absonderung einmal durch lokale Reize, vielmehr aber noch durch die resorbierten Verdauungsprodukte angeregt wird (Heidenhain).

Einfluß des Nervensystems. Alle die Bedingungen, unter denen die Magensekretion auftritt, rufen sie nur reflektorisch hervor, ein direkter Nerveneinfluß, wie bei den Speicheldrüsen, ist hier unbekannt. Wenn die Reizung des peripheren Vagusstumpfes einen Erfolg hatte, so waren es Flüssigkeitsmengen, die durch antiperistaltische Bewegungen des Dünndarmes infolge der starken Reizung aus demselben in den Magen zurückgeführt worden waren. Reizung des N. splanchnicus giebt wohl Erblassen der Magenschleimhaut, weil er Gefäßnerv des Magens ist, aber die Sekretion bleibt unverändert, ebenso wirkungslos ist die Exstirpation des Ganglion coeliacum (M. Schiff). Daß ein Nerveneinfluß aber vorhanden sein muß, geht aus der Möglichkeit einer reflektorischen Erregung der Sekretion deutlich hervor.

Mechanik der Sekretion. Die oben gegebene Beschreibung der Drüsenzellen bezieht sich auf Drüsen im Hungerzustande, deren Zellen also unthätig sind. Nach systematischen Fütterungsversuchen, durch welche die Tiere zu lebhafter Magensekretion angeregt waren, sah Heidenhain folgende Veränderungen in den Drüsenzellen: in der ersten Periode der Verdauung 5—6 Stunden nach eingenommener Mahlzeit nehmen die Drüsen an Umfang zu, eine Zunahme, die wesentlich auf Rechnung der Hauptzellen zu setzen ist. Während diese vorher hell und klein waren, erscheinen sie jetzt stark granuliert und vergrößert; die Granulierungen, die offenbar von aufgenommenen Eiweißkörpern herrühren, lassen sich in Anilin färben, so daß die Zellen jetzt einen bläulichen Ton erhalten. In der zweiten Periode gegen Ende des Verdauungsaktes sinken die Schläuche wieder zusammen, weil die Hauptzellen kleiner werden, doch wächst der relative Reichtum an Körnern noch, was aus der tiefern Färbung hervorgeht; nach beendeter Verdauung gehen die Zellen auf ihren Zustand im Hunger wieder zurück. Die Belegzellen scheinen keine nachweisbaren Veränderungen in dieser Zeit durchzumachen. Diese morphologischen Veränderungen werden dahin gedeutet, daß in der ersten Periode, wo die Sekretion begonnen hat, zur Neubildung des Sekretes von den Drüsenzellen mehr Substanzen aus dem Blut aufgenommen werden, als in das Sekret übergehen, daher Schwellung der Zellen; in der zweiten Periode wird der aufgespeicherte

Vorrat abgegeben und weniger aufgenommen, daher Verkleinerung der Zellen, in der dritten Periode verwandelt sich der Rest des aufgenommenen Eiweißes in Pepsin, womit sich der Normalzustand wiederherstellt.

Nach HEIDENHAIN wird also das Sekret, bezw. dessen wesentlichster Bestandteil, das Pepsin, in den Hauptzellen selbst gebildet, aber durchaus nicht, wie man gewollt hat, durch Zerfall der ehemals sogen. Labzellen. Diese Annahme wird durch folgenden Versuch gestützt. Wenn man Stückchen der Magenschleimhaut mit verdünnter Salzsäure bei 37—40° C. behandelt, so zerfallen die Hauptzellen durch Selbstverdauung sehr rasch, während die Belegzellen nur aufquellen und durchsichtiger werden (HEIDENHAIN, EBSTEIN u. GRÜTZNER). Andere Autoren verlegen den Ort der Pepsinbereitung in die Belegzellen (FRIEDINGER, v. WITTICH).

Die Bildung der Säure aus dem alkalischen Blute ist umsomehr auffallend, als die untere Hälfte der Drüsenschläuche, wenn man sie nach Abtragung der Muskellage des Magens anschneidet, stets neutral oder alkalisch gefunden wird (BRÜCKE). Zu demselben Resultat gelangte CL. BERNARD, wenn er einem Tiere nacheinander Kaliumeisencyanür und milchsaures Eisenoxyd gab, zwei Salze, welche die Eigenschaft haben, nur an sauren Stellen einen Niederschlag von Berlinerblau zu geben. Er fand dann stets nur die Oberfläche der Schleimhaut mit dem blauen Niederschlage bedeckt, niemals das Innere der Drüse.

c) Die Galle.

Die Galle, das Sekret der Leber, ist im frischen Zustande eine klare, ziemlich dünnflüssige, bei Fleischfressern goldrot gefärbte, bei Pflanzenfressern grüne Flüssigkeit von intensiv bitterem Geschmack und eigentümlichem moschusartigen Geruch. Sie reagiert neutral oder alkalisch und hat beim Menschen ein spez. Gewicht von 1026—1032, das bei längerem Verweilen in der Gallenblase infolge der Resorption von Wasser noch zunimmt. Morphotische Elemente enthält die Galle gar nicht, sie ist aber an festen Bestandteilen sehr reich: beim Hunde und der Katze enthält sie davon 5%, Kaninchen 2%, Vögel 7%; in der Blase steigt der Gehalt beim Hunde auf 10—20%, beim Menschen beträgt er 9—17% (BIDDER u. SCHMIDT). An organischen Bestandteilen enthält die Galle:

1) Die Gallensäuren, nämlich die Glykochol- und Taurocholsäure, beide an Alkalien gebunden;
2) den Gallenfarbstoff, das Bilirubin, nebst zwei Derivaten derselben, das Biliverdin und das Urobilin;
3) Cholestearin, Lecithin, Mucin und Spuren von Harnstoff;
4) neutrale und verseifte Fette.

Anorganische Bestandteile sind: Kochsalz, phosphorsaure und kohlensaure Alkalien und Erden — vorwiegend sind Natronverbindungen, geringe Mengen von phosphorsaurem Eisenoxyd. Die Gase der Galle sind Sauerstoff zu 0·2%, Kohlensäure 41·7%.

Die beiden Gallensäuren (vgl. S. 22), deren Alkalisalze aus der alkoholischen Lösung auf Ätherzusatz auskrystallisieren (PLATTNERS krystallisierte Galle), sind durch eine Farbenreaktion, die schon der Cholalsäure zukommt, die PETTENKOFERsche Reaktion, in Flüssigkeiten leicht nachweisbar; dieselben werden nämlich bei Zusatz von konzentrierter Schwefelsäure und ein wenig Rohrzuckerlösung purpurviolett. Da Eiweißkörper eine ganz ähnliche Reaktion geben, so verbesserte NEUKOMM die PETTENKOFERsche Reaktion in folgender Weise: Ein Porzellanschälchen wird mit der zu untersuchenden Flüssigkeit, danach mit verdünnter Schwefelsäure und mit verdünnter Rohrzuckerlösung ausgespült und auf 35° C. erwärmt; bei Anwesenheit von Gallensäuren erhält man eine schöne purpurrote Färbung.

Die Glykocholsäure ist in Wasser und Äther sehr wenig löslich, doch wird sie davon aus der alkoholischen Lösung gefällt, erst harzig, später krystallinisch werdend. In Alkalien ist sie leicht löslich unter Bildung von Alkalisalzen. Die Taurocholsäure ist leicht löslich in Wasser und Alkohol, unlöslich in Äther und zerfällt durch Faulen sehr leicht in ihre Bestandteile. Die Glykocholsäure findet sich, neben Taurocholsäure, vornehmlich bei den Herbivoren, die Taurocholsäure wesentlich bei den Karnivoren und Omnivoren.

Das Bilirubin ist unlöslich in Wasser, löslich in Alkali, in Chloroform und scheidet sich aus der Lösung beim Verdunsten des Chloroforms in rhombischen Tafeln und Prismen ab. Es geht mit Erden, z. B. dem Kalk, Verbindungen ein (Bilirubinkalk), welche die Hauptmasse der Gallensteine bilden. In der Galle des Menschen und der Karnivoren kommt nur Bilirubin vor, bei den Herbivoren auch Biliverdin. Schon an der Luft geht Bilirubin in Biliverdin über. Beide Farbstoffe geben die charakteristische GMELINsche Reaktion: Setzt man zu einer Lösung dieser Farbstoffe vorsichtig salpetrige Säure enthaltende Salpetersäure hinzu, so bilden sich durch Oxydation an der Grenze der beiden Flüssigkeiten von unten nach oben farbige Ringe in folgender Reihenfolge: gelb, rot, violett, grün.

Das Bilirubin geht bei weiterer Oxydation in Biliverdin, Biliprasin, Bilifuscin und Bilihumin über.

Das Cholestearin krystallisiert in rhombischen Tafeln, ist in Wasser unlöslich, in siedendem Alkohol und Äther leicht löslich; in der Galle ist es durch die gallensauren Salze gelöst. Mit Jod und Schwefelsäure behandelt, giebt es sehr lebhafte Farben, bläulich, rötlich, die je nach der Konzentration wechseln. Das Cholestearin ist häufig Bestandteil der Gallensteine, welche oft ganz aus demselben bestehen.

Gallenfistel. Man gewinnt die Galle aus Gallenfisteln, die an der Gallenblase ebenso angelegt werden wie die Magenfisteln am Magen.

Die Sekretion der Galle geht kontinuierlich vor sich und hört selbst bei längerer Nahrungsentziehung nicht ganz auf, wiewohl sie bedeutend geringer wird. Die Mengen der abgesonderten Galle sind sehr variabel und hängen von Qualität und Quantität der Nahrung ab; im allgemeinen sezernieren die Pflanzenfresser mehr Galle als die Fleischfresser. Für einen Menschen von 60 kg würde sie in 24 Stunden ca. 800 C.C. betragen (J. Ranke). Bei Hunden erzielte man die größte Gallensekretion durch reichliche Fleischfütterung, dagegen nimmt sie bei Fettfütterung ab.

Die Galle fließt nicht direkt in die Darmhöhle, sondern zunächst in die Gallenblase; erst wenn diese so weit gefüllt ist, daß der Widerstand im Duct. choledochus durch den Druck des angesammelten Sekretes überwunden werden kann, erfolgt der Abfluß nach dem Darme. Der Druck, unter welchem die Galle fließt, ist, wie bei dem Speichel, höher als der entsprechende Blutdruck (Heidenhain). So z. B. beträgt beim Hunde der Gallendruck 220 mm kohlensaures Natron, während gleichzeitig in der Vena mesenterica superior nur ein Druck von 90 mm derselben Flüssigkeit vorhanden ist. Die Fortschaffung der Galle wird durch die Atembewegungen unterstützt.

Histologie der Leber. Auf der Oberfläche der Leber, besonders der des Schweines, sieht man kleine Inseln, die von einem roten Hofe umgeben sind und einen roten Punkt in der Mitte haben — es sind dies die Leberläppchen; der rote Hof und der Punkt sind der Ausdruck von Gefäßen, die zu den Läppchen gehören. Die Läppchen sind im allgemeinen rundlich und bestehen aus den Leberzellen und den zugehörigen Gefäßen, die durch ihre Verteilung eine eigentümliche Konfiguration auch der Leberzellen bedingen. Jedes Läppchen wird von einem Aste der Leberarterie und der Porta, als Vasa interlobularia, umkreist, während aus der Mitte, als Vas intralobulare, die Vene entspringt. Von den Vasa interlobularia verlaufen zum Vas intralobulare die Kapillaren radiär, so daß zwischen ihnen ebenso viel Platz bleibt, daß eine Lage der Leberzellen darin eingebettet ist. Die Zellen bilden das eigentlich sezernierende Parenchym: es sind unregelmäßig polygonale Gebilde mit 1—2 Kernen und feinkörnigem Protoplasma, in dem sich häufig Fettkörnchen finden. Neben den interlobulären Blutgefäßen verlaufen auch interlobuläre Gallengefäße, die ebenfalls durch Kapillaren in das Läppchen eintreten: die Gallenkapillaren, welche über die Fläche der Leberzellen hinziehen, während die Blutkapillaren die Ecken einnehmen, so daß innerhalb des Läppchens niemals eine Gallenkapillare neben einer Blutkapillare liegt. Die Gallenkapillaren scheinen eigene Wandungen zu besitzen (Heidenhain).

Gallenbereitung.

Bei der Frage nach der Entstehung der Galle kommen folgende drei Punkte in Betracht: 1) liefert die Leberarterie, die Pfortader oder beide das Material für die Bildung der wesentlichen Gallenbestandteile? 2) werden dieselben im Leberblute gefunden und durch die Leber nur ausgeschieden, oder werden sie in den Leberzellen selbst gebildet? 3) wenn letzteres der Fall ist, aus welchen Bestandteilen des Blutes werden sie gebildet?

1) Welches Leberblut liefert das Material für die Gallen-

bildung? Wird das Leberarterienblut durch Unterbindung der Arterie von der Leber ausgeschlossen, so bleibt die Gallensekretion ungestört (Schiff); wird andererseits bei offener Arterie die Pfortader unterbunden, so steht die Gallensekretion zwar still, aber auch das Tier stirbt in kürzester Zeit infolge der Blutstauung in den Unterleibsgefäßen (Küthe). Bei allmählichem Verschluß der Pfortader, ein Zustand, der als „Obliteration“ in pathologischen Fällen vorkommt, dauert die Gallensekretion fort, doch ist daraus nichts gegen die Beteiligung der Pfortader bei der Gallenbildung zu schließen, weil sich Kollateralbahnen entwickeln. Es ist wahrscheinlich, daß das Blut beider Gefäße bei der Gallenbildung beteiligt ist. Da aber die Mengen von Blut, welche durch die Pfortader die Leber passieren, viel größer sind als die der Leberarterie, so kommt der Pfortader jedenfalls der größere Anteil zu.

2) Sind die Gallenbestandteile im Blute präformiert, oder werden sie in den Leberzellen gebildet? Ist ersteres der Fall, so müssen die wesentlichen Bestandteile der Galle, die Gallensäuren und der Gallenfarbstoff, schon im Pfortaderblut vorhanden sein; indes hat Lehmann[1] vergeblich nach ihnen im Pfortaderblut gesucht. Der Möglichkeit, daß sie ihrer zu geringen Menge wegen nicht aufgefunden werden konnten, begegnen die Versuche von Joh. Müller, Kunde und Moleschott, welche Fröschen die Leber exstirpierten und selbst nach Wochen nirgends im Blute Gallenbestandteile entdecken konnten. Es folgt daraus, daß die spezifischen Gallenbestandteile erst in der Leber, und zwar in den Zellen derselben gebildet werden.

3) Aus welchem Material wird die Galle gebildet? Die Beantwortung dieser Frage verlangt eine vergleichende Untersuchung des Blutes der Pfortader und der Lebervene, die zwar schon wiederholt gemacht worden ist, aber bisher noch zu keinem brauchbaren Resultate geführt hat (Flügge).

Über die Entstehung der Gallensäuren läßt sich nichts Sicheres aussagen; nur ist wahrscheinlich, daß die selbständig gebildete Cholalsäure mit dem ebenfalls vorher gebildeten Glycin oder Taurin sich verbindet, analog der Bildung der Hippursäure (s. Harn). Das Bilirubin bildet sich aus dem Hämoglobin der roten Blutzellen, denn: 1) entsteht das mit dem Bilirubin identische Hämatoidin (Virchow) aus dem roten Blutfarbstoff; 2) wird der Gehalt der Galle an Bilirubin durch Injektion von reinen Hämoglobinlösungen ins Blut beträchtlich gesteigert (Tarchanoff). Aus derselben Quelle stammen wahrscheinlich auch die Spuren von Eisen, welche in der Galle gefunden werden.

---

[1] Lehmann, Lehrbuch d. physiol. Chemie. Bd. II.

Hämatogene Bildung des Gallenfarbstoffes. Hämatogen heißt die Bildung des Gallenfarbstoffes, wenn derselbe im kreisenden Blute mit Umgehung der Leber entsteht im Gegensatz zu der hepatogenen Bildung, die in der Leber stattfindet. FRERICHS[1] hatte zuerst gesehen, daß nach Injektion von Gallensäuren ins Blut von Hunden Gallenfarbstoff im Harn auftritt. KÜHNE konnte das Resultat bestätigen und erklärte, daß das Bilirubin aus dem Farbstoff der roten Blutkörperchen entstanden sei, welcher durch den zerstörenden Einfluß der Gallensäuren im Blutstrom frei geworden war. Denselben Erfolg haben Injektionen von solchen Flüssigkeiten ins Blut, die ebenfalls rote Blutkörperchen auflösen, z. B. Wasser (M. HERMANN). Es bleiben nichtsdestoweniger noch mancherlei Bedingungen zu erfüllen, um die Möglichkeit auszuschließen, daß die Gallenfarbstoffbildung nicht doch in der Leber stattfindet, wobei wesentlich ins Gewicht fällt, daß die Injektionen von Hämoglobinlösungen ins Blut den Gallenfarbstoffgehalt der Galle vermehren.

Einfluß des Nervensystems. Ein direkter Nerveneinfluß, wie bei den Speicheldrüsen, ist nicht vorhanden. Nach der doppelseitigen Durchschneidung der Vagi sah HEIDENHAIN zwar die Gallensekretion abnehmen, doch ist dies die Folge der gestörten Atmung, da die Atembewegungen der Fortschaffung der Galle förderlich sind. Macht man die Vagusdurchschneidung unterhalb des Zwerchfells, nachdem die Lungennerven schon abgegeben sind, so bleibt die Gallensekretion unverändert. Reizung des Rückenmarks giebt erst eine Zunahme, sehr bald eine Abnahme der Sekretion, doch ist der Einfluß nur ein indirekter, denn die anfängliche Zunahme hat ihren Grund in einer Auspressung des vorhandenen Sekrets entweder durch eine Zusammenziehung der Gallengänge, deren glatte Muskeln vom Rückenmark innerviert werden (HEIDENHAIN) oder durch die allgemeine Kontraktion der Leberarterien und die damit verbundene Volumabnahme der Leber (GRÜNHAGEN). Die folgende Herabsetzung der Sekretion hat ihren Grund in der Herabsetzung des Blutdrucks. Die im Rückenmark gereizten Nerven treten durch den N. splanchnicus in die Leber, da Reizung desselben analoge Erscheinungen giebt (J. MUNK).

Mechanik der Sekretion. Es ist über dieselbe nichts Sicheres bekannt; man hat sich vorzustellen, daß Blutbestandteile in die Leberzellen filtrieren, aus denen dort die Galle bereitet wird.

Resorption von Galle in der Leber. Wird der Druck in den Gallenkapillaren größer, als er normal ist, so fließt keine Galle aus der Leber ab, sondern dieselbe wird ins Blut resorbiert. Dieser Fall wird bei Steigerung des Drucks in den Gallengängen durch Stauung des Sekretes eintreten. Eine solche Stauung kann statthaben: a) bei mechanischem Verschluß des Duct. choledochus durch die verschiedensten Umstände; b) bei Atemstörungen. Hat die Aufnahme der Galle ins Blut eine Zeit lang gedauert [beim Kaninchen erscheint bei Verschluß des Duct. choledochus nach 20 Stunden Gallenfarbstoff im Harn (STEINER), bei Hunden nach 48 Stunden (FRERICHS), bei Menschen nach drei Tagen (TIEDEMANN und GMELIN)], so färben sich die Conjunctiva und die äußere Haut intensiv

[1] FRERICHS, Klinik der Leberkrankheiten. 1858.

gelb, der Puls ist verlangsamt, im Harn sind Gallenfarbstoff und Gallensäuren nachweisbar, und die Exkremente sind farblos: ein Symptomenkomplex, den die Pathologie als Gelbsucht, Icterus, bezeichnet.

Gallensteine. In der Gallenblase oder den Gallengängen findet man ab und zu Gallensteine, deren Bildung offenbar eine Zersetzung der Galle vorausgeht, infolge deren sich Niederschläge bilden, die zu jenen Steinen anwachsen. Man unterscheidet: 1) Krystallinische Gallensteine; sie bestehen fast ganz aus Cholestearin, haben einen krystallinischen Bruch, sind nur wenig gefärbt, auf den Schnittflächen glänzend und ziemlich leicht zu pulvern. 2) Nicht krystallinische glatte, gelblich-weiße Gallensteine von seifenartigem Glanze und konzentrisch schaligem Gefüge; sie bestehen ebenfalls vorwiegend aus Cholestearin und sind die häufigsten. 3) Gallensteine, welche aus abwechselnden Schichten von vorherrschendem Cholestearin und Gallenfarbstoff bestehen; sie sind ebenfalls sehr häufig. 4) Schwarze oder dunkelgrüne, zuweilen metallisch glänzende oder dunkelrotbraun gefärbte Konkretionen von erdigem Bruch; dieselben sind zerreiblich, nehmen durch Schaben keinen Wachsglanz an und bestehen hauptsächlich aus Bilirubinkalk; sie sind ziemlich selten.

d) Der pankreatische Saft.

Der pankreatische Saft ist das Sekret des Pankreas, das durch einen eigenen Ausführungsgang, der mit dem Duct. choledochus in das Duodenum mündet, in den Darm ergossen wird. Dasselbe ist, aus einer temporären Fistel (Cl. Bernard) gewonnen, außerordentlich zähe, farblos, reagiert stark alkalisch, gesteht unter 0^0 abgekühlt zu einer durchsichtigen Gallerte und enthält $10^0/_0$ feste Bestandteile. Von letzteren sind organische:

1) drei Fermente, und zwar:
   a) Pankreasdiastase, welche Stärke in Zucker umsetzt (Valentin);
   b) Trypsin, welches Eiweiß in Peptone überführt (Corvisart);
   c) ein solches, welches neutrale Fette spaltet (Cl. Bernard);
2) Eiweiß, da der Saft bei 75^0 stark gerinnt;
3) Leucin, Xanthin und Guanin.

Anorganische Bestandteile sind kohlensaure und phosphorsaure Alkalien und Erden, sowie endlich nur wenig Kohlensäure auf Zusatz von Essigsäure.

Das Trypsin ist leicht löslich in Wasser, unlöslich in reinem Glycerin, durch Alkohol leichter fällbar als Peptone, in saurer Lösung gekocht zerfällt es in koaguliertes Eiweiß und Pepton; von Magensaft wird es verdaut (Kühne).

Pankreatischer Saft aus permanenten Fisteln ist sehr dünnflüssig, gerinnt in der Hitze nur in Flocken, hat 1—$2^0/_0$ fester Bestandteile und zeigt auf Essigsäurezusatz eine sehr reiche Kohlensäureentwickelung. Die Zusammensetzung ist die gleiche wie in dem ersten Sekret, nur ist der Gehalt an festen Bestandteilen, und zwar an organischen, ein sehr geringer.

Die Menge des Sekretes, die in bestimmter Zeit abgesondert wird, ist verschieden nach der Natur des Sekretes. Aus einer permanenten Fistel liefert 1 kg Hund in 24 Stunden etwa $2^1/_2$ g, aus einer temporären Fistel erhält man bei einem großen Hunde in einer Stunde nicht mehr als 1—$2^1/_2$ g. Beim Menschen schätzt man die in 24 Stunden sezernierte Menge an Bauchspeichelsaft auf ca. 150 g (Bidder u. Schmidt).

Histologie des Pankreas. Das Pankreas ist ebenfalls eine acinöse Drüse, deren Acini Drüsenzellen von kurz cylindrischer oder abgestutzt kegelförmiger Gestalt besitzen, an denen man eine innere dunkelkörnige und eine äußere homogene Zone unterscheiden kann (Heidenhain); auf der Grenze der beiden liegt der Kern, bald mehr nach außen, bald nach innen. In Karmin färbt sich die Außenzone und der Kern, die Innenzone bleibt ungefärbt.

Gewinnung des Sekretes. Man gewinnt das Sekret entweder aus temporären Fisteln, indem man in den Ausführungsgang eine Kanüle legt und das Sekret sofort auffängt, oder aus permanenten Fisteln, die man in derselben Weise, wie die Magen- und Gallenfisteln anlegt, aus denen man das Sekret erst nach der Verheilung entnimmt.

Bedingung der Sekretion. Die Drüse sezerniert nicht fortwährend, sondern nur während der Verdauung, und zwar beginnt die Sekretion unmittelbar mit der Verdauung, steigt 2—3 Stunden, sinkt wieder, um 6—8 Stunden danach ihre Höhe zu erreichen, und ist kurz nach vollbrachter Verdauung völlig beendet. Die erste Sekretion tritt bei Eintritt der Speisen in den Magen ein, das zweite Ansteigen fällt zusammen mit dem Eintritt größerer noch unverdauter Massen in den Dünndarm. Während der Sekretion ist die Drüse stark gerötet und fließt helleres Blut in ihren Venen.

Nerveneinfluß. Die Abhängigkeit der Sekretion von dem Eintritt der Speisen in den Magen weist auf einen nervösen Einfluß hin, noch mehr die beiden Thatsachen, daß jedesmal während eines Brechaktes (Cl. Bernard), sowie bei Reizung des centralen Endes eines N. vagus (O. Bernstein) die Sekretion des Pankreas stillsteht. Man muß also annehmen, daß von der Magenschleimhaut aus die Sekretion sowohl angeregt, als gehemmt werden kann. Durchschneidet man sämtliche die Blutgefäße der Drüse begleitende Nerven, so tritt eine ungewöhnlich reiche und kontinuierliche Sekretion ein, die durch Reizung der centralen Vagi nicht mehr gehemmt werden kann (O. Bernstein). Ein direkter Nerveneinfluß auf die Sekretion, ähnlich dem bei den Speicheldrüsen, hat sich bisher nicht auffinden lassen.

Mechanik der Sekretion. In den Zellen des Pankreas von Hunden und Kaninchen, welche methodisch gefüttert werden, treten nach Heidenhain folgende Veränderungen während der Sekretion ein: Mit Beginn der Verdauung und während der Zeit, wo die lebhafte Sekretion des pankreatischen Saftes stattfindet, nehmen die Drüsenzellen an Größe bedeutend ab, und zwar bezieht sich diese Abnahme nur auf die körnige Innenzone, während die Außenzone unverändert bleibt. In der zweiten Verdauungsperiode, wenn die Absonderung sinkt und zum Stillstand gelangt, nehmen die Drüsenzellen sehr erheblich zu, indem die körnige Innenzone bedeutend wächst, während die homogene Außenzone auf einen sehr schmalen Streifen reduziert ist. Nach längerem Hungern nehmen die Zellen wieder ab, ebenso die Innenzone; man findet die Zellen in dem oben geschilderten Zustande.

Diese Bilder sind höchst wahrscheinlich so zu verstehen, daß das Schwinden der Innenzone während der lebhaften Sekretion zu beziehen ist auf den Verbrauch derselben zur Bildung des Sekretes, während die gleichzeitige Zunahme der Außenzone die Aufnahme von neuem Bildungsmaterial zu bedeuten hat; in der zweiten Verdauungsperiode, wo die Absonderung schon stillzustehen beginnt, wird aus dem aufgenommenen Material die körnige Innenzone restituiert, endlich stellt sich während des Hungerzustandes das ursprüngliche Verhältnis von Außen- und Innenzone wieder her.

e) Der Darmsaft.

Der Darmsaft besteht aus dem Sekret der Lieberkühnschen und Brunnerschen Drüsen. Derselbe ist farblos, zähe, fadenziehend und von stark alkalischer Reaktion; er enthält kleine Mengen von Eiweiß und ca. 0,9$^0/_0$ anorganische Salze, deren Hauptteil das kohlensaure Natron bildet. Menschlicher Darmsaft wirkte weder auf Eiweiß noch auf Fette, sondern nur auf gekochte Stärke; eine Wirkung, welche bei 36—38^0 C. immer erst nach 5 Stunden eintrat (Demant). Nach Thiry wird der Darmsaft nicht stetig, sondern nur auf Reizung der Schleimhaut sezerniert.

Gewinnung des Darmsaftes. Bidder u. Schmidt unterbanden, um das Sekret zu gewinnen, den Pylorus, den Duct. choledochus und pancreaticus. Frerichs hat Darmschlingen abgebunden. Thiry trennte ein Stück des Darmrohrs an zwei Stellen bis aufs Mesenterium und nähte das eine Ende zu, während das andere Ende in die Bauchwand eingeheilt wurde (das Magen- und Afterende des durchschnittenen Darms wurde durch eine sogenannte Darmnaht vereinigt). Oder man heilt beide offene Enden des resezierten Darmstückes in die Bauchwand ein (Vellasche Fistel).

2. Die Milch (s. unter Nahrungsmittel).

3. Der Schleim.

Auf allen Schleimhäuten findet sich in sehr geringer Menge eine stark fadenziehende, durchsichtige, geruch- und geschmacklose, alkalisch reagierende Flüssigkeit, welche „Schleim“ genannt wird. Derselbe entsteht entweder in den sogenannten Schleimdrüsen, die in allen Schleimhäuten vorhanden sind, oder in den Epithelzellen der betreffenden Schleimhaut, und zwar in beiden Fällen höchst wahrscheinlich durch schleimige Metamorphose der Drüsen- oder Epithelzellen; wenigstens findet man im Schleim regelmäßig Reste von Epithelzellen der Schleimhaut, aus der er stammt. Daneben findet man auch sogenannte „Schleimkörperchen“, die den weißen Blutkörperchen außerordentlich ähnlich und wahrscheinlich mit ihnen identisch sind.

Im Kartarrh der Schleimhäute, einem häufig vorkommenden pathologischen Prozesse, findet eine außerordentlich vermehrte Schleimbildung statt; zugleich tritt eine excessive Vermehrung der Schleimkörperchen auf, so daß der Schleim wie Eiter aussieht. Schon physiologisch findet eine sehr reichliche Schleimbildung bei allen Mollusken auf ihrer gesamten Hautoberfläche statt.

An chemischen Bestandteilen enthält der Schleim: 1) Mucin, Schleimstoff, welcher in Wasser nur aufquillt, und dem die schleimigen Flüssigkeiten die fadenziehende Beschaffenheit verdanken. Es wird durch Kochen nicht gefällt, aber durch Alkohol und Mineralsäuren, und löst sich im Überschuß des Fällungsmittels wieder. Durch Essigsäure wird es ebenfalls gefällt, ohne sich aber im Überschuß derselben wieder zu lösen; 2) Spuren von Albumin und Fett; 3) Extraktivstoffe; 4) anorganische Salze; Chloralkalien, phosphorsaure und schwefelsaure Alkalien, phosphorsaure Erden und Spuren von Eisenoxyd; 5) Wasser zu ca. 95%. Seine Bedeutung ist die eines mechanischen und chemischen Schutzes für die blut- und nervenreichen Schleimhäute. Resorbiert wird er nicht wieder, sondern wahrscheinlich vollständig nach außen abgegeben.

4. Die Thränenflüssigkeit.

Der Mensch und sämtliche Wirbeltiere, mit Ausnahme der im Wasser lebenden nackten Amphibien und Fische, besitzen in ihrer Augenhöhle eine Drüse, welche eine Flüssigkeit, die „Thränenflüssigkeit", absondert, wodurch die vordere Augenfläche, namentlich die Hornhaut, fortwährend feucht erhalten wird. Sie scheint insofern für die Hornhaut von Bedeutung zu sein, als die letztere pathologische Veränderungen erfährt, wenn die Thränenflüssigkeit, z. B. nach Entfernung der Augenlider, sehr rasch verdunstet. Weiterhin wird sie durch die Thränenkanälchen und den Thränennasengang in die Nasenhöhle geführt, wo sie dem Nasenschleim beigemischt mit demselben zeitweise aus der Nase entfernt wird.

Durch Reizung des Auges oder der Nasenschleimhaut, namentlich aber durch psychische Affekte, Freude, Schmerz u. s. w., kann die Thätigkeit jener Drüse so erhöht werden, daß ihr Sekret als Thränen über die Augenlider auf die Wangen herunterstürzt.

Die Thränenflüssigkeit ist klar und farblos, von salzigem Geschmack und stark alkalischer Reaktion; sie enthält 1·8% fester Bestandteile, darunter Eiweiß, Schleim, Fett und Salze, namentlich Kochsalz und schwefelsaure Alkalien.

Nerveneinfluß. Die Thatsache, daß alle die Reize, welche den sensiblen Augenast des N. trigeminus treffen, sowie namentlich, daß die psychischen Affekte reichlichen Thränenfluß hervorrufen, weisen auf einen Nerveneinfluß hin. In der That hat die direkte, elektrische

Reizung des N. lacrymalis ausgiebige Thränensekretion zur Folge (Frerichs).

Wie die Speicheldrüsen, so zeigt auch die Thränendrüse nach anhaltender Thätigkeit mikroskopische Veränderungen ihrer Zellen (Reichel).

5. Der Hauttalg.

Der Hauttalg wird in den Talgdrüsen, welche in der äußern Haut liegen und in die Haarbälge münden, gebildet; frei kommen die Talgdrüsen nur an den Lippen und dem Präputium vor. Die Bildung des Talges geschieht durch fettige Degeneration und Zerfall der plattenförmigen Drüsenepithelzellen. Der Hauttalg besteht aus Neutralfett (Palmitin und Olëin) und Seifen, einem eigentümlichen kaseïnähnlichen Eiweißkörper, anorganischen Salzen, namentlich phosphorsauren Erden und Alkalien, sowie Salmiak und Wasser zu 67 %.

Der Hauttalg hat wohl nur die Bedeutung, die äußere Hautoberfläche mit einer dünnen Fettschicht zu überziehen, um dieselbe geschmeidig zu erhalten. Resorbiert wird von demselben wahrscheinlich nichts, sondern er wird zusammen mit den verhornten Epidermisschuppen von der Haut entfernt.

Das Ohrenschmalz ist ein Gemisch der Absonderungsprodukte der im äußern Gehörgange befindlichen Talg- und Schweißdrüsen; man findet nämlich in demselben Elemente aus beiden Drüsen einerseits verfettete Talgzellen, andererseits freies Fett, Cholestearinkrystalle und ein Pigment, das dem Ohrenschmalz seine gelbbraune Farbe giebt (s. Schweiß). Seine chemischen Bestandteile sind ein Eiweißkörper, Oleïn, Stearin, Kaliseifen, ein in Wasser löslicher, gelber, bitter schmeckender Körper und anorganische Stoffe.

Das Produkt der Meibomschen Drüsen (freier Rand der Augenlider) ist dem Hauttalg wahrscheinlich mehr oder weniger gleich.

6. Die Samenflüssigkeit (s. b. Zeugung).[1]

§. 2. Die Exkrete.

Die Exkrete sind Drüsenflüssigkeiten, die im wesentlichen als Transsudate des Blutes zu betrachten sind, insofern sie nur solche Stoffe enthalten, die auch im Blute in größerer oder geringerer Menge

---

[1] Die Thränenflüssigkeit und der Hauttalg entsprechen nicht vollständig den Charakteren, welche oben als für die Sekrete bezeichnend aufgestellt worden sind. Sie gehören zu denselben nur insofern, als sie, bevor ihre vollständige Entfernung aus dem Körper geschieht, demselben einen, wenn vielleicht auch nur geringen Dienst leisten. Spezifische Bestandteile, die in Blut oder Lymphe nicht vorhanden sind, besitzen sie nicht. Sie bilden so den Übergang zu den folgenden Flüssigkeiten.

schon vorhanden sind. Sie sind bestimmt, den Körper definitiv ohne jede vorangegangene Leistung zu verlassen; sie sind demnach Auswurfsstoffe, deren Eliminierung aus dem Körper fortwährend stattfinden muß, da ihre Retention schwere Ernährungsstörungen, selbst den Tod des Individuums zur Folge haben kann.

Diese Exkrete sind: 1) der Harn, 2) der Schweiß.

1. Der Harn.

Der Harn des Menschen ist im frischen Zustande durchsichtig klar, von stroh- bis rotgelber Farbe, von eigentümlichem Geruch, reagiert regelmäßig sauer und hat ein spezifisches Gewicht von durchschnittlich 1015—1020. An morphotischen Elementen findet man in demselben häufig die großen Pflasterzellen, die aus der Harnblase und der Harnröhre stammen.

Der Harn der Tiere ist im wesentlichen von derselben Beschaffenheit wie der des Menschen, nur erscheint er bei den Pflanzenfressern trübe und reagiert konstant alkalisch, geht aber im Hungerzustande ebenfalls in die saure Reaktion über.

Chemische Zusammensetzung. Der Harn besteht aus dem Harnwasser (ca. 96 %) und den in ihm aufgelösten festen Bestandteilen (ca. 4 %). Die letzteren sind:

1) Der Harnstoff und seine Verwandten: Harnsäure, Kreatinin Xanthin;
2) die aromatischen Körper: Hippursäure, Phenol, Kresol, Indol, Skatol;
3) die Oxalsäure;
4) die Harnfarbstoffe und
5) die anorganischen Substanzen: Natrium, Kalium, Calcium, Magnesium, Ammoniak, Chlor, Spuren von Eisen, Schwefelsäure, Phosphorsäure.

An Gasen: Kohlensäure, Stickstoff und Spuren von Sauerstoff.

Der Harnstoff ist der wesentlichste Bestandteil unter den festen Substanzen des Harns, deren größte Menge er auch ausmacht; er ist leicht löslich in Wasser und Alkohol, unlöslich in Äther; er krystallisiert in weißen vierseitigen Prismen, bei rascher Krystallisation in feinen Nadeln. Bei längerem Stehen geht er unter dem Einflusse eines Fermentes (Torulaceë) unter Wasseraufnahme in kohlensaures Ammoniak über $CO(NH_2)_2 + 2H_2O = CO_3(NH_4)_2$, ein Vorgang, den man die alkalische Gärung des Harnstoffs nennt. Dieselbe Zersetzung erleidet er beim Erhitzen mit Wasser über 100°, sowie beim Kochen mit Alkalien oder Säuren. Er schmilzt bei 132° und zersetzt sich bei höherem Erhitzen in Ammoniak, Cyanursäure und Biuret; letzteres ist in Wasser leicht löslich und giebt mit Kalilauge und verdünntem Kupfersulphat violettrote Färbung (Biuretreaktion). Mit Salpetersäure und Oxalsäure bildet der Harnstoff charakteristische Verbindungen: Im ersten Falle erhält man Krystalle von salpetersaurem Harnstoff in rhombischen Tafeln, in letzterem Falle kleine Krystalle von oxalsaurem Harnstoff. Ebenso verbindet er sich mit salpetersaurem Quecksilberoxyd zu salpetersaurem Quecksilberoxyd-Harnstoff.

Der Harnstoff ist das Endprodukt einer Reihe von Metamorphosen, welche die Albumine und Albuminoide im Körper durch den Stoffwechsel erleiden. Daher wird die täglich gebildete Harnstoffmenge von der Energie der Vorgänge abhängen, welche die Größe des Eiweißzerfalles bestimmen. Ein erwachsener Mensch entleert in 24 Stunden unter normalen Verhältnissen 35 Gramm Harnstoff. Diese Zahl schwankt:

a) mit der Harnmenge, deren Zunahme auch ein Steigen der 24stündigen Harnstoffausfuhr bedingt (Bischoff, Kaupp u. a.). (Daher vermehren Kochsalz oder Salpeter die Harnstoffausscheidung, weil sie die Wasserausfuhr erhöhen.) Doch ist der Harnstoffgehalt eines häufig gelassenen Harnes in den einzelnen Entleerungen geringer, als wenn die Harnentleerung weniger häufig stattfindet.

b) mit der Art der Nahrung; bei reiner Eiweißnahrung oder Fleischdiät steigt sie sehr erheblich, entsprechend den eingeführten Eiweißmengen, eine Steigerung, die schließlich eine Grenze erreicht, über die hinaus eine Zunahme des Harnstoffs nicht mehr stattfindet (Bischoff u. Voit). Im Hungerzustande sinkt die ausgeschiedene Harnstoffmenge fortwährend, selbst bis zum Hungertode; die Bildung des Harnstoffes geschieht hier offenbar auf Kosten des Eiweißes der Gewebe (Lassaigne, Bischoff u. a.). Fett oder Kohlehydrate zu reichlicher Fleischnahrung zugesetzt vermindern die Harnstoffausscheidung (Bischoff u. Voit).

c) mit dem Alter und Geschlecht; sie ist bei Männern größer als bei Frauen; bei Kindern ist die absolute Harnstoffmenge geringer, auf das Körpergewicht berechnet aber größer als bei Erwachsenen.

d) mit der Tageszeit; sie nimmt des Morgens bis 11 Uhr ab, steigt dann allmählich und erreicht um ca. 5 Uhr ihr Maximum, um dann wieder abzunehmen.

e) Gefüttertes Glykokoll, Salmiak, sowie kohlensaure und pflanzensaure Ammonsalze setzen ihren Stickstoff im Körper in Harnstoff um.

Unabhängig ist die Harnstoffausscheidung von Ruhe und

Bewegung, denn bei der Besteigung des Faulhorns fanden FICK u. WISLICENUS die ausgeschiedene Harnstoffmenge unverändert.

Als Bildungsstätte des Harnstoffes ist früher von MEISSNER die Leber angegeben worden. Nachdem diese Ansicht mehrfach widerlegt war, erscheint dieselbe Angabe von neuem auf Grund besser fundierter Versuche (v. SCHRÖDER): Blut, mit Ammoniumkarbonat versetzt, welches durch eine „überlebende" Leber hindurchgeleitet wurde, zeigte eine Vermehrung des Harnstoffgehaltes bis um 200%.

Quantitative Harnstoffbestimmung. LIEBIGS Titriermethode beruht auf der Eigenschaft des Harnstoffs, aus seinen Lösungen durch salpetersaures Quecksilberoxyd gefällt zu werden. Hat man die Phosphorsäure durch Ätzbaryt, das Chlor durch Silbernitrat ausgefällt und setzt man zu einer verdünnten Harnstofflösung titriertes salpetersaures Quecksilberoxyd so lange zu, bis eine Probe mit kohlensaurem Natron einen gelben Niederschlag giebt, so ist in der Flüssigkeit kein freier Harnstoff mehr vorhanden, sondern ein geringer Überschuß der Quecksilberlösung. In dem Niederschlage kommen auf ein Molekül Harnstoff zwei Moleküle Quecksilberoxyd oder auf 60 Gewichtsteile Harnstoff 432 Gewichtsteile Quecksilberoxyd. War die Lösung des salpetersauren Quecksilberoxyds so titriert, daß auf 1 ccm derselben 10 mg Harnstoff kam und mußte man von der Lösung bis zum Auftreten der gelben Färbung z. B. 16 ccm hinzufügen, so wären in der untersuchten Harnmenge $16 \cdot 10 = 160$ mg Harnstoff enthalten.

Die Methode von HÜFNER bestimmt den Harnstoff quantitativ durch Zersetzung desselben mit unterbromigsaurem Natron aus dem gebildeten Stickstoff:

$$CH_4N_2O + 3NaBrO = N_2 + CO_2 + 2H_2O + 3NaBr.$$

Die Harnsäure ist schwer löslich in kaltem, besser in heißem Wasser, gar nicht in Alkohol und Äther, leicht löslich in Lösungen neutraler phosphorsaurer und kohlensaurer Alkalien, indem sie denselben einen Teil des Alkali entzieht und saures harnsaures Alkali (Natron) neben sauren phosphorsauren und kohlensauren Alkalien bildet, welchen der Harn seine saure Reaktion zu verdanken hat:

$$\underset{\text{Dinatriumphosph.}}{Na_2HPO_4} + \underset{\text{Harnsäure.}}{C_5H_4N_4O_3} = \underset{\text{Mononatrph.}}{NaH_2PO_4} + \underset{\text{saures harns. Natron.}}{C_5H_3NaN_4O_3}.$$

Die Harnsäure krystallisiert leicht und bildet kleine rhombische Prismen.

Die Harnsäure wird, wie der Harnstoff, im Körper selbst gebildet, aber immer nur in sehr geringer Menge. Im Harn der Vögel, wo der Harnstoff fehlt, nimmt sie dessen Stelle als Hauptbestandteil ein; eine Analogie, die sich auch darin dokumentiert, daß im Organismus der Hühner Glykokoll, Leucin, Asparagin und Ammoniumkarbonat in Harnsäure übergehen. Die verschiedenen Oxydationsmittel zersetzen die Harnsäure in Alloxan und Harnstoff oder Allantoin und Kohlensäure.

Die in 24 Stunden abgeschiedene Menge beträgt $^1/_2$—1 g; bei gewissen pathologischen Zuständen, z. B. in der Gicht, wo an den Gelenkenden der Knochen harnsaure Salze abgelagert werden, nimmt auch beim Menschen der Gehalt des Harns an Harnsäure zu. Der Harn der Herbivoren ist frei von Harnsäure.

Die Harnsäure ist leicht nachweisbar durch die Murexidprobe: man betupft die in eine Abrauchschale gebrachte Substanz, in der man Harnsäure vermutet, mit einigen Tropfen Salpetersäure und dampft heiß bei mäßiger Wärme bis zur völligen Trockne ab. Läßt man von der Seite her einen Tropfen Ammoniak zufließen, so bilden sich purpurrothe Flecken von Murexid, die blauviolett sind, wenn man statt dessen einen Tropfen Kali- oder Natronlauge zufließen läßt.

Kreatinin; die Menge des täglich ausgeschiedenen Kreatinins beträgt 1·1 g, sie steigt bei Fleischkost und ist am geringsten bei Pflanzenkost, verschwindet aber selbst nicht im Hungerzustande.

Xanthin ist stets nur in geringer Menge vorhanden.

Die Hippursäure findet sich an Stelle der Harnsäure besonders reichlich im Harn der Herbivoren, ist aber regelmäßig auch im menschlichen Harn vorhanden (1 g per Tag). Sie ist schwer löslich in Wasser, Alkohol und Äther, bildet krystallisierbare Salze (charakteristisch ist das Kalksalz), die sich in Wasser lösen. Die Hippursäure tritt nur da auf, wo Gelegenheit zur Bildung von Benzoësäure gegeben ist. Beim Fleischfresser stammt sie aus dem Eiweiß, bei den Pflanzenfressern aus dem Wiesenheu, das Chinasäure enthält, deren Genuß reichlich Hippursäure auftreten macht (vgl. S. 25).

Phenol, Kresol, Indol, Skatol, welche als Ätherschwefelsäuren (mit Schwefelsäure gepaarte Verbindungen) im Harn erscheinen, aus denen sie durch starke Mineralsäuren oder durch Fäulnis abgespalten werden (Baumann), wie z. B. die Phenolätherschwefelsäure $C_6H_5 \cdot HSO_4$. Dieselben stammen höchst wahrscheinlich aus dem Darme, in dem sie als Fäulnisprodukte der Eiweiße auftreten, wofür die Thatsache angeführt werden kann, daß sie bei Stagnation des Dünndarminhaltes oder nach subkutaner Injektion in größerer Menge im Harne zu finden sind.

Oxalsäure, $C_2H_2O_4$, als Calciumoxalat durch die sauren Salze des Harnes in Lösung gehalten; wenn der Harn an Säure verliert, bezw. alkalisch wird, fällt der oxalsaure Kalk in Oktaëdern (Briefkouverts) aus. Ihre tägliche Menge kann bis zu 0·02 g betragen. Sie ist als das Oxydationsprodukt verschiedener Stoffe zu betrachten.

Harnfarbstoffe; am besten bekannt ist das Urobilin (Jaffé), dessen Anwesenheit das gelbliche Aussehen des Harns bedingt, und das offenbar von dem Bilirubin abstammt, aus welchem es künstlich durch reduzierende Mittel (Natriumamalgam) dargestellt werden kann (Maly). Da der Gallenfarbstoff vom Blutfarbstoff kommt, so ist auch die Beziehung des Urobilins zum Blutfarbstoff gegeben. Dieselbe ist indes auf direktem Wege dadurch nachgewiesen, daß es auch aus Hämatin durch Zinn und Salzsäure gewonnen wird (Hoppe-Seyler).

Eine andere Quelle für Harnfarbstoff ist das sogen. Harnindikan, welches nichts anderes ist als die Ätherschwefelsäure des Indols, also Indoxylschwefelsäure, $C_8H_7NSO_4$. Wenn man diese mit Salzsäure in der Wärme behandelt, so zersetzt sie sich in Schwelfelsäure und Indoxyl, welches bei Anwesenheit von O sofort in Indigo übergeht, also

$$\underset{\text{Indoxylschwefels. Kali.}}{C_8H_6NKSO_4} + H_2O = \underset{\text{Indoxyl.}}{C_8H_6(OH)N} + HKSO_4.$$

$$2(\underset{\text{Indoxyl.}}{C_8H_6(OH)N}) + O_2 = \underset{\text{Indigo.}}{C_{16}H_{10}N_2O_2} + 2H_2O.$$

Im Körper wird das aus dem Darme aufgenommene Indol zu Indoxyl oxydiert,

$$\underset{\text{Indol}}{C_8H_7N} + O = \underset{\text{Indoxyl}}{C_8H_6(OH)N}$$

welches weiter den oben beschriebenen Weg zurücklegt. Das Indikan der Pflanzen ist vollkommen verschieden von dem Harnindikan; jenes ist ein Glykosid, das beim Kochen mit Säuren oder durch Fermente in Indigo und Zucker gespalten wird.

Anorganische Substanzen. Dieselben werden, ebenso wie die den Körper verlassenden N-haltigen Substanzen, vorzüglich durch den Harn entfernt; obenan steht das Kochsalz, das täglich zu 16·5 g ausgeschieden wird, doch ist diese Menge sehr variabel. Beim Hungern hört die Kochsalzausfuhr zwar nicht auf, nimmt aber allmählich ab; bei ganz kochsalzfreier Nahrung nimmt die Kochsalzmenge ebenfalls ab, aber schon am Abend des dritten Tages erscheint Eiweiß im Harn (Wundt). Die Kochsalzausscheidung nimmt zu, wie der Harnstoff, mit der Harnmenge, mit der Häufigkeit der Harnentleerungen und variiert, analog dem Harnstoff, mit der Tageszeit. In allen akuten Krankheiten ist beim Fortschreiten derselben die Kochsalzausscheidung im Abnehmen begriffen, umgekehrt bei der Abnahme der Krankheit.

Schwefelsäure und Phosphorsäure werden täglich zu 2 g ausgeschieden. Die Schwefelsäure ist im Harn teils als präformierte Schwefelsäure, teils als gepaarte Schwefelsäure vorhanden und an Alkali gebunden; sie stammt aus dem Schwefel der Eiweißkörper, so daß ihre Ausscheidung der des Harnstoffes parallel gehen würde, was in der That der Fall ist. Ein geringer Teil der Schwefelsäure stammt aus dem im Darme aus der Galle abgespaltenen und resorbierten Taurin. Die Phosphorsäure ist teils an Alkali als saures phosphorsaures Natron (NaH_2PO_4), teils an die alkalischen Erden als Kalk ($CaH_4P_2O_8$) und Magnesia gebunden, welch letztere durch das saure Alkaliphosphat in Lösung erhalten werden. Daher fallen die Erdphosphate aus, sobald der Harn durch Ammoniak neutralisiert oder alkalisch gemacht wird; es bildet sich neutrales Phosphat ($Ca_3P_2O_8$ und $Mg[NH_4]PO_4$). Ein großer Teil der Phosphorsäure stammt aus der Nahrung, ein kleinerer Anteil aus den Lecithinen und Nucleïen.

An Basen werden durch den Harn ausgeschieden: Kali, Natron, Ammoniak (als Urat), Calcium und Magnesium.

Die Gase sind Kohlensäure, Stickstoff und Sauerstoff. Nach Pflüger sind in 100 Vol. Harngasen ca. 9·05 % CO_2, 5·52 % N und 0·43 O enthalten.

Die saure Reaktion des Harns geht im Anfange der Verdauung beim Menschen und den Fleischfressern in die neutrale oder alkalische Reaktion über (H. Quincke). Noch auffallender wird der Wechsel, wenn man nach einigen Tagen geringer Kochsalzzufuhr dem Futter des Tieres größere Kochsalzmengen zusetzt. Unterbricht man die Kochsalzzufuhr, so wird der Harn umgekehrt sauer (M. Gruber).

Zufällige Harnbestandteile können nach dem Genuß von Arzneimitteln und sonstigen löslichen Stoffen in dem Harn auftreten, und zwar entweder in unveränderter oder veränderter Form, je nach ihrer Konstitution. In den Harn gehen niemals diejenigen Körper über, welche mit den Albuminaten unlösliche Verbindungen eingehen, und solche, die im Blute schnell verbrannt werden; leicht gehen diejenigen über, welche leicht löslich sind und sich im Blute einige Zeit unverändert erhalten; eine Anzahl geht nur in verändertem Zustande über. Zu der ersten Kategorie gehören die Eisen- und Metallsalze, welche nur bei gleichzeitiger Albuminurie mitgerissen werden, ferner Kampher, Schwefeläther, Moschus, Thëin, Theobromin, weil sie zu schnell verbrannt werden, ebenso manche Farbstoffe, wie Chlorophyll, Cochenille etc. Zu der zweiten Gruppe gehören die kohlensauren Alkalien, die bor- und chlorsauren Alkalien; Chloride, Bromkalium und Chlornatrium, sowie eine Reihe von Farbstoffen, wie Rhabarber (der Harn wird rotbraun, wie ikterisch), die Farbstoffe der Heidelbeeren, roten Rüben und Kirschen, endlich eine Reihe von Alkaloiden, wie Chinin, Strychnin, Morphium Curare u. s. w. Zur dritten Gruppe gehören die pflanzensauren Alkalien, die als kohlensaure Alkalien im Harn erscheinen.

Die Geschwindigkeit des Überganges solcher Körper in den Harn ist außerordentlich groß: so erscheint Rhabarber nach 20 Minuten, eine Thatsache, die sich au der Geschwindigkeit des Blutumlaufes (20—24 Sekunden) erklärt.

Abnorme Bestandteile, welche im Harn auftreten können, sind:

1) Serumalbumin, welches im Harn erscheint:
   a) bei Überladung des Blutes mit Eiweiß,
   b) bei zu großer Verdünnung des Blutes, wo Blutflüssigkeit auch in anderen Bezirken austritt und Oedeme bildet,
   c) bei völliger Kochsalzentziehung,
   d) am häufigsten infolge von bedeutender Steigerung des Blutdrucks in den Nieren, indem entweder die Zufuhr an Blut bedeutend gesteigert oder die Abfuhr gehindert ist. Eigenthümlicherweise gehen einige Eiweißarten leichter in den Harn über als andere; so erscheint in das Blut injiziertes Hühnereiweiß stets im Harn, die gleiche Menge von Serumeiweiß nicht; ebenso leicht geht in den Harn Hämoglobin über, sobald es durch eins der bekannten Mittel aus den Blutkörperchen frei geworden ist. Zuweilen auch Globulin und Peptone.
2) Traubenzucker (scheint in Spuren auch normal vorhanden zu sein), welcher pathologisch in größeren Mengen auftritt, und zwar:
   a) bei Diabetes mellitus; der Harn ist sehr blaß, wird in großen Mengen abgeschieden, reagiert frisch selten stark sauer, sondern neutral oder alkalisch und hat ein hohes spezifisches Gewicht von 1030—1052,
   b) nach dem Cl. Bernardschen Zuckertisch (s. unten),
   c) nach Vergiftung mit Curare und Amylnitrit,
   d) nach Injektion von Traubenzucker ins Blut, doch nicht früher, als bis derselbe zu 0·6% im Blute vorhanden ist (v. Becker) (jede Cirkulationsstörung in der Leber, die besonders Hyperämien zur Folge hat,

führt Zuckerharn, Glykosurie, herbei, eine Störung, auf die einige der aufgeführten Glykosurien mit Sicherheit zurückgeführt werden können);

3) Gallensäuren und Gallenfarbstoff nur pathologisch im Icterus;

4) Leucin und Tyrosin ebenfalls nur pathologisch bei akuter gelber Leberatrophie, Typhus und Variola.

Zuckernachweis im Harn. Man benutzt gewöhnlich die TROMMERsche Probe, die aber nicht immer zum Ziele führt, weil im Harn Substanzen vorhanden sind, welche ebenfalls reduzierend wirken (Harnsäure und Extraktivstoffe), oder welche das Kupferoxydul in Lösung erhalten (Kreatinin, Extraktiv- und Farbstoffe). In diabetischen Harnen, welche reich an Traubenzucker sind, fehlen diese Substanzen in der Regel. Um aber auch kleinere Zuckermengen nachzuweisen, läßt man die Reduktion in der Kälte vor sich gehen (24 Stunden), oder man erhitzt vorsichtig bis 70°; bei dieser Temperatur wirkt nur der Zucker reduzierend, jene Substanzen noch nicht. Sicher ist noch folgendes Verfahren (PENZOLDT): Setzt man eine wässerige, mit Kalilauge schwach alkalisch gemachte Lösung von krystallisierter Diazobenzolsulfosäure zu einem gleichen Volum stark alkalisch gemachten Harns, so färbt sich die Mischung allmählich immer dunkler rot bis zur Undurchsichtigkeit und nimmt einen bläulichen Ton an, wenn Traubenzucker in dem Harn enthalten ist. Besonders deutlich tritt der bläuliche Ton auf Zusatz eines linsengroßen Stückchens von Natriumamalgam ein. Die anderen Substanzen des Harns geben diese Reaktion nicht.

Gärung des Harns. Bald nachdem der Harn entleert ist und sich abkühlt, wird er trübe und läßt ein rosen- oder ziegelfarbiges Sediment fallen, das sich beim Erwärmen des Harns wieder auflöst und aus saurem harnsauren Natron besteht, welches zuweilen auch krystallinisch in kleinen Nadeln oder den sogenannten Trommelschlägeln ausfällt (es sind nämlich die sauren Harnsäuresalze, wie die Harnsäure selbst, in kaltem Wasser fast unlöslich). Läßt man den Harn mit diesem Bodensatz längere Zeit stehen, so nimmt die saure Reaktion allmählich ab, und im Bodensatz erscheinen Krystalle von Harnsäure in Form von Wetzsteinen, sowie Krystalle von oxalsaurem Kalk in farblosen Oktaëdern. Bleibt der Harn in diesem Zustande noch länger stehen, so geht er die alkalische Gärung ein, indem sich der Harnstoff in kohlensaures Ammoniak umsetzt, wobei der Harn erst neutral, dann alkalisch wird. Hierbei bildet sich aus den sauren Uraten harnsaures Ammoniak, das unvollständige Krystallisation in Morgensternkrystallen zeigt; gleichzeitig fallen amorpher phosphorsaurer Kalk nieder und Krystalle von phosphorsaurer Ammoniakmagnesia (Tripelphosphat); die Krystallform sind rhombische vertikale Prismen (Sargdeckelkrystalle).

Harnsteine. Man versteht darunter alle jene Konkretionen, welche sich im Harne bilden. Ihre Bildungsstätte sind die Nieren und die Harnblase, weshalb man sie als Nierensteine und Blasensteine unterscheidet. Die Harnsteine können aus allen jenen Substanzen bestehen, welche im Harne Sedimente bilden. Sie entstehen dadurch, daß schon innerhalb der Harnwege aus bisher unbekannten Gründen sich Sedimente bilden, die durch ein Bindemittel, wahrscheinlich den Schleim, zusammenkleben, durch Anlagerung neuen Materials wachsen und eine bedeutende Größe erreichen können. Man hat als die häufigsten Harnsteine beobachtet: 1) Harnsteine, die ganz aus Harnsäure bestehen; 2) Harnsteine aus harnsaurem Ammoniak, besonders bei Kindern; 3) Harnsteine aus oxalsaurem Kalk; 4) zusammengesetzte Harnsteine, die gleichzeitig aus mehreren Bestandteilen entstanden sind.

Die Menge des Harns, welche in 24 Stunden abgeschieden wird — die Ausscheidung des Harns geschieht kontinuierlich —, schwankt außerordentlich nicht allein bei verschiedenen Personen, sondern auch bei ein und derselben Person je nach verschiedenen Zuständen. Aus vielen Beobachtungen ergiebt sich, daß in 24 Stunden ca. 1600 bis 1700 ccm Harn ausgeschieden werden; diese Menge kann durch Wasseraufnahme sehr vermehrt, bei Abstinenz bis auf 312 ccm verringert werden.

Unter gewissen pathologischen Verhältnissen, wie beim Diabetes mellitus, pflegt die Harnmenge bedeutend zu steigen und ein großes Durstgefühl hervorzurufen. Endlich kann die Harnausscheidung durch eine Reihe chemischer Körper, die sogenannten Diuretica, zu denen auch schon Harnstoff, harnsaures Natron, sowie Kochsalz zählen, und zu denen noch Kali nitricum, Kali aceticum u. s. w. zu rechnen sind, erhöht werden.

Harnbereitung.

Die Thatsache, daß Harnbestandteile, wie Harnstoff, Harnsäure u. s. w. normal im Blute vorhanden sind (s. S. 41), könnte hinreichend sein, um darzuthun, daß der Harn aus dem Blute durch die Nieren nur transsudiert, aber nicht in den Nieren gebildet wird. Doch wäre es möglich, daß der Harnstoff in den Nieren gebildet und von dort aus zum Teil ins Blut gelangt sei, während der größere Teil durch jene ausgeschieden worden ist. Die Entscheidung dieser Frage läßt sich auf zwei Wegen anstreben. Entweder man untersucht das Blut der Nieren-Arterien und -Venen auf ihren Harnstoffgehalt. Ist der letztere in der Arterie größer, so läßt sich nicht wohl annehmen, daß aller Harnstoff in den Nieren gebildet wird. Oder man eliminiert die Nieren aus dem Kreislauf, indem man a) die Ureteren unterbindet und b) die Nieren exstirpiert (Nephrotomie) oder die Nierenarterie unterbindet. Sind die Nieren der Ort der Harnstoffbildung, so darf eine Anhäufung des Harnstoffes im Blute nicht stattfinden.

Die vergleichende Untersuchung des Blutes der Nierenarterie und -vene hat nun ergeben, daß das Arterienblut reicher an Harnstoff ist als das Venenblut (Picard, Gréhant), eine Beobachtung, welche also dafür spricht, daß der Harnstoff der Niere zur Ausscheidung zugeführt wird; in demselben Sinne ist auch die Thatsache zu verwerten, daß man den Inhalt des Duct. thoracicus am reichsten an Harnstoff findet (Gréhant u. Quinquaud).

Führt man die Unterbindung der Ureteren bei Vögeln aus, die keinen Harnstoff, sondern nur feste Harnsäure und harnsaure Salze abscheiden, so findet man einige Stunden nach der Operation Ablagerungen von harnsauren Salzen in sehr vielen Organen, namentlich in den serösen Häuten, dem Herzbeutel, der Pleura, dem Peritonaeum u. s. w.; die Häute sehen ganz weißlich inkrustiert aus (Oppler u. Zalesky). Die Ureterenunterbindung führt also zu einer bedeutenden Ansammlung von Harnbestandteilen im Blute. Nach der Nephrotomie ist der Harnstoff im Blute vermehrt, und zwar umsomehr, je später nach der Operation das Blut untersucht wird, wie folgende Zahlen aus Gréhants Versuchen zeigen:

Vor der Operation	0·088%	Harnstoff im Blute
3 Stunden nach derselben . .	0·093%	„ „ „
21 „ „ „ . .	0·251%	„ „ „
27 „ „ „ . .	0·276%	„ „ „

Es kann trotzdem vorkommen, daß bei Hunden eine Vermehrung des Harnstoffes im Blute nach der Nephrotomie nicht nachweisbar ist; in diesen Fällen ist der Harnstoff durch den Darm ausgeschieden worden, wo er schnell durch das Erbrechen und die Diarrhöe, die er selbst hervorruft, fortgeschafft wird (Cl. Bernard u. Barreswil). Es erscheint demnach sicher, daß der Harnstoff nicht in den Nieren bereitet, sondern durch dieselben nur abgeschieden wird.

Filtration des Harns. In eine Malpighi'sche Kapsel, den Anfang der Harnkanälchen, tritt als Vas afferens ein Ästchen der Art. renalis und bildet in derselben ein sogen. Wundernetz, ein Netz kleinster Gefäßchen, den Glomerulus. Jene sammeln sich wieder und verlassen als Vas efferens, dessen Durchmesser geringer ist als der des V. afferens, den Knäuel, um sich in ein Kapillarnetz aufzulösen, das die Harnkanälchen mit feinen Maschen umspinnt und dann in die Venen übergeht. Der große Widerstand, den das enge Vas efferens dem Blutstrom bietet, bedingt einen hohen Druck in den Gefäßen des Glomerulus, der höher ist als der Druck in dem zweiten Kapillarnetze, sowie in jedem andern Kapillarsysteme.

Die ganze Gefäßanordnung mit ihrem hohen Druck und der vergrößerten Oberfläche legt den Gedanken nahe, daß es sich hier wesentlich um Filtration handle, eine Ansicht, welche zuerst von C. Ludwig ausgesprochen und durch viele Untersuchungen gestützt worden ist.

Die Harnausscheidung als Filtrationsvorgang betrachtet, verlangt, daß die Größe der Ausscheidung mit dem Steigen und Sinken des Blutdrucks zu- und abnehme. Die folgenden Zahlen sprechen in der That dafür (Goll, Cl. Bernard):

Herabsetzung des Blutdrucks durch Blutentziehung:

		bei einem Druck in der Carotis von
Normal während 30 Min. entleert	61·23 / 47·50 ccm	139·3 mm Hg.
480 g Blut entzogen	2·86	57·0 „ „
473 „ „ injiziert	19·34	121·0 „ „

Steigt die Blutdruckerhöhung über eine gewisse Grenze, so tritt Eiweiß im Harn auf. Lokale Blutdrucksteigerungen und -Herabsetzungen durch Reizung der Nierennerven lassen ebenfalls die Harnausscheidung zu- oder abnehmen. So scheint alles dafür zu sprechen, daß die Harnbildung ein reiner Filtrationsakt sei, indem Bestandteile des Blutes durch die Nieren wie durch ein Filter filtriert werden. Gegen diese Auffassung sprechen aber folgende Gründe:

1) findet bei der Harnbildung eine Auswahl der Stoffe statt, welche durch das Filter gehen, so daß das Filtrat gegen die Mutterflüssigkeit nicht allein quantitativ, sondern auch qualitativ verschieden ist, was bei Filtrationen niemals vorkommt;
2) ist in dem hypothetischen Filtrate, dem Harn, ein Bestandteil, nämlich der Harnstoff in viel größerer Menge vorhanden als im Blute, was ebenfalls den Filtrationsgesetzen widerspricht (der Harnstoffgehalt des Blutes beträgt noch nicht 0·1 $^0/_0$, der des Harns bei 35 g täglicher Ausscheidung und 1700 ccm Wasser ca. 2 $^0/_0$);
3) versiegt die Harnabsonderung nach Unterbindung der Nierenvene trotz der folgenden Blutdrucksteigerung.

Es müssen daher noch andere Kräfte bei der Harnbildung thätig sein, worüber der folgende Abschnitt Aufschluß zu geben versuchen wird.

Beteiligung der einzelnen Abschnitte der Harnkanälchen an der Harnausscheidung.

In konsequenter Ausbildung seiner Filtrationslehre hatte Ludwig[1] die Hypothese aufgestellt, daß infolge des hohen Druckes in den Glomerulis schon ein zwar verdünnter, aber alle Bestandteile enthaltender Harn abgeschieden würde, welcher auf dem Wege durch die gewundenen Harnkanälchen sich stärker durch Wasserabgabe an das durch seine Transsudation in den Glomerulis selbst konzentrierter gewordene Blut konzentriere. Dem gegenüber behauptete Bowmann[2], daß in den Glomerulis nur das Harnwasser und auf dem Wege durch

[1] C. Ludwig, Wagners Handwörterbuch d. Physiologie. II. 1844.
[2] W. Bowmann, Philos. Transact. I. 1842

die gewundenen Kanälchen vermittelst der Epithelien die festen Bestandteile des Harnes abgeschieden werden. Die Entscheidung hierüber wird durch die folgenden Versuche angebahnt: R. Heidenhain injizierte nach dem Vorgange von Chrzonszczevsky in das Blut eines lebenden Kaninchens reines indigschwefelsaures Natron. Nach einiger Zeit, sobald der ausgeschiedene Harn durch den blauen Farbstoff blau geworden ist, wird das Tier getötet, und werden die Blutgefäße der Niere mit einer Flüssigkeit, welche jenen Farbstoff fixiert, ausgespült und feine Schnitte durch die Niere gemacht. Man findet den Farbstoff ausschließlich in den Harnkanälchen, dagegen niemals eine Spur desselben in den Malpighi'schen Kapseln. Die Harnkanälchen selbst sind aber in verschiedener Weise mit ihrem blauen Inhalte erfüllt, denn nur in den gewundenen Röhrchen sind die Epithelien blau gefärbt, während in den geraden Röhrchen der Farbstoff mitten in dem Lumen liegt, ohne daß die Epithelien irgend eine Färbung wahrnehmen lassen; d. h. aber offenbar nichts anderes, als daß der blaue Farbstoff ausschließlich durch die Epithelien in den Tubulis contortis aus dem Blute ausgeschieden worden ist, während er in die geraden Kanälchen nur mechanisch aus jenen durch das Harnwasser fortgespült und durch die fixierende Flüssigkeit dort festgehalten worden ist. Ebensowenig wird aber in den Gefäßknäueln etwas von dem blauen Farbstoff ausgeschieden, vielmehr wird hier wahrscheinlich nur das Harnwasser entleert, welches den in den gewundenen Kanälchen abgeschiedenen Farbstoff nach den geraden mit fortgeschwemmt hat. Daß die Wasserausscheidung in der That in den Glomerulis, was hier noch nicht bewiesen ist, stattfindet, sowie einen weitern Beweis für die absondernde Thätigkeit der Epithelien in den gewundenen Kanälchen giebt folgender Versuch. Heidenhain legte an einem lebenden Tiere vom Rücken her die Niere bloß und ätzte eine kleine Stelle ihrer Rinde mit Höllenstein so tief, daß voraussichtlich einige Reihen der Kapseln zerstört waren. Die Wunde wurde wieder geschlossen und dem Tiere zwei Tage danach indigschwefelsaures Natron injiziert. Bei Untersuchung der Niere fand sich, daß, während die außerhalb des Ätzbezirkes gelegenen Teile sich vollkommen normal verhielten, unterhalb des Ätzstreifens nur der Rest der Rinde sich ein wenig gebläut hatte, während die Pyramide vollkommen frei war. In dem Reste der Rinde liegen aber die gewundenen Kanälchen, deren Epithel gebläut, durch die also Farbstoff ausgetreten ist, während in der Pyramide die geraden Kanälchen liegen, welche frei von Farbstoff sind, offenbar weil die zu diesem Bezirk gehörenden Malpighi'schen Kapseln zerstört sind, die Wasserausscheidung und damit die Fortschwemmung des Farbstoffes aus den gewundenen in die geraden Kanälchen unmöglich geworden ist. Es kann also, unabhängig von der

Ausscheidung des Wassers in den MALPIGHI'schen Knäueln der Farbstoff allein in den gewundenen Kanälchen das Blut verlassen.

Diese Ansicht läßt sich noch durch einen weitern Versuch stützen, nämlich dadurch, daß auch nach Aufhören der Harnausscheidung injizierter blauer Farbstoff durch die Epithelien der gewundenen Kanälchen aus dem Blute abgeschieden wird. Die Harnausscheidung bleibt aus: 1) nach Trennung des Halsmarks von der Med. oblongata (ECKHARD), und 2) nach Unterbindung des Ureters (LOEBELL). Nach Ausführung dieser Operation zeigten die Nieren dasselbe Bild im ganzen wie jene durch Höllenstein geätzten Nierenbezirke: ausschließliche und geringere Bläuung in den gewundenen Kanälchen.

Um analog zu dem blauen Farbstoff spezifische Harnbestandteile auf ihrem Wege durch die Nieren zu verfolgen, machte HEIDENHAIN Injektionen von harnsauren Salzen möglichster Konzentration ins Blut und fand das Salz in reichlichster Menge in allen Abteilungen der Harnkanälchen, und zwar in den gewundenen in der Gestalt feinkörniger Niederschläge, die die Lichtung mehr oder weniger erfüllen, in den geraden Kanälchen in der Form großer starkglänzender Konkremente, deren ein einzelnes die ganze Breite des Röhrchens ausfüllen kann; die Kapseln also sind vollkommen frei. HEIDENHAIN schließt, daß das Salz nicht in den Kapseln, sondern in den Kanälchen, und zwar, ähnlich wie der blaue Farbstoff, in den gewundenen Kanälchen abgeschieden worden ist, worauf auch die Größe der Konkremente hinweist. Ein weiterer Beweis hierfür ließe sich durch Versuche, ähnlich den obigen, führen, wenn man das Salz nach sistierter Harnausscheidung dem Blute einverleibt, doch wird durch die Injektion von Harnstoff oder von harnsauren Salzen die nach der Durchschneidung des Markes sistierte Nierenthätigkeit von neuem angeregt und eine lebhafte Harnausscheidung eingeleitet, weshalb diese Versuchsreihe aufgegeben werden mußte. Eine Basis für HEIDENHAINS Ansicht bilden auch die Beobachtungen von v. WITTICH, der schon früher gesehen hat, daß die Epithelien der gewundenen Harnkanälchen der Vogelniere mit Harnsäurekrystallen vollständig erfüllt sind.

Aus allen diesen Beobachtungen kann man folgern, daß die wesentlichen Bestandteile des Harns, wie Harnstoff u. s. w., in den gewundenen Kanälchen durch aktive Thätigkeit ihrer Epithelzellen aus dem Blute abgeschieden und durch den Wasserstrom, welcher aus den Anfängen der Harnkanälchen, den Glomerulis kommt, fortgespült werden. Dieser Wasserstrom, in dem sich noch die anorganischen Bestandteile des Harns befinden, mag seine Entstehung den Filtrationseinrichtungen innerhalb der Glomeruli verdanken, so daß seine Mächtigkeit durch den jeweiligen Blutdruck in der Niere reguliert werden würde. Aber jener

Versuch, in welchem nach Unterbindung der Nierenvene trotz Steigerung des Blutdruckes der Harnstrom versiegt, zwingt zu der Annahme, daß es nicht sowohl der Blutdruck, als vielmehr die Geschwindigkeit des Blutstromes ist, welche den Harnfluß beherrscht. Doch reicht auch diese Annahme noch nicht aus, um alle Erscheinungen der Harnabsonderung zu erklären: so z. B. steigt die Harnabsonderung nach reichlichem Genusse von Wasser, obgleich Druck und Geschwindigkeit kaum verändert werden. Daher nimmt Heidenhain an, daß die Wasserabsonderung in der Niere auf einer „aktiven Thätigkeit der Knäuelgefäße beruht, deren Maß durch die Menge des in der Zeiteinheit sie tränkenden Blutes bestimmt wird".

Gewisse Substanzen, wie Harnstoff, harnsaure Salze, salpetersaures Kali u. a., rufen eine gesteigerte Harnabsonderung hervor, selbst wenn die letztere durch Halsmarkdurchschneidung völlig sistiert war. Man nennt die Körper „harnfähige" Substanzen. Der Wasserstrom, der unter diesen Bedingungen aus den Nieren kommt, nimmt seinen Weg, wenigstens zum Teil, durch die Epithelien der gewundenen Kanälchen (M. Nussbaum). Versuche mit künstlicher Durchblutung einer Hundeniere, in denen ein vollständiger Harn abgesondert wurde, eröffnen die Möglichkeit, daß eine Harnabsonderung nur unter dem Einflusse solch harnfähiger Substanzen zustande kommt. So z. B. unterhält das Blut nüchterner Hunde die Exkretion des Harnes fast gar nicht, während das Blut verdauernder Tiere sie begünstigt (J. Munk).

Einfluß des Nervensystems auf die Harnbereitung. Ein direkter Einfluß des Nervensystems konnte bisher nicht ausfindig gemacht werden, doch weisen auch hier verschiedene Erscheinungen auf einen Nerveneinfluß hin; so giebt es Gemütsaffekte, bei denen plötzlich viel und dünner Harn entleert wird, wie z. B. bei hysterischen Anfällen (Urina hysterica) u. s. w.

Wird der N. splanchnicus durchschnitten, so tritt Polyurie ein; Reizung des peripheren Endes hat den entgegengesetzten Erfolg: Verminderung bis Stillstand der Harnausscheidung. Die Erklärung hierfür liegt darin, daß der N. splanchnicus Gefäßnerv der Niere ist, und daß durch ihn der Blutdruck und die Stromgeschwindigkeit verändert werden können (Cl. Bernard). Wie die Reizung des N. splanchnicus, so bewirkt auch die Reizung des Rückenmarkes Stillstand der Harnabsonderung infolge der Verengerung der Arteria renalis.

Bei der „Piqûre", dem Diabetes-Stich, welcher in der Verletzung einer bestimmten Stelle auf dem Boden des 4. Ventrikels (Spitze des Calamus scriptorius) besteht, hat schon Cl. Bernard mit dem Zucker im Harn auch Polyurie auftreten sehen. Man war der Ansicht, daß es sich hier um dieselben Nervenfasern handle wie bei der Polyurie nach Durchschneidung des N. splanchnicus, doch trifft das nicht zu, denn die Polyurie nach Durchschneidung des N. splanchnicus kann durch die Piqûre noch vermehrt werden. Durchschneidung des Rückenmarkes vermag die Polyurie aufzuheben, erst die Durchschneidung unterhalb des 12. Rückenwirbels ist ohne Einfluß auf die Polyurie, es müssen also jene Fasern aus der Medulla oblong. im Rückenmark verlaufend in der Höhe des 12. Rückenwirbels aus dem Marke sämtlich wieder ausgetreten sein. Ist das Halsmark durchschnitten, so hat selbstverständlich der darauffolgende Diabetes-Stich keinen Einfluß auf die Nierenthätigkeit.

Nach Durchschneidung des Halsmarks hört die vorher normale Harnausscheidung vollkommen auf (Eckhard). Da die vasomotorischen Nerven besonders der Unterleibsorgane im Rückenmark heruntersteigen und erst im Brustmark zu den Unterleibsorganen wieder austreten, so handelt es sich hier offenbar um die Lähmung der vasomotorischen Nerven, obgleich jetzt ihre Lähmung den entgegengesetzten Erfolg auf die Harnausscheidung hat; aber in dem obigen Falle führt die lokale Lähmung zu einer Blutdrucksteigerung und Strombeschleunigung in den Nieren selbst, worauf Polyurie folgt; in dem zweiten Falle folgt auf die Lähmung einer sehr großen Gefäßbahn, zum wenigsten sämtlicher Unterleibsorgane, ein sehr bedeutendes Sinken des allgemeinen Blutdrucks, also auch des Druckes und der Stromgeschwindigkeit in der Nierenarterie, und die notwendige Folge davon muß ein Aufhören der Harnausscheidung sein.

Da nach Injektion von Strychnin in das Blut allgemeine Gefäßverengerung mit Steigerung des Aortendruckes eintritt, so war zu erwarten, daß um diese Zeit die Harnabsonderung stocken, nach Durchschneidung ihrer Nerven wieder auftreten würde. Allein auch in letzterem Falle stockt die Absonderung vollständig, solange der Druck noch gesteigert ist. Es scheint, daß Strychnin direkt die Gefäßnerven beeinflußt. Ähnlich verhält es sich mit der Digitalis, deren harntreibende Wirkung erst auftritt, wenn der Aortendruck sinkt und die Gefäße sich wieder erweitern (Grützner).

Bei nicht lethalen Kohlenoxydvergiftungen hat man ebenfalls Polyurie auftreten sehen und das Resultat auch bei Tieren, die man abwechselnd Kohlenoxyd und Luft hat atmen lassen, bestätigen können. War vorher das Halsmark durchschnitten, so blieb die Polyurie aus, so daß es scheint, als könnte es sich hier um den Einfluß derselben Nervenfasern handeln wie bei der Piqûre.

Die Austreibung des Harns aus der Niere geschieht offenbar durch den nachdringenden Harn, die vis a tergo des Blutdruckes, denn nach Unterbindung der Ureteren schwellen die Nierenkelche und die Nieren selbst sehr an, bis die Ausscheidung schließlich ganz aufhört, wenn der Druck des Harns in den Ureteren eine Höhe von 40 mm Hg. erreicht hat (M. Hermann), Zustände, die pathologisch bei Anwesenheit von Harnsteinen im Ureter oder während der Schwangerschaft durch den Druck des vergrößerten Uterus auftreten können.

Sobald der Harn in den Ureter gelangt ist, wird er durch die peristaltischen Bewegungen desselben, die 6—12 mal in der Minute wiederkehren, und deren eine jede $^{1}/_{3}$ Sekunde bedarf, um ihren Weg von dem Nierenbecken bis zur Harnblase zurückzulegen, in die Harnblase befördert (Donders); je lebhafter die Harnausscheidung ist, um so rascher folgen die peristaltischen Kontraktionen der Ureteren aufeinander, so daß es scheint, als ob der Harn selbst den Reiz darstellt. Zu den Ureteren, die aus einer mittlern Muskelhaut, deren innere Fläche mit einem geschichteten Pflasterepithel bedeckt ist, und einer Adventitia bestehen, treten Nerven aus dem Plex. renalis und dem sympathischen Blasenplexus. Ganglienzellen finden sich beim Kaninchen nur im untersten Teile des Ureter, in einer Ausdehnung von 40 mm von der Blase aufwärts (Engelmann).

Schneidet man ein ganglienfreies Stück des Ureter aus und reizt dasselbe, so sieht man eine peristaltische Welle ablaufen, woraus man wohl schließen muß, daß hier die Übertragung des Reizes ohne Ganglien, von Muskel- zu Muskelzelle stattfindet (Engelmann).

Ist der Harn in die Blase gelangt, so sammelt er sich dort so lange an, bis er die Elastizität des Sphincter vesicae überwunden hat, worauf er ausfließt. Bei Wassereintreibungen in die Harnblase von Leichen hört dieser Verschluß schon viel früher auf, z. B. bei einem lebenden Hunde kann man die Blase mit Wasser bis zu 120 cm Wasserhöhe anfüllen, bei dem toten Hunde nur bis zu 18—20 cm. Daß der Harn nicht in die Ureteren zurückfließt, rührt daher, daß die letzteren die Wand der Harnblase in absteigend schiefer Richtung durchbohren, wodurch der auf die Innenfläche wirkende Druck jene Öffnungen selbst verschließt. Willkürlich wird die Blase durch die Thätigkeit des Sphincter vesicae geschlossen erhalten, ein Schluß, der aufhört, wenn man die zur Blase tretenden Nerven:

1) Nervenzweige, die aus dem 3., 4. und 5. Sakralnerven, und
2) solche, die aus dem Plex. mesentericus posterior stammen und sich mit dem erstern verbinden, durchschneidet.

Beim Nachlassen der Thätigkeit des Sphincter wird der Harn ausgetrieben, und zwar durch den Detrusor urinae, der das Orificium urethrae öffnet und auf den Blaseninhalt drückt. Ohne daß die Blase sehr voll ist, kann sie willkürlich entleert werden; wahrscheinlich ebenfalls durch die Thätigkeit des Detrusor urinae. Die letzten Portionen des Harns am Ende einer Harnentleerung werden stoßweise aus der Harnröhre durch den M. bulbo-cavernosus entleert, welcher dabei die Wurzel der Harnröhre komprimiert.

Das Centrum für den Blasenverschluß liegt in der Höhe der Zwischenwirbelscheibe zwischen dem 6. und 7. Brustwirbel; durchschneidet man das Rückenmark unterhalb dieser Stelle, so hört der Blasenverschluß auf; durchschneidet man es aber oberhalb, so wird der

Blasenverschluß noch fester, also muß vom Gehirn aus eine Hemmung auf die Thätigkeit dieses Centrums im Rückenmark ausgeübt werden (HEIDENHAIN u. KOLBERG). BUDGE sah auf Reizung der Pedunculi cerebri den M. detrusor urinae in Thätigkeit geraten; es scheint, daß die zu diesem Muskel führenden Nerven hoch hinauf ins Gehirn aufsteigen, ein Verhalten, das auch der Fähigkeit, den Harn willkürlich entleeren zu können, vollkommen entspricht. Die beiden Muskeln bestehen, obgleich sie willkürliche Muskeln sind, aus glatten Muskelfasern.

2. Der Schweiß.

Der Schweiß ist das Ausscheidungsprodukt der tubulösen Schweißdrüsen, deren Tubuli knäuelförmig gewunden im Unterhautbindegewebe liegen, und die durch einen korkzieherartig gewundenen, die Cutis und das Epithel durchsetzenden Ausführungsgang den Schweiß auf die Hautoberfläche entleeren.

Physikalische und chemische Beschaffenheit. Der Schweiß des Menschen ist eine klare, farblose Flüssigkeit von eigentümlichem Geruch, salzigem Geschmack und saurer Reaktion, während er bei Pferden und Katzen stets alkalisch reagiert (LUCHSINGER). Der Schweiß enthält neben Epithelien und Epidermisschuppen: 1) Harnstoff; 2) Neutralfett; 3) flüchtige Fettsäuren: Ameisen-, Butter- und Propionsäure, denen er seinen eigentümlichen Geruch verdankt; 4) anorganische Salze, darunter Chlornatrium, Chlorkalium, phosphorsaure und schwefelsaure Alkalien, phosphorsaure Erden und Eisenoxyd; 5) Wasser; letzteres zu 97 $^0/_0$, also nur 3 $^0/_0$ feste Bestandteile, darunter den Harnstoff zu 0·1 $^0/_0$.

Bedingung der Ausscheidung. Durch Verdunstung des Schweißes auf der Haut wird täglich eine nicht unbeträchtliche Wassermenge aus dem Blute entfernt. Die Ausscheidung des Schweißes und namentlich seine Ansammlung auf der Haut geschieht nicht kontinuierlich, sondern nur unter gewissen Bedingungen, die sich in den Satz zusammenfassen lassen, daß alle die Bedingungen schweißtreibend wirken, welche mehr Wasser, als verdunsten kann, aus dem Blute in die Hautoberfläche austreiben. Dieser Fall kann offenbar eintreten infolge von:

1) größerer Wasserausscheidung durch die Haut, namentlich nach reichlicher Zufuhr besonders warmer Getränke;
2) Behinderung der Verdunstung, und zwar:
   a) nach Umhüllung mit wollenen Geweben,
   b) bei Übersättigung der Luft mit Wasserdämpfen, z. B. im hohen Sommer, woher auch das Gefühl von „Schwüle“ rührt.

Schweiß- und Harnausscheidung stehen zu einander in einem gewissen Antagonismus: die Vermehrung der Wasserausscheidung an der einen Stelle vermindert die Ausscheidung an der andern.

Hierzu gesellt sich noch die Wasserausscheidung durch den Darm, die zu jenen beiden Ausscheidungen in demselben antagonistischen Verhältnisse steht, daher hört bei Cholera die Harnausscheidung fast vollständig auf, und kann umgekehrt, wenn infolge von Nierenkrankheiten die Nierenthätigkeit daniederliegt, das Blut durch künstlich eingeleitete vermehrte Darm- und Schweißausscheidung von seinem Überschuß an Wasser befreit werden. Unter diesen Umständen können auch durch die Darmwand Harnstoff und harnsaures Salz ausgeschieden werden (s. oben S. 129).

Die Menge des in 24 Stunden ausgeschiedenen Schweißes muß demnach außerordentlich verschieden sein und läßt sich nicht in Zahlen angeben.

Nerveneinfluß. Man kannte schon früher eine Reihe von Erscheinungen, namentlich pathologische, welche auf einen Nerveneinfluß bei der Schweißabsonderung hinwiesen, so z. B. den einseitigen Schweiß am Halse von Pferden, deren Halssympathicus durchschnitten worden war (Dupuy). Erst in neuerer Zeit ist es gelungen, nachzuweisen, daß die Absonderung des Schweißes unter direktem Nerveneinfluß, ähnlich wie bei den Speicheldrüsen, geschieht (Luchsinger). Reizt man den N. ischiadicus von jungen Katzen, so wird Schweiß abgesondert, der immer von neuem auftritt, selbst wenn man die Reizung über eine halbe Stunde ausdehnt und den jeweils gebildeten wieder abwischt. Der Versuch gelingt auch am amputierten Beine 15—20 Minuten nach der Amputation. Bringt man ein Kätzchen, dem der eine N. ischiadicus durchschnitten wurde, in einen stark erwärmten Raum, so schwitzen sehr bald alle Pfoten mit Ausnahme der einen, deren Nerv durchschnitten ist, welche selbst dann nicht schwitzt, wenn man die abführende Vene, um den Blutgehalt der Pfote aufs äußerste zu treiben, unterbunden hat.

Die Schweißnerven für die hinteren Extremitäten der Katze verlaufen im N. ischiadicus und treten in den Bauchstrang des Sympathicus ein, durch dessen Rami communicantes sie in die vorderen Wurzeln des obern Teiles des Lenden- und des untern Teiles (9.—13. Brustwirbel) des Rückenmarkes gelangen, wo sich auch das Centrum für die Schweißsekretion der Hinterpfoten befindet. Für die Vorderpfoten kommen die Sekretionsnerven ebenfalls aus dem Sympathicus, durch den sie in das Rückenmark gelangen, und zwar innerhalb der IV. Dorsalwurzel (Nawrocki). Wiewohl der Hauptteil der Schweißnerven das Rückenmark auf sympathischen Bahnen verläßt, so scheinen einzelne Zweige auch direkt auf spinaler Bahn zur Peripherie zu ziehen.

Das Schweißcentrum kann in Erregung versetzt werden direkt: 1) durch Erstickungsblut; 2) durch überhitztes (45°) Blut; 3) durch Nikotin, Pilokarpin, Strychnin und Pikrotoxin; reflektorisch durch Reizung des N. ischiadicus der anderen sowie durch Reizung des N. peronaeus und cruralis derselben Seite, doch ist das Resultat der reflektorischen Reizung sehr inkonstant (Luchsinger); endlich vom Großhirn aus (Angstschweiß).

Unter den Giften lähmt Atropin die Thätigkeit der Schweißdrüsen, Pilokarpin und Muskarin regen sie an; Chloroform, Äther und Chloral sind unschädlich, während Morphium in großer Dosis die Erregbarkeit wesentlich herabsetzt.

Viertes Kapitel.

Die Einnahmen des Blutes an flüssigen Bestandteilen.

Der Verlust, den das Blut durch seine Ausgaben erleidet, wird dadurch ersetzt, daß demselben solche Substanzen zugeführt werden, welche geeignet sind, Blutbestandteile zu werden. Diese Substanzen nennt man „Nahrungsstoffe". Zu ihnen gehört vorzüglich das Eiweiß, der Zucker, das Fett, die Salze und das Wasser. Die Nahrungsstoffe kommen aber in der Natur nur selten als solche vor, sondern sie erscheinen in komplizierterer Form in den Getränken und den Nahrungsmitteln. Die Nahrungsmittel sind aber größtenteils fest, also in einem solchen Zustande, daß sie in das Blut nicht aufgenommen werden können. Sie müssen deshalb für die Aufnahme in das Blut vorbereitet, bezw. in flüssige Form gebracht werden, eine Veränderung, welche sie durch die Verdauung im Digestionskanal erfahren. Nur insoweit die Nahrungsmittel in diesen veränderten Aggregatzustand übergehen können, werden sie ins Blut aufgenommen, während ihre unlöslichen Teile das Darmrohr in den Exkrementen wieder verlassen.

Der Mensch wird zur Aufnahme von Nahrung und Getränken bestimmt durch eigentümliche Empfindungen, welche man Hunger und Durst nennt.

(Ferner werden in diesem Kapitel die Einnahmen betrachtet, welche dem Blute als Lymphe zufließen.)

§. 1. Die Verdauung.

Die Verdauung setzt sich aus einem chemischen und mechanischen Akte zusammen, weshalb man von der Chemie und der Mechanik der Verdauung spricht. Die Chemie der Verdauung behandelt den schon oben berührten Vorgang der Überführung von festen Nahrungsmitteln in den flüssigen Zustand, und zwar durch die Sekrete der Verdauungsdrüsen, die Verdauungssäfte. Die mechanischen Vorgänge bestehen darin, daß die aufgenommenen Nahrungsmittel zerkleinert und zusammen mit den Flüssigkeiten durch das Digestionsrohr fortbewegt werden, um möglichst allseits mit den Verdauungssäften in Berührung zu kommen. Die Bewegungen des Digestionsrohres werden durch die Thätigkeit seiner eigenen kontraktilen Wandungen vermittelt.

I. Chemie der Verdauung.[1]

Verdauung in der Mundhöhle.

Die Speisen werden in der Mundhöhle, nachdem sie von den Zähnen zerkleinert worden sind, durch die alkalische Mund- oder Speichelflüssigkeit eingespeichelt, wobei die löslichen Bestandteile sich verflüssigen, und der ganze Inhalt zu einem Brei umgewandelt wird, der, leicht zum Bissen geformt, durch den Schlingakt weiter befördert werden kann. Wie wichtig dieser mechanische Einfluß des Mundsaftes ist, geht aus der Thatsache hervor, daß der Schlingakt sehr erschwert ist, wenn man, durch Unterbindung der Ausführungsgänge der Speicheldrüsen, den Speichel der Verdauung entzieht: Pferde, welche bei normaler Einspeichelung 14 Minuten zum Verschlucken einer bestimmten Futtermenge brauchten, bedurften nach jener Operation 22 Minuten, um die gleiche Futtermenge zu verschlingen (Magendie).

Die chemische Wirkung des Mundsaftes besteht darin, daß derselbe imstande ist, Stärke in Dextrin und Zucker umzuwandeln (Leuchs). Das wirksame Prinzip des Mundsaftes ist das „Ptyalin", welches sowohl in neutraler wie in schwach saurer und schwach alkalischer Lösung, am raschesten bei etwa 40° C. verdaut. Rohe Stärke wird viel schwerer umgesetzt als gekochte Stärke (Stärkekleister), weil durch das Kochen der eigentliche Nahrungsstoff, die Stärkegranulose, welche von der Stärkecellulose eingeschlossen ist, aus ihrer Hülle befreit, der Einwirkung des Speichels zugänglicher geworden ist. Bei dem kurzen Aufenthalt, den die Speisen indes in der Mundhöhle haben, sind die in Zucker verwandelten Stärkemengen nur geringe, und ist wohl die wesentliche Bedeutung des Mundsaftes in dieser physikalischen Leistung der „Einspeichelung" zu suchen.

Der Rohrzucker sowie die Eiweiße und Fette werden durch den Mundsaft nicht verändert.

Läßt man Speichel auf Stärkekleister einwirken, so verflüssigt sich der Kleister nach kurzer Zeit vollständig: es hat sich zunächst lösliche Stärke

[1] Vgl. Frerichs, Artikel Verdauung in Wagners Handwörterbuch der Physiologie Bd. III, 1846. Kühne, Lehrbuch der physiologischen Chemie. Leipzig 1868. R. Maly, s. S. 101.

(Amidulin) gebildet, welche sich mit Jod ebenfalls noch blau färbt (O. NASSE). Weiterhin färbt sich die Flüssigkeit mit Jod nicht mehr blau, sondern rot, eine Reaktion, die auf die Bildung von Dextrin hinweist, und zwar ist es Erythrodextrin. Kurz danach verschwindet diese Farbenreaktion, doch giebt Alkohol noch eine Fällung von Dextrin, das ist Achroodextrin, jene zweite Art von Dextrin, das sich mit Jod nicht mehr färbt (E. BRÜCKE). Daneben findet sich jetzt in der Flüssigkeit reichlich Zucker, welcher sich aus dem Erythrodextrin gebildet hat, während das Achroodextrin unverändert bleibt (MUSCULUS). Durch das Speichelferment (ebenso durch das Malzferment) wird demnach von der exponierten Stärke nur ein Teil in Zucker umgesetzt, während ein anderer Teil, das Achroodextrin, für jene Fermente unveränderlich zurückbleibt. Der so entstandene Zucker ist wesentlich Malzzucker, daneben nur wenig Traubenzucker. Wenn man aber Stärke durch Kochen mit verdünnten Säuren in Zucker überführt, so geht alle Stärke in Traubenzucker über.

Magenverdauung.

Die Speisen, welche in Form von einzelnen Bissen durch die Speiseröhre in den Magen gelangen, kommen hier mit dem sauren Magensafte in Berührung. Seine Wirkung besteht darin, daß er sämtliche Eiweißkörper, sowohl wenn sie gelöst, als wenn sie in geronnenem Zustande in den Magen gelangen, verhältnismäßig rasch in eine leicht lösliche Modifikation überzuführen vermag (EBERLE, WASMANN), welche „Peptone" genannt werden (LEHMANN). Die Peptone unterscheiden sich von den Eiweißkörpern dadurch, daß sie in Wasser leicht löslich und durch Pergamentpapier leicht diffusibel sind, sowie dadurch, daß sie durch die Fällungsmittel der Eiweiße, Hitze, Mineralsäuren, Metallsalze etc., nicht gefällt werden. Sie werden unvollständig gefällt durch Sublimat, basisch essigsaures Bleioxyd und in stark konzentrierter Lösung durch absoluten Alkohol; vollständig gefällt durch Tannin, Jodquecksilber-Jodkalium, Phosphorwolframsäure, Phosphormolybdänsäure und Pikrinsäure. Mit Kali und verdünntem Kupferoxyd färben sie sich purpurrot (Biuretreaktion), mit MILLONS Reagens rot, und mit Salpetersäure geben sie die Xanthoproteïnreaktion.

Wenn man Eiweißkörper der Verdauung durch den sauren Magensaft unterwirft, so werden vorerst eine Anzahl von Zwischenstufen durchlaufen, bevor es zur Bildung des Peptons kommt. Zunächst bildet sich Syntonin, welches gleich in Antialbumose und Hemialbumose zerfällt. Von diesen beiden Körpern ist die Hemialbumose am besten studiert: dieselbe ist unlöslich in kaltem Wasser, löslich in heißem Wasser, in verdünnten Säuren und Alkalien und in siedenden verdünnten Salzlösungen. Aus ihren Lösungen wird sie nicht gefällt durch die Siedhitze, dagegen gefällt durch Salpetersäure, durch Essigsäure + konzentrierte Kochsalzlösung und Essigsäure + Ferrocyankalium. Die Coagula der ersten beiden Fällungsmittel lösen sich in der Hitze auf, um beim Erkalten wieder zu erscheinen. Wie Pepton giebt die Hemialbumose die Biuretreaktion, ist aber zum Unterschied davon wenig diffusibel. Bei weiterer Verdauung gehen die

Anti- und Hemialbumose in das Anti- und Hemipepton über, womit die Magenverdauung durchaus beendet ist. Antipepton und Hemipepton unterscheiden sich dadurch voneinander, daß das erstere durch Trypsin nicht weiter verändert wird, während das letztere in Leucin und Tyrosin zerfällt (Kühne). Die Albumosen werden sämtlich durch neutr. schwefels. Ammoniak gefällt, die Peptone nicht, worauf eine genaue Trennung der beiden Reihen von Substanzen beruht (M. Wenz).

Die Peptone stimmen ihrer elementaren Zusammensetzung nach mit den Eiweißkörpern insofern nicht ganz überein, als sie weniger C und N enthalten als jene; nämlich C — 50·0 %, N — 15·83 % (vgl. dagegen die Eiweiße S. 20).

Verhalten von Säure und Ferment bei der Verdauung. Bringt man eine Flocke reinen Blutfibrins in eine 0·2 % Salzsäurelösung, so quillt dieselbe zuerst auf, um sich nach 24—48 Stunden vollständig in Peptone aufzulösen. Dasselbe erreicht man schon durch anhaltendes Kochen mit reinem Wasser oder Erwärmen mit Wasser unter stärkerem Drucke, wie Untersuchungen von M. Schiff, v. Wittich und Wolffhügel lehren. Hat man aber zu jener Salzsäure eine geringe Menge von Pepsin hinzugefügt, so tritt diese Lösung schon nach Verlauf von mehreren Minuten ein; in dieser Beschleunigung des Verdauungsprozesses liegt die charakteristische Wirksamkeit des sauren Magensaftes. Wird die Säure des Magensaftes neutralisiert, so ist er vollkommen wirkungslos. Der wirksame Magensaft muß aber nicht allein Pepsin und Säure, sondern dieselben in einem bestimmten Verhältnis zu einander enthalten.

Die Säure darf eine bestimmte Grenze nicht überschreiten, die ihrerseits wieder von dem aufzulösenden Eiweißkörper abhängig ist; so verlangt frisches Blutfibrin einen Gehalt an Salzsäure zu 0·08—0·10 %, koaguliertes Eiweiß zu 0·12—0·16 %; Kleber und Kaseïn scheinen ein ähnliches Verhältnis zu bedürfen wie Blutfibrin (Brücke, Meissner). Die Salzsäure kann durch andere Säuren, wie Milchsäure, Oxalsäure, Phosphorsäure, Essigsäure, vertreten werden, doch müssen sie in der Reihe nach steigender Konzentration angewendet werden (Heidenhain).

Einen schädigenden Einfluß auf die Pepsinverdauung üben die harnsauren und besonders schwefelsauren Salze aus; unschädlich ist die Anwesenheit geringer Mengen von NaCl und der phosphorsauren Salze (Stadelmann).

Das Pepsin wirkt schon in äußerst geringen Mengen; mit steigendem Pepsingehalt wird die Wirkung erhöht, doch erreicht sie bald ein Maximum, das nicht überschritten werden kann (Brücke); auch scheint die Verdauungskraft beeinträchtigt zu werden, wenn der Pepsingehalt im Verhältnis zum Säuregehalt zu hoch ist (Meissner).

Mit der Temperatur nimmt die Geschwindigkeit der Verdauung zu und hat ihr Maximum bei 35—45° C.

Die Magenverdauung des Hundes wird durch Bewegung verlangsamt in der Weise, daß die Höhe derselben von zwei auf fünf Stunden nach derselben hinausgeschoben wird (J. Cohn).

Die Geschwindigkeit der Umwandelung von Eiweißen in Peptone ist sonach abhängig: a) von der Natur derselben; b) von dem Gehalte der Verdauungsflüssigkeit an Pepsin und Säure; c) von der Natur der Säure; d) von der Temperatur.

Neben den Eiweißen wird auch der Leim und die leimgebenden Gewebe durch den Magensaft gelöst; es wird ein Körper gebildet, den man als Leimpepton bezeichnet, ohne daß derselbe die analogen Eigenschaften des Eiweißpeptons besitzt. Ebenso wird Elastin aufgelöst.

Die Kohlehydrate und Fette werden vom Magensaft nicht verändert, ebensowenig das Horngewebe und die Cellulose. Hingegen kann der verschluckte Speichel im Magen auf Kohlehydrate wirken, dessen Einfluß durch den normalen Säuregehalt des Magens von 0·1% wohl verlangsamt, aber nicht aufgehoben wird. Andererseits vermehrt die Anwesenheit der Peptone den Stärkeumsatz um 4%, wenn ihre Menge nicht mehr als 1—2% beträgt (Chittenden u. Ely).

Der Magenthätigkeit ist man geneigt, auch eine biologische Funktion zuzuschreiben: Dieselbe soll nämlich, solange sie regelrecht im Gange ist und über normale Salzsäuremengen verfügt, alle jene Keime zerstören, welche die Ursache mancher Infektionskrankheiten sind, wie z. B. der Typhus, der Cholera u. s. w.

Verdauung der Nahrungsmittel im Magen. Fleisch wird im Magen zunächst aufgelockert dadurch, daß die Salzsäure das Bindegewebe aufquillt; weiterhin kann sich der ganze Inhalt der Fleischfaser auflösen, nur das elastische Gewebe bleibt vorderhand unverändert. Doch vollendet sich die Verdauung des Fleisches niemals im Magen, sondern es gehen immer unverdaute Stücke in den Darm über. Andererseits findet sich noch nach 7 Stunden (bis 9 St.) unverdautes Fleisch im Magen, dessen Verdauung erst nach 12 Stunden vollkommen beendet ist (Schmidt-Mülheim). Gekochtes und gebratenes Fleisch wird leichter verdaut als rohes Fleisch, weil es durch das Kochen und Braten schon gelockert ist und dem Magensaft das Eindringen erleichtert. Soll rohes Fleisch recht verdaulich sein, so muß es zerkleinert verabreicht werden. Milch gerinnt, sobald sie in den Magen gelangt; das geronnene Kaseïn wird vom Magensaft in Peptone gelöst, während das Fett in großen Tropfen zusammenfließt, ohne verändert zu werden. Das Fettgewebe wird in der Weise verändert, daß die Wände der Fettzellen gelöst werden und das frei gewordene Fett in Tropfen zusammenfließt. Knochen zerfallen an der Oberfläche, indem ihre knorpelige Grundlage durch den Magensaft aufgelöst wird, während die Kalksalze in Gestalt eines weißen kreidigen Pulvers zurückbleiben. Brot wird im Magen niemals vollständig verdaut. Während das in demselben enthaltene Amylum durch den Speichel, der Kleber durch den Magensaft insoweit gelöst werden, als diese Säfte in die von der cellulosehaltigen Hülle zum Teil noch umschlossenen Amylumkörner eindringen können, bleiben diese Hüllen selbst vollkommen unverändert. Wenn man Hunde mit Stärke füttert, so findet man nach 2—4 Stunden im Magen unveränderte Stärke und Amidulin, Dextrin und Spuren von Zucker (v. Mering); Milchsäure findet sich nur im kranken Magen.

Kartoffeln, Hülsenfrüchte, grüne Pflanzenteile verhalten sich ebenso; die letzteren werden wegen ihrer starken Epidermis am wenigsten verändert; mehr noch in gekochtem Zustande. Doch wird die junge Cellulose der Gemüse verdaut (WEISKE).

Einfluß der Genußmittel auf die Magenverdauung. Die alkoholischen Getränke verzögern die Verdauung des Fleisches, mäßige Mengen von Kochsalz beschleunigen sie, während Kaffee, zuckerfreier Thee, kohlensaures Wasser und gewöhnliches Wasser ohne merklichen Einfluß bleiben (OGATA).

Verdauung im Dünndarm.

Der Inhalt des Magens, welcher durch den sauren Magensaft eine saure Reaktion erhalten hat, gelangt als Speisebrei, Chymus, durch den Pylorus in den Dünndarm, wo er sich mit der Galle, dem pankreatischen Safte und dem Darmsafte vermischt. Ohne Zweifel ist der Dünndarm als die Hauptstätte für die Verdauung anzusehen, denn in ihn ergießen sich Verdauungssekrete, welche Fermente aller Art enthalten.

Verdauung durch die Galle. Digeriert man in einem Gefäße Proteïnsubstanzen, Fette oder Kohlehydrate mit frischer Galle, so treten in diesen Substanzen keinerlei Veränderungen ein, bis sie zu faulen beginnen. In der That ist auch die Galle auf die Verdauung von Proteïnen und Kohlehydraten ohne jeden Einfluß. Untersucht man aber während einer reichlichen Mahlzeit den Dünndarminhalt eines Hundes mikroskopisch, so findet man in demselben Fett in sehr feine Tröpfchen emulgiert. Diese Emulsion wird zum Teil durch die Galle gebildet (das Nähere s. S. 160). Die Funktion der Galle besteht danach: 1) in der Emulgierung der Fette; ferner soll sie 2) die peristaltischen Bewegungen des Darmes anregen (SCHIFF); und 3) hält sie die Zersetzung des Darminhaltes auf, wirkt also antiseptisch (MALY u. EMICH). Versuche an Hunden, bei denen eine Gallenfistel angelegt worden war, um die Galle nach außen abzuleiten und um auf diese Weise die Bedeutung der Galle für den Gesamtorganismus, sowie insbesondere auf die Verdauung zu prüfen, ergaben, daß der allgemeine Ernährungszustand dieser Tiere in keiner bemerkenswerten Weise alteriert wurde, wenn man sie rationell ernährt hatte (RÖHMANN). Hingegen zeigte sich ein deutlicher Einfluß auf die Verdauung insofern, als sie mindestens dreimal weniger Fett aufgenommen hatten als normale Tiere (BIDDER u. SCHMIDT), und zwar wird die Hauptmasse dieses Fettes gespalten und verläßt den Darm in den Exkrementen als Fettsäure oder zum Teil als Seifen.

Nach den Versuchen von A. DASTRE, in denen kleinere Gallenmengen durch eine Magenfistel in den Magen eingeführt worden waren, stört die Galle die Magenverdauung in keiner Weise — entgegen einer ältern Ansicht, welche die Thätigkeit des Magensaftes durch Galle vernichtet glaubte. Saure Eiweißlösungen (Syntoninlösungen) sowie Peptonlösungen werden durch Galle gefällt (CL. BERNARD).

Verdauung durch den pankreatischen Saft. Der pankreatische Saft übt durch seine drei Fermente drei verschiedene Wirkungen auf den Darminhalt aus.

1) Wirkung auf die Neutralfette. Schon EBERLE hatte beobachtet, daß der Bauchspeichel Fette fein zu verteilen und in Suspension zu erhalten imstande sei. CL. BERNARD setzte hinzu, daß diese Fähigkeit dem Bauchspeichel in noch viel höherem Grade als der Galle zukomme, und daß ferner Neutralfette in Fettsäuren und Glycerin gespalten werden.

2) Wirkung auf Albuminate. Der Bauchspeichel besitzt die Fähigkeit, in alkalischer, neutraler und schwach saurer Lösung Eiweiß zu verdauen (CORVISART), und zwar werden ebenso wie durch den sauren Magensaft Peptone gebildet. Das wirksame Prinzip ist das Trypsin (KÜHNE). Doch ist damit die Verdauung noch nicht beendet, sondern es bilden sich weiterhin neben den Peptonen als Endprodukte reiner pankreatischer Verdauung Leucin, Tyrosin und Asparaginsäure (Amidobernsteinsäure $C_4H_7NO_4$). Innerhalb des Darmes ist indes die reine Pankreasverdauung ein vorübergehender Prozeß; unter dem Einflusse von Fäulniskeimen, die stets vorhanden sind, beginnt leicht die Pankreasfäulnis, deren Produkte sich durch ihren penetranten fäkalartigen Geruch auszeichnen. Es sind dies das Phenol, Indol und Skatol, daneben Ammoniak und Schwefelwasserstoff. Der Umfang dieser Fäulniserscheinungen wird bestimmt durch die Zeit, welche der Chymus im Dünndarme sich aufhält, und erreicht seine Höhe bei komplettem Darmverschluß. Der Eintritt der Fäulnis wird begünstigt durch alkalische Reaktion, verzögert durch die Galle und durch saure Reaktion des Dünndarminhaltes. — Die saure Reaktion des in den Dünndarm eintretenden Chymus nimmt unter dem Zuflusse der Galle und des pankreatischen Saftes allmählich ab und geht im untern Teile des Dünndarmes in die alkalische Reaktion über, doch ist die Grenze dieses Überganges sehr variabel und selbst verschieden innerhalb eines und desselben Darmquerschnittes.

Leim und Leim gebende Gewebe werden ebenso wie durch den Magensaft auch durch den Bauchspeichel verdaut, in gleicher Weise elastisches Gewebe (EWALD u. KÜHNE).

Bei der pankreatischen Verdauung der Eiweißkörper werden die gleichen Zwischenprodukte, wie bei der Magenverdauung, gebildet, nur entsteht hier kein Acidalbumin, sondern die Eiweiße werden zunächst zu einer dem Serumglobulin identischen Globulinsubstanz aufgelöst, von der aus sich Hemialbumose, Pepton, Leucin, Tyrosin etc. bilden.

3) Wirkung auf Kohlehydrate. Der Bauchspeichel besitzt die Fähigkeit, Stärke in Zucker umzuwandeln (VALENTIN), in noch viel höherem Maße als der Mundspeichel, denn sowohl rohe als gekochte

Stärke wird durch wenig Bauchspeichel namentlich bei 35° C. mit unmeßbarer Geschwindigkeit in Zucker verwandelt.

Kochsalz beschleunigt die Umwandelung gekochter Stärke durch den Pankreassaft sehr erheblich, Natriumkarbonat verzögert und hebt sie bei größerer Menge sogar ganz auf. Natrium- und Magnesiumsulfat verlangsamen den Prozeß (E. Pfeiffer).

Wenn Stärke oder deren Derivate bis in den untern Teil des Dünndarmes gelangen, so verfallen auch sie den dort eingetretenen Fäulnisprozessen, wobei aus ihnen Milchsäure, Essigsäure, Kohlensäure und Wasserstoff gebildet wird.

Verdauung durch den Darmsaft. In welcher Weise der Darmsaft an der Verdauung teilzunehmen vermag, geht aus den auf S. 118 angegebenen Daten hervor.

Verhalten des Chymus im Dünndarm. Der Chymus, welcher aus dem Magen in den Dünndarm gelangt, besteht aus sehr heterogenen Elementen, nämlich aus den unverdauten Nahrungsmitteln, aus Pepton, Syntonin, Fetttropfen, Zucker, unveränderter Stärke und dem Magensafte. Zu diesem Gemisch tritt nun im Dünndarm zunächst die Galle, worauf sofort in dem sauren Chymus: 1) ein Niederschlag entsteht und 2) die Pepsinverdauung sistiert wird; letzteres deshalb, weil das Pepsin von dem Niederschlage mitgerissen wird. Diese Sistierung ist von Bedeutung, weil das Trypsin des pankreatischen Saftes von dem sauren Pepsin verdaut wird; diesem Übelstande ist also vorgebeugt. Was den Niederschlag betrifft, so ist derselbe einerseits schwer und flockig und besteht aus Syntonin neben etwas Gallensäuren, andererseits feinkörnig und besteht aus Gallensäuren und wechselnden Mengen von Pepton. Während die Eiweißfällung durch die Galle hervorgerufen ist, sind die Gallensäuren, und zwar ausschließlich die Glykocholsäure durch die Salzsäure des Magensaftes gefällt, während die Taurocholsäure in Lösung bleibt. Im Gegenteil verursacht der weitere Zufluß der Galle durch den Überschuß von Taurocholsäure wieder eine Lösung des feinkörnigen aus Glykocholsäure bestehenden Niederschlages. Während nun weiter auch der pankreatische Saft sich dem Chymus beimischt und die pankreatische Verdauung beginnt, verliert der Chymus allmählich seine saure Reaktion, wird neutral und selbst alkalisch. Mit der eintretenden Alkalescenz löst sich aber jener schwere Niederschlag vollkommen wieder, womit auch das Pepsin frei wird, das in alkalischer Lösung für das Trypsin keine Gefahr mehr ist.

Von den Nahrungsmitteln, die ungelöst im Chymus in den Darm gelangt sind, erfahren Veränderungen:

Die Vegetabilien. Die Stärke, die in den Vegetabilien sehr reichlich vorhanden ist, verwandelt sich im Dünndarm unter dem Einflusse des kräftig wirkenden Bauchspeichels in Traubenzucker. Füttert man einen Hund mit Brot oder Stärke, so findet sich im ganzen Verlaufe des Dünndarmes Zucker (und zwar in weit größeren Mengen als im Magen — Frerichs), der meistens noch weiter in Milch- und Buttersäure umgesetzt wird (nach der Fütterung mit Vegetabilien findet man bei der mikroskopischen Untersuchung in dem Dünndarminhalt noch unverdaute oder zerstörte Amylumkörner, Pflanzenzellen u. dgl.). Milch- und Traubenzucker, mit der Nahrung aufgenommen, gelangen, da sie größtenteils schon im Magen verschwinden (resorbiert werden), nur wenig in den Dünndarm. Rohrzucker wird zum großen Teil in Traubenzucker verwandelt. Die Pflanzenweiße (Kleber, Legumin, Fibrin) werden in gleicher Weise wie die tierischen Eiweiße verdaut. Die Cellulose bleibt unverdaut, nur ganz junge Cellulose wird verändert.

Die Fette. Sie gelangen, in welcher Form sie auch genossen sein mögen, in großen Tropfen aus dem Magen in den Dünndarm, wo sie durch die Galle und den pankreatischen Saft nach und nach in feinste Tröpfchen von $^1/_{500}$—$^1/_{1000}'''$ emulgiert werden, um auf diese Weise für die Resorption brauchbar zu sein. Die Menge des Fettes nimmt nach unten zu ab.

Fleisch und Eier. Die Verdauung des Fleisches und der Eier, soviel davon unverändert in den Darm übergeht, findet daselbst in derselben Weise unter dem Einflusse des Bauchspeichels wie im Magen unter dem des Magensaftes statt, unter gleichzeitiger Bildung von Spuren von Leucin und Tyrosin (Schmidt-Mülheim); doch scheint nicht alles im Darm vorhandene Eiweiß in Peptone umgesetzt zu werden, denn man findet besonders bei reichlicher Aufnahme von Fleisch und Eiern selbst unveränderte Reste davon noch im Kote vor.

Die anorganischen Verbindungen, die mit der Nahrung in den Verdauungskanal gelangen, wie Chlornatrium, Chlorkalium, die schwefelsauren und phosphorsauren Alkalien, die alle in Wasser leicht löslich sind, werden durch die Verdauung gar nicht verändert; ihr gelöster Zustand allein genügt für ihre Aufnahme ins Blut.

Verdauung im Dickdarm.

Eine eigentliche Verdauung findet im Dickdarm nicht mehr statt, doch setzt sich der im untern Teile des Dünndarmes eingeleitete Fäulnisprozeß daselbst fort, in welchen nicht nur die Eiweiße, sondern auch die Kohlehydrate und Fette, soweit solche noch übrig sind, verwickelt werden. Aus den Kohlehydraten bildet sich Gärungsmilchsäure, Ameisensäure, Essigsäure u. a. (s. oben); die Fette werden in Glycerin und Fettsäuren gespalten, von denen sich die letzteren mit Kalk und Magnesia zu den entsprechenden Seifen verbinden, während das Glycerin den Kohlehydraten ähnliche Veränderungen zu erleiden scheint. Der Inhalt des Dickdarmes, der viel weniger dünnflüssig ist als jener des Dünndarmes, weil dort der größte Teil der flüssigen Stoffe resorbiert worden ist, nimmt im Verlaufe des Darmrohres durch weitere Wasserabgabe an Konsistenz noch zu.

Man hat früher dem Coecum eine eigene Verdauung, ähnlich der des Magens, zugeschrieben, weil man seinen Inhalt stark sauer reagierend fand. Die Beobachtung der sauren Reaktion ist zwar richtig, besonders bei Herbivoren, aber sie stammt nur aus der sauren Gärung, welche die im Blinddarm längere Zeit verweilenden Vegetabilien eingehen; selbst bei Hunden, die 2—3 Tage mit Fleisch gefüttert werden, kann die Reaktion sauer sein, weil hier lange Zeit Reste zurückbleiben, die zur Umwandelung in Milchsäure geeignet sind.

Die Gase des Verdauungskanales stammen entweder aus der Atmosphäre, da Luft mit den Speisen und Getränken verschluckt wird, oder sie verdanken ihren Ursprung den daselbst stattfindenden Umsetzungen. Abgesonderte freie Gase, wie man sie in der Lunge und Haut erhält, kommen im Darmkanal nicht vor. Im Magen findet man Sauerstoff und Stickstoff (Planer), von denen der Sauerstoff vom Blute resorbiert wird. Nach der Aufnahme von kohlensauren Salzen entwickelt sich im Magen Kohlensäure. Die Gase des Dünndarmes sind Stickstoff, Wasserstoff und Kohlensäure (Planer); die beiden letzteren stammen aus Umsetzungen, die im Dünndarm stattfinden, während der Stickstoff aus dem Magen herübergekommen ist. Im Dickdarm des Menschen finden sich Kohlensäure, Stickstoff, Kohlenwasserstoffgas (Sumpfgas) und zuweilen Schwefelwasserstoffgas (Ruge). Nach vegetabilischer Nahrung ist der Gasgehalt bedeutender als nach Fleischkost.

Zur Methodik der Verdauungsversuche. Die Kenntnis der Verdauungsvorgänge im Verdauungskanal verdankt man zum Teil natürlichen, zum andern Teil künstlichen Verdauungsversuchen.

Die natürlichen Versuche werden an Tieren gemacht, welchen Magen- oder Darmfisteln angelegt werden, durch welche man die Nahrungsmittel direkt in den Magen oder Darm einführen und dort die Veränderungen, welche sie erfahren, beobachten kann. Eine Fistel besteht in einer anomalen direkten Kommunikation zwischen irgend einem Raume des Körperinnern und der Oberfläche. Beim Magen und dem Darm z. B. werden Fisteln so angelegt, daß der Magen oder eine Darmschlinge in eine perforierende Bauchwunde gezogen und durch Nähte befestigt werden, um dort einzuheilen, nachdem vorher der Magen oder der Darm an der entsprechenden Stelle eröffnet worden war. Die Veranlassung zur Anlegung solcher Fisteln gab die Fistel, welche Beaumont (1834) an einem kanadischen Jäger beobachtete, bei dem sie sich nach einem Schusse durch den Magen gebildet hatte. Dieses Vorbild benutzte Bessow (1842) und Blondlot (1843), um die ersten Fisteln bei Tieren anzulegen.

Viel mehr als der natürlichen Verdauung bedient man sich jetzt der künstlichen Verdauung, die mit Hilfe von sog. künstlichen Verdauungsflüssigkeiten im Wasserbade, das auf ca. 40° C. erwärmt ist, ausgeführt werden. Die künstlichen Verdauungsflüssigkeiten werden aus der Substanz der Drüsen selbst hergestellt (der Speicheldrüsen, der Magenschleimhaut und des Pankreas). Die Drüsen werden zerkleinert, ausgewaschen, in absoluten Alkohol gelegt (um die Eiweiße zu fällen), ausgetrocknet, zerrieben und das getrocknete Pulver mit konzentriertem Glycerin übergossen, in welchem die Fermente sich lösen und längere Zeit konserviert werden können (v. Wittich). Einfacher ist eine Verdauungsflüssigkeit (Magen, Pankreas), welche man durch Selbstverdauung erhält: die Fundusschleimhaut eines frischen Schweinemagens wird in kleine Stücke geschnitten, mit reichlicher Salzsäure von 0·2% übergossen und bei 40° C. während 24 Stunden der Verdauung überlassen. Auf diese Weise hergestellte Verdauungsflüssigkeit, die Peptone enthält (welche man event. durch Dialyse entfernen kann) wirkt kräftig verdauend. Eberle (1834) hatte als erster aus der Magenschleimhaut einen künstlichen Magensaft bereitet.

Wenn auch die künstlichen Verdauungen im Prinzip den natürlichen Verdauungsvorgängen gleichen, so kommen doch bei der natürlichen Verdauung eine Reihe von Faktoren in Betracht, welche die Verdauung außerordentlich befördern, und die in den künstlichen Verdauungsversuchen gar nicht nachgeahmt werden können. Diese Faktoren sind: 1) die Bewegung der Wände des Digestionskanales selbst, wodurch der Speisebrei vielfach durcheinander geknetet wird und immer mit neuen Mengen von Verdauungssäften in Berührung tritt; 2) die Thatsache, daß der Speisebrei selbst als Reiz für die Sekretionen wirkt und so fortwährend reichlich Verdauungssäfte in den Verdauungsapparat gelangen; 3) der Umstand, daß die gelösten Teile des Speisebreies immer wieder durch Resorption fortgeschafft werden, was die Verdauung außerordentlich begünstigen muß.

II. Mechanik der Verdauung.

Die Mechanik der Verdauung löst die Aufgabe: 1) die eingeführten Speisen, nachdem sie durch die Zähne zerkleinert worden sind, durcheinander zu mischen, um sie möglichst allseitig mit den Verdauungssäften in Berührung zu bringen und diesen den Eintritt in die Speisen zu erleichtern; 2) den Inhalt des Verdauungsapparates durch den ganzen Verdauungskanal fortzubewegen, und zwar mit einer mittlern Geschwindigkeit, welche sowohl den Verdauungssäften gestattet, auf den Inhalt einzuwirken, als auch die Resorption der entsprechend vorbereiteten Stoffe ins Blut (s. unten Resorption) zu fördern. Geschieht die Fortbewegung des Inhaltes zu rasch, so werden diese beiden Prozesse in empfindlicher Weise beeinträchtigt.

Die Bewegungen im Verdauungsrohre geschehen im allgemeinen durch die Thätigkeit der Muskeln, aus denen die Wände des Verdauungskanales selbst bestehen.

Beißen, Kauen, Schlingen.

Die Mundhöhle dient vor allem zur Aufnahme und Zerkleinerung der Nahrungsmittel. Sind letztere fest, so werden sie zunächst aus der größern Masse durch die Schneide- und Eckzähne abgebissen und dann durch das Kauen mit Hilfe der Backzähne zermahlen. Das Kauen geschieht durch die vertikalen und horizontalen Verschiebungen des beweglichen Unterkiefers gegen den feststehenden Oberkiefer; mitthätig sind dabei die Zunge, welche vermittelst ihrer großen Beweglichkeit die Speiseteile zwischen die Zähne schiebt, und die Backenwände, von denen die über die Zahnreihe hinausgelangten Speisen zwischen die Zähne zurückgedrängt werden. Während dieser Zerkleinerung erfolgt gleichzeitig die Einspeichelung durch die Mundflüssigkeit.

Aus den so zerkleinerten und eingespeichelten Speisen wird auf dem ausgehöhlten Zungenrücken ein rundlicher Ballen, der Bissen, geformt, welcher in einem Akte mit großer Geschwindigkeit durch den Rachen und die Speiseröhre unter relativ hohem Druck zum Magen, gleichsam wie durch den Stempel einer Spritze, hinabgeschleudert bezw. hinabgespritzt wird. Dieses Hinabspritzen wird durch die gemeinsame Thätigkeit der Mm. mylohyoidei beider Seiten vermittelt, welche, wenn sie sich verkürzen, die Zunge nach oben und hinten drängen, während die Zungenwurzel durch die Mm. hyoglossi nach hinten und unten gezogen wird (Kronecker u. Meltzer). Damit das Hinabspritzen aber vor sich gehen kann, muß der Spritzenraum, d. h. die Rachenhöhle, allseitig luftdicht abgeschlossen sein. Nach der Mundhöhle ist dieser Schluß vorhanden, da die Zunge mit ihrem Rücken schon im Ruhezustande den harten Gaumen berührt und durch die Thätigkeit der Mm. mylohyoidei diesen entlang von vorn nach hinten fortgedrückt wird. Um den Abschluß nach der Nase zu bewerkstelligen, erhebt sich der weiche Gaumen durch Kontraktion des Levator palati mollis und der horizontalen Komponente der Mm. palatopharyngei so hoch, daß er in horizontaler Lage ausgespannt ist. Der Weg nach dem Kehlkopf wird durch den Kehldeckel gesperrt, welcher sich nach hinten und unten auf den Kehlkopfseingang legt. Diese Bewegung wird dem Kehldeckel dadurch erleichtert, daß der Kehlkopf mit dem Zungenbein erhoben und gegen die Zungenwurzel gedrückt wird. Unterstützend wirkt hier mit der Verschluß der Stimmritze und die folgenden Hustenstöße.

Der ganze Vorgang heißt das „Schlucken" oder „Schlingen". Der Transport der Schluckmasse vom Ausgangspunkt bis zum Magen ist in weniger als $^1/_{10}$ Sekunde beendet, bevor Kontraktionen der Pharynx- und Oesophagusmuskeln sich geltend machen. Letztere folgen dem Schlucke jedesmal erst nach und können dabei etwaige Reste der Schluckmasse mit forttragen. Die Bewegungen der Speiseröhre sind sogenannte peristaltische Bewegungen, die am schnellsten im obern Teile, langsamer am mittlern Teile und am trägsten im untersten Teile ablaufen, entsprechend der Verteilung der Muskeln, die oben quergestreift, in der Mitte mit glatten gemischt und unten nur glatt sind.

Das Schlucken kann willkürlich oder unwillkürlich beginnen; hat eine Schluckbewegung aber einmal willkürlich begonnen, so setzt sich dieselbe unwillkürlich fort. Die anschließenden Bewegungen des Oesophagus schreiten bis zum Magen hin, auch wenn der Bissen nicht so weit gelangt ist. Durch direkte Reizung des Oesophagus werden peristaltische Bewegungen desselben nicht ausgelöst. Wenn man eine Reihe von Schlucken schnell aufeinander folgen läßt (Wassertrinken), dann erfolgt die Oesophaguskontraktion erst nach dem letzten Schluckstoße, so daß jeder Anfangsschluckakt die zugehörige Oesophaguskontraktion nicht allein anregt, sondern die vorhergehende auch hemmt.

Jede Schluckbewegung ist von einem Atemzuge (In- und Exspiration) begleitet, den man am deutlichsten beobachten kann, wenn man bei sistierter Atmung (Reizung des N. laryngeus superior) Schluckbewegungen hervorruft (Steiner).

Innervation. Die Kaubewegungen, welche bilateral symmetrisch vor sich gehen, werden von einem in der Med. oblongata gelegenen Centrum angeregt (Schröder v. d. Kolk). Die Muskeln, welche den Unterkiefer nach oben gegen den Oberkiefer bewegen, sind die Mm. temporalis, masseter und pterygoideus internus. Die Senkung des Unterkiefers geschieht teils passiv durch seine eigene Schwere, teils aktiv durch die Mm. digastricus anterior, geniohyoideus und mylohyoideus bei feststehendem Zungenbein. Die seitlichen Verschiebungen des Unterkiefers, wie sie beim Zermahlen der Speisen durch die Backen- oder Mahlzähne ausgeführt werden, geschehen durch die Zusammenziehung des M. pterygoideus externus. Durch die Mm. buccinator und orbicularis oris werden die Lippen und Backen während des Kauens gegen die Kiefer gedrückt. Alle diese Muskeln heißen Kaumuskeln; sie werden vom N. crotaphitico-buccinatorius, einem Zweige des dritten Trigeminusastes, versorgt, mit Ausnahme des M. geniohyoideus, welcher vom N. hypoglossus, und der Mm. digastricus, buccinator und orbicularis oris, die vom N. facialis innerviert werden. Die Form- und Lageveränderungen der Zunge werden teils durch die Binnenmuskeln der Zunge hervorgebracht, teils durch Muskeln, welche in die Zunge eintreten. Durch die Kontraktion des M. longitudinalis superior wird die Zunge zur Bildung des Bissens ausgehöhlt; der M. longitudinalis inferior macht den Zungenrücken konvex, während die gleichzeitige Thätigkeit beider Muskeln die Zunge verbreitert und verkürzt im Gegensatz zum M. transversus linguae, der die Zunge verlängert und verschmälert. Diese Muskeln werden vom N. hypoglossus innerviert; der M. mylohyoideus vom dritten Aste des N. trigeminus.

Die centripetalleitenden Fasern, welche das Schlingen einleiten, sind die Rami palatini descendentes des zweiten Trigeminusastes, nicht der N. glossopharyngeus und lingualis, denn nach ihrer Durchschneidung hören die Schlingbewegungen nicht auf (Panizza u. Stannius). In der That werden die Schluckbewegungen nicht sowohl durch Reizung der Zunge, als vielmehr durch Reizung des harten und weichen Gaumens hervorgerufen. Von den centrifugalen Nerven sind noch zu erwähnen Zweige von den Nn. facialis und vagus, welche den Levator palati mollis versorgen, während der M. pharyngopalatinus nur vom Vagus versorgt wird. Von den Schlundmuskeln kommen zu dem M. constrictor pharyngis superior et inferior Äste vom Vagus, während der M. constrictor medius vom N. glossopharyngeus einen Zweig erhält. Das Centrum für die Schlingbewegungen liegt beim Menschen in den Nebenoliven (Schröder v. d. Kolk). Die Schluckbewegungen können durch gleichzeitige Reizung des N. glossopharyngeus gehemmt werden (Kronecker u. Meltzer).

Schluckbewegungen werden auch durch Reizung des Kehlkopfes erregt; ebenso durch direkte Reizung des N. laryngeus superior (Bidder), des Vagusstammes am Halse und des N. recurrens bei Herbivoren (Steiner). Beim Trinken funktioniert der Schluckmechanismus in derselben Weise wie beim Schlingen von Speisen.

Die Bewegungen der Speiseröhre stehen unter dem Einflusse des N. vagus.

Die Bewegungen des Magens.

Wenn der Magen leer ist, so liegen seine Wände aneinander, und zwar so, daß die große Kurvatur nach unten, die kleine nach oben gerichtet ist. Während aber die Speisen in den Magen eintreten, erfolgt allmählich passiv eine Achsendrehung des Magens, so daß die große Kurvatur nach vorn, die kleine nach hinten sieht. Gleichzeitig kontrahieren sich die Magenwände kräftig um den Speisebrei, so daß auch der Pylorus geschlossen ist. Diese Kontraktion wird um so stärker, je mehr reizend die eingetretenen Speisen auf die Schleimhaut wirken, weshalb die Kontraktion zu Anfang der Verdauung am stärksten ist. Durch peristaltische Bewegungen, die gleichzeitig beginnen, wird der Mageninhalt an den Magenwänden hingeschoben, die Speiseteile von der Cardia aus längs der großen und zurück entlang der kleinen Kurvatur fortbewegt, wodurch sie möglichst ausgiebig und allseitig mit dem Magensaft in Berührung kommen (Beaumont). So wird die Peripherie des Speiseballens nach und nach erweicht, worauf diese verflüssigten Massen durch den Pylorus, der sich mittlerweile mehr oder weniger geöffnet hat, in den Dünndarm austreten, während der noch feste Kern des Ballens im Magen zurückbleibt, um weiter durchgeknetet zu werden. Der Verschluß des Pylorus läßt mit der Erweichung des Inhaltes, da der Reiz auf die Schleimhaut aufhört, allmählich so nach, daß gegen Ende der Verdauung auch festere, ungelöste Teile in den Dünndarm übergehen können. Die Fortschaffung von Teilen des Mageninhaltes in den Dünndarm beginnt schon nach zehn Minuten; die ganze Magenverdauung ist aber erst nach mehreren Stunden beendet.

Innervation. Wenn man die äußere Magenfläche reizt, so erfolgen entweder lokale oder weit verbreitete Bewegungen. Es ist wahrscheinlich, daß der Magen Bewegungscentren in sich selbst besitzt. Von außen erhält er Nervenfasern vom Vagus, dessen Reizung lebhafte Bewegungen hervorruft. Ebenso treten an ihn Fasern aus dem Plex. coeliacus, welche ebenfalls motorisch zu sein scheinen. Der N. vagus ist gleichzeitig sensibler Nerv für den Magen.

Nach Schiff treten auf Verletzung gewisser Hirnteile, der Pedunculi cerebri, Thalami optici u. s. w., partielle Gefäßlähmungen des Magens ein, die in demselben bedeutende Hyperämien und Geschwüre verursachen; ähnliche Erscheinungen sollen sich bei einseitiger Verletzung der Med. oblongata und des Halsmarkes zeigen.

Abnorme Bewegung des Magens: Erbrechen. Unter bestimmten Umständen, wie nach Überfüllung des Magens mit Speisen oder Flüssigkeiten, erfolgt Erbrechen, wodurch feste und flüssige Substanzen aus dem Magen durch die Cardia nach außen entleert werden. Je größer der Fundus des Magens ist, um so schwerer kommt es zum Erbrechen, weshalb kleine Kinder, bei denen ein Mangenfundus überhaupt noch nicht vorhanden ist, sehr leicht erbrechen. Die Brechbewegung kann von verschiedenen Punkten her eingeleitet werden:

1) bei Reizung der Magenschleimhaut sowohl infolge von Überfüllung des Magens als infolge elektrischer Reizung; bei Hunden genügt schon die Berührung der äussern Magenwand;
2) durch Kitzeln des Zungengrundes und Schlundes;

3) bei Reizung der Schleimhaut des Dünn- oder Dickdarmes durch Würmer (besonders bei kleinen Kindern);
4) bei Reizung der Uterinschleimhaut in den ersten Monaten der Schwangerschaft;
5) bei Reizung der Schleimhaut der Ureteren oder der Harnblase bei Steinleiden;
6) bei Hirnleiden und Hirndruck;
7) durch eine Reihe von chemischen Stoffen, wie Brechweinstein und Apomorphin.

Der Brechakt, welcher ein reflektorischer Vorgang ist, kommt dadurch zustande, daß der Mageninhalt sowohl durch antiperistaltische Bewegung der Magenwände wie durch krampfhafte und unwillkürliche Kontraktionen der Muskeln der Bauchpresse bei gleichzeitiger Eröffnung der Cardia zusammengedrückt und nach oben befördert wird.

Die sensible Bahn für diesen Reflex sind die sensiblen Nerven, welche von den angeführten Schleimhäuten (z. B. der N. vagus für den Magen, dessen centrale Reizung leicht Brechbewegungen auslöst) zum Centrum führen, dem Brechcentrum, welches in der Med. oblongata liegt (daher erfolgt in gewissen pathologischen Zuständen, wie bei Gehirnentzündung, durch Reizung der Med. oblongata Erbrechen); die motorische Bahn sind die Nerven, welche zum Zwerchfell und den Bauchmuskeln verlaufen. Nach Durchschneidung beider Vagi kommt die Brechbewegung nicht mehr zustande.

Die Bauchpresse wird durch die gemeinschaftliche Thätigkeit des Zwerchfelles und der Bauchmuskeln gebildet. Infolge der Thätigkeit der Bauchpresse wird der Bauchhöhleninhalt unter einen allseitigen Druck versetzt. Wirkt von den beiden schiefen Bauchmuskeln nur der äußere oder absteigende mit, so wird der Bauchinhalt gleichzeitig nach oben gegen das Zwerchfell gedrängt (kommt beim Erbrechen in Betracht); wirkt der innere oder aufsteigende Bauchmuskel allein mit, so wird der Bauchinhalt nach unten gezogen, eine Wirkung, die bei der Entleerung der Exkremente (s. unten) eintritt.

Unter den Tieren erbrechen die Fische, Kröten und Frösche, letztere aber nur im Juni und Juli (bei gefülltem Magen!), die Eidechsen; die Vögel, mit Ausnahme der Hühner, aber nur aus dem Kropfe. Unter den Säugetieren erbrechen das Schwein, der Igel und die Raubtiere (Hund, Fuchs, Katze); es erbrechen nicht das Pferd, die Wiederkäuer, die Nagetiere und die Fledermaus (Mellinger).

Die Bewegungen des Darmes.

Die Bewegungen des Darmrohres sind ebenfalls peristaltische Bewegungen, die durch die in der Darmwand vorhandenen cirkulären und longitudinalen Muskeln vermittelt werden; sie finden nicht fortwährend, sondern nur periodisch statt; in dem Zustande der Ruhe bewirkt eine mechanische Reizung immer nur eine lokale Kontraktion, die sich als Einschnürung der gereizten Stelle präsentiert, niemals eine fortschreitende peristaltische Welle, welche vom Orte der Reizung nur dann ausgeht, wenn der Darm an sich schon in Bewegung ist. Man kennt keinen Reiz, welcher im Ruhezustande des Darmes peristaltische Bewegungen einleiten könnte. Nur soviel ist gewiß, daß der Eintritt von Speisen in den Darm die Bewegungen verstärkt, und daß die Bewegungen bei Nacht vollständig aufhören, selbst wenn des Abends noch Speisen genossen worden sind. Man kann die peristaltischen Bewegungen des Darmes beim Menschen und den Tieren durch die unversehrten Bauchdecken sehen, wenn dieselben hinreichend schlaff und dünn sind. Durch die Bewegungen des Darmes wird der Chymus langsam weiter befördert und allseitig durcheinander geknetet, wodurch den Verdauungssekreten möglichst viel Oberfläche für ihre Einwirkung geboten wird. Von der Fortbewegung des Darminhalts durch die Darmbewegungen kann man sich überzeugen, wenn man durch eine Darmfistel eine an einem Faden befestigte Bleikugel in das Darmrohr versenkt: die Kugel rückt dann immer vorwärts.

Man hatte behauptet, daß die Peristaltik des Darmrohres für die Fortschaffung seines Inhaltes vollkommen gleichgültig sei, da das Zwerchfell durch seinen auf die Bauchhöhle ausgeübten Druck diese Funktion ausübe, indes kann dies nicht der Fall sein, da ganzen Tierklassen, z. B. den Amphibien, das Zwerchfell vollständig fehlt, und doch der Darminhalt regelmäßig weiter befördert wird.

Die Dünndärme, namentlich das Jejunum und Ileum, können mit ihrem langen Mesenterium auch Lokomotionen ausführen, durch welche sie ihre jeweilige Lage in der Bauchhöhle zu ändern vermögen. Das Duodenum mit seinem kurzen Mesenterium ist in seiner Beweglichkeit sehr beschränkt.

Innervation des Darmrohrs. Die Thatsache, daß ein ausgeschnittenes Darmstück noch geordnete Bewegungen auszuführen vermag, läßt schließen, daß das Darmrohr, ähnlich wie das Herz, Bewegungscentren in seiner Substanz selbst enthält, von denen aus jene Bewegungen angeregt werden. Solche Centren sind in der That in Gestalt von Ganglienzellen im Darme vorhanden, die vielfach verästelt sind und in der Muskelschicht liegen (Meissners Plexus submucosus und Auerbachs Plexus myentericus). In ähnlicher Weise wie auf das Herz wirken aber auch Nerven, welche an den Darm treten, auf seine Bewegungen. Reizt man das periphere Vagusende, so sieht man neben Bewegungen des Magens auch solche des Darmrohres bis zum Colon transversum auftreten. Gleiche Wirkung auf das Colon descendens und das Rectum haben Fasern, welche aus dem Plexus mesentericus inferior stammen. Reizung des N. splanchnicus macht die Därme stillstehen; derselbe ist der Hemmungsnerv für die Darmbewegungen (PFLÜGER). Gleichzeitig ist er auch sensibler Nerv des Darmes.

Von Einfluß auf die Darmbewegungen ist der Reiz, den die Luft auf die freigelegten Därme ausübt: sie geraten sehr bald in lebhafte Thätigkeit. Ebenso der Blutgehalt: sowohl die Anämie, als die Hyperämie wirken als Reiz und rufen lebhafte Bewegungen hervor, die aber bei Anämie stärker sind als bei Hyperämie (O. NASSE). Es scheint danach, daß auch hier der Sauerstoffmangel den Reiz für die Bewegung bildet, wofür die Thatsache spricht, daß bei Zufuhr von mit Sauerstoff gesättigtem Blute die Darmbewegungen aufhören, aber sehr lebhaft werden, wenn ihnen Erstickungsblut zugeführt wird (S. MAYER u. v. BASCH). Sauerstoff, Wasserstoff oder Stickstoff, in das Darmlumen injiziert, sind ohne Wirkung, aber ersterer beruhigt die Bewegungen, welche durch Zufuhr von Erstickungsblut hervorgerufen werden. Kohlensäure und Kalkwasser wirken anregend auf die Darmbewegungen, aber sie dürfen nicht hintereinander injiziert werden, weil sie sich binden (BOKAI).

Die Reizung des N. splanchnicus bei einem eben getöteten Tiere ruft keinen Stillstand, sondern sehr lebhafte Bewegungen hervor. Es sollen in diesem Nerven hemmende und erregende Fasern verlaufen, von denen die ersteren höhere Erregbarkeit besitzen und intra vitam einen dominierenden Einfluß auf die Darmbewegungen ausüben, der aber nach dem Tode sehr bald wegfällt und der Einwirkung der erregenden Fasern Platz macht.

Einige Alkaloide üben einen sehr bedeutenden Einfluß auf die Darmbewegungen aus: die Opiate, Opium, Morphium beruhigen die Darmbewegungen und können vollkommenen Stillstand derselben herbeiführen; Nikotin dagegen wirkt sehr stark erregend auf diese Bewegungen. Ähnlich wirkt das Rhodankalium, ebenso der Kaffee. Die „Abführmittel“ wirken nicht allein dadurch, daß sie die Peristaltik des Darmes erhöhen, sondern auch dadurch, daß sie eine reichliche Wasserausscheidung in den Darm veranlassen, wie namentlich die sogenannten salinischen Abführmittel, Glaubersalz, Bittersalz u. s. w. Werden die letzteren statt in den Darm direkt ins Blut gespritzt, so wirken sie nicht mehr abführend, sondern verstopfend. Nach BUCHHEIM soll die abführende Wirkung jener Salze nicht sowohl die Folge einer durch sie hervorgerufenen Wasserausscheidung sein, sondern ihre Anwesenheit im Darme soll die Aufsaugung des Wassers vermindern.

§. 2. Die Resorption.

Unter „Resorption“ oder „Aufsaugung“ versteht man die Aufnahme von Stoffen ins Blut. Die Resorption kann eine direkte sein, wenn die Stoffe direkt durch Blutgefäße in das Blut eintreten, oder sie kann eine indirekte sein, wenn die Aufnahme erst durch die Lymphgefäße geschieht, welche die resorbierten Substanzen weiterhin dem Blute zuführen. Solange man die Lymphgefäße nicht kannte, ließ man alle Resorption durch die Blutgefäße geschehen. Mit der Entdeckung der Lymphgefäße durch CASPAR ASELLI (1622) leugnete man umgekehrt jede Resorption durch die Blutgefäße und schrieb sie ausschließlich den Lymphgefäßen zu. MAGENDIE widerlegte die Ansicht, als er zeigte, daß ein Tier, dessen Duct. thoracius er unterbunden und in dessen Darm er eine Giftlösung gespritzt hatte, ebenso rasch starb wie ein anderes, ebenso vergiftetes Tier, bei dem der Hauptlymphstamm nicht unterbunden worden war. Der Erfolg blieb derselbe, als er den Darm aus allen seinen Verbindungen losgelöst und ihm nur das zu- und abführende Blutgefäß gelassen hatte. Andererseits stirbt ein Tier ebenfalls sehr bald, wenn man in einer Fußwunde alle Blutgefäße unterbindet und in dieselbe Gift bringt. Es steht demnach fest, daß Blut- und Lymphgefäße zu resorbieren vermögen. Wenn die Blutgefäße resorbieren, so geht die Resorption durch die Kapillaren und kleinsten Venen vor sich, in denen der Druck ein sehr niedriger ist, nicht durch die kleinen Arterien, deren hoher Druck der Resorption wenig förderlich sein kann.

Die Resorption im Körper findet nicht entweder nur durch die Lymphgefäße oder nur durch die Blutgefäße statt, sondern es gehen beide Arten von Resorption nebeneinander her; den bestimmenden Einfluß auf den Resorptionsweg können wir mit Sicherheit vorläufig nicht angeben. Jedenfalls setzt sich derselbe aus mehreren Faktoren zusammen, wie Natur der Flüssigkeiten an beiden Seiten der zu durchsetzenden Membran, die Natur der letztern u. a. Keineswegs reichen zur Erklärung die einfachen Gesetze der Hydrodiffusion aus, wie wir sie im Experimente darstellen, sondern es kommt daneben die aktive Thätigkeit der Zellen selbst in Betracht, deren Leistungen zusammenfallen mit denen des Protoplasmas, des schwierigsten Gebietes in der Biologie.

Man behandelt die Lehre von der Resorption am besten nach den Orten, wo resorbiert wird, und unterscheidet: 1) die Resorption im Verdauungskanal; 2) die interstitielle Resorption; 3) die Resorption durch die äußere Haut.

Die Kräfte, welche bei der Resorption thätig werden, sind die schon oben (s. S. 102) besprochene Hydrodiffusion, denen hier der noch einfachere Fall der „Imbibition“ folgen soll.

Die organischen Substanzen besitzen die Fähigkeit, von einer Flüssigkeit, in welche sie gelegt werden, bestimmte Mengen in sich aufzunehmen. Geschieht diese Aufnahme unter Volumenzunahme des Gewebes, so nennt man den Vorgang „Quellung“, geschieht sie ohne Volumenzunahme, so heißt sie Imbibition. Die Menge, welche aufgenommen werden kann, ist abhängig von der Natur des Gewebes und der Beschaffenheit der Flüssigkeit. Jedes tierische Gewebe besitzt ein Quellungsmaximum, über welches hinaus eine Aufnahme nicht mehr stattfindet. Quellungsquotienten nennt LUDWIG das Verhältnis zwischen der Einheit der Substanz und ihrem Quellungsmaximum. Von Salzlösungen, welche imbibiert werden, wird umsoweniger aufgenommen, je konzentrierter sie sind. Die Konzentration der imbibierten Flüssigkeit ist geringer als die der umspülenden Flüssigkeit (Ludwig); so nimmt eine Membran (Ochsenharnblase) von 7·2% Glaubersalzlösung eine Flüssigkeit auf, die nur 4·4% Glaubersalz enthält, weil die Anziehung des Gewebes zum Wasser eine größere als die zu dem Salze ist. Infolgedessen befindet sich an der Wand der Poren eine weniger konzentrierte Lösung als in der Mitte, und da die mittlere Lösung keineswegs konzentrierter sein kann als die umspülende Lösung, so muß die ganze imbibierte Lösung einen Mittelwert besitzen, der unter dem der Mutterlösung liegt, wie der Versuch auch bestätigt hat. Dagegen hat die aus dem Gewebe gepreßte Flüssigkeit (Preßflüssigkeit) wieder die Konzentration der Mutterlösung, weil durch das Pressen nur die centralen Flüssigkeitsmassen aus den Poren entfernt werden können, die eine der Mutterlösung gleiche Konzentration besitzen, während die Wandschicht durch die Anziehung festgehalten wird.

Wenn ein Gewebe zwei Salze gleichzeitig imbibiert, so wirken diese aufeinander modifizierend in der Weise, daß z. B. Ochsenherzbeutel weit weniger Glaubersalz aufnimmt, wenn gleichzeitig Kochsalz in der Lösung vorhanden ist, und zwar umsoweniger, je mehr Kochsalz anwesend ist (Cloëtta). Manche Flüssigkeiten besitzen gegeneinander gewissermaßen Ausschließungsvermögen; so z. B. nimmt eine mit Wasser getränkte Membran kein Öl auf, und einer mit Öl getränkten Membran kann das Öl durch Wasser entzogen werden.

Filtration und Hydrodiffusion sind von Imbibition nicht prinzipiell verschieden. Die Filtration kann man sich vorstellen als eine Imbibition, bei welcher die Anziehung der Flüssigkeit zu der Substanz durch den Druck überwunden wird, und die Diffusion als den gleichen Vorgang, bei welchem jene Anziehung durch die Anziehung, welche die differenten Lösungen zu beiden Seiten der Membran zu einander haben, übertroffen wird.

Die Aufnahme durch Imbibition geschieht aber durch Kapillarität, denn die Gewebe mit ihren interstitiellen und molekularen Poren stellen feinste Kapillarröhrchen dar, in denen die Flüssigkeit infolge ihrer Adhäsion zu der Kapillarwand jedesmal bis zu einer bestimmten Höhe aufsteigt; oder die Adhäsion wird durch einen auf die Flüssigkeit ausgeübten Druck überwunden, und diese wird durch die Kapillaren hindurchgetrieben: Filtration; oder die Adhäsion ist geringer als die Anziehung zu einer jenseit der Kapillare stehenden Flüssigkeit, und die letztere tritt in jene über: Hydrodiffusion.

1. Die Resorption im Verdauungskanal.

Durch die Veränderungen, welche die Nahrungsmittel im Verdauungskanal erfahren haben, sind sie in einen solchen Zustand verwandelt worden, daß sie von den Blut- und Chylusgefäßen dieses Organes resorbiert und dem Blute einverleibt werden können. Die gesamte Oberfläche des Digestionsapparates, namentlich aber des Dünndarmes, stellt gewissermaßen ein großes Filter dar, durch welches nur gelöste Substanzen in das Blut hindurchtreten können, während alles Ungelöste oder Unlösliche auf dem Filter zurückbleibt und aus dem Darmkanal fortgeschafft wird (der angeführte Vergleich soll aber durchaus nicht die Vorstellung erwecken, als ob in der That die Resorption im Darmkanal ein einfacher Filtrationsakt sei).

Ebenso wie auf die Verdauung selbst, so ist auch für die Resorption die Peristaltik des Darmes von großer Bedeutung, denn durch diese Bewegungen werden immer neue, gelöste Substanzen mit der Darmwand in Berührung gebracht, wo sie resorbiert werden, während die unresorbierbaren Teile fortgeschafft werden. Indes darf, wie schon oben bemerkt, die Größe dieser Bewegungen über eine gewisse Grenze nicht steigen.

Die Untersuchung über die Resorption im Darmkanal wird nach zwei Methoden ausgeführt: 1) werden in abgebundene Darmschlingen Peptone, Zucker oder Salze in bestimmter Menge injiziert und wird nach mehreren Stunden der Inhalt der Schlinge quantitativ bestimmt; 2) wird der Inhalt der Blut- und Chylusgefäße vor und während bezw. nach der Resorption auf die resorbierten Substanzen untersucht. Die zweite Methode kann auch darüber Aufschluß geben, ob die Resorption durch die Blut- oder Chylusgefäße vor sich gegangen ist.

Resorption in der Mundhöhle und in dem Magen.

Bei dem kurzen Aufenthalt und den geringen Veränderungen, welche die Speisen in der Mundhöhle erfahren, findet wohl kaum eine Resorption in letzterer statt. Dagegen beginnt schon im Magen, dessen Inhalt bedeutendere Veränderungen erfährt und sich länger in demselben aufhält, eine teilweise Resorption. Unterbindet man den Pylorus und spritzt in den Magen Wasser ein, so ist nach einiger Zeit eine Menge des Wassers aus dem Magen verschwunden, was nur durch Resorption geschehen sein kann. Ebenso werden Traubenzucker und Peptone, aber nur in sehr geringen Mengen, resorbiert (Tappeiner).

Die Geschwindigkeit der Magenresorption ist bei verschiedenen Tieren sehr verschieden. Bringt man in den Magen eines Pferdes, dessen Pylorus unterbunden wurde, eine Giftlösung, so treten Vergiftungserscheinungen erst nach vielen Stunden auf, während der gleiche Versuch, bei einem Hunde ausgeführt, sehr bald Vergiftungserscheinungen hervorruft (Bouley). Von Bedeutung ist auch die Natur der zu resorbierenden Flüssigkeit: Strychnin in alkoholischer Lösung führt früher zur Vergiftung, als wenn es in Salzsäure gelöst ist.

Resorption im Dünndarm.

Der Hauptort für die Resorption der verdauten Speisen ist jedenfalls der Dünndarm, worauf einmal die Anwesenheit von so reichlichen Verdauungssäften, die alle Arten von Nahrungsstoffen zu verändern vermögen, und zweitens die durch die Falten und Zotten vielfach vergrößerte Oberfläche, sowie die reiche Entwickelung der Blut- und Lymphgefäße, letztere als Chylusgefäßsystem, hinweisen.

Histologie des Darmes. Die Schleimhaut des Dünndarms enthält Zotten, handschuhfingerförmige Erhebungen der Schleimhaut. Dieselben bestehen aus

Bindegewebe und enthalten in ihrer Mitte einen ihrer Form entsprechenden länglichen Raum, welcher als der sichtbare Anfang der Chylusgefäße betrachtet wird; dieser centrale Chylusraum der Zotte ist wandungslos, aber nach v. Recklinghausen mit einem regelmäßigen polygonalen Plattenendothel, austapeziert; erst in tieferen Schichten, in denen sich die Chylusgefäße der Zotten sammeln, gehen sie in eigentliche Kanäle, wirkliche Chylusgefäße mit Klappen über. In jede Zotte tritt eine Arterie ein, die sich an der Spitze derselben in ein reiches Kapillarnetz auflöst, welches in eine abführende Vene übergeht. Nach Brückes Entdeckung besitzt jede Zotte glatte Muskelfasern, welche parallel der Längsrichtung der Zotte gestellt sind, und deren Kontraktion die Zotte verkürzt und verbreitert. Als Antagonisten wirken die äußeren Darmmuskeln, welche die Peristaltik besorgen; sie machen die Zotte lang und gestreckt (F. Spee). Die Schleimhaut des Darmes ist reichlich mit wandernden Lymphkörperchen bezw. weißen Blutzellen erfüllt.

Auf den Zotten sitzt ein Cylinderepithel. Die Zellen dieses Epithels haben eine eigene Membran, einen Kern und ein fein granuliertes Protoplasma. Die freie, der Darmhöhle zugekehrte Wand dieser Zellen stellt, wie zuerst Henle beobachtet hat, einen hellen Saum dar, in dem Kölliker u. Funke eine feine Streifung sahen, die sie als den Ausdruck von Porenkanälen deuteten, während es nach Brettauer u. Steinach feine Stäbchen sind, die aus der Zelle hervorragen, ähnlich den Flimmerhaaren der Flimmerzellen. Nach neueren Untersuchungen haben wir es hier mit eigentümlich umgebildeten Flimmerzellen zu thun, deren Fortsätze aktiv vorgestreckt und wieder eingezogen werden können (v. Thanhoffer u. a.). Eine direkte Verbindung dieser Epithelzellen mit den Bindegewebszellen des Zottenparachyms ist nicht vorhanden.

Zwischen den Cylinderzellen sind noch hier und da becherförmige Zellen, die als „Becherzellen" bezeichnet werden, gesehen worden, welche nur die Bedeutung von Schleimzellen besitzen, ohne zur Resorption irgendwie in nachweisbarer Beziehung zu stehen.

Resorption der Fette. Das Fett, das aus dem Magen in großen Tropfen in den Dünndarm gelangt, wird dort zum größten Teile resorbiert, denn im Dickdarm findet man es nur in Spuren. Genauer kann man sich davon überzeugen, wenn man in den Dünndarm eines Hundes, den man kurz vor seinem Übergange in den Dickdarm unterbunden hat, eine abgemessene Menge von Neutralfett injiziert; nach zwei Stunden ist der größte Teil des Fettes aus dem Darm verschwunden. Macht man den gleichen Versuch bei verschiedenen Hunden und untersucht die restierenden Mengen des Fettes im Dünndarm in verschiedenen Zeiten nach der Injektion, so findet man, daß die Menge des resorbierten Fettes im Dünndarm mit der Zeit der Verdauung desselben zunimmt. In gleicher Weise nimmt die Menge des resorbierten Fettes mit der injizierten Menge zu, doch hat die Aufnahme, wie die Untersuchungen von Boussingault an Enten und die von Lenz an Katzen und Hunden lehren, eine bestimmte Grenze, welche nicht überschritten werden kann.

Es giebt also gewissermaßen ein Fett-Resorptionsmaximum, das bei verschiedenen Tiergattungen sehr verschieden ist, und das bei den einzelnen Individuen in einem bestimmten Verhältnis zum Körpergewicht steht. Übersteigt die Einfuhr von Fett in den Darmkanal dieses Resorptionsmaximum, so wird dasselbe unbenutzt mit den Exkrementen wieder ausgeschieden. Nach den Bestimmungen von Lenz resorbiert ein kg Katze stündlich ca. 0·6 g Fett, junge Katzen resorbieren etwas mehr, im Mittel 0·92 g in der Stunde; nach Bidder u. Schmidt ein kg Hund 0·465 g. Boussingaults Enten verbrauchten stündlich ca. 0·8 g Fett.

Mechanik der Fettresorption. Wie oben auseinandergesetzt worden ist, hat der Eintritt der Galle in den Dünndarm zur Folge, daß die dort aus dem Magen angelangten Fette zum Teil verseift werden, allein deshalb, weil die mit der Nahrung eingenommenen Fette niemals neutral, sondern stets sauer reagieren infolge ihres Gehalts an freien Fettsäuren. Diese Seifen besitzen nun in hohem Grade die Fähigkeit, Neutralfette zu emulgieren, d. h. in feinste Tröpfchen zu zerteilen und in diesem feinverteilten Zustande zu erhalten. Hierzu bedarf es, wie Gad gezeigt hat, keiner mechanischen Gewalt, sondern es bildet sich diese Emulsion sehr rasch im Moment, wo saures Fett mit Alkali (dünne Sodalösung) in Berührung gebracht wird. Die Ursache dieser Emulsionsbildung liegt darin, daß die entstehende feste Seife sich in der angrenzenden wässerigen Flüssigkeit auflöst und sobald sie mit dem Öl in Berührung gekommen ist, sich an der Grenzfläche von Öl und wässeriger Flüssigkeit ausbreitet, wobei die ungelösten Seifenteilchen und anhängende Ölmassen mitgerissen werden. Hierbei werden Ölfäden in die wässerige Flüssigkeit hineingezogen, welche das Bestreben haben, eine möglichst kleine Oberfläche anzunehmen und kleinere oder größere Tropfen zu bilden. Dieser Vorgang kehrt periodisch wieder, weil bei der ursprünglichen Ausbreitung wieder frische Ölteilchen mit der Sodalösung in Berührung gebracht werden. Die abgespaltenen Öltröpfchen geben die Emulsion, die man bei Betrachtung des ganzen Vorganges in amöbenähnlicher Bewegung als Milch von dem Öltropfen ausstrahlen sieht. Die Bildung dieser Emulsion hängt ab (abgesehen von freier Fettsäure und einem bestimmten Alkaligehalte der umgebenden Flüssigkeit) von der Zähigkeit des Öles und der Löslichkeit der gebildeten Seife in der angrenzenden Flüssigkeit: zu große wie zu geringe Zähigkeit des Öles, nicht minder zu große oder zu geringe Löslichkeit der Seife in der umgebenden Flüssigkeit hindern die Emulsionsbildung (G. Quincke).[1] Mittlere Zähigkeit des Öles und mittlere Geschwindigkeit der Seifenlösung geben die beste Emulsion. Innerhalb des Darmes

[1] Über Emulsionsbildung und den Einfluß der Galle bei der Verdauung, Pflügers Archiv. 1879. Bd. 19. S. 129.

müssen aber Galle und pankreatischer Saft zusammentreten, um eine genügende Emulsion und damit eine normale Fettresorption zu ermöglichen (A. Dastre).

Wenn man den Darm von Tieren, welche nicht lange vorher mit Fett gefüttert worden waren, am besten den Darm von noch säugenden Tieren, aus der Bauchhöhle heraushebt und leicht anspannt, so sieht man von dem Darmrohr innerhalb des Mesenteriums milchweiße Züge ausgehen, in denen wir die Milch- oder Chylusgefäße vor uns haben, deren weißes Aussehen von dem Reichtum an feinsten Fetttröpfchen herrührt, welche aus dem Darme aufgenommen worden sind. Wenn man Profilschnitte der Darmwand unter dem Mikroskope betrachtet, so sieht man die Epithelzellen der Zotten sowie von diesen ausgehende Züge, die nach dem centralen Chylusraum der Zotte hinführen, mit feinsten Fetttröpfchen erfüllt. Der nähere Vorgang der Aufnahme des Fettes durch die Cylinderepithelien sowie der Weitertransport desselben in das centrale Chylusgefäß ist noch dunkel. Sehr einladend ist die Annahme, daß die Epithelzellen wie amöboide Zellen funktionieren und die abwechselnde Erweiterung und Verengerung des centralen Chylusgefäßes durch Aspiration den Weitertransport besorgen, wodurch das Fett schließlich in die größeren Chylusgefäße gelangt. Hierbei findet eine merkwürdige Auswahl insofern statt, als Farbstoffpartikelchen von gleicher Größe mit feinsten Fetttröpfchen nicht aufgenommen werden (Moleschott u. Marfels), während andererseits emulgiertes Hammelfett, das infolge seines höhern Schmelzpunktes im Darme fest bleibt, regelrecht resorbiert wird (J. Munk).

Eine Aufnahme des Fettes durch die Blutkapillaren findet nicht statt (Heidenhain u. a.); demgemäß ist auch der Gehalt des Pfortaderblutes an Fett nicht vermehrt.

Die Ansicht, daß kapillare Kräfte den Eintritt des Fettes in die Epithelzellen der Zotten bewirken, hatte durch folgende Versuche Unterstützung gefunden (Wistinghausen): In Diffusionsversuchen mit Dünndarmschleimhaut, auf deren einer Seite Wasser, auf der andern durch Galle emulgiertes Fett sich befand, war nach einigen Stunden ziemlich viel Fett durch die Membran gegangen, während von nicht emulgiertem Fette in derselben Zeit nichts durch die Membran gedrungen war. Werden ferner zwei gläserne Kapillarröhrchen in Öl gestellt, nachdem das eine vorher mit Galle, das andere mit Wasser benetzt worden war, so stieg das Öl in dem ersten sechs mal so hoch als in dem andern. Doch gab eine Wiederholung dieses Versuches ein negatives Resultat (G. Quincke).

Resorption der Eiweißkörper. Die Eiweißkörper, welche im Magen und Dünndarm in Peptone umgewandelt werden, müssen im Dünndarm resorbiert worden sein, da sowohl sie selbst, als auch unverändertes Eiweiß nur in geringer Menge im Dickdarm gefunden werden. Funke brachte künstlich hergestellte Eiweißpeptone in abgebundene Darmschlingen von Kaninchen und fand, wenn er die Tiere 2—6 Stunden nach der Injektion getötet hatte, um die rückständige Peptonmenge mit der injizierten zu vergleichen: 1) daß umsomehr resorbiert wird, je konzentrierter die Peptonlösung ist; 2) daß die Resorption mit der Zeit abnimmt, also am Anfang am lebhaftesten ist; 3) daß der Zusatz von Säuren die Resorptionsgröße herabsetzt, der Zusatz von Alkalien sie erhöht.

Man könnte, gleichwie beim Fett, die resorbierte Peptonmenge durch Untersuchung des Pfortaderblutes und des Inhaltes der Chylusgefäße zu bestimmen versuchen; indes sind dieselben auffallenderweise im Chylus gar nicht und im Blute nur in Spuren anzutreffen (Schmidt-Mülheim); hingegen findet man sie regelmäßig in der Schleimhaut des Magens und Dünndarms; namentlich an letzterem Orte erkennt man ein gesetzmäßiges Ansteigen bis zur siebenten Stunde nach erfolgter Nahrungsaufnahme mit darauffolgendem Absinken. Läßt man Stücke von Mägen, welche verdauenden Hunden entnommen wurden, bei 40° C. einige Zeit liegen, so können die Peptone daraus schon nach $^1/_2$ Stunde verschwunden sein. Daraus folgt, daß der Magenwand die Fähigkeit zukommt, Peptone zu assimilieren. Ob diese Assimilation, welche zweifellos eine allgemeine Eigenschaft der Darmschleimhaut ist, mit einer Rückbildung in Eiweiß oder mit einem Spaltungsvorgange einhergeht, läßt sich vorläufig nicht bestimmen (Fr. Hofmeister).

Auch die Resorption von Eiweißen im Dünndarm hat eine Grenze, die bei verschiedenen Individuen verschieden groß ist; alles Eiweiß, das diese Grenze überschreitet, wird nicht resorbiert, sondern mit den Exkrementen ausgestoßen.

Resorption der Kohlehydrate. Der Zuckergehalt des Chylus erscheint nach beliebiger Nahrung sowie im Hunger etwa gleich groß, so daß derselbe nicht aus dem Darme, sondern aus der Lymphe zu stammen scheint; doch findet man nach Zuckernahrung Spuren von Milchsäure im Chylus. Dagegen wird das Pfortaderblut während der Verdauung von Kohlehydraten reich an Zucker (v. Mering). Ebenso findet man nach Genuß von Rohrzucker in der Pfortader diesen Zucker wieder, welcher weiterhin in Trauben- und Fruchtzucker übergeht (Drosdoff).

Funke hat über die Resorption des Zuckers Versuche gleich denen über die Resorption der Eiweiße angestellt. Nach zwei Stunden waren von dem Zucker bis 96 % verschwunden; so waren von 0·459 g Zucker nach fünf Stunden nur 0·016 g in der Darmschlinge zurückgeblieben. Der obere Abschnitt des Darmes, welcher auch mehr diastatisches Ferment liefert, resorbiert den Zucker viel rascher, als die anderen Abteilungen es thun. Aus Mischungen von 0·5 % Traubenzucker und 0·5% Glaubersalz verschwindet der erstere bis auf Spuren, während von dem Salze ein erheblicher Teil zurückbleibt, obgleich das Salz eine größere Diffusionsgeschwindigkeit besitzt als der Zucker (Röhmann).

Resorption der anorganischen Substanzen. Wasser kann in unbeschränkter Menge im Darme resorbiert werden. Nicht in gleicher unbeschränkter Menge können Salzlösungen aufgenommen werden, schon nach 1—2 Wassergläsern von Kochsalzlösungen stellt sich Magendrücken ein und verbietet den weitern Genuß desselben. Eingehendere Versuche über diese Resorption wurden teils in abgebundenen Darmschlingen, teils in Thiry-Vella'schen Fisteln gemacht. Hierbei fand man, daß eine Kochsalzlösung von 0·25% rascher resorbiert wird als Wasser; eine solche von 0·5% so rasch wie Wasser. Bei höherer Konzentration nimmt die Resorption ab, und bei 2—10% findet sogar lebhafte Sekretion statt. Die Kalisalze verhalten sich ganz ähnlich, aber obgleich sie durch Membranen leichter diffundieren, werden sie im Darme weniger gut resorbiert als die Natriumsalze. Verdünnte Säuren werden leicht resorbiert, aber stets findet eine Neutralisation statt, so daß sie als Salze zur Resorption gelangen. Das Jejunum resorbiert besser als das Ileum (Leubuscher).

Von den gallensauren Salzen wird im Duodenum nichts resorbiert, dagegen im Jejunum das glykocholsaure Natron, während im Ileum alle Gallensäuren resorbiert werden (Tappeiner).

In den Versuchen mit der Thiry-Vella'schen Fistel wurde beobachtet, daß bei Injektion von Salzlösungen stets Resorption und Sekretion nebeneinander hergehen; so z. B. fördern mäßige Kochsalzmengen sowohl Resorption wie Sekretion, während die Mittelsalze durch vermehrte Sekretion unabhängig von der Peristaltik ihre abführende Wirkung entfalten.

Was den Weg anbetrifft, auf dem Wasser und alle darin gelösten Substanzen, wie Zucker, Peptone und Salze, resorbiert werden, so sind es die der Oberfläche der Zotte zunächst liegenden Blutkapillaren, von denen sie aufgenommen werden. Durch ein eigentümliches Fixationsverfahren konnte besonders der Weg, den das Wasser nimmt, verfolgt werden. Hierbei zeigte sich, daß das Wasser teils durch die Cylinderzellen selbst, teils zwischen den Zellen passiert, wobei man öfter neben einer Anzahl resorbierender eine Zahl unthätiger Zellen antrifft. Nur wenn der Darm mit jenen Substanzen überschwemmt wird, können auch kleine Mengen durch die Chylusgefäße aufgenommen werden (Heidenhain). Man findet also unter normalen Verhältnissen Wasser und alle darin gelösten Substanzen (ausgenommen Pepton!) in der Pfortader wieder, während resorbiertes Fett im Ductus thoracicus anzutreffen ist.

Resorption im Dickdarm.

Bei der normalen Resorption pflegt der eigentlich resorptionsfähige Teil des Darminhaltes zum größten Teile schon im Dünndarm resorbiert zu werden; im Dickdarm werden nur noch größere oder geringere Wassermengen resorbiert, durch deren Abgabe der Dickdarminhalt an Konsistenz gewinnt. Der Dickdarm besitzt aber an sich ebenfalls die Fähigkeit, Eiweiße, bezw. Peptone, zu resorbieren, wie aus Leubes Untersuchungen hervorgeht. Wenn man nämlich nach Leube klein gehacktes Fleisch mit Pankreasinfus versetzt und dies Gemisch („Nahrungsklystier") per anum in den Dickdarm injiziert, so werden nachweisbare Mengen dieses Ernährungsmateriales aufgenommen, denn der Stickstoffgehalt des Individuums nimmt, wenn es sich im Zustande des Stickstoffhungers (s. unten) befindet, bedeutend zu.

Ein Zusatz von Fett zu diesem Präparat beeinträchtigt nicht nur nicht die Resorption, sondern das Fett wird auch, wenn es nicht ca. $^1/_6$ des eingespritzten Fleischquantums übersteigt, vollständig verdaut. Dagegen ruft der Zusatz von Amylum, das unter dem Einflusse des Pankreas in Zucker umgesetzt wird, leicht Diarrhöe hervor.

Die Aufnahme des Eiweißes aus dem Fleische geschieht wahrscheinlich zum größten Teil als Pepton, in das es durch das miteingespritzte Pankreasinfus umgewandelt werden kann, und das seinem endosmotischen Äquivalent nach nicht schwer resorbierbar ist, zum geringsten Teil wohl als Eiweiß selbst.

Schon früher hatten Voit u. Bauer gefunden, daß ins Rectum injizierte Peptonlösungen zur Resorption gelangten, denn an dem Tage der Injektion zeigten Hunde, die bisher gehungert hatten, eine beträchtliche Zunahme der Harnstoffausscheidung.

Resorption der Verdauungssäfte. Die Menge der Verdauungssäfte, welche täglich in den Verdauungskanal ergossen werden, schätzen Bidder u. Schmidt auf 10 kg mit ca. 3% an festen Bestandteilen. Diese Flüssigkeiten werden wahrscheinlich zum größten Teile wieder resorbiert und durchlaufen so einen „intermediären Kreislauf" im Digestionskanal. Was den Verbleib der wesentlichen Bestandteile der Verdauungssäfte betrifft, so findet man im Harne sicher Ptyalin, regelmäßig, aber in schwankender Menge, Pepsin. Die Schwankungen im Pepsingehalte gehen parallel der Sekretion des Magensaftes im Fundusteile (Grützner u. Sahli). Ausgedehnter ist die Kenntnis über die weiteren Schicksale der Galle, insbesondere der Gallensäuren und des Farbstoffes. Während im Dünndarme sich immer noch unveränderte Galle nachweisen läßt, findet man im Dickdarme nur Zersetzungsprodukte derselben, nämlich Cholalsäure, Dyslysin, Cholestearin und einen veränderten Farbstoff (Bilihumin), der die Orangefarbe des Dünndarminhaltes in die braune Färbung des Dickdarminhaltes verwandelt hat und nicht die GMELINsche Reaktion giebt; dagegen findet man niemals Taurin, Glycin oder Taurocholsäure (HOPPE-SEYLER). Die Galle erleidet demnach im Darme Umwandlungen, welche zwar schon im untersten Teile des Dünndarmes beginnen, aber erst im Dickdarme vollständig werden. Die Reste von Gallenbestandteilen, die man im Dickdarme vorfindet, entsprechen aber durchaus nicht der ganzen in den Darm ergossenen Galle, vielmehr sollen $^7/_8$ davon wieder resorbiert werden, während nur $^1/_8$ mit den Exkrementen den Darm verläßt (BIDDER u. SCHMIDT). Ob diese resorbierten Gallenmengen in unverändertem Zustande ins Blut gelangen, ist nicht bekannt.

Anhang.

Die Exkremente und deren Entleerung.

Der Inhalt des Darmkanales wird durch allmähliche Resorption seiner gelösten Bestandteile namentlich im Dünndarme, aber auch noch im Dickdarme vollständig verändert. Im Rectum findet man die Reste desselben, welche im wesentlichen alle diejenigen Stoffe enthalten, die an sich unlöslich sind oder aus irgend einem andern Grunde nicht zur Lösung und Resorption gebracht werden konnten. Man nennt diese Massen, den Inhalt des Rectums, die Exkremente, Faeces, die normal stets saure Reaktion, eine braune Färbung und einen meist unangenehmen Geruch besitzen; ihr Wassergehalt beträgt noch immerhin ca. 75%.

Die Exkremente bestehen: 1) aus den unverdaulichen Resten des Fleisches, als Sehnen, Bindegewebe, Gefäße u. s. w.; den unverdaulichen Resten der Vegetabilien, wie Cellulose, Harze u. dgl.; 2) aus den Resten der Verdauungssäfte u. a., wie Gallenfarbstoff, Gallensäuren, Buttersäure, Essigsäure, Cholestearin, Kalkseifen, freien Fettsäuren, phosphorsauren und schwefelsauren Erden, sowie Spuren von Phenol und reichlich Skatol (L. BRIEGER); 3) aus den Resten von unveränderten Nahrungsmitteln, wie Muskelfasern, bei Milchnahrung Reste von Milchklumpen (Kaseïn und Fett), Pflanzenzellen, Stärke u. a., da, wie es scheint, stets mehr Nahrung aufgenommen wird, als im Darmkanal verwendet werden kann.

Bei Säuglingen, deren Exkremente durch Gallenfarbstoff normal hellbraun gefärbt sind, verändert sich diese Farbe schon bei geringen Digestionsstörungen in Grün; die Ursache dieser Veränderung ist unbekannt.

Die Mengen von Exkrementen, welche in 24 Stunden entleert werden, müssen nach der Qualität und Quantität der täglichen Nahrung außerordentlich schwanken. Bei einer ausreichenden Ernährung, in der das Verdauungsmaterial möglichst ausgenutzt wird, werden nach Bischoff u. Voit Exkremente ausgeschieden, welche nur geringste Reste unverdauter Stoffe enthalten. Bei reiner Fleischkost (täglich 500—2500 g) giebt ein Hund in 24 Stunden 27—40 g zäher, pechschwarzer Exkremente mit 12 g festen Bestandteilen. Nach Brotfütterungen werden sehr große Mengen von Exkrementen entleert, an festen Bestandteilen betragen sie $^1/_8$—$^1/_6$ von denen der Einnahmen. In den Exkrementen findet sich viel unverdaute Stärke. Der Zusatz von Fett, Stärke oder Zucker zur Fleischnahrung ändert das Verhältnis der Menge von ausgeschiedenen Exkrementen nicht gegen die bei reiner Fleischnahrung. Stärke, der Fleischnahrung zugesetzt, vermehrt die Exkrementmengen, in denen man, wie nach Brotfütterung, unverdaute Stärke vorfindet. Reiner Zucker, dem Fleische beigemischt, erzeugt leicht Durchfälle; in den dünnflüssigen Entleerungen findet man Zucker. Zusatz von Leim zum Fleisch vermehrt die Exkrementmenge nicht.

Entleerung der Exkremente (Defäkation). Die Exkremente werden durch die peristaltischen Bewegungen des Dickdarmes, bezw. des Rectums, weiter befördert, um nach Erschlaffung des willkürlichen Sphincter ani externus ausgestoßen zu werden. Die Exkremente selbst geben wahrscheinlich den Reiz ab für die Entstehung der peristaltischen Bewegungen und erzeugen durch die Ausdehnung des Mastdarmes den Drang zur Stuhlentleerung. Die Peristaltik des Rectums reicht zur Defäkation immer nur dann aus, wenn die Exkremente weich genug sind; sind sie aber konsistenter, so tritt die willkürliche Thätigkeit der Bauchpresse hinzu, durch welche die Bauchhöhle verengert und die Fortschaffung gefördert wird. Doch kann die Bauchpresse nur dann wirksam sein, wenn das Rectum und das S. romanum gefüllt sind, denn auf den Inhalt des Rectums allein kann die Bauchpresse nicht wirken, da das Rectum größtenteils außerhalb der Bauchhöhle liegt; auf das S. romanum kann eine Wirkung zwar ausgeübt werden, aber eine Fortbewegung seines Inhaltes wird nicht stattfinden, weil der Druck die Wände des Darmes gegeneinander preßt und so den Inhalt vom Rectum absperrt.

2. Die interstitielle Resorption.

Man versteht unter „interstitieller Resorption" die Aufnahme von Flüssigkeiten in das Blut durch die Interstitien der Gewebe. Unter physiologischen Verhältnissen handelt es sich hierbei stets nur um die Aufsaugung der Flüssigkeiten, welche sich in den Parenchymen der Organe befinden. Künstlich wird eine interstitielle Resorption dann hervorgerufen, wenn man Flüssigkeiten in das Parenchym von Organen (Haut, Muskel u. s. w.) injiziert, indem eine fein zugespitzte und geschärfte Kanüle (Stichkanüle) in sie eingestoßen wird (auf der interstitiellen Resorption beruht so die Methode, durch „subkutane oder hypodermatische Injektionen“ dem Körper gelöste Substanzen einzuverleiben).

Die interstitielle Resorption findet auf zwei Wegen statt, sowohl durch die Blutgefäße als durch die Lymphgefäße, wie aus den oben (S. 156) mitgeteilten Versuchen von MAGENDIE hervorgeht. Der Strom, welcher aus den Geweben direkt in das Blut fließt, ist aller Wahrscheinlichkeit nach ein Diffusionstrom, der weiterhin noch näher betrachtet werden soll. Hier handelt es sich wesentlich um die Frage nach der Aufsaugung durch die Lymphgefäße, deren Beantwortung vollständig mit der anatomischen Untersuchung der Anfänge der Lymphgefäße zusammenfällt.

Die Wurzeln der Lymphgefäße. Die Wurzeln der Lymphgefäße befinden sich in dem Bindegewebe, das überall zwischen den Gewebselementen verbreitet ist, und zwar sind es die kanalartigen „Lücken“ zwischen den sich kreuzenden Bindegewebszügen selbst, welche netzförmig miteinander anastomosieren (LUDWIG, TOMSA, HIS u. a.): sie sind zwar wandungslos, besitzen aber ein Epithel aus polygonalen, kernhaltigen Zellen, deren Kontouren sich durch Silbernitrat schwarz färben (v. RECKLINGHAUSEN). VIRCHOW verlegte die Wurzeln der Lymphgefäße in die Interstitien des Bindegewebes selbst, indem er angab, daß die Bindegewebskörperchen, welche selbst hohl wären, durch ihre Ausläufer miteinander sowohl, als mit den „Lücken“ kommunizieren und die Anfänge der Lymphgefäße darstellen. Weiterhin hat v. RECKLINGHAUSEN gefunden, daß in der Grundsubstanz des Bindegewebes Spalten vorhanden sind, die er „Saftkanälchen“ nennt, welche mit jenen Lücken in Verbindung stehen und die eigentlichen Wurzeln der Lymphgefäße darstellen. VIRCHOWS sternförmige Bindegewebskörperchen aber liegen wandständig innerhalb dieser Saftbahnen.

Da nun die Lymphgefäße mit ihren Wurzeln überall in den Geweben vorhanden sind, so befindet sich die Parenchymflüssigkeit oder eine mit Stichkanüle injizierte Flüssigkeit immer schon in den Anfängen der Lymphgefäße, aus denen sie unter dem Einflusse des Blutdruckes (s. unter Lymphbewegung) fortgeschafft wird.

Genauer bekannt ist die interstitielle Resorption in den Sehnen und Fascien. Dieselben besitzen ein doppeltes lymphatisches Kanalsystem, die beide miteinander in Verbindung stehen: das äußere auf der der Haut und das innere auf der dem Muskel zugewandten Seite. In injiziertem Zustande erscheinen die Lymphgefäße an der innern Seite als Streifen, die den Fibrillenbündeln entlang laufen und nur selten durch Querstreifen verbunden sind, während das äußere Netz strickleiterartige Bildungen aufweist (die Längsstreifen sind durch Querstreifen verbunden). Diese Lymphgefäßnetze lassen sich auch natürlich injizieren, wenn man eine Aponeurose über die weite Mündung eines Trichters spannt, einige Tropfen Injektionsmasse (Alkaninlösung) auf ihre nach oben gerichtete Fläche tropft und durch rhythmisch wiederholtes Saugen von der engen Öffnung des Trichters her die Luft innerhalb des Trichters periodisch wiederkehrend verdünnt. So füllt sich das innere Lymphgefäßnetz, von dem aus die Füllung in das äußere Netz und endlich zu den gröberen Lymphgefäßen fließt (Ludwig u. Schweigger-Seydel, Genersich).

Um den Einfluß der Muskelbewegungen auf die Resorption zu ermitteln, wurde durch den ganzen Hinterteil eines eben getöteten Hundes defibriniertes Blut geleitet und die Menge von Lymphe bestimmt, welche in bestimmter Zeit aus dem Ductus thoracicus ausfloß, sowohl wenn die Glieder bewegt wurden, als wenn sie in Unthätigkeit blieben. Jedesmal nahm nun infolge der Bewegung die abgeflossene Lymphmenge bedeutend zu, und zwar handelt es sich, da passive Bewegungen denselben Erfolg haben, um gesteigerte Resorption von schon vorhandener, nicht sowohl um Bildung neuer Lymphe (Genersich).

Dieser Einfluß der Muskelbewegungen auf die Resorption der Lymphe erklärt die Thatsache, daß gelähmte Glieder häufig „wassersüchtig" (hydropisch) werden; während nämlich die Lymphbildung ungestört fortdauert, ist die Resorption derselben durch den Ausfall der Bewegungen beträchtlich verringert, ein Mißverhältnis, das sich durch passive Bewegungen des Gliedes würde regulieren lassen.

In dem Peritoneum finden sich, wie v. Recklinghausen gefunden hat, freie Öffnungen, durch welche die Lymphgefäße, zunächst die des Centrum tendineum des Zwerchfelles der peritonealen Seite, mit der Bauchhöhle kommunizieren. Die Öffnungen sind doppelt so groß wie rote Blutkörperchen. Durch diese Öffnungen konnte nun v. Recklinghausen die Lymphgefäße natürlich injizieren, indem er das Zwerchfell eines eben getöteten Kaninchens über ein Glasrohr so spannte, daß die peritoneale Seite des Centrum tendineum nach der offenen Seite des Glasrohres schaute. Als nun das Glasrohr mit Milch gefüllt war und durch abwechselndes Steigen und Wiederaufrichten des Glasrohres der Druck auf das Zwerchfell variiert wurde, so füllten sich sehr bald die Lymphgefäße mit den Milchkügelchen. Die Lymphgefäße der peritonealen Seite des Zwerchfelles stehen in direkter Verbindung mit denen der Thoraxseite des Zwerchfelles, und Flüssigkeiten können auf diesem Wege von der Bauch- in die Brusthöhle gelangen. Der Eintritt der Flüssigkeiten in die Öffnungen wird begünstigt durch die Atembewegungen, indem bei jeder Inspiration der Inhalt der Bauchhöhle unter höhern Druck versetzt wird, während der Pleuraraum negativen Druck besitzt.

Ebensolche offene Mündungen der Lymphgefäße haben SCHWEIGGER-SEYDEL u. DOGIEL in dem Peritoneum (Paradorsaler Lymphsack) des Frosches aufgefunden.

Auch in der Pleura findet man Lymphgefäße, welche mit dem Pleuraraum kommunizieren (DYBKOWSKY). Man unterscheidet ein oberflächliches und ein tief gelegenes Lymphgefäßnetz. Das oberflächliche Netz liegt in einer Schicht von lockeren, weitmaschigen Bindegewebsbalken, deren Innenseite von dem Epithel der Pleura bekleidet ist, das sich brückenartig über die Maschen wegspannt. In diesem Epithel bleiben Lücken, welche zu den Lymphräumen führen, die demnach zwischen dem eigentlichen Bindegewebe der Serosa und dem Epithel liegen.

Eine Resorption von flüssigen (und feinkörnigen) Stoffen kann nur während der Inspiration stattfinden, wo die Lymphgefäße klaffen, aber nicht während der Exspiration, da die Lymphräume verschwinden, indem die Innen- und Außenwandung sich einander nähern.

3. Die Resorption durch die Haut.

Daß die Haut imstande ist, Gase durchzulassen, ist schon oben bemerkt (s. S. 98). Es können aber nicht allein Sauerstoff und Kohlensäure, wie es physiologisch geschieht, die Haut durchdringen, sondern auch tödlich wirkende Gase, wie Kohlenoxyd und Blausäure; ebenso Schwefelwasserstoffgas, dessen Anwesenheit im Unterhautbindegewebe sich auf Hautquerschnitten durch Bleisalze nachweisen läßt. Es folgt daraus weiter, daß alle diejenigen Substanzen von der Haut aufgenommen werden, welche leicht verdampfen, wie Terpentinöl, Alkohol, Chloroform, Äther u. s. w., die also nicht als Flüssigkeiten, sondern als Dämpfe resorbiert werden. Daß ferner Substanzen durch die Haut treten können, welche sie anätzen, ist selbstverständlich, ebenso selbstverständlich erscheint die Aufnahme von Substanzen, welche in die Haut in Salbenform eingerieben werden und chemische Verbindungen eingehen, welche die Haut ätzen, wie es wahrscheinlich von dem Quecksilber ist, das in der grauen Salbe in die Haut eingerieben sich in ätzendes Sublimat umwandelt (VOIT).

Viel schwieriger ist die Beantwortung der namentlich für die Balneotherapie wichtigen Frage, ob Wasser und in Wasser gelöste indifferente Salze, die weder verdampfen, noch die Haut ätzen, zur Resorption gelangen. KRAUSE, der abgeschnittene Hautstücke auf ihr endosmotisches Vermögen prüfte, fand sie für solche indifferente Lösungen vollkommen undurchgängig. Weiterhin wurden im wesentlichen zwei Wege betreten, auf denen man die Beantwortung jener Frage anstrebte. Man setzte Personen in einfache Wasserbäder und untersuchte, ob man nach dem Bade eine Gewichtszunahme gegen das Gewicht der Person vor dem Bade konstatieren konnte. Oder man setzte sie in Bäder, welche Stoffe in Lösung enthielten, von denen man wußte, daß sie nach ihrer Resorption vom Darm aus sehr schnell in die Ausscheidungen des Blutes, namentlich den Harn, übergehen und dort durch scharfe Reaktionen leicht nachweisbar sind. Die erste Methode kann durchaus keine brauchbaren Resultate geben, weil die Massen, welche gewogen werden, im Vergleich zu den Mengen, die vielleicht aufgenommen werden, viel zu groß sind, um auf hinreichend feinen Wagen gemessen werden zu können. Dagegen verspricht der zweite Weg mehr Erfolg. Man benutzte Bäder von Jodkalium (das reichlich durch den Harn ausgeschiedene Jod ist selbst in Spuren durch Stärkekleister leicht und sicher nachweisbar) und fand in der That bei Personen, welche einige Zeit in einem solchen Bade zugebracht hatten, Jod im Harn. Indessen war möglich, daß das Jod mit der Atmungsluft durch die Lungen in das Blut gelangt sei aus den Mengen, welche von der Oberfläche des Bades langsam verdunsteten. Als die Oberfläche des Bades mit einer undurchdringlichen Ölschicht überzogen wurde, war in dem Harn Jod nicht mehr nachweisbar (Lehmann, Braune).

Endlich wurde noch ein dritter Weg betreten, indem man nämlich den Bädern Substanzen, zum Teil Alkaloide zusetzte, deren Anwesenheit im Blute sich jedesmal durch ihre spezifischen Wirkungen auf den Organismus leicht erkennen lassen. Erfahrungsgemäß ist bekannt, daß man sehr intensiv wirkende Gifte, wie Strychnin, Atropin, Curare u. a., auf die Haut tropfen kann, ohne davon irgend welche Wirkungen zu sehen. Indessen ist das kein Beweis gegen ihre Aufnahme, denn da a priori anzunehmen ist, daß die Resorption durch die Haut wegen ihrer verhornten Epidermisschicht eine nur geringe ist, können jene Substanzen immer nur in sehr kleinen Mengen ins Blut aufgenommen werden, und wenn sie bald wieder durch den Harn abgeschieden werden, niemals im Blute sich zu solcher Menge ansammeln, daß sie ihre Wirkung auf den Organismus entfalten könnten.

Neuere Versuche von Chrczonsczewsky scheinen nun in der That mehr Erfolg gehabt zu haben. Derselbe brachte den Rumpf lebender geschorener Hunde und Kaninchen in Bäder von starken Giftlösungen aus Nikotin, Strychnin, Atropin u. s. w., nachdem er ihnen vorher die Anal- und Genitalöffnungen verklebt hatte, um eine Resorption von diesen Stellen aus zu vermeiden; der Kopf wurde über dem Bade befestigt und das Bad selbst mit Öl übergossen, um jenen oben erwähnten Fehler zu vermeiden. Jedesmal entstanden nach kurzer Zeit die entsprechenden Vergiftungserscheinungen, zum Beweise, daß eine Aufnahme der Alkaloide durch die unversehrte Haut stattgefunden hat. Wurde dem Badewasser ein Farbstoff, wie Indigkarmin beigemischt, so entleerten die Versuchstiere nach mehreren Stunden blauen Harn. Auch ließ sich gelbes Blutlaugensalz, in dem die Versuchstiere mehrere Stunden verweilt hatten, in den Hautgefäßen nachweisen, wenn ein Eisensalz in die Hohlvene injiziert wurde: der Inhalt der Hautgefäße war dunkelblau. Nach einem Bade von karminsaurem Ammoniak ließ sich der Farbstoff auf seinem Wege durch die Haut verfolgen: zuerst findet man den Farbstoff diffus in der Epidermis, dann im Rete Malpighi und den Hautdrüsen, nach längerer Zeit auch im Bindegewebe in bestimmter, den Lymphgefäßen entsprechender Anordnung. Endlich brachte derselbe Forscher einen Menschen in ein Sitzbad, dem ein Digitalisinfus zugesetzt war: nach einiger Zeit konnte er an der Person deutlich eine Verlangsamung des Pulses nachweisen.

Ebenso konnte Röhrig Jod, das er durch einen Zerstäubungsapparat auf seinen Arm applizierte, nach kurzer Zeit im Harne auffinden.

Alle diese Versuche würden also darthun, daß Flüssigkeiten durch die unversehrte Haut aufgenommen werden können, doch scheint im allgemeinen eine länger dauernde Einwirkung nötig zu sein, so daß es immer fraglich bleibt, ob Vollbäder von der gewöhnlichen Zeitdauer hierfür ausreichen.

Was die Art der Aufnahme durch die Haut betrifft, so erscheint es nach der sichtbaren Aufquellung der Epidermis im Bade höchst wahrscheinlich, daß diese Quellung bis in die Cutis reicht, in welcher die durch Kapillarität aufgestiegene Flüssigkeit von den Blut- und interstitiellen Lymphgefäßen aufgenommen und dem Blutstrom zugeführt wird.

§. 3. Chylus und Lymphe.

I. Der Chylus.

Unter Chylus versteht man die Flüssigkeit, welche sich während der Verdauung in den Chylusgefäßen befindet. Letztere entstehen durch den Zusammenfluß aller jener in den einzelnen Zotten vorhandenen Chyluswurzeln, die sich zu größeren Stämmen sammeln und den Blutkapillaren gleiche Wandungen bekommen; die Chylusgefäße sind mit Klappen versehen, welche die Richtung ihres Stromes von der Peripherie zum Centrum bestimmen. Sie durchsetzen weiterhin die mesenterialen Lymphdrüsen und sammeln sich endlich in dem Duct. thoracicus, der in die linke Vena subclavia mündet. In den Duct. thoracicus ergießen sich aber auch die sämtlichen Lymphgefäße des Körpers, so daß derselbe den Chylus niemals allein, sondern mit der Körperlymphe (s. unten) vermengt zu enthalten pflegt. Trotzdem verdankt man die Kenntnis der chemischen Zusammensetzung und der sonstigen Charaktere meistenteils der Untersuchung des Inhaltes aus dem Duct. thoracicus, weil die direkt aus den Chylusgefäßen aufgenommenen Mengen zur Untersuchung nicht ausreichen. Man führt eine Korrektur dieses unvermeidlichen Fehlers dadurch ein, daß man den Inhalt des Duct. thoracicus während einer Verdauung und im Hungerzustande untersucht und das Resultat dieser beiden Untersuchungen miteinander vergleicht. Da die Chylusgefäße während des Hungerns keinen Chylus enthalten, sondern nur die Darmlymphe, indem sie gleichzeitig als Lymphgefäße des Darmes fungieren, so giebt diese vergleichende Untersuchung das wahrscheinlich richtigste Bild von der Beschaffenheit des Chylus.

Der Chylus aus dem Duct. thoracicus ist von milchig-opalisierender, gelblich-weißer Farbe, von etwas salzigem Geschmack und schwach alkalischer Reaktion mit einem spez. Gewicht von 1012—1022. Bringt man einen Tropfen unter das Mikroskop, so unterscheidet man darin folgende morphotische Bestandteile: 1) Chyluskörperchen, die mit den Lymphkörperchen vollkommen identisch sind; 2) spärliche rote Blutkörperchen, die man schon in den feinsten Chylusgefäßen unterscheiden kann, wenn man das Mesenterium eines chloroformierten jungen Kaninchens unter das Mikroskop legt (Kühne); 3) Fetttröpfchen in sehr großer Zahl, teils in größeren Kügelchen, in überwiegender Menge aber staubförmig fein verteilt.

Kurze Zeit, nachdem der Chylus aus dem Duct. thoracicus entfernt ist, gerinnt er, woraus folgt, daß alle Fibringeneratoren in demselben vertreten sein müssen, aber das Gerinnsel ist viel lockerer als das des Blutes, und der Faserstoff löst sich in Salzlösungen leichter als der Blutfaserstoff. Nach Al. Schmidt wird seine Gerinnung durch Zusatz defibrinierten Blutes beschleunigt, also scheint besonders die fibrinoplastische Substanz in demselben in geringerer Menge als im Blute vorhanden zu sein. An chemischen Bestandteilen enthält das Chylusplasma im allgemeinen dieselben Substanzen wie das Blut, stets nur in geringerer Menge, also: 1) Albumin und Fibrin; 2) Fette und Fettseifen. Das Neutralfett in feinsten Tröpfchen, die mit Seifenhüllen umgeben sind, deren Entstehung in der oben (S. 160 u. 161) angedeuteten Weise zu denken ist; 3) Extraktivstoffe, darunter Zucker, Harnstoff und milchsaure Alkalien; 4) anorganische Salze, Chloralkalien und phosphorsaure Alkalien, 5) Wasser. Die Albumine sind dieselben wie die des Blutes: a) ein durch Hitze gerinnbarer Eiweißkörper; b) Natronalbuminat; c) Globulin. Der Zucker bildet einen konstanten Bestandteil des Chylus, in dem er aber stets nur in sehr geringen Mengen enthalten ist (vgl. S. 162). Der Harnstoff stammt wahrscheinlich aus der Lymphe. Von der Regel, daß im allgemeinen im Chylusplasma dieselben Substanzen wie im Blute, aber in geringerer Menge, vorhanden sind, ist nur das Fett ausgenommen, dessen Menge im Chylus bedeutend größer als im Blute ist.

Änderungen des Chylus, und zwar quantitative kommen unter bestimmten Bedingungen vor: 1) ist seine Zusammensetzung etwas anders, bevor und nachdem er die Lymphdrüsen passiert hat; während nämlich vor den Lymphdrüsen die Anzahl seiner Lymphzellen eine sehr geringe ist, hat ihre Zahl, nachdem er die Lymphdrüsen durchströmt hat, bedeutend zugenommen, die er nur aus den Lymphdrüsen erhalten haben kann. Die Zunahme des Fibrins nach dem Passieren der Lymphdrüsen ist zweifelhaft. 2) Ändert sich der Chylus mit der Art der Nahrung; bei Fleischnahrung, besonders aber bei fettreicher Nahrung nimmt sein Gehalt an Fett bedeutend zu; ob dagegen Kohlehydrate eine Fettvermehrung bedingen, ist nicht bewiesen.

Bildung und Bedeutung des Chylus. Während die Albumine und das Fett des Chylus ohne Zweifel aus dem Darm resorbiert sind, erscheint es sehr wahrscheinlich, daß das Fibrin aus dem Blutplasma (indem es aus den Blutgefäßen transsudiert und von den Chylusgängen aufgenommen worden ist) und der Lymphe stamme. Ebenso scheint der Zucker aus der Lymphe zu kommen. Die Chyluskörperchen bezw. Lymphzellen verdanken ihre Entstehung den Lymphdrüsen, aus denen sie durch den Chylusstrom ausgeschwemmt werden.

Was die Bedeutung des Chylus betrifft, so enthält er einen bedeutenden Teil der Substanzen, welche, aus der Nahrung aufgenommen, bestimmt sind, das Blut immer wieder zu regenerieren (ein anderer Teil ist direkt in die Blutgefäße übergegangen). Da er gleichzeitig auch die Darmlymphe führt, so übermittelt er dem Blutstrom auch noch Stoffe der regressiven Metamorphose, wie sie in den Geweben sich gebildet haben, und die, um aus dem Organismus entfernt werden zu können, nochmals den Blutstrom passieren müssen.

II. Die Lymphe.

Die Lymphe, der Inhalt der Lymphgefäße, besteht aus den Resten des Irrigationsstromes und gewissen Zersetzungs- und Oxydationsprodukten der Gewebe selbst. Sie wird von den Wurzeln der Lymphgefäße aufgenommen und weiterhin ebenso wie der Chylus in den Duct. thoracicus geführt, um dem Blutstrom einverleibt zu werden (unter anderem ist deutlich, daß die Lymphe der verschiedenen Organe je nach der Art ihres Stoffwechsels eine verschiedene Zusammensetzung haben muß).

Man untersucht als Lymphe (wie schon oben bemerkt) den Inhalt des Duct. thoracicus im nüchternen Zustande oder in den Lymphstämmen der Extremitäten von großen Tieren, z. B. von Pferden. Die Lymphe ist farblos opalisierend oder weißlich trübe und reagiert schwach alkalisch. An morphotischen Elementen enthält sie: 1) Lymphzellen; 2) Fetttröpfchen, aber gegenüber dem Chylus in verschwindend geringer Anzahl, daher ihre von jenem so abweichende Farbe; die Fetttröpfchen besitzen ebenfalls Seifenhüllen.

Was die chemischen Bestandteile der Lymphe betrifft, so stellt sie im wesentlichen ein Filtrat des Blutes dar und enthält: 1) Serumalbumin nnd Fibrin (ist also gerinnungsfähig); 2) Fette, Seifen und Cholestearin; 3) Extraktivstoffe, darunter Zucker, Leucin und Harnstoff; 4) von den anorganischen Salzen des Blutes Chlornatrium, phosphorsaure und schwefelsaure Alkalien; außerdem noch kohlensaure Alkalien.

Die Lymphe ist sehr reich an Gasen, und zwar vornehmlich an Kohlensäure, während Sauerstoff und Stickstoff nur in Spuren in ihr enthalten sind. Die Kohlensäure ist teils im Vacuum auspumpbar, teils nur durch Säurezusatz entfernbar, befindet sich also wahrscheinlich in der Lymphe in demselben Zustande wie im Blute. Nach den Bestimmungen von Ludwig sind es 40·32 Volumprozent, nach Strassburg steht die Kohlensäurespannung der Lymphe zwischen der des arteriellen und venösen Blutes und beträgt 3·62%.

Änderungen der Lymphe treten ebenfalls auf ihrem Wege zum Blute auf, die wesentlichste ist auch hier die, daß nach dem Durchtritt durch die Lymphdrüsen die Anzahl der Lymphzellen sich bedeutend vermehrt hat. Ferner ist die Extremitätenlymphe quantitativ etwas anders zusammengesetzt als die der Rumpforgane, nach Bestimmungen, die in einem peripheren Lymphgefäß und dem Duct. thoracicus gemacht worden sind; es enthält nämlich die Lymphe:

	in einem peripheren Gefäß	im Duct. thoracicus
an Wasser	96·83	93·97
an Eiweiß	2·11	4·07
an Fibrin	0·19	1·06
an Wasser- und Alkoholextrakten	0·82	0·83

Es ist somit die Extremitätenlymphe wasserreicher und eiweißärmer als die der Rumpforgane; den gleichen Unterschied zeigt die Lymphe hungernder und gefütterter Tiere.

Die Menge der Lymphe ist sehr verschieden und deshalb schwer zu bestimmen, weil sie von vielerlei Umständen abhängig ist, und zwar vorzüglich von dem Zustande der betreffenden Organe und dem Blutdruck. Nach Magendie beträgt die Menge von Lymphe, welche aus dem Duct. thoracicus eines Pferdes ausfließt, in 24 Stunden 6 kg; mit der Art der Fütterung soll sich auch die Menge der Lymphe ändern, so gab 1 kg Pferd bei Heufutter 97·8 g Lymphe, die sich bei Milchdiät verdoppelte. Ebenso schwankt die Lymphmenge bei Hunden außerordentlich: die stündliche Lymphmenge fand man 0·3 bis 8·0 g.

Bildung der Lymphe. Die Bildung der Lymphe geht aus der oben gegebenen Definition von selbst hervor. Das zu erstrebende Ziel wäre die gesonderte Kenntnis der Reste des Irrigationsstromes und des Teiles der Lymphe, der aus den Geweben selbst stammt. Diese Kenntnis würde ein Verständnis des Stoffwechsels der einzelnen Organe anbahnen.

Um eine nähere Einsicht in die quantitativen Verschiedenheiten von Blut, Chylus und Lymphe zu geben, diene die folgende Tabelle:

Bestandteile in 100 Teilen.	Blutplasma des Pferdes.	Chylus. Inhalt des Duct. thoracicus des Pferdes.	Lymphe aus dem Fuße eines Pferdes.
Wasser . . .	90·84	92·82	98·37
Fette Stoffe .	9·16	7·17	1·63
Faserstoff . .	1·01	0·07	0·04
Albumin . .	7·76	4·98	0·62
Fette . . .	0·12	0·48	Spur
Extraktivstoffe (darin Zucker)	0·40	1·14	0·27
Lösliche Salze	0·64		0·70

Neuere Versuche zeigen (Heidenhain), daß die Lymphe durchaus nicht bloß ein Filtrat des Blutes ist, sondern daß die Endothelzellen der Lymphgefäße eine sekretorische Thätigkeit ausüben müssen. Denn wurde Zucker- oder Salzlösung in eine Vene gespritzt, so erschienen diese Substanzen in der Lymphe in höherer Konzentration, als sie in das Blut injiziert worden waren.

Bewegung des Chylus und der Lymphe.

Chylus und Lymphe fließen in kontinuierlichem, wenn auch langsamem Strome dem Duct. thoracicus und damit der Vena subclavia zu. Nach der sehr nahe liegenden Analogie mit der Bewegung des Blutes könnte man hier eine ähnliche Vorrichtung, eine Druckpumpe, wie das Herz, vermuten, welche den Lymph- und Chylusstrom bewegt. In der That sind schon im Jahre 1832 von Joh. Müller[1] bei Amphibien und Reptilien, wie bei den Fröschen, Kröten, Salamandern, Eidechsen und Schildkröten, solche Herzen, die man Lymphherzen nennt, entdeckt worden; ein Jahr darauf ebenso bei anderen Reptilien, wie Schlangen und Krokodilen, von Panizza[2]: es sind kleine muskulöse Säckchen, deren die nackten Amphibien vier, zwei vordere und zwei hintere, besitzen, während die Reptilien nur die hinteren zu besitzen scheinen. Sie ziehen sich, wie das Blutherz, rhythmisch zusammen, aber unabhängig von demselben, und zwar bei den Fröschen etwa 60 mal, bei einer großen Seeschildkröte 3—4 mal in der Minute; mit jeder Kontraktion wird die Lymphe in die vorderen und hinteren Venenstämme eingetrieben. Bei den übrigen Tieren sind solche Lymphherzen bisher noch nicht gefunden worden.

Die vorderen Lymphherzen des Frosches liegen hinter dem langen Querfortsatze des dritten Rückenwirbels; die hinteren Lymphherzen liegen am Steißbein zwischen den Mm. ileococcygeus, glutaeus, pyramidalis und vastus externus.

[1] Poggendorffs Annalen. 1832.

[2] Sopra il sistema linfatico dei Rettili. Pavia 1833.

Beim Menschen und den anderen höheren Tieren, die keine Lymphherzen besitzen, bildet der Blutdruck die Triebkraft für die Lymphe: Unterbindet man einen Lymphgang, so hört die Lymphbildung nicht auf, sondern sie besteht fort. Der periphere Teil des Lymphganges füllt sich strotzend mit Lymphe, welche einen bedeutenden Druck auf die Lymphgefäßwand ausübt. Diesen Druck fanden LUDWIG u. NOLL in dem Halslymphstamm eines Hundes = 8—10 mm eines mit Sodalösung gefüllten Manometers. Wenn nun in der That der Blutdruck den Lymphstrom bewegt, so wird die mit dem Lymphstrome ausfließende Menge von der Druckdifferenz zwischen dem Drucke des Blutes und der Lymphe abhängig sein müssen. Jede Vergrößerung dieser Druckdifferenz wird den Abfluß der Lymphe beschleunigen, jede Herabsetzung sie verzögern müssen. Die Druckdifferenz kann aber auf zwei Wegen vergrößert werden, einmal indem man den Druck der Lymphe herabsetzt, andererseits dadurch, daß man den Blutdruck steigert. Das erstere tritt ein, wenn man die frisch gebildete Lymphe durch entsprechendes Streichen mit der Hand aus dem durchschnittenen Lymphgange herausbefördert. Die so in bestimmten Zeiten gewonnenen Lymphmengen sind größer als die, welche ohne diese Manipulation gewonnen werden können. Den Blutdruck steigerte LUDWIG in dem Gefäßgebiet des Hodens, der sich wegen der reichen Entwicklung und der Selbständigkeit seines Lymphgefäßsystems besonders für diese Versuche eignet, dadurch, daß er die abführende Vene halb oder ganz komprimierte, während er die Lymphe aus dem Lymphgang in eine Glasröhre fließen ließ, an der sich eine in Millimeter geteilte Skala befand; er erhielt folgende Resultate:

Vene offen,	Vorrücken der Lymphe in der Glasröhre	um	0·9	mm.	in	1	Min.
Vene mäßig komprimiert,	„	„	1·9	„	„	1	„
Vene offen,	„	„	0·4	„	„	1	„
Vene geschlossen,	„	„	4·6	„	„	1	„

Herabsetzung des Blutdruckes erzielte LUDWIG, indem er von der Vena jugularis externa aus ein langes Rohr, an dessen Ende sich eine Gummiblase befand, die beliebig aufgeblasen werden konnte, in den Vorhof einschob. Mit jeder Aufblasung der Gummiblase wurde der Blutstrom sehr beeinträchtigt, und es gelangte weniger Blut in den linken Ventrikel, also auch in die Aorta, womit der Druck im Aortensystem sank; er erhielt folgende Resultate:

	Druck in der Carotis.	Lymphmenge.
Cirkulation frei . .	57·7 mm Hg	17·5
„ gehemmt .	8·5 „ „	2·0
„ frei . .	79·2 „ „	10·2

Der Versuch bestätigt also vollkommen die von LUDWIG ausgesprochene Vermutung, daß der Blutdruck die Triebkraft für die Bewegung der Lymphe darstellt.

Neben dem Blutdruck sind eine Anzahl von Hilfskräften bei der Fortbewegung der Lymphe thätig, die auch die Fortbewegung des Blutes in den Venen (vgl. S. 59) wesentlich unterstützen. Es ist dies der Druck, den die benachbarten Muskeln auf die Lymphgefäße ausüben: wenn durch die Kontraktion eines Muskels ein Lymphstamm zusammengepreßt wird, so wird die Lymphe nach den Orten niedern Druckes, also peripher und central, auszuweichen suchen; den Ausweg nach der Peripherie aber verschließen ihr hier ebenso, wie in den Venen, die Klappen, so daß sie allein dem Centrum zufließen kann. Endlich steht aber der Duct. thoracicus infolge seiner Lage in der Brusthöhle, ebenso wie das Herz und die großen Gefäße, stets unter einem negativen Drucke, der zur Folge hat, daß eine Ansaugung der Lymphe aus den peripheren, unter dem vollen Atmosphärendruck stehenden Lymphgefäßen nach dem Duct. thoracicus stattfinden muß.

Die Triebkräfte für die Lymphbewegung sind demnach: 1) der Blutdruck, 2) der durch die Muskelkontraktion ausgeübte Druck auf die Lymphgefäße, und 3) die Atembewegungen.

Was den Chylus anbetrifft, so steht, wie oben (S. 161) bemerkt, fest, daß derselbe aus dem centralen Zottenraum durch die periodisch wiederkehrenden Kontraktionen der Zottenmuskeln ausgetrieben wird; die nächste Klappe verhindert, wenn die Zotte sich wieder ausdehnt, den Rückfluß. Einen befördernden Einfluß auf die Fortbewegung des Chylus haben nach Lieberkühn die Darmbewegungen: bei jeder Kontraktion des Darmes beobachtete er eine Beschleunigung des Chylusstromes, ein Einfluß, der offenbar derselbe ist, wie ihn die peripheren Muskeln auf die Fortbewegung der Lymphe ausüben. Endlich hat Heller an den Chylusgefäßen chloroformierter Meerschweinchen rhythmische Erweiterungen und Verengerungen, die unabhängig von Herz- und Atembewegungen auftreten, beobachtet (nach v. Wittich eigentlich peristaltische Bewegungen), ebenso Colin bei Rindern, doch ist der Einfluß derselben zweifelhaft, da ihnen entsprechende Druckschwankungen in einem Manometer des Ductus thoracicus nicht beobachtet werden.

Während diese und mancherlei andere Beobachtungen darauf hinweisen, daß Chylus- und Lymphgefäße ähnlich wie die Blutgefäße einem direkten Nerveneinfluß unterstehen, erschienen in letzter Zeit Versuche, welche in diesem Sinne bestimmte Angaben machen (P. Bert u. Laffont): Reizung des N. mesentericus verengert die Chylusgefäße, beim kurarisierten Tiere tritt Erweiterung ein; Reizung des N. splanchnicus giebt Erweiterung dieser Gefäße, ebenso Reizung des peripheren

Vagusendes. Bei großen Tieren (Pferd, Esel) erzeugt die Reizung des N. infraorbitalis trigemini eine Erweiterung der Lymphgefäße der Oberlippe. Nach Lewaschew u. Vulpian kommt den Chylus- und Lymphgefäßen ein System von pressorischen und depressorischen Nerven zu, wie sie die Blutgefäße besitzen.

Anhang.

I. Seröse Flüssigkeiten.

Unter serösen Flüssigkeiten versteht man die Flüssigkeiten, welche sich normal in geringer Menge in den Höhlen befinden, die mit serösen Häuten ausgekleidet sind, also in der Pleura, dem Pericardium, Peritoneum, der Arachnoidea, der Scheidenhaut des Hodens und der Synovialkapsel. Seitdem bekannt ist, daß die Lymphgefäße sich direkt in die Pleura-, Pericardial- und Peritonealhöhle öffnen, werden jene Höhlen als große Lymphbehälter, also ihr Inhalt, der Liquor Pericardii, Pleurae et Peritonei, als Lymphe betrachtet.

Die serösen Flüssigkeiten sind ihrer chemischen Zusammensetzung nach im wesentlichen Filtrate des Blutes; sie enthalten demnach mit Ausnahme der morphotischen Elemente sämtliche Bestandteile des Blutes, nur in geringerer Quantität. Ihrem physikalischen Charakter nach sind sie meist klar, durchsichtig und farblos, besitzen einen schwach salzigen Geschmack, eine schwach alkalische Reaktion und ein geringeres spezifisches Gewicht als das Blutserum. Die Fähigkeit zu gerinnen haben sie in weit geringerem Grade als das Blut, aber der Zusatz von defibriniertem Blute macht sie schnell gerinnen. An morphotischen Elementen findet man in ihnen stets, aber nur in geringer Zahl, Lymphzellen. Die chemischen Bestandteile sind die gleichen wie die des Blutes: Serumalbumin und Kalialbuminat, fibrinogene und fibrinoplastische Substanz (mit Ausnahme der Cerbrospinalflüssigkeit), Fette, Seifen, Cholestearin, Extraktivstoffe, die anorganischen Verbindungen des Blutes, Wasser und die Blutgase. Die quantitative Zusammensetzung der verschiedenen serösen Flüssigkeiten ist etwas verschieden; der Größe ihres Eiweißgehaltes nach nehmen sie folgende absteigende Ordnung ein: Pleura-, Peritoneal-, Cerebrospinalflüssigkeit.

Die Mengen der serösen Flüssigkeiten, die im normalen Zustande sehr gering sind, können unter pathologischen Verhältnissen sehr groß werden und, wenn es z. B. Ansammlungen im Herzbeutel, der Pleura oder dem Peritoneum sind, die gefahrdrohendsten Symptome verursachen, indem sie durch ihre Massenhaftigkeit die Thätigkeit von Herz und Lungen beeinträchtigen.

Man nennt im allgemeinen pathologische Flüssigkeitsansammlungen im Körper „Hydrops“; und zwar nennt man: a) Wassersucht der Pleura: Hydrothorax, b) des Herzbeutels: Hydrops Pericardii, b) des Peritoneums: Hydrops Peritonei oder Ascites, d) der Scheidenhaut des Hodens: Hydrocele, e) der Schädelhöhle; Hydrocephalus, f) des Rückenmarkskanales: Hydrorhachis und g) des Auges: Hydrophthalmus. Diese Flüssigkeiten enthalten neben den Bestandteilen, welche sie im physiologischen Zustande besitzen, noch Harnstoff, Harnsäure und Cholestearin.

II. Chemie der Gewebe.

1) Die Knochen bestehen, abgesehen von den in ihnen enthaltenen Blutgefäßen, Nerven u. s. w., aus dem Knochenknorpel (Ossëin), welcher die leimgebende Grundsubstanz, das Glutin, liefert, und aus anorganischen Salzen, die man insgesamt als Knochenerde bezeichnet; 100 Teile Knochen enthalten ca. 30% Ossëin und 70% Knochenerde. Man erhält den Knochenknorpel, der dabei vollständig seine Form konserviert, am leichtesten durch Mazerieren in verdünnten Säuren, namentlich Salzsäure. Die Knochenerde bekommt man durch Behandlung des Knochens mit Alkalien oder durch Verbrennung als Asche. Die Asche enthält kohlensauren Kalk, dreibasisch-phosphorsauren Kalk, phosphorsaure Magnesia, Fluorcalcium und Chlorverbindungen. In den Knochen der Vögel befinden sich mit Luft erfüllte Räume.

In den Markräumen der Röhrenknochen findet sich das gelbe Knochenmark, das im wesentlichen Fettgewebe ist; von dem andern Körperfette unterscheidet es sich durch seinen größern Gehalt an Oleïn; außerdem enthält es Bindegewebe, in dem es eingeschlossen ist, und Gefäße. Das Mark der spongiösen Knochen ist rötlich und enthält noch Albumin und vielleicht Milchsäure. Der Knochen besteht aus 11% Wasser und 89% an festen Bestandteilen.

2) Das Knorpelgewebe besteht aus dem Knorpelleim, Chondrin und den anorganischen Salzen. Man erhält das Chondrin aus der Intercellularsubstanz aller echten Knorpel durch Kochen mit Wasser. Die anorganischen Salze sind phosphorsaurer Kalk, phosphorsaure Magnesia, Kochsalz, kohlensaures und schwefelsaures Natrium; endlich Wasser und zwar im ganzen 74·20% Wasser und 25·79% feste Bestandteile.

3) Das Bindegewebe enthält in seiner streifigen Grundsubstanz Glutin, das durch Kochen aus demselben gewonnen wird, Mineralsalze und Fett, welches als Fettgewebe im Bindegewebe stets enthalten ist. Das Fettgewebe besteht aus den Fettzellen, von Fett erfüllten Bindegewebszellen. Abweichend verhält sich das Gewebe der Cornea, das nicht wie die übrigen Bindegewebe beim Kochen mit Wasser Glutin, sondern wie der Knorpel Chondrin liefert. Das Bindegewebe besteht aus 25% festen Bestandteilen und 75% Wasser.

4) Das Horngewebe (Gewebe der Epidermis, der Nägel [Klauen und Hufe], der Hörner und der Haare) besitzt als chemische Grundsubstanz das schwefelhaltige Keratin, das man aus den angegebenen Geweben nach Extraktion mit Wasser, Alkohol und Äther als Rückstand erhält. Anders verhält sich die Krystalllinse, die aus Albumin, Krystallin, Fett, Salzen (Chlor, schwefelsauren und phosphorsauren Alkalien und phosphorsaurem Kalk) und Extraktivstoffen besteht. Die anorganischen Bestandteile der Haare sind schwefelsaure, kohlensaure und phosphorsaure Alkalien, Kochsalz, Eisenoxyd und Kieselerde. In 100 Teilen Horngewebe findet man 42 % fester Substanz und 58 % Wasser.

5) Das Muskelgewebe (s. allgemeine Muskelphysiologie).

6) Das Nervengewebe (s. allgemeine Nervenphysiologie).

7) Das Gehirn besteht aus der grauen und weißen Substanz. Diese beiden sind sehr verschieden reich an festen Bestandteilen; die erstere enthält in 100 Teilen 18 %, die letztere 31 % Teile fester Substanz, der Rest ist Wasser. Die organischen Stoffe, welche die Gehirnsubstanz zusammensetzen, sind Cerebrin und Lecithin, sowie die Zersetzungsprodukte des letztern: Glycerin- und Oleophosphorsäure, ferner Palmitinsäure, Cholestearin, Inosit, Hypoxanthin, Xanthin, Kreatin, milchsaure Salze, flüchtige Fettsäuren und anorganische Salze, darunter freie Phosphorsäure, phosphorsaure Alkalien, Magnesium, Eisenoxyd, Kieselerde und geringe Mengen von schwefelsauren Alkalien und Chlornatrium.

Fünftes Kapitel.

Veränderungen des Blutes auf seiner Bahn, Stoffwechsel des Blutes.

Um die Einnahmen und Ausgaben des Blutes vollständig zu ermitteln, muß noch der Anteil des Flüssigkeitsstromes betrachtet werden, welcher entgegen dem Irrigationsstrome aus den Geweben direkt in das Blut zurückkehrt. Diesen Anteil, welcher in dem, aus den Geweben abfließenden Blute zu suchen ist, findet man bei einer Vergleichung des arteriellen und venösen Blutes des betreffenden Organes, wobei man gleichzeitig das Material kennen lernt, welches von dem Organe aus dem Blute verbraucht wird.

Wenn so die Veränderungen des Blutes auf seiner Bahn durch die Gewebe erkannt sein werden, läßt sich eine allgemeine Übersicht über die qualitativen Veränderungen geben, welche das Gesamtblut erfährt: der Stoffwechsel des Blutes.

§. 1. Die Veränderungen des Blutes auf seiner Bahn.

Die Veränderungen, welche das Blut in den verschiedenen Organen erfährt, sind bisher wegen der großen und teilweise unüberwindlichen Schwierigkeiten, die sich einer solchen Untersuchung entgegenstellen, nur wenig studiert worden. Die Untersuchungen beschränken sich wesentlich vorläufig auf die beiden sogenannten Blutgefäßdrüsen, die Leber und Milz, die bei der Abgeschlossenheit ihres Blutgefäßgebietes einer solchen Untersuchung auch günstiger gewesen sind, während die Untersuchung der Blutveränderungen in den übrigen Organen noch in ihren Anfängen ist, aber durch die Methode der künstlichen Durchblutung ausgeschnittener, noch lebensfrischer Organe einer wesentlichen Förderung entgegengeht (C. Ludwig).

Veränderung des Blutes in der Leber (Zuckerbildung). Schon bei der Gallenbereitung ist des unbestimmten Resultates Erwähnung geschehen, welches die Vergleichung des Pfortader- und Lebervenenblutes ergeben hat (s. S. 114); hier bleibt noch übrig, die dort eben nur erwähnte „Zuckerbildung“ in der Leber einer eingehendern Erörterung zu unterziehen.

CL. BERNARD[1] hatte, als er die Lebervene gegen die Hohlvene abschloß, beobachtet (1848), daß das Blut der Lebervene außerordentlich reich an Zucker sei; seine Vermutung, daß dieser Zucker aus der Leber stamme, bestätigte sich vollkommen, denn er konnte denselben aus der toten Leber darstellen. Die weitere Frage, ob der Zucker in der Leber gebildet oder dort nur angesammelt würde, beantwortete ein Versuch, bei welchem nach Ausspülung der Froschleber mit Wasser von der Pfortader aus nach einem Tage schon von neuem Zucker in der Leber zu finden war — ein Beweis, daß derselbe in der That sich in der Leber bildet; dasselbe beweist auch die Thatsache, daß der Zuckergehalt der Leber um so größer ist, je später nach dem Tode die Leber auf denselben geprüft wird. Endlich suchte CL. BERNARD die Frage zu beantworten, ob der Zucker auch während des Lebens schon in der Leber enthalten sei: er entnahm dem lebenden Tiere ein Stück Leber, zerkleinerte dasselbe rasch und brachte es in siedendes Wasser, um allen etwaigen Umsetzungen vorzubeugen; er fand jetzt viel weniger Zucker, wohl aber einen dem Amylum verwandten Körper, der ebenso wie jenes durch diastatische Fermente in Zucker übergeführt werden kann, und den er deshalb Glykogen nannte. Um dieselbe Zeit hatte auch V. HENSEN unabhängig von CL. BERNARD das Glykogen der Leber entdeckt.

Vorkommen des Glykogens und seine Darstellung. Außer in der Leber hatte schon CL. BERNARD Glykogen besonders im Embryo als konstanten Bestandteil der Epithelien, der Schleimhäute, der Haut und der Ausführungsgänge der Drüsen, sowie in den Muskeln, niemals aber in den Drüsen selbst, den Knochen und Nerven gefunden; gegen Ende des Fötallebens verschwindet es aus diesen Geweben wieder. Im erwachsenen Individuum fanden es O. NASSE konstant im Muskel, KÜHNE im Hoden und im Eiter der entzündeten Lunge. Letzterer ist deshalb der Ansicht, daß es sich immer bei Neubildungen entwickle.

Man stellt das Glykogen aus der Leber dar, die dem lebenden Tiere entnommen und zerkleinert sofort in siedendes Wasser eingetragen wird, um allen etwaigen Umsetzungen vorzubeugen. Die so gekochte Leber wird fein zerrieben, nochmals längere Zeit aufgekocht, dann vorsichtig die Brühe abgegossen und mit erdünnter Salzsäure und einer Lösung von Jodquecksilberkalium gefällt, um die Eiweißkörper und alle durch Alkohol fällbaren stickstoffhaltigen Substanzen aus der Flüssigkeit zu entfernen. Die ganze Flüssigkeit wird filtriert, und aus dem Filtrat scheidet sich das Glykogen durch Alkohol rein aus (BRÜCKE). Das Glykogen giebt mit Jod eine weinrote Färbung.

---

[1] CL. BERNARD, Leçons de physiologie expérimentale. Paris 1851.

Nachdem so festgestellt war, daß in der Leber ein Körper, das Glykogen, gebildet wird, der sich durch diastatische Fermente in Zucker umsetzen läßt, entstand die Frage, ob auch während des Lebens in der Leber aus dem Glykogen Zucker gebildet werde. Die Thatsache, daß man in der lebenden Leber neben Glykogen regelmäßig Zucker findet, würde die aufgeworfene Frage in positivem Sinne entscheiden (Cl. Bernard).

Ob das Glykogen innerhalb der Leber durch ein Ferment umgesetzt wird, ist zweifelhaft; von einigen Seiten betrachtet man die Leistung als eine Lebensthätigkeit der Leberzellen (A. Dastre). In der Leber der Winterfrösche findet man nur Glykogen, und zwar in ansehnlicher Menge; setzt man dieser Leber das Blut eines Frühlingsfrosches an, so erhält man aus derselben auch Zucker (M. Schiff).

Der Maximalgehalt der Leber der Säugetiere an Glykogen beträgt 10%, so daß die ca. 1500 g schwere Leber des Menschen 150 g Glykogen enthält. Durch Fütterung mit Kohlehydraten wird der Glykogengehalt der Leber vermehrt, indes hat ganz reine Eiweißnahrung den gleichen Effekt, aber in geringerem Maße. Es wird also Glykogen sowohl aus Kohlehydraten, als aus Eiweiß gebildet, aber nicht aus Fett.

Mehrtägige völlige Nahrungsentziehung läßt das Glykogen vollständig aus der Leber verschwinden; ebenso verschwindet das Leberglykogen sehr rasch bei angestrengter Muskelthätigkeit (Külz). Diese Thatsache erklärt wohl die Beobachtung, daß man am wenigsten Leberglykogen bei den Tieren findet, deren Beweglichkeit am größten ist und umgekehrt (v. Wittich).

Das Muskelglykogen, welches Nasse als konstanten Bestandteil der Muskeln kennen gelehrt hat, ist mit dem Leberglykogen identisch, doch stammt es nicht aus der Leber, scheint vielmehr selbständig in den Muskeln gebildet werden zu können, da es im Froschmuskel auch nach Exstirpation der Leber gefunden wird (Külz). Die Menge des Muskelglykogens beträgt im Maximum 1%, ist in der Regel geringer als 1/2%. Die Totalmenge in der gesamten Muskulatur der Katze wurde ca. gleich der Menge des Leberglykogens gefunden (R. Böhm).

Nach den Untersuchungen von Seegen findet man in der Leber der verschiedensten Tiere 0·5—0·6% an Zucker (Traubenzucker) unabhängig von der Art der Ernährung und nur innerhalb enger Grenzen schwankend. Da in der ausgeschnittenen Leber der Zuckergehalt rasch zunimmt, während das Glykogen unverändert bleibt, so würde folgen, daß der Leberzucker noch aus anderem Material als Glykogen sich bilden müsse. Weil Fütterungen mit Peptonen oder Injektionen von Peptonen in die Pfortader (Hund) den Leberzucker um das Dreifache vermehren, nimmt jener Forscher an, daß auch unter normalen Verhältnissen in der Leber direkt durch Abspaltung aus den Peptonen der Leberzucker gebildet werde. Über den Verbleib dieses

Leberzuckers giebt SEEGEN weiter an, daß man den Zuckergehalt sämtlicher Gefäßbezirke annähernd gleich zu etwa 0·15% finde; ausgenommen ist das Blut der Pfortader, die nur 0·11% enthält, und der Lebervene, die im Gegenteil den größten Zuckergehalt, nämlich 0·23%, zeigt. Derselbe Autor hat weiter ermittelt, daß innerhalb 24 Stunden über 400 g Zucker aus der Leber ausgeführt werden, und er hat berechnet, daß dieser Zucker (wenigstens bei Fleischfressern) ausschließlich aus den Eiweißkörpern der Nahrung gebildet werden müsse. Er schließt endlich, daß der Zucker, da er nicht ausgeschieden wird, im Körper umgesetzt werden muß, und daß dieser ganze Prozeß der Bildung und Umsetzung des Zuckers eine der wichtigsten Funktionen des Stoffwechsels ist.

Diabetes mellitus.[1] Unter gewissen pathologischen Verhältnissen findet dauernd eine reichliche Ausscheidung von Traubenzucker durch die Nieren statt, die in der Regel mit einer Anzahl von Störungen im Gesamtorganismus einhergeht und nach kürzerer oder längerer Zeit den Untergang des Individuums zur Folge hat. Diesen Symptomenkomplex nennt die Pathologie Diabetes mellitus, Zuckerharnruhr. Vorübergehende Zuckerausscheidungen, die durch zufällige Störungen oder durch gewisse operative Eingriffe hervorgerufen werden, nennt man Melliturie oder Glykosurie.

Die Ursachen für die Glykosurie lassen sich in drei Gruppen zusammenfassen; sie entsteht:

1) durch Veränderungen des Blutes und der Cirkulation;
2) durch Verletzung gewisser Teile des Nervensystems;
3) durch Exstirpation des Pankreas.

Zur ersten Gruppe gehören: a) Inhalationen von Chloroform, b) die Einspritzung großer Mengen von 1% Kochsalzlösung (BOCK u. HOFMANN), c) die Injektion einer 1% Lösung von kohlensaurem, essigsaurem und bernsteinsaurem Natron (KÜLZ), d) Inhalationen von Amylnitrit (HOFMANN), e) Kohlenoxydvergiftungen, f) Vergiftungen durch Curare (CL. BERNARD). Nach SCHIFF entsteht Glykosurie jedesmal dann, wenn in einem Gefäßgebiete, besonders in dem der Leber selbst, eine Verlangsamung des Blutstromes eintritt (einzelne der angeführten Fälle von Glykosurie lassen sich vielleicht auf eine solche Verlangsamung des Blutstromes, die durch Gefäßlähmung herbeigeführt sein dürfte, zurückführen), g) durch Eingabe von Phloridzin wird bei Hunden, die längere Zeit ausschließlich mit Fleisch gefüttert wurden, eine reichliche Glykosurie hervorgerufen, welche tagelang unterhalten werden kann, ohne daß das Allgemeinbefinden gestört wird. Nach

[1] J. SEEGEN, Der Diabetes mellitus. Berlin 1875.

Aussetzen des Mittels hört auch die Zuckerausscheidung auf, ohne irgend welche üble Folgen zu hinterlassen. Der Mensch reagiert in derselben Weise (v. MERING).

Zur zweiten Gruppe gehören: a) die Piqûre, der Zuckerstich (CL. BERNARD); derselbe besteht in der Verletzung einer bestimmten Stelle im vierten Ventrikel an der Spitze des Calamus scriptorius; bei Säugetieren erscheint der Zucker schon $^3/_4$—3 St. nach der Verletzung; ist aber auch schon nach 24 St. aus demselben verschwunden; bei den Kaltblütern, dem Frosch, erscheint er erst nach 1—1$^1/_2$ Tag, hält aber 5—6 Tage an (KÜHNE). Der Harnzucker nach der Piqûre stammt aus der Leber, denn bei entleberten Fröschen sowie bei durch Hungern glykogenfreien Lebern (DOCK) ist der Zuckerstich ohne Wirkung; vorherige Durchschneidung der N. splanchnici macht die Piqûre ebenfalls unwirksam, doch ruft ihre alleinige Durchschneidung keine Glykosurie hervor); b) nach Verletzungen des Rückenmarks besonders vollständiger Durchtrennung desselben (SCHIFF); c) nach Durchschneidung des obersten Brust- und untersten Halsganglions (PAVY); d) nach Verletzung des Kleinhirns (ECKHARD); e) nach centraler Reizung des Vagus und seiner Zweige (ECKHARD); ebenso nach Reizung des N. depressor (FILEHNE). Selbst die Fesselung eines Tieres (Katze) genügte, um nach einiger Zeit Melliturie zu erzeugen (BÖHM u. HOFMANN).

In einer Reihe von Diabetesfällen hört die Zuckerausscheidung völlig auf, wenn man der Nahrung sämtliche Kohlehydrate entzieht; andererseits wird sie nicht vermehrt, wenn Diabetiker gewisse glykogenbildende Substanzen, wie Inulin, Laevulose, genießen (KÜLZ).

Die dritte Gruppe enthält den einen Versuch, daß nach totaler Exstirpation des Pankreas eine deutliche Glykosurie bezw. Diabetes auftritt. Läßt man einen, wenn auch nur kleinen Teil des Pankreas stehen, so tritt keine Zuckerausscheidung auf. Dieser Einfluß des Pankreas ist unabhängig von der sekretorischen Thätigkeit der Drüse, denn Unterbindung ihres Ausführungsganges erzeugt den Diabetes nicht (v. MERING u. v. MINKOWSKI).

Neben der Gallen- und Glykogenbildung fällt der Leber auch die Harnstoffbildung zu, worüber oben (S. 123) das nähere bemerkt worden ist.

Veränderung des Blutes in der Milz. SCHERER, welcher den ausgepreßten Saft des Milzgewebes untersuchte, fand in demselben einen neuen stickstoffhaltigen, krystallisierbaren Körper, das Lienin, welches später von VIRCHOW als Leucin erkannt wurde, das zusammen mit Tyrosin aus jeder Milz in großer Menge zu erhalten ist; ferner Xanthin, Hypoxanthin, einen eisenreichen Eiweißkörper, kohlenstoffreiche Pigmente, Inosit, Cholestearin und einige organische Säuren: Milchsäure,

Essigsäure, Ameisensäure, Buttersäure, Harnsäure, Bernsteinsäure; es sind das größtenteils Stoffe, die der regressiven Metamorphose, namentlich der Eiweiße, angehören.

Bei einer Vergleichung zwischen dem zu- und abfließenden Blute der Milz fand FUNKE als konstante Differenz der beiden Blutarten eine Verringerung des Fibrins im Milzvenenblute, ferner einen Übergang der Salze der roten Blutkörperchen in die Intercellularflüssigkeit, endlich eine Veränderung der morphotischen Bestandteile: die roten Blutkörperchen des Milzvenenblutes sind kleiner, von mehr sphärischer Gestalt, gruppieren sich nicht geldrollenförmig und besitzen gegen Wasser eine große Resistenz; besonders aber ist die Zahl der weißen Blutkörperchen vermehrt. Während nach HIRTS Zählungen in der Milzarterie auf ein weißes 2200 rote Blutkörperchen kommen, ist das Verhältnis in der Milzvene wie 1 : 60; außerdem scheinen hier neue Elemente aufzutreten, von denen FUNKE behauptet, daß sich nicht entscheiden ließe, ob es rote oder weiße Blutkörperchen wären: sie erscheinen schwach gelb gefärbt, sehr blaß granuliert mit einem Kern oder einigen Körnchen; es scheinen Übergangsformen von weißen zu roten Blutkörperchen zu sein. Daneben findet man noch Körnchenzellen und manchmal blutkörperchenhaltige Zellen. Letztere sind offenbar weiße Blutzellen, welche rote Blutkörperchen mit ihren beweglichen Fortsätzen in sich aufgenommen haben. Nach FUNKE zeichnen sich die roten Blutkörperchen im Milzvenenblute durch die leichte Krystallisierbarkeit ihres Inhaltes aus. Neuestens wird angegeben, daß das Blut der Linealvene an Blutfarbstoff reicher sei als das Arterienblut (v. MIDDENDORFF).

Funktion der Milz. Die Vergleichung des Milzvenenblutes mit dem der Arterie hat nur sehr wenig Aufschluß über ihre Thätigkeit gegeben. Die Folgerungen, welche sich aus der Veränderung der morphotischen Elemente ziehen lassen, werden weiterhin betrachtet werden. Ein letzter Weg, über die Funktion eines Organes sich zu unterrichten, ist die Exstirpation desselben. Die Exstirpation der Milz wird nach den Versuchen von H. LUDWIG, VULPIAN, BARDELEBEN u. a. ohne jede Schädigung des Lebens auch von Menschen vertragen; eine ebenso konstante als bemerkenswerte Folge der Milzexstirpation ist eine Anschwellung sämtlicher Lymphdrüsen. Bei Fröschen, denen Lymphdrüsen fehlen, bilden sich am Darmrohr entlang kleine rote Anschwellungen, die als eine Art Milzsubstitute erklärt werden. Pathologisch wird die Milz in einer Reihe von Infektionskrankheiten, wie Typhus, Intermittens etc., stets vergrößert gefunden; in einem andern Falle geht mit der Vergrößerung der Milz gleichzeitig einher eine allgemeine Zunahme der farblosen Elemente bis zu 1 bis 60 rote, so daß das

Gesamtblut zu Milzvenenblut geworden ist, ein Zustand, den die Pathologie als „Leukämie“ bezeichnet.

Auf direkte elektrische Reizung der Milz wie auf Erregung der Med. oblongata und centripetale Erregung des Vagus und Ischiadicus verkleinert sich die Milz. Ferner läßt sich die Milz durch Applikation von Kälte, endlich durch Chinin und Eucalyptus globulus zum Schrumpfen bringen.

Die Veränderungen, welche das Blut bei seinem Durchgang durch die Lungen erfährt, sind im wesentlichen die seines Gasgehaltes und schon oben (S. 77) behandelt worden.

Veränderungen des Blutes in den Nieren. Die Untersuchung ist bisher nur für den Harnstoffgehalt ausgeführt worden; danach ist das arterielle Blut reicher an Harnstoff als das venöse (Picard, Gréhant).

Die Veränderungen des Blutes in den übrigen Organen, wie im Gehirn und in den Muskeln, sind mit Rücksicht auf die vorliegende Frage noch nicht Gegenstand genügender Untersuchung gewesen.

§. 2. Der Stoffwechsel des Blutes.

Der Stoffwechsel des Blutes betrifft seine morphotischen Bestandteile, die Blutkörperchen und das Blutplasma in gleicher Weise.

Die Blutkörperchen.

Die Betrachtung des Stoffwechsels der Blutkörperchen knüpft sich im wesentlichen an ihre Lebensdauer, ihre Entstehung und ihren Untergang. Da nun rote und weiße Blutkörperchen eine gewisse innige Verwandtschaft miteinander besitzen, so sollen die Schicksale beider Blutkörperchenarten gemeinschaftlich untersucht werden.

Die Lebensdauer der Blutkörperchen kann entweder die gleiche sein wie die des Körpers, in dem sie sich befinden, oder sie kann eine viel kürzere sein, und die einzelnen Blutkörperchen können, wenn sie eine bestimmte Zeit gelebt haben, dem Untergange preisgegeben sein. Während dieser Zeit sind sie, zunächst wie jede Zelle, in fortwährendem Stoffwechselverkehr mit dem umgebenden Plasma, doch ist die Art dieses Stoffwechsels vollständig unbekannt, bis auf die Rolle, welche die roten Blutkörperchen beim Gaswechsel (s. S. 77) spielen.

Was die Entstehung der weißen Blutkörperchen betrifft, so stammen sie alle aus zwei Quellen, nämlich: 1) aus den Lymph- oder Chyluskörperchen, mit denen sie identisch sind, und die mit dem Lymph- und Chylusstrome ins Blut gelangen, und 2) aus der Milz und dem Knochenmark, von wo aus sie direkt das Blut erreichen. Lymphe und Chylus erhalten ihre Lymphkörperchen aus den Lymphdrüsen und Follikeln, welche sich teils im Anfange ihrer Bahn befinden (Follikel), teils in ihre Bahn eingeschaltet sind (Lymphdrüsen); aus diesen werden sie durch den Lymph- und Chylusstrom ausgeschwemmt.

Man spricht in neuerer Zeit den weißen Blutzellen besondere, ihnen eigentümliche Funktionen zu. Bei der Resorption der Eiweiße läßt man sie wirken, insofern durch sie schon in der Darmschleimhaut die Rückverwandelung der Peptone in Eiweiß bewerkstelligt werden soll (s. S. 162). Diese Leistung hat neben der chemischen noch die weitere Bedeutung, daß die weißen Blutzellen den Körper vor einer Vergiftung schützen, da die Peptone, in größeren Mengen ins Blut gebracht, giftig wirken (ein Teil der Peptone würde durch die Beteiligung bei der Bildung des Leberzuckers unschädlich gemacht). Die weißen Blutzellen spielen also für die Ernährung durch Eiweiß eine ähnliche Rolle wie die roten für den Gaswechsel. Endlich bekommen die weißen Blutkörperchen von der Pathologie her eine sehr große Wichtigkeit: Eine größere Anzahl von Erkrankungen sind kausal zurückzuführen auf die Einwanderung kleinster mikroskopischer Organismen, sog. Mikroorganismen, welche aber von den weißen Blutzellen aufgenommen und unschädlich gemacht werden können. Die Lymphdrüsen, welche von weißen Blutkörperchen erfüllt sind, bilden daher einen starken Wall gegen solche Einwanderungen, die den Organismus erst dann infizieren können, wenn ihre Zahl größer ist, als von den weißen Blutzellen überwunden werden kann.

Die Follikel sind entweder einfach und kommen als solche im Dünndarme als sog. solitäre Follikel vor, oder sie sind zusammengesetzte Follikel wie die Peyerschen Haufen im Dünndarme. Ein Follikel besteht im wesentlichen aus der Hülle, einem innern, zarten Maschenwerke und den in den Maschen gelegenen Lymphzellen (außerdem enthalten sie noch Blutgefäße). Die Follikel stehen mit den Saftkanälchen in Verbindung. Ein Peyerscher Haufen ist ein Aggregat solcher einfacher Follikel (die Tonsillen sind nichts anderes als solche Follikelhaufen). Die Lymphdrüsen bestehen ebenfalls aus solchen einzelnen Hohlräumen (Alveolen), zwischen ihnen und ihrer Umgebung befindet sich aber der ein netzförmiges Kanalsystem bildende Lymphsinus. Dieses Kanalsystem durchzieht die ganze Drüse und nimmt einerseits die Vasa lymphatica afferentia auf, um andererseits in die Vasa efferentia zu münden. Der Bau der Lymphsinus ist im wesentlichen derselbe wie in den Lymphalveolen, nur daß die Sinus keine Blutgefäße enthalten (Kölliker). Die Thymusdrüse, eine embryonale Drüse, die in der Brusthöhle im vordern Mittelraume liegt und nach der Geburt sehr klein wird, um später ganz zu verschwinden, ist ebenfalls eine Lymphdrüse mit Alveolen etc., die daneben noch reichlich Fett enthält. Auch die Nebennieren haben eine gewisse Ähnlichkeit mit den Lymphalveolen, doch sind ihre Zellen ebenso häufig für Nervenzellen erklärt worden. Ein eigentümlicher pathologischer Zustand, dessen erstes und auffallendstes Symptom eine Broncefärbung der Haut ist, und der unter allgemeiner Kachexie jedesmal zum Tode führt, sollte sich auf eine Erkrankung der Nebennieren zurückführen lassen (Addison).

Die Schilddrüse, welche viele Ähnlichkeit mit einer Lymphdrüse hat und Flüssigkeit sowie mit einem Epithel ausgekleidete Cysten enthält, ist in neuerer Zeit Gegenstand lebhaften Interesses geworden. Wenn dieselbe beim Hunde vollkommen exstirpiert wird, so pflegen nach ca. 2 Tagen schwere Störungen aufzutreten, denen das Tier nach kurzer Zeit erliegt (Schiff). Diese Störungen bestehen in fibrillären Zuckungen und klonischen Krämpfen, von denen die Nacken- und Extremitäten- sowie Kau- und Schlingmuskeln ergriffen werden. Dazu Respirations- und Cirkulationsstörungen (Verlangsamung des Herzschlages), allgemeine Abgeschlagenheit und Apathie. Einzelne wenige Tiere überleben die Operation, andere sind vollkommen gesund, um erst viele Tage nach Verheilung der Wunde unter denselben Symptomen zu erkranken und ebenfalls unterzugehen. Einseitige Abtragung der Drüse verläuft vollkommen symptomenlos: die Wunde heilt sehr bald, und das Tier zeigt keine Störung.

Wie der Hund verhält sich der Affe. Dagegen vertragen das Kaninchen, das Schaf und das Schwein die doppelseitige Abtragung ganz gut.

Beim Menschen hat man schon früher nach Kropfoperationen den Tod folgen sehen unter den Zeichen von Verblödung und einer allgemeinen Kachexie, welche als Cachexia strumipriva bezeichnet wird.

Wenn die Angaben über den Erfolg der Exstirpation im allgemeinen auch übereinstimmen, so herrscht doch über die Auslegung der Versuche die weitgehendste Meinungsverschiedenheit. Auf Grund der Thatsache, daß einige, wenn auch wenige Hunde die Operation überstehen, sprechen einzelne Autoren der Drüse jede Bedeutung ab (H. Munk u. a.), während die andere Reihe von Autoren der Drüse große Bedeutung beilegt und ihr unter anderem die Bildung eines Stoffes supponiert, welcher bestimmt sei im Körper durch den Stoffwechsel entstehende giftige Substanzen unschädlich zu machen; für sie ist die ganze Erscheinungsreihe nach der Exstirpation der Drüse eine Vergiftung (Schiff u. a.).

Die Milz besteht aus einem bindegewebigen Gerüste, dem Drüsenparenchym (der Milzpulpe), den Malpighischen Bläschen und den Blutgefäßen. Das Ganze ist von einer Bindegewebskapsel umschlossen. Die Malpighischen Bläschen, die man auf Durchschnitten der Milz schon mit bloßem Auge als weiße Pünktchen unterscheiden kann, sitzen wie Beeren an den Gefäßen und sind nichts anderes als einfache Lymphfollikel. Das Milzparenchym selbst besteht, wie das der Lymphdrüsen, aus einem zarten engmaschigen Bindegewebsnetz, in dessen Maschen mehrere Zellenarten liegen, und in die sich, wie dort die Lymphgefäße, hier die zuführenden Blutgefäße ergießen. Nach seinem Durchtritt sammelt sich das Blut wieder in die Milzvene. Die in den Maschen enthaltenen Zellen sind: 1) Lymph- oder farblose Blutkörperchen, 2) rote Blutkörperchen, 3) Übergangsformen von weißen zu roten Blutkörperchen (Funke), 4) blutkörperhaltige Zellen, nämlich weiße Blutkörperchen, die alte geschrumpfte rote Blutkörperchen oder zerfallene Reste derselben in sich aufgenommen haben.

Das Knochenmark enthält in seinem alveolären, den Follikeln ähnlichen Bindegewebe ebenfalls Lymphkörperchen, neben Übergangsformen zu roten Blutkörperchen (E. Neumann, Bizzozero).

Die Bildung von neuen Lymph- bezw. farblosen Blutkörperchen geschieht nun in der Weise, daß die Lymphe oder das Blut selbst bei ihrem Durchtritt durch die Alveolen der Lymphdrüsen und der Milz (und des Knochenmarkes) eine größere oder geringere Anzahl von jenen Elementen ausspülen und in ihrem Strome mit fortführen. Der Beweis dafür liegt in dem größern Reichtum der Lymphe, nachdem sie die Lymphdrüsen passiert hat, gegen ihren Gehalt an Lymphkörperchen vor den Lymphdrüsen und in dem Reichtume des Milzvenenblutes an farblosen Elementen. Die Abgabe von Zellen aus jenen Organen wird ersetzt durch Teilung der zurückgebliebenen Elemente. Die einzelnen Organe, Lymphdrüsen — Milz, scheinen in ihrer Thätigkeit der Lymphzellenbildung vikariierend füreinander eintreten zu können, denn nach Exstirpation der Milz schwellen alle Lymphdrüsen an (s. oben S. 188).

Von den weißen Blutkörperchen geht ein kleiner Teil derselben wahrscheinlich durch fettige Degeneration zu Grunde (Virchow), während ein anderer Teil sich in rote Blutkörperchen umwandelt. Der Übergang von weißen in rote Blutkörperchen bildet die Quelle für Entstehung von roten Blutkörperchen im extrauterinen Leben. Diese Umwandelung geschieht wahrscheinlich sowohl überall im Blutstrome, als in einzelnen Organen, wie in der Milz und dem Knochenmarke. Der Beweis hierfür liegt in folgenden Thatsachen: 1) v. Recklinghausen[1] hat den Übergang von weißen Blutkörperchen des Frosches in rote Blutkörperchen außerhalb des Organismus direkt beobachtet, als er Froschblut in geglühten Porzellanschälchen auffing und dasselbe in ein großes Glasgefäß mit feucht gehaltener, täglich erneuerter Luft brachte. Die Neubildung der roten Blutkörperchen war nach 11—21 Tagen vollendet. 2) Die Übergangsformen von weißen zu roten Blutkörperchen im Venenblute der Milz (Funke) und dem Knochenmarke (Neumann, Bizzozero, Rindfleisch).

Die roten Blutkörperchen, welche sich im Knochenmark und der Milz bilden, entstehen wahrscheinlich als kernlose Abkömmlinge des Protoplasmas besonderer Zellen, der Hämatoblasten (Rindfleisch).

Die roten Blutkörperchen gehen, nachdem sie eine kürzere oder längere Zeit, worüber sich nichts aussagen läßt, dem Stoffwechsel gedient haben, im Blutstrome selbst zu Grunde. Sicher gehen rote Blutkörperchen in der Milz zu Grunde, wie man aus den dort beobachteten geschrumpften roten Blutzellen, dem Pigmente und dem Eisengehalte schließt; ebenso im Knochenmarke. Auch in der Leber werden wahrscheinlich fortwährend rote Blutzellen zerstört: ein Beweis dafür läßt sich nicht erbringen, aber nach dem Gesetze, daß alle Farbstoffe des Körpers sich aus dem Blutfarbstoff bilden (Virchow), muß offenbar dort, wo so viel Bilirubin gebildet wird, auch viel Blutfarbstoff frei werden, was wohl am leichtesten durch Zerfall roter Blutkörperchen geschehen kann. Der Eisengehalt der Galle spricht ebenfalls zu Gunsten dieser Anschauung. Wo sonst noch rote Blutkörperchen zu Grunde gehen mögen, ist bisher nicht weiter ermittelt.

---

[1] v. Recklinghausen, Über die Erzeugung von roten Bsutkörperchen, M. Schultzes Archiv. Bd. II. 1866.

Die Bildung der roten Blutkörperchen im Foetus geschieht anders, als während des extrauterinen Lebens. Die ersten Blutkörperchen, die man in den Blutgefäßen des Foetus sieht, sind farblose kernhaltige Zellen mit körnigem Inhalte, die sich von den Bildungszellen der übrigen Gewebe gar nicht unterscheiden. Aus diesen farblosen Zellen bilden sich die ersten roten Blutkörperchen, indem sie sich nach Verlust ihrer Körner mit Ausnahme des Kernes färben. Diese ersten kernhaltigen roten Blutkörperchen sind kugelrund, dunkler gefärbt und größer als die roten Blutkörperchen der Erwachsenen. Dieselben vermehren sich durch Teilung so lange, bis die Leber hervorsproßt, welche die Rolle der Blutzellenbildung übernimmt (Reichert, Kölliker). Bald darauf erscheinen im Leberblute die ersten wirklichen weißen Blutkörperchen, die wahrscheinlich aus der Milz stammen, und diese gehen selbst bald in rote Blutkörperchen über. Um diese Zeit verlieren die roten Blutkörperchen ihre Kerne, nehmen die bikonkave Gestalt der Blutkörperchen vom Erwachsenen an, und in der Leber selbst hört die Neubildung mit der Entwickelung der Lymphdrüsen auf.

Das Blutplasma.

Die Kenntnis von dem Stoffwechsel des Blutplasmas ist eine sehr geringe und beschränkt sich auf die allgemeinsten Andeutungen über die Art und Weise dieses Wechsels. Schon oben ist wahrscheinlich gemacht worden, daß die Prozesse, auf welchen der Stoffwechsel beruht, in den Geweben vor sich gehen, im Blute nur insoweit, als es selbst ein Gewebe, dessen Intercellularsubstanz flüssig geworden ist, darstellt, welches in fortwährender Strömung erhalten wird. Diese Prozesse gehen in der lebendigen Zelle unter dem Einflusse des Sauerstoffes, den die Zelle dem Blute je nach ihrem Bedarfe entzieht, vor sich; die Zelle allein regelt die Größe des Sauerstoffverbrauches. Nach Pflüger kann man die „tierische Oxydation mit der langsamen Verbrennung des aktiven Phosphors in verdünntem Sauerstoffe vergleichen, wo nur im Phosphor die Ursache liegt, daß die chemische Bindung sich vollzieht".

Die vielfach ausgesprochene Vermutung, daß der Sauerstoff im Blute als „Ozon" vorhanden sei, und zwar durch das Hämoglobin ozonisiert, ist sehr unwahrscheinlich geworden, und dem Beweise für die Anwesenheit des Ozons im Blute, daß nämlich Blut mit Guajaktinktur bestrichenes Filtrierpapier bläut (Al. Schmidt), wird die Erklärung entgegengehalten, daß, wenn eine dünne Blutschicht auf porösem Papiere liegt, sich der Blutfarbstoff zersetzt und eine Sauerstoff fest bindende Substanz sich bildet (Hoppe-Seylers „Hämochromogen"), wobei wie bei jeder auf Kosten des Sauerstoffes ausgeführten Oxydation sich Ozon bildet (Pflüger).

Die Art und Weise des Stoffwechsels ist im allgemeinen folgende:

1) Organische Bestandteile. Vom Darmkanal aus werden fortwährend aufgenommen: a) Eiweiß, welches zum größten Teil in Peptone verändert resorbiert werden kann. Wir wissen (s. S. 162), daß dieselben wesentlich nur in der Darmwand anzutreffen sind und dort durch einen uns völlig unbekannten Vorgang allmählich eine Rückbildung erfahren, vielleicht in Serumeiweiß, das gewissermaßen

allen den im Körper sich bildenden Eiweißkörpern als Muttersubstanz dient. Ebenso werden die Leime als Leimpeptone aufgenommen. Die ins Blut übergetretenen Eiweißsubstanzen gelangen durch den Irrigationsstrom in die Gewebe, wo ein Teil zu Gewebsbestandteilen werden kann („Organeiweiß"), während der Rest, ohne organisiert zu werden, in seine Endprodukte, Amide u. s. w., zerfällt („cirkulierendes Eiweiß"). Im Hunger, wo aus dem Darme den Geweben kein neues Eiweiß zugeführt wird, schmilzt Organeiweiß, um die Rolle des cirkulierenden Eiweißes zu übernehmen. Die Möglichkeit eines direkten Zerfalles der Eiweiße in ihre Endprodukte lehren Versuche von Schützenberger, in denen er Eiweiße mit dem gleichen Gewichte von Ätzbaryt (letztern in 3—4 Teilen Wasser gelöst), Barythydrat u. a. in hermetisch verschlossenen Gefäßen auf 160—200° C. während 4 bis 6 Tagen erhitzte. Er erhielt verschiedene Reihen von Amidosäuren, Kohlensäure und Ammoniak im Verhältnis zur Zersetzung des Harnstoffs und des Oxamids. b) Die Fette werden zum Teil als Neutralfette, zum Teil als Fettseifen resorbiert, und aus ihnen bilden sich die Körperfette. Da mit der Nahrung aufgenommene Fettseifen sich im Körper zu den entsprechenden Fetten umbilden, so werden wahrscheinlich die im Darm gebildeten Seifen nach ihrer Resorption ebenfalls wieder in Neutralfette verwandelt (Radziejewsky). Auch mit der Nahrung aufgenommene freie Fettsäuren werden durch die Resorption zu Neutralfetten umgebildet, und zwar kann das in ganz direkter Weise geschehen, da Säuren aus Hammelfett, mit denen ein Hund längere Zeit gefüttert worden war, dort als neutrales Hammelfett angesetzt wurden (J. Munk).

Fett bildet sich im Körper, aber auch aus dem Eiweiß unter Abspaltung des Stickstoffes; darauf weisen hin: α) die fettige Degeneration des eiweißhaltigen Protoplasmas vieler Zellen, z. B. der Epithelzellen, der Talg-, Milchdrüsen u. a.; β) die Bildung des Leichenwachses, Adipocire, aus dem Eiweiß (Leichen, welche bei Luftabschluß unter Wasser aufbewahrt werden, gehen die wachsartige Degeneration unter Bildung des Leichenwachses ein); γ) die Zunahme des Fettes in reifendem Roquefort-Käse; δ) die Zunahme des Fettes beim Stehen der Milch auf Kosten ihres Eiweißgehaltes (Hoppe). Viel ausgedehnter scheint die Bildung von Fett aus Kohlehydraten, besonders Zucker, zu sein, wofür eine ganze Reihe von Beobachtungen sprechen: α) bei der alkoholischen Gärung des Zuckers bildet sich neben Alkohol und Kohlensäure auch Glycerin, bei der sauren Gärung neben Milchsäure auch Fettsäuren; β) die Beobachtung, daß Pflanzen, welche in der Reife Öl enthalten (z. B. Oliven), im unreifen Zustande Stärke enthielten, die nach dem Verhältnis der Zunahme des Fettes abnimmt; γ) Bienen, welche lange Zeit ausschließlich mit Zucker (Honig) gefüttert werden, hatten trotzdem viel Wachs (Fett) gebildet; δ) die Erfolge der systematischen Fütterungen (Mästungen) von Gänsen u. a., die bei fast ausschließlicher Kohlehydratnahrung viel Fett ansetzen. Indes lassen diese Thatsachen noch eine andere Deutung zu; es ist nämlich wahrscheinlich, daß die aufgenommenen Kohlehydrate das aus dem

Eiweiß gebildete Fett vor der Zersetzung schützen und auf diese Weise zur Ablagerung von Fett Veranlassung geben. Für diese Deutung spricht der Versuch, daß die Fettablagerung nicht proportional der Menge des verfütterten Kohlehydrates, sondern vielmehr der des zersetzten Fleisches zunimmt. Wenn man z. B. bei Fütterung mit gleichbleibenden Fleischmengen die Quantität der Kohlehydrate steigert, so steigt die Fettablagerung nicht, aber sie steigt sehr bedeutend im umgekehrten Falle, wenn man bei Fütterung mit gleichbleibenden Kohlehydratmengen die Fleischquantitäten steigert (VOITS Ersparnistheorie). Diese Verhältnisse sind umsomehr verständlich, wenn man festhält, daß im Körper am leichtesten das cirkulierende Eiweiß zerfällt, dann der Zucker, weiterhin das aus dem Eiweiß abgespaltene Fett und zuletzt erst das im Körper abgelagerte Fett.

c) Der in die Nahrung aufgenommene Zucker sowie der aus Stärke gebildete Zucker werden teils als solche, teils als Milchsäure resorbiert. Dieses Material wird einerseits zur Glykogenbildung in der Leber verwendet, andererseits aber direkt zu CO_2 und H_2O verbrannt.

Die Prozesse, durch welche Teile der aufgenommenen Nahrung zu Körperbestandteilen umgewandelt werden, nennt man „Assimilation“. Die Assimilationsvorgänge sind synthetische Prozesse, während die Prozesse, durch welche die Eiweiße in Peptone, die Stärke in Zucker u. s. w. umgewandelt werden, ebenso wie die Zersetzung der Eiweißkörper Spaltungsvorgänge darstellen. Dieser Vorgang, daß einerseits die Nahrungsstoffe vor ihrer Resorption gespalten werden, während andererseits die Spaltungsprodukte zu synthetischen Prozessen verwendet werden, ist nach L. HERMANN von doppeltem Nutzen: einmal nämlich sind die Spaltungsprodukte resorbierbarer, und zweitens liefern sie ein einfacheres Baumaterial, aus dem die Synthese die so mannigfachen, komplizierten Substanzen, deren der Körper bedarf, zu erzeugen vermag.

2) Anorganische Bestandteile. Sowohl die Salze als das Wasser werden fortwährend aus der Nahrung ins Blut aufgenommen, um durch den Irrigationsstrom in die Gewebe getragen und entweder ins Blut wieder zurück oder ganz aus dem Körper abgeführt zu werden, und zwar durch die Nieren; das Wasser allein außerdem noch durch die Lungen und die Haut. Einnahmen und Ausgaben decken sich im allgemeinen so, dass die Blutmenge, die ca. 80 % Wasser nnd 20 % feste Bestandteile enthält, ziemlich konstant bleibt.

3) Der Gaswechsel des Blutes ist ausführlich schon oben behandelt worden (S. 77).

Wie in der allgemeinen Physiologie angedeutet worden ist, beruhen die Stoffzersetzungen im Tierkörper im wesentlichen auf sogen. oxydativen Spaltungsvorgängen. Dies folgt aus der Thatsache, daß als Resultate der Stoffzersetzung O-reichere Endprodukte auftreten.

Man kann im allgemeinen drei Arten von Spaltungen unterscheiden, nämlich 1) die einfache, 2) die hydrolitische und 3) die oxydative Spaltung. Bei der einfachen Spaltung zerfällt die betreffende Substanz in zwei oder mehrere Verbindungen, indem Sauerstoff oder Wasserstoff an Kohlenstoffatome übergehen.

Als Typus solcher Spaltung gilt die sogen. alkoholische Gärung des Traubenzuckers, wobei derselbe in Alkohol und Kohlensäure zerfällt; der Prozeß verläuft nach folgender Gleichung:

$$\underset{\text{Traubenzucker}}{C_6H_{12}O_6} = \underset{\text{Alkohol}}{2C_2H_6O} + \underset{\text{Kohlensäure.}}{2CO_2}$$

Als hydrolitische Spaltung bezeichnet man die Dissociation eines Körpers unter Aufnahme von Wasser. Als Typus dieser Spaltung erscheint die Umwandlung von Stärke oder Glykogen in Dextrin und Traubenzucker; dieselbe verläuft nach folgender Gleichung:

$$\underset{\text{Stärke}}{4C_6H_{10}O_5} + \underset{\text{Wasser}}{3H_2O} = \underset{\text{Dextrin}}{C_6H_{10}O_5} + \underset{\text{Traubenzucker.}}{3C_6H_{12}O_6}$$

Unter oxydativer Spaltung versteht man den Zerfall einer Substanz in Produkte, welche unter O-Zutritt oxydiert werden. Als Typus dieser Zersetzung mag hier die Umwandlung des Alloxans (Mesoxalylharnstoff) in Harnstoff, Oxalsäure und Kohlensäure aufgeführt werden, in welche Bestandteile das Alloxan durch oxydierende Agentien in alkalischer Lösung übergeführt wird (v. Gorup-Besanez), von denen die oxalsauren Verbindungen durch O-Eintritt noch weiter in CO_2 und H_2O oxydiert werden. Der Zerfall geschieht nach folgender Gleichung:

$$\underset{\text{Alloxan}}{CO\begin{cases}NH-CO\\NH-CO\end{cases}CO} + 2H_2O + O = \underset{\text{Harnstoff}}{CO\begin{cases}NH_2\\NH_2\end{cases}} + \underset{\text{Oxalsäure}}{\begin{matrix}CO\cdot OH\\|\\CO\cdot OH\end{matrix}} + \underset{\text{Kohlensäure.}}{CO_2}$$

Diese Spaltungen, welche man in Analogie zu der Weingärung, in der man zuerst einen solchen Vorgang kennen gelernt hatte, als Gärungen oder Fermentationen bezeichnet hat, werden in der Regel durch die Gegenwart von sogen. Gärungserregern oder Fermenten eingeleitet, die ihrer Natur nach den Eiweißkörpern nahe stehen. Dem entsprechend werden sie in wässeriger Lösung, sicher bei 100°, meist schon bei 50—60°, zersetzt und ihre Wirksamkeit aufgehoben. Dagegen können einige von ihnen, wie das Emulsin und Pepsin in völlig trockenem Zustande über 100° erhitzt werden, ohne ihre Wirksamkeit einzubüßen (Hüfner), ebenso das Trypsin und das Zuckerferment des Pankreas, das selbst eine Temperatur von 150° erträgt, ohne unwirksam zu werden (Salkowski). Diese in Wasser löslichen Fermente werden auch als ungeformte Fermente bezeichnet (Typus-Diastase), im Gegensatz zu den geformten Fermenten, welche an bestimmte Organismen geknüpft sind, wie jenes Ferment, durch welches bei der Wein-, Bier- und Branntweinbereitung der Traubenzucker (Fruchtzucker und Galaktose) hydrolitisch in Alkohol und Kohlensäure zerlegt werden und das an den Hefezellen haftet, deren Zerstörung auch die Wirksamkeit des Fermentes aufhebt (das Ferment ist der Gärungspilz, Saccharomyces). Was die Ursache der oxydativen Spaltung im Tierkörper betrifft, so konnte bisher kein irgendwie beschaffenes Ferment als „Erreger" erkannt werden, vielmehr scheint das lebende Gewebe selbst diesen zerstörenden Einfluß auszuüben. Zunächst auf das Eiweißmolekül, welches als cirkulierendes Eiweiß sich in alle Gewebe verbreitet und dort der oxydativen Spaltung unterliegt, wobei einerseits eine N-haltige Gruppe (Harnstoff oder seine Vorstufen) sich loslöst, während der N-freie C-reiche Rest zur Fett- oder Zuckerbildung verwendet wird, welche für gewöhnlich durch den O weiter zu CO_2 und H_2O verbrannt werden, unter Umständen aber auch auf einer der Zwischenstufen unzersetzt stehen bleiben können, wie z. B. das Fett bei Zufuhr von Kohlehydraten. Diesem Untergange soll aber nur das cirkulierende Eiweiß preisgegeben sein, während das Organeiweiß unangetastet bleibt und nur im Hungerzustande in seinem Bestande bedroht wird. Den gewichtigsten Anhalt für diese Anschauung liefert die Thatsache, „daß die

Eiweißzersetzung mit der Zufuhr eiweißartiger Stoffe zunimmt, wodurch sie unter Umständen mehr als fünfzehnmal so groß wird wie die beim Hunger, obwohl in letzterem Falle viel mehr Eiweiß abgelagert ist, als in jenem mit der Nahrung aufgenommen wird" (Voit).

Auch Pflüger[1] unterscheidet zwei Arten von Eiweiß, denen er eine verschiedene chemische Konstitution zuspricht; nämlich das lebende Eiweiß der Zellen, welches Cyanverbindungen enthalte, und das tote Eiweiß, welches aus Amiden bestehe. Wenn das tote Eiweiß (Nahrungseiweiß) organisiert wird, gehen die Amide in Cyanverbindungen über, welche leicht zersetzlich sind und demnach zuerst dem Stoffwechsel anheimfallen, wobei von dem Eiweißmolekül Kohlenstoff, Sauerstoff und Wasserstoff unter Bildung von CO_2 und H_2O abgespalten werden, während der N-haltige Rest sich teilweise wieder durch Aufnahme von O, C und H regeneriert, so daß ein und dasselbe Eiweißmolekül längere Zeit fortleben kann, wenn ihm nur immer wieder die nötigen Elemente zugeführt werden. Ist aber letzteres nicht der Fall, so geht das Eiweißmolekül rasch zu Grunde, wie in der That der Eiweißzerfall bei mangelhaftem O-Zutritt wesentlich gesteigert wird (A. Fränkel).

Man versteht leicht, worin diese Theorien, welche beide die Unabhängigkeit der Stoffzersetzung von dem Sauerstoff lehren, sich von der alten Lavoisierschen Ansicht unterscheiden, nach welcher der inspirierte Sauerstoff direkt in die organischen Substanzen eintrete, um sie soweit zu oxydieren, bis als Endprodukte Wasser, Kohlensäure und Harnstoff entstehen.

Daß übrigens der Körper auch direkt kräftiger Oxydationen fähig ist, folgt aus der Thatsache, daß gefüttertes Benzol, C_6H_6, in Oxybenzol, $C_6H_5 \cdot OH$ (Phenol), übergeht, wovon ein Teil noch weiter zu Dioxybenzol, $C_6H_4(OH)_2$ (Hydrochinon, Brenzkatechin) oxydiert wird; ebenso der Übergang von Toluol $C_6H_5 \cdot CH_3$ in Benzoësäure $C_6H_5 \cdot CO_2H$. Selbst Reduktionsprozesse hat man im Tierkörper nachweisen können, wie die Reduktion des Urobilins aus dem Bilirubin lehrt. Doch treten im allgemeinen Reduktions- wie Oxydationsvorgänge weit zurück gegen die oxydativen Spaltungsprozesse.

[1] E. Pflüger, Über die Verbrennung in den lebenden Geweben etc., Pflügers Archiv Bd. X. 1875.

Sechstes Kapitel.

Einnahmen des Gesamtorganismus.

Die Nahrungsmittel.[1]

Die Einnahmen des Gesamtorganismus an Gasen sind keine anderen als die des Blutes. Dagegen nimmt der Gesamtorganismus namentlich in den Digestionskanal flüssige und feste Bestandteile auf, von denen nur die eigentlichen Nahrungs- oder Nährstoffe und von diesen auch nur ein bestimmter Teil ins Blut gelangen, während der überschüssige Rest und die unbrauchbaren Teile durch die Exkremente aus dem Körper wieder entfernt werden. Nahrungsstoffe sind Eiweiß, Fett, Kohlehydrate, Salze und Wasser. Man nennt jene Substanzen, in denen flüssige oder feste Nährstoffe oder beide zusammen enthalten sind, „Nahrungsmittel"; man kann letztere auch definieren als einen technisch oder natürlich erzeugten Komplex von allerlei Nahrungsstoffen, die zu Blutbestandteilen werden können und dem Körper zu seiner Erhaltung notwendig sind.

Wenn man die Elemente betrachtet, aus denen die Nahrungsstoffe zusammengesetzt sind, so findet man, daß sie, wie alle organischen Substanzen, aus Stickstoff, Kohlenstoff, Wasserstoff und Sauerstoff bestehen. Da alle diese Elemente schon im Eiweiß gegeben sind, so könnte man vermuten, daß es möglich sein würde, ein Tier ausreichend mit reinem Eiweiß zu ernähren. Aber eine Gans von 4 kg, die von Tiedemann u. Gmelin ausschließlich mit gekochtem Eiweiß gefüttert wurde, nahm stetig an Gewicht ab und starb endlich nach 46 Tagen, 2 kg schwer, am Hungertode. Nicht besser erging es einem Hunde,

---

[1] J. Moleschott, Physiologie der Nahrungsmittel. 1859. E. Smith, Die Nahrungsmittel, Internationale Wissenschaftliche Bibliothek. Bd. VI. 1874. C. v. Voit, Physiologie des allgemeinen Stoffwechsels und der Ernährung, Leipzig 1881, in Hermanns Handbuch der Physiologie. J. König, Die menschlichen Nahrungs- und Genußmittel etc., 3. Auflage, Berlin 1889.

der täglich 500—1000 g reinen Fibrins zur Nahrung erhielt: auch er nahm an Gewicht fortwährend ab und starb schließlich den Hungertod.

Ähnliche Fütterungen mit reinem Fett, mit Kohlehydraten oder Salzen waren ebensowenig imstande, das Leben zu erhalten. Es geht daraus hervor, daß der Organismus bei sogenannter „einseitiger Ernährung“ auf die Dauer nicht existieren kann.

In der That besitzen nun die Nahrungsmittel jedesmal alle einzelnen Nahrungsstoffe in sich, aber in sehr verschiedener relativer Menge zu einander, und dies Verhältnis bildet einen Punkt von großer Bedeutung für die Qualität eines Nahrungsmittels. Im allgemeinen hängt die Qualität eines Nahrungsmittels (ob mehr oder weniger nährfähig) von einer ganzen Reihe von Faktoren ab, und alle diese müssen bei der Beurteilung des Wertes eines Nahrungsmittels berücksichtigt werden. Diese Faktoren sind: 1) die chemische Zusammensetzung, 2) das relative Verhältnis der einzelnen Nährstoffe in demselben, 3) ihre Verdaulichkeit und Resorptionsfähigkeit, 4) ihr Einfluß auf die Darmbewegungen und 5) die Menge von Ballast (resp. unverdaulichen Substanzen, wie Cellulose u. s. w.), die sie enthalten.

Bei der nun folgenden Lehre über Nahrungsmittel werden alle diese Faktoren gemeinschaftlich in Betracht gezogen werden.

Man unterscheidet die Nahrungsmittel als animalische und vegetabilische Nahrungsmittel und zählt zu den ersteren diejenigen, welche aus dem Tierreich, zu den letzteren solche, die aus dem Pflanzenreich stammen.

1) Die animalischen Nahrungsmittel.

Die Milch.

Milch nennt man die Flüssigkeit, welche während der letzten Zeit der Schwangerschaft und längere Zeit (10—12 Monate) nach Ausstoßung der reifen Frucht aus dem Fruchtbehälter, der weiblichen Brustdrüse, einer acinösen Drüse, entquillt. Sie ist von weißlicher oder gelblich-weißer Farbe, vollkommen undurchsichtig, von angenehm süßlichem Geschmack, besitzt alkalische Reaktion und hat ein spezifisches Gewicht von ca. 1025—1035. Läßt man sie einige Zeit stehen, so wird die Reaktion erst neutral, dann sauer, ohne daß aber die Milch gerinnt, denn die saure Reaktion rührt vorläufig nur von dem sauren phosphorsauren Kali her. Erst nach längerem Stehen an der Luft, wenn die saure Reaktion noch intensiver geworden ist, durch Bildung freier Milchsäure, welche sich aus dem Milchzucker entwickelt, gerinnt die Milch, indem das Kaseïn durch die freie Säure gefällt wird. Durch

Sieden gerinnt frische Milch niemals, aber sie überzieht sich mit einer Haut, welche Oxydationsprodukte des Kaseïns darstellt. Ist die Milch frisch und von guter Qualität, so bildet sich auf ihrer Oberfläche allmählich eine dicke, gelbliche Schicht, der **Rahm**, welcher dadurch entsteht, daß die in der Milch außerordentlich zahlreich emulgierten Milchkügelchen infolge ihrer geringen Schwere in die Höhe steigen; diese Milchkügelchen sind es auch, denen die Milch ihre Undurchsichtigkeit verdankt. Außer den Milchkügelchen enthält die Milch an morphotischen Bestandteilen noch die Colostrumkörperchen, die indes nur in den ersten Tagen der Milchsekretion vorhanden sind, um dann völlig zu verschwinden. Die Colostrumkörperchen sind kugelige Gebilde, an denen man häufig eine Membran und in ihrem Innern mehrere Fettkügelchen und einen Kern unterscheiden kann.

Die Milchkügelchen sind nichts weiter als Fetttröpfchen, die mit einer Seifenhülle umgeben sind, wie sie ebenso im Chylus in großer Menge angetroffen werden. Doch findet man in der Milch kein so staubförmig verteiltes Fett, wie im Chylus, wodurch die beiden Flüssigkeiten unter dem Mikroskop zu unterscheiden sind. Die Fette der Milchkügelchen sind die Glyceride von Stearin-, Palmitin- und Ölsäure sowie von Caprin-, Capryl-, Capron- und Buttersäure. Die Colostrumkörperchen enthalten neben dem Fett auch noch Eiweiß.

Die in der Milch gelösten festen Bestandteile sind organische und unorganische; zu den ersteren zählen: 1) das **Kaseïn**, welches der wesentliche Repräsentant der Eiweißkörper der Milch ist, deren Hauptmasse es auch ausmacht. Dasselbe wird aus der Milch durch das Labferment in großen Ballen, durch starkes Verdünnen und Ansäuren in Flocken gefällt. Entzieht man der Milch die Kalksalze, so wird das Kaseïn wohl durch Säuren, aber nicht mehr durch Lab gefällt; den Kalksalzen ist daher bei der Fällung des Kaseïns durch Lab eine besondere Bedeutung beizulegen. Es ist unlöslich in Wasser, leicht löslich in Sodalösung, Kalk- und Barytwasser wie in verdünnten Alkalien und Säuren und besitzt den Charakter einer schwachen Säure, da es blaues Lackmuspapier rötet und aus den Carbonaten der Erden die Kohlensäure austreibt. Unterwirft man das Kaseïn der Magenverdauung, so löst es sich bis auf einen unverdaulichen Rest, welcher Nukleïn ist, das im Molekül des Kaseïns enthalten zu sein scheint (Hammarsten). 2) **Albumin**, wohl identisch mit dem Serumalbumin und wie jenes bei 70—75° C. gerinnbar; 3) Spuren von **Pepton** und **Hemialbumose**, welche beim Stehen der Milch auf Kosten des Kaseïns zunehmen; 4) kleine Mengen von **Lecithin**, **Cholestearin** und **Harnstoff**; 5) **Milchzucker**; unter dem Einfluße eines Fermentes, das sich beim Stehenlassen der Milch in derselben bildet, geht er durch Gärung in Milchsäure über: $C_6H_{12}O_6$

(Milchzucker = $2C_3H_6O_3$ (Milchsäure). Die anorganischen Bestandteile sind Chloralkalien, phosphorsaure Alkalien und Erden; auffallenderweise herrschen, wie in den roten Blutzellen, die Kaliverbindungen vor.

Die Milch der Tiere, namentlich der Haustiere, zeigt gegen die Frauenmilch folgende quantitative Unterschiede; es enthalten nämlich:

Bestandteile für 1000 Teile.	Frauen- Milch	Kuh- Milch	Ziegen- Milch	Schafs- Milch	Esels- Milch	Stuten- Milch
Wasser	914·0	886·0	863·58	839·89	910·24	828·37
Feste Stoffe	86·0	114·0	136·42	160·11	89·76	171·63
Kaseïn	6·0	26·20	33·60	53·43 (Kaseïn und Albumin)	20·18	16·41
Albumin	9·40	3·80	12·99			
Pepton	4·10	3·20	—	—	—	—
Butter	27·60	35·20	43·57	58·90	12·56	68·72
Milchzucker	36·80	38·10	40·04	40·98	57·02 (Milchzucker und Anorganische Salze)	86·50
Anorganische Salze	2·10	7·50	6·22	6·81		

Nicht allein quantitativ, sondern auch qualitativ besteht zwischen der Menschen- und Kuhmilch ein Unterschied, der sich wesentlich auf das Kaseïn bezieht: das Kaseïn der Frauenmilch wird nämlich durch Säuren nur in ganz feinen und zarten Flöckchen gefällt und kann aus der Milch nur durch Zusatz von konzentriertem Magnesiasulfat abgeschieden werden. Darauf beruht wohl auch die leichtere Verdaulichkeit der Menschenmilch. Am nächsten darin steht der Frauenmilch die Stutenmilch; dem Gehalt an festen Stoffen nach die Eselsmilch.

Die Reaktion der Kuh- und Ziegenmilch ist unter normalen Verhältnissen alkalisch, neutral oder schwach sauer, die der Fleischfresser (Hund, Katze) regelmäßig sauer.

Die quantitative Zusammensetzung der Milch ändert sich mit der Nahrung: bei animalischer Kost nehmen der Fettgehalt und das Kaseïn zu, während der Gehalt an Zucker geringer wird; vegetabilische Kost vermindert die absolute Menge der Milch sowie die des Fettes und Kaseïns, erhöht aber den Zuckergehalt (der Milchzucker scheint aus dem Blute der Mutter zu stammen, nicht erst in der Drüse gebildet zu werden [P. Bert]).

Während einer Laktationsperiode bleibt die quantitative Zusammensetzung der Milch nicht konstant, sondern ändert sich so, daß mit der Dauer derselben der Gehalt an festen Bestandteilen zunimmt; vorzüglich sind es die Albuminate, während der Fettgehalt ziemlich gleich bleibt und der Milchzucker abnimmt. Ferner ist die Zusammensetzung der Milch abhängig von der Tageszeit, die Abendmilch ist an Butter doppelt so reich als die Morgenmilch; vom Alter des Individuums, von 15 bis 30 Jahren nimmt der Gehalt an festen Bestandteilen ab, von 30 bis 35 ein wenig zu, von 35 bis 40 erheblich ab, wobei die einzelnen Bestandteile in gleicher Weise abnehmen; von der Dauer einer Milchentziehung, die zuletzt sezernierte Milch ist stets butterreicher als die erste. Tritt während der Säugung die Menstruation ein, so vermehrt sich der Gehalt an festen Bestandteilen.

Die Menge der Milch, welche während 24 Stunden abgesondert wird, beträgt im Mittel 1 kg; mäßige Bewegung vermehrt die Absonderung (H. Munk), welche im übrigen außerordentlich variabel ist.

Physiologie der Milchsekretion. Die spezifischen Bestandteile der Milch werden nicht aus dem Blute in die Drüse transsudiert und von da nur entleert, sondern dieselben werden in den Drüsenzellen selbst gebildet. Die Milchdrüse besteht aus Alveolen, welche nur mit einem einschichtigen Epithel belegt sind; diese Epithelzellen werden bei der Sekretion an ihrem Innenende unter Fettbildung verflüssigt und abgestoßen, um sich während der Ruhe vom Außenende her wieder zu regenerieren. Die Colostrumkörperchen sind eine eigentümliche Bildung, welche die Fähigkeit amöboider Bewegung besitzen, durch welche sie Fetttröpfchen aufnehmen können; für die Morphologie der Milchbildung scheinen sie indes bedeutungslos zu sein.

Ein Einfluß des Nervensystems auf die Milchabsonderung ist jedenfalls vorhanden, da das Anlegen des Kindes an die Mutterbrust immer einen starken reflektorischen Reiz abgiebt; darauf weist auch die Thatsache hin, daß bei psychischen Erregungen eine Änderung in der Milchsekretion eintreten kann; endlich ihre Abhängigkeit vom Zustand des Genitalapparates: die Milchbildung beginnt erst mit der Schwangerschaft und erreicht ihre Höhe nach der Entbindung. A. Röhrig hat nun gefunden, daß auf Reizung des peripheren Stückes des N. glandularis (Ast des N. spermatic. externus) die Absonderung sich erheblich beschleunigt; doch handelt es sich hierbei nur um Einwirkung auf die kontraktilen Elemente in den Ausführungsgängen, durch deren Erregung die längst gebildete Milch nur schleuniger ausgepreßt wird. Die Durchschneidung des N. inferior (ebenfalls aus dem N. spermatic. externus) hat eine beträchtliche Vermehrung der Sekretion zur Folge, während elektrische Reizung des peripheren Endes die Sekretion zum Stillstand bringt. Der Einfluß dieser Nerven ist der eines vasomotorischen, wie überhaupt die Milchsekretion die weitestgehende Abhängigkeit von der Größe des Blutdruckes zeigt. Endlich erhöht die Reizung des centralen Endes des N. papillaris (Ast des N. spermatic. externus) die Sekretion auf reflektorischem Wege.

Butter, Käse, Molken. Die Butter wird aus dem Rahm, der den größten Teil der Fetttröpfchen enthält, gewonnen; durch Schlagen (das Buttern) werden die Hüllen der Fetttröpfchen gesprengt, worauf die Fetttropfen zusammenfließen und in größeren Stücken sich als feste Butter präsentieren. Da durch dieses Verfahren aber nur die größeren Fetttropfen beeinflußt werden, während die kleinen Tröpfchen unverändert bleiben, so wird nach dem Buttern immer eine noch fettreiche Milch zurückbleiben, welche Buttermilch genannt wird; sie ist sauer und enthält alle Bestandteile der Milch, nur um gewisse Fettmengen vermindert.

Gute Butter enthält im Mittel (Voit):

Wasser	7·9 %
Eiweiß	0·9 „
Fett	92·1 „.

Der Käse enthält das aus der Milch gefällte Kaseïn mitsamt dem Fett. Man erhält denselben, wenn man Milch längere Zeit ruhig an einem warmen Orte stehen läßt, wobei sich Milchsäure bildet, durch welche das Kaseïn gefällt wird, oder indem man es direkt durch Hinzufügen von Labferment fällt; läßt man die Flüssigkeit durch ein Seihtuch abtropfen, so bleibt innerhalb desselben der Käse zurück, während das Filtrat die Molke, und zwar die süße Molke darstellt. Erzielt man die Fällung des Kaseïns durch den Zusatz von Essigsäure, Weinsäure oder Weinstein, so hat man die saure Molke. Die Molken sind frei von Fett und Kaseïn und enthalten die restierenden Eiweißkörper, Zucker, Säuren und die Salze der Milch.

Halbfettkäse hat folgende Zusammensetzung (J. König):

Wasser	46·82 %
Feste Teile . . .	64·25 „
Eiweiß	27·16 %
Fett	20·54 „
Milchzucker . . .	2·97 „
Asche	3·05 „.

Milchproben. Bei dem großen Werte, den die Milch besitzt, und der Schwierigkeit der Beschaffung derselben in größeren Städten ist dieselbe vielfach einer Verdünnung mit Wasser ausgesetzt. Um sich von dem Grade der Konzentration zu überzeugen, bedient man sich des Aräometers (Milchprober) und bestimmt aus dem spezifischen Gewichte der Milch die Menge an festen Bestandteilen; Milch, die ein spezifisches Gewicht von weit unter 1025 besitzt, erscheint jedenfalls verdünnt. Da das Aräometer aber wesentlich nur von der Menge der in Lösung befindlichen Substanzen influiert wird, so erfährt man auf diesem Wege nichts über ihren Fettgehalt, weil die Milchkügelchen nur suspendiert sind.

Um auch den Fettgehalt bestimmen zu können, verdünnt man die durch die Milchkügelchen undurchsichtig gewordene Milch nach Donné in einem planparallelen Glasgefäße so lange mit Wasser, bis man durch sie hindurch eben eine Kerzenflamme sehen kann; je fetter sie ist, umsomehr Wasser muß man hinzufügen; 1 cbcm guter, nicht abgerahmter Milch muß mit 70—75 cbcm Wasser verdünnt werden, um durch eine 1 cm dicke Schicht der Mischung eine Kerzenflamme sichtbar werden zu lassen (Hoppe-Seyler).

Milchverfälschung. Da die Verdünnung der Milch sowohl durch ihre bläuliche Farbe als durch das Aräometer leicht nachzuweisen ist, so geht die Milchfälschung darauf aus, die ursprüngliche, weiße Farbe wiederherzustellen und das spezifische Gewicht zu heben, was sie durch Zusatz von gepulverter Kreide oder von feinem Weizenmehl zu erreichen sucht. Den Kreidezusatz findet man aber bald auf dem Boden, wohin er sich wegen seiner Unlöslichkeit niedersenkt; das Mehl erkennt man in einem Tropfen solcher Milch, den man mikroskopisch untersucht; man findet neben den Milchkügelchen die Amylumkörner, die durch ihre konzentrische Schichtung und die Blaufärbung durch Jod hinreichend charakterisiert sind.

Eine Fälschung der Milch durch direkt schädliche Substanzen kommt für gewöhnlich nicht vor.

Ersatz der Muttermilch. Es kann aus den verschiedensten Gründen der Fall eintreten, daß eine Mutter ihr Neugeborenes nicht selbst ernähren kann; man sucht dann für dieses Kind eine sogenannte Milchmutter oder Amme, bei deren Auswahl man auf jene physiologischen Thatsachen, die sich bei der Milchsekretion ergeben haben, Rücksicht zu nehmen hat. Die Amme muß möglichst gleichalterig mit der Mutter sein, weil sich die Zusammensetzung der Milch mit den Jahren ändert; ferner sollen Mutter und Amme um die gleiche Zeit entbunden sein, weil die Milch sich während der Sekretionsperiode ändert und die an festen Bestandteilen reichere Milch einer ältern Amme dem Neugeborenen schaden kann.

Liegt die Unmöglichkeit vor, eine Amme beschaffen zu können, so ist man darauf angewiesen, die Frauenmilch durch die Milch der Haustiere zu ersetzen, wofür wesentlich Kuh-, Ziegen- und Eselsmilch in Betracht kommen. Nach der obigen Tabelle sind Kuh- und Ziegenmilch reicher an festen Bestandteilen als die Frauenmilch und müssen deshalb verdünnt werden, was durch Wasser geschehen kann. Eselsmilch, die ärmer an festen Bestandteilen ist, dürfte sich zur Ernährung von Kindern, deren Verdauung heruntergekommen ist, ganz gut eignen.

Präservierte Milch. Dieselbe hat den Zweck, nach Plätzen, die sich keine natürliche Milch verschaffen können, versandt oder auf Schiffen während langer Seereisen verwendet zu werden. Man bereitet sie aus natürlicher Milch, der auf 20 l 1·8 kg Rohrzucker und eine Quantität reines Alkali zugesetzt werden; sie wird in Pfannen bei einer Temperatur von ca. 70° C. abgedampft, bis sie halbflüssig ist, worauf sie in Blechbüchsen kommt, die verlötet werden, um die Luft abzuschließen, und in denen sie viele Monate aufbewahrt werden kann und versandtfähig ist.

Diese Milch wird zwar, wenn sie zum Gebrauch in Wasser aufgelöst wird, gern von den Kindern genommen, weil sie sehr süß ist; auch werden die Kinder dabei fett, doch ist von dem Gebrauch derselben abzuraten, weil nach den Beobachtungen solche Kinder sehr wenig resistent sind und kleinen Anfällen, die sie sonst zu vertragen pflegen, sehr schnell erliegen.

Künstliche Milch. Das Bestreben, künstliche Milch darzustellen, führte zu folgender Kombination: Aus $^1/_4$ l Wasser, 30 g Rohr- oder Traubenzucker, 12 g trockenen Eiweißes und 1 g krystallisierten kohlensauren Natrons wird ein warmes Getränk bereitet, dem 33—48 g feinsten Olivenöls oder ein anderes reines Fett zugesetzt wird. Dieser Mischung, dick wie Sahne, giebt ein weiteres Viertelliter Wasser die Flüssigkeit der Milch. Der Zusatz von etwas Gallerte, ungefähr $1^3/_4$ g auf $^1/_2$ l, wird die Mischung der Sahne ähnlich machen, eine größere Verdünnung mit Wasser künstliche Milch darstellen.

Diese Komposition läßt sich immerhin als Surrogat benutzen, wenn natürliche Milch durchaus nicht zu beschaffen ist.

Fleisch.

Das Fleisch, wie es die Küche enthält, ist zusammengesetzt aus Muskelfasern, Fett, Bindegewebe, Sehnengewebe, Blutgefäßen u. s. w.; es ist wegen seines Reichtums an Eiweißkörpern eines der hervorragendsten Nahrungsmittel. Das Fleisch enthält: 1) eine Reihe von Eiweißkörpern (Myosin, Muskulin, Alkalialbuminat und Serumalbumin), die in der allgemeinen Muskelphysiologie näher untersucht werden, 2) Leimgebende Substanz (Bindegewebe); 3) N-haltige Extraktivstoffe: Kreatin, Xanthin und Hypoxanthin; 4) Kohlehydrate: Glykogen und Inosit; 5) die stickstofffreie Milch- und Inosinsäure; 6) anorganische Salze, und zwar vorwiegend phosphorsaures Kali; 7) Wasser; letzteres ist in der Muskelfaser zu etwa $^3/_4$ vorhanden, während $^1/_4$ feste Substanzen enthalten sind. Abgesehen von dem Fettgewebe, welches sich zwischen den Muskelfasern befindet, enthält jede Muskelfaser in sich eine kleine Fettmenge. Frisches, mageres Ochsenfleisch enthält an festen Bestandteilen (Bischoff u. Voit):

Eiweiße	18·36
Leimgebende Substanz .	1·64
Fett	0·90
Extraktivstoffe	0·90
Asche	1·30.

Die verschiedenen Fleischsorten haben dieselbe qualitative Zusammensetzung und unterscheiden sich nur quantitativ voneinander, wie folgende Zusammenstellung lehrt:

100 Teile Fleisch von	Ochs	Kalb	Schwein	Reh	Taube	Ente	Jung. Huhn	Cyprin. barb.	Cypr. carp.	Salmo fario
enthalten an:										
Muskelfaser . . .	15·8	15·0 (mit Glutin)	16·3	16·81	17·29	17·68	16·5	12·1	11·31	11·1
Eiweiß mit Farbst.	2·20	3·2	2·4	1·94	3·23	2·68	3·0	5·2	4·35	4·4
Glutin	1·90	—	—	0·50	1·63	1·23	—	—	1·98	—
Alkoholextrakt mit Salzen	1·80	1·7	1·7				1·4			
Wasserextrakt mit Salzen	1·05	1·0	0·8	4·75 (Alkohol- u. Wasserextrakt zusammen)	3·64 (zusammen)	4·12 (zusammen)	1·2	2·7 (zusammen)	3·47 (zusammen)	3·8 (zusammen)
Wasser und Verlust	77·17	79·7	78·3	74·63	74·23	71·76	77·3	80·0	79·78	80·5

Es ist also im allgemeinen an Muskelfasern am reichsten das Fleisch der Vögel; ihm zunächst steht das Säugetierfleisch, am ärmsten daran ist das Fleisch der Fische, aber immerhin noch reich genug, um ein gutes Nahrungsmittel abzugeben, denn ihr Eiweißgehalt übertrifft den der übrigen Fleischsorten.

Bei der Zubereitung des Fleisches muß man darauf bedacht sein, sowohl seinen Nährwert zu konservieren, als es der Einwirkung der Verdauungssäfte zugänglich zu machen. Der ersten Forderung würde am meisten der Genuß des rohen Fleisches genügen, wobei indes den Verdauungssäften noch die Arbeit zufallen würde, die umhüllenden Gewebe des Fleisches, wie Bindesubstanzen u. s. w., aufzulösen, um die Muskelfaser selbst verdauen zu können. Man erleichtert den Verdauungssäften dies Geschäft, wenn man das rohe Fleisch mit der Fleischmaschine zerkleinert. So rationell diese Zubereitung ist, so hat doch der Genuß des rohen Fleisches sich nicht einbürgern können, zum Teil aus berechtigter Furcht vor Parasiten, die durch Kochen unschädlich gemacht werden, zum Teil auch, weil erfahrungsgemäß Fleisch, immer nur in einer Form verabreicht, dem Geschmack bald widersteht.

Wenn man Fleisch in der Weise kocht, daß es, in kaltem Wasser angestellt, siedet, so wird dasselbe gewissermaßen ausgelaugt, verliert den größten Teil seiner wesentlichen Bestandteile und damit seinen großen Nahrungswert. In das Kochwasser gehen die löslichen Substanzen zum größten Teil über: lösliches Eiweiß, Extraktivstoffe, Fett und Leim, milchsaure und inosinsaure Salze und ganz besonders die anorganischen Salze. Wenn das Wasser eine Temperatur über 60° C. erreicht hat, so gerinnen die gelösten und extrahierten Eiweiße und werden in den Küchen als brauner auf der Oberfläche schwimmender Schaum abgeschöpft und entfernt; zugleich gerinnt aber auch das Eiweiß innerhalb des Fleisches und verhindert durch Verstopfung der Poren den weitern Austritt von Muskelsaft, so daß das so ausgekochte Fleisch zwar sehr arm an Nährbestandteilen ist, dieselben aber nicht vollkommen eingebüßt hat. Die Menge der in Wasser löslichen Stoffe beträgt 4—8%.

Geringer ist beim Kochen der Verlust an Nährmaterial, wenn man das Fleisch in schon siedendes Wasser bringt: durch die sofortige Koagulierung der Eiweiße an seiner Oberfläche und die damit verbundene Verstopfung der Poren wird der Austritt des Muskelsaftes auf eine geringere Quantität beschränkt. Den größten Nahrungswert erhält man durch das Braten des Fleisches ohne Zusatz von Wasser in seinem eigenen Safte oder in Fett. Die oberflächliche Verdunstung des Saftes giebt dem Braten die dunkelbraune Färbung. Hierbei ist der Verlust am geringsten, während das Fleisch dadurch gar wird, daß die Hitze nach und nach eindringt. Die beliebte Form des Bratens, dessen Inneres noch blutig ist, erzielt man dann, wenn das Innere desselben nur auf ca. 50° C. gestiegen ist, während eine Innentemperatur von 70° C. das Eiweiß und den Blutfarbstoff gerinnen, somit auch die „blutige" Innenzone verschwinden macht.

Das Schmoren des Fleisches steht in der Mitte zwischen Kochen und Braten: das Garwerden geschieht durch Einwirkung der das Fleisch umgebenden Dämpfe. Um Fleisch für längere Zeit zu konservieren und es vor Fäulnis zu schützen, pflegt man dasselbe einzusalzen oder zu räuchern. Durch das Einsalzen verliert das Fleisch an Nahrungswert, weil ein nicht geringer Teil des Fleischsaftes in die Salzlake übergeht.

Die Gewohnheit, die geschlachteten Tiere eine Zeit lang noch hängen zu lassen, hat den Zweck, die reichliche Bildung der Milchsäure abzuwarten, welche das Fleisch mürber, leichter verdaulich und schmackhafter macht. Daher ist im Süden, wo wegen der zu hohen Temperatur dieses Verfahren nicht geübt werden kann, das Fleisch der eben frisch geschlachteten und sofort zubereiteten Tiere sehr zähe und weniger schmackhaft. Man kann diesen Nachteil durch Zusatz von Essigsäure einigermaßen korrigieren.

Die Fleischbrühe ist die Flüssigkeit, welche man beim Kochen von Fleisch in Wasser erhält; in sie gehen alle in Wasser löslichen Bestandteile des Fleisches über; sie enthält als spezifische Bestandteile Kreatinin, Inosin und Milchsäure, etwas Leim (aus dem leimgebenden Gewebe), Fett (als Fettaugen auf ihrer Oberfläche), anorganische Salze, darunter besonders Phosphorsäure und Kali, und reagiert stets sauer. Bei gleicher Größe des Fleischstückes ist die Fleischbrühe um so reicher an festen Bestandteilen, je langsamer das Auskochen vor sich geht, je vollständiger also die Auslaugung desselben stattfinden kann. Nach Chevreul enthält eine gute Fleischbrühe, die aus ein Pfund Rindfleisch gewonnen ist, etwa $1^1/_2\,^0/_0$ fester Stoffe. Das Fleisch zu junger Tiere sowie das Schweinefleisch sind arm an Extraktivstoffen und geben deshalb keine gute Brühe; reich daran ist das Fleisch des Wildes und der Vögel. Da das Eiweiß, welches in die Fleischbrühe übergeht, gerinnt und abgeschöpft wird, so hat sie als solche keinen eigentlichen Nahrungswert. Sie ist vielmehr nur ein Genußmittel, welches durch den guten Geschmack und Geruch den Appetit anregt.

Eier.

Die Eier der Vögel, besonders der Hühner, deren man sich gern als Nahrungsmittel bedient, bestehen: 1) aus dem Eiereiweiß, 2) dem Eigelb oder Eidotter und 3) der Schale. Das Eidotter stellt eine sehr zähe, rötliche, geruchlose, alkalisch reagierende emulsive Flüssigkeit dar; die suspendierten Formelemente sind Dotterkügelchen, feine Körnchen und Fetttropfen; die ersteren sind von einer Hülle umschlossen, deren Inhalt größtenteils aus Fett besteht. Die chemischen Bestandteile des Eidotters sind: 1) Vitellin, ein eigentümlicher Eiweißkörper; 2) Fette: Palmitin, Oleïn, Cholestearin, Lecithin; 3) Traubenzucker; 4) Luteïn, ein dem Blutfarbstoff anologer, eisenhaltiger, gelber Farbstoff; 5) anorganische Salze, ähnlich verteilt wie in den roten Blutkörperchen, also überwiegend Kali und Phosphorsäure; 6) Wasser. Das Eiereiweiß ist eine konzentrierte Lösung von Eieralbumin mit anhängenden Fetten, Extraktivstoffen und Salzen, welche von strukturlosen, fächerförmigen Membranen eingeschlossen ist. Die chemischen Bestandteile sind: 1) Eieralbumin; 2) geringe Mengen von Fett; 3) Traubenzucker und Extraktivstoffe; 4) anorganische Salze, wie im Blutserum Chlor- und Natriumverbindungen vorherrschend; 5) Wasser. Die Eischale ist fest und besteht aus kohlensaurem Kalk.

Ein Hühnerei von 53 g Durchschnittsgewicht enthält 31 g Eiweiß

16 g Eigelb und 6 g Schalen; ein solches Ei ist etwa 40 g fettem Fleisch gleichwertig und enthält an Eiweiß und Fett soviel wie 150 g Kuhmilch. Um den täglichen Eiweißbedarf zu decken, müßte ein erwachsener gesunder Mann täglich 20 Eier genießen (Voit).

Hart gekochte Eier sind etwas schwer verdaulich, weil die Verdauungssäfte nur schwer in die harten Stücke eindringen können; dadurch, daß man sie klein schneidet, erhöht man ihre Verdauungsfähigkeit außerordentlich. Am schwersten verdaulich sind rohe Eier, wie überhaupt nicht gekochtes rohes Eiweiß für den Magen der am schwersten verdauliche Eiweißkörper ist (Kühne). Leicht verdaulich sind die weich gekochten Eier, am verdaulichsten sind sie, wenn man sie durch Eintropfen in heißes Wasser in Flocken gerinnen läßt.

2) Die vegetabilischen Nahrungsmittel.

Wiewohl die vegetabilischen Nahrungsmittel dieselben Bestandteile wie die animalischen enthalten, so unterscheiden sich doch jene von diesen durch eine Reihe ganz bestimmter Merkmale: 1) Das Fleisch enthält die zur Ernährung notwendigen Stoffe in konzentriertester und leichtester Form, während die vegetabilischen Nahrungsmittel Substanzen enthalten, welche nicht allein verdaut, sondern auch vollständig umgewandelt werden müssen, ehe sie zur Resorption gelangen können, neben großen Mengen von durchaus unverdaulichen Stoffen, die als Ballast den Digestionskanal beschweren (Cellulose). 2) Die Exkremente nach reiner Fleich- oder reiner Pflanzennahrung sind namentlich quantitativ sehr verschieden. Sind solche Mengen Fleisch oder Pflanzenkost genommen worden, daß sie einen gleichen Nahrungswert repräsentieren, so ist die Menge der Exkremente nach Pflanzennahrung dreimal so groß. 3) Sollen die Kohlehydrate die peristaltischen Bewegungen des Darmes derart beschleunigen, daß sein Inhalt hinausbefördert wird, bevor eine maximale Ausnutzung desselben hat eintreten können.

Die Cerealien.

Man versteht darunter die Samen der Getreidearten, welche, seit den ältesten Zeiten als Nahrungsmittel verwendet, ständige Begleiter menschlicher Kultur gewesen sind (Weizen, Roggen, Gerste, Hafer, Mais, Reis u. a.). Ihre Eiweiße, die den tierischen Eiweißen identisch zu sein scheinen, sind: 1) ein natives, dem Serum- oder Eiereiweiß ähnliches Albumin, das als lösliches Pflanzeneiweiß bezeichnet wird; 2) ein spontan gerinnendes Pflanzenfibrin; 3) Kleber, welcher die Eigenschaft besitzt, Wasser zu binden und sich damit in eine zähe Masse zu verwandeln. Ihre Zusammensetzung giebt die folgende Tabelle:

In 1000 Teilen	Weizen	Roggen	Gerste	Hafer	Mais	Reis
sind enthalten:						
Wasser	129·94	138·73	144·82	108·81	120·14	92·04
Albuminstoffe . . .	135·37	107·49	122·65	90·43	79·14	50·69
Fett	18·54	21·09	26·31	39·90	48·37	7·55
Kohlehydrate . . .	696·19	615·08	679·67	734·92	731·99	844·71
Extraktivstoffe . . .	—	—	—	—	7·49	—
Salze	19·96	14·61	26·55	25·94	12·87	5·01

Aus den Cerealien wird durch das Mahlen das Mehl bereitet dadurch, daß die äußere Rinde oder Schale gesprengt wird und der innere, stärkehaltige Kern zu Tage tritt. Die Rinde enthält Holzfasern, etwas Stärke, Kleber und Kieselerde; mit dem auf ihrer Innenfläche in größerer Menge vorhandenen Kleber zusammen bildet sie den Abfall beim Mahlen und wird als Kleie größtenteils zu Viehfutter verwendet. Das feinste Mehl ist das sogenannte Kernmehl, welches aus dem mittlern Teile des Getreidekornes stammt und arm an eiweißartiger Substanz (Kleber), aber um so reicher an Stärkemehl ist; dazwischen steht das Griesmehl, welches aus der Schicht zwischen Hülle und Mitte des Korns gewonnen wird. Die verschiedenen Mehlsorten differieren voneinander durch ihren Gehalt an Stärke und Kleber; je mehr Stärke und je weniger Kleber das Mehl enthält, um so feiner ist dasselbe. Von den verschiedenen Cerealien liefert Weizen das feinste Mehl.

Das Brot wird aus Mehl bereitet, und zwar wesentlich aus Weizen- oder Roggenmehl, wonach man es als Weizen- oder Roggenbrot unterscheidet (in gewissen Gegenden wird auch Mais- und Haferbrot bereitet). Die Brotbereitung besteht darin, daß man aus Mehl und Wasser einen Teig anrichtet, denselben salzt und ihn durch Zusatz eines Gärungsmittels gären läßt, wobei die entwickelte Kohlensäure den Teig blasig auseinander treibt und porös macht. Hierauf wird der zu Broten geformte Teig in den Backofen geschoben und einer erhöhten Temperatur (200—270° C.) ausgesetzt, um gar zu werden. Durch das Backen wird ein Teil der Stärke in Wasser löslich, ein anderer Teil wird in Dextrin und weitere Zersetzungsprodukte umgewandelt. Diese braune Kruste, welche gebackenes Brot auf seiner Oberfläche zeigt, ist durch eine Umwandelung des Stärkemehls entstanden.

Die Güte des Brotes und dessen Wert für die Ernährung hängt von der Beschaffenheit des Mehles, von der Leitung des Gärungsprozesses und dem Backen selbst ab. Weizen- und Roggenbrot pflegen von heller Farbe zu sein und werden deshalb Weißbrot genannt; wird dem Roggenmehl mehr oder weniger an Roggenkleie zugesetzt, so erhält man das Schwarzbrot. Dasselbe hat einen wesentlich geringern Nährwert als Weißbrot, weil von ihm vor allem das oben für die Kohlehydrate im allgemeinen Gesagte gilt, daß es viel Exkremente und eine vorzeitige Austreibung des Darminhalts verursacht. Letzteres geschieht durch das in der Kleie vorhandene Cerealin (Mège-Mouriès), welches Milch- und Buttersäuregärung einleiten soll, deren Produkte wahrscheinlich jene Wirkung auf den Darm ausüben.

Unter den verschiedenen Sorten Weißbrot ist das Weizenbrot mit Recht am meisten geschätzt.

Die Hülsenfrüchte (Leguminosen).

Zu den Hülsenfrüchten zählen die Erbsen, Bohnen, Linsen u. s. w.; sie enthalten einen spezifischen Eiweißkörper, das Legumin, das wegen seiner Ähnlichkeit mit dem Kaseïn auch Pflanzenkaseïn genannt wird.

Die Kartoffeln.

Die Kartoffel ist eine knollenartige Wurzelanschwellung, deren Gewebe aus polyedrischen Zellen besteht; ihren Inhalt bilden große Stärkekörner; die Membran ist unverdauliche Cellulose.

Das Gemüse.

Das Gemüse hat ebenso wie die grünen Pflanzen, als Salat u. s. w., nur geringen Nahrungswert. Dieselben enthalten vornehmlich stickstofflose Verbindungen: Dextrin, Gummi, Zucker, aber auch eiweißartige Stoffe und sind sehr reich an Cellulose; in dem jungen Gemüse ist die umhüllende Haut noch sehr dünn und verdaulich, weshalb dasselbe dem ältern weit vorzuziehen ist. Die folgende Tabelle giebt über die Zusammensetzung die nötige Auskunft (inkl. Kartoffeln):

In 1000 Teilen	Linsen	Erbsen	Bohnen	Grünkohl	Kartoffeln	Blumenkohl	Gurken
Wasser . . .	113·18	145·04	128·55	800·70	727·46	918·87	971·40
Albuminstoffe .	264·94	223·52	220·32	140·90	13·23	5·00	1·30
Kohlehydrate .	518·22	576·19	576·57	640·40	237·73	18·00	26·19
Extraktivstoffe .	—	11·84	33·26	—	9·77	—	0·40
Fette	24·01	19·66	15·97	40·0	1·56	—	—
Salze	16·65	23·75	25·33	—	10·25	7·55	—

3) Die Würz- oder Genußmittel.

Die Würz- oder Genußmittel sind Substanzen, die zwar keiner Nahrung fehlen dürfen, wenn dieselbe genießbar sein soll, die aber trotzdem keinen Nahrungswert, sondern nur, wie der Name besagt, den Wert eines Genußmittels besitzen. Das verbreitetste und so zu sagen primitivste Genußmittel ist das Kochsalz; ferner gehören hierher Pfeffer, Senf u. a. m. Eine andere Art der Genußmittel bilden Kaffee und Thee, endlich die sogenannten alkoholischen Getränke, Bier, Wein u. s. w. Alle diese Körper sind für die Ernährung von Bedeutung, weil sie den Geschmack, die Sekretion der Verdauungssäfte und das Nervensystem anregen.

4) Die Getränke.

Das Wasser, wovon schon ein großer Teil mit den Nahrungsmitteln dem Körper zugeführt wird, muß auch selbständig als solches aufgenommen werden, wobei man auf Reinheit desselben zu achten hat. Als reinstes Wasser ist offenbar das der atmosphärischen Niederschläge, also des Regens, zu betrachten; dasselbe reagiert gewöhnlich sauer, manchmal auch alkalisch (Smith), enthält Spuren von phosphor-, schwefel- und salpetersauren Salzen, Chlorverbindungen und Ammoniak, daneben mikroskopische Tierchen und atmosphärische Luft. Alle diese Bestandteile sind nur in sehr geringen Mengen vorhanden. Reines Wasser ist vollständig geruch- und farblos. Enthält das Wasser sehr viel Kalksalze, so spricht man von hartem, im Gegenteil von weichem Wasser. Das nächst reine Wasser ist das Quellwasser, dem das Wasser aus großen Seen und tiefen Brunnen folgt.

Verunreinigungen des Wassers können entstehen durch Imprägnierung desselben mit organischen Stoffen, aber auch ein sehr reicher Gehalt an Kochsalz, Ammoniak und salpetriger Säure weist auf Verunreinigung durch Zersetzung organischer Substanzen hin; solches Wasser muß als gesundheitsschädlich bezeichnet werden.

Wasser, das viele organische Substanzen aufgelöst enthält, ist gewöhnlich nicht farblos, sondern es erscheint gelblich und von deutlichem Geruch. Der Nachweis der organischen Substanzen im Wasser läßt sich durch Zusatz einer Lösung von übermangansaurem Kali führen, dessen hellrote Farbe verschwindet, indem es durch die vorhandenen organischen Beimengungen zu Mangansuperoxyd reduziert wird. Der Kochsalzgehalt läßt sich durch schon früher angegebene Proben qualitativ und quantitativ bestimmen. Der Ammoniakgehalt wird durch „Nesslers" Reagens ermittelt. Setzt man dasselbe zu Wasser hinzu und erfolgt eine gelbe oder braune Färbung, so ist gewiß Ammoniak vorhanden. Nesslers Reagens wird in folgender Weise bereitet: Man löst 35 g Jodkalium in etwas destilliertem Wasser und fügt eine starke wässerige Lösung von Quecksilberchlorid so lange hinzu, bis der durch Schütteln verschwindende Niederschlag sich nicht mehr auflöst. Die ganze Flüssigkeit wird filtriert, dem Filtrat werden 120 g kaustischen Natrons in starker Wasserlösung zugesetzt und dasselbe bis zu einem Liter verdünnt, indem man gleichzeitig 5 ccm gesättigter Quecksilberchloridlösung hinzufügt. Endlich läßt man absetzen und dekantiert die klare Flüssigkeit.

Salpetrige Säure oder salpetrigsaure Salze lassen sich durch Zusatz von Jodkalium, Essigsäure und Stärkekleister zu 100 ccm des Wassers ermitteln, indem blaue Färbung die Anwesenheit jener Salze anzeigt.

Kaffee und Thee. Beide Getränkarten sind Aufgüsse, im ersten Falle der fein gemahlenen Bohnen (Früchte) des Kaffeebaumes (Coffea arabica), im andern Falle der grünen Pflanzenteile des Theestrauches (Thea chinensis und des Yerbastrauches, Ilex paraguayensis); sie enthalten aber beide dasselbe Alkaloid: Theïn oder Kaffeïn (Methyltheobromin).

Die Theeblätter enthalten gegen 2—5 % Theïn, ein ätherisches Öl von 0·5—1·0 %, Gerbsäure (diese Säure verleiht dem Thee bei längerem Stehen den bittern Geschmack), Legumin, Dextrin, Cellulose, Gummi, ein Harz und Oxalsäure. Die Kaffeebohnen enthalten 0·5—1 % Kaffeïn, Kaffeegerbsäure, 6—8 % Zucker, Fett, Legumin und Cellulose. Durch das Rösten der Kaffeebohnen bilden sich aus den in Wasser löslichen Stoffen aromatische Substanzen.

Es sind enthalten:

in einer Tasse Kaffe (15 g Bohnen)		in einer Tasse Thee (5 g Blätter)	
Extrakt	3·82		1·68
Kaffeïn	0·26	Theïn	0·07
Ol	0·78	Sonstige N.-Verb.	0·47
N-freies Extrakt	2·17		0·96
Asche	0·61		0·18

Beide Getränke wirken nur als Reizmittel. Ihre Wirkung zeigt sich bei mäßigem Genuß in einer Zunahme der Herzschläge und einer angenehmen Anregung der Empfindungsnerven. Wird in dem Genuß nicht Maß gehalten, so entstehen lebhaftes Herzklopfen, Ohrensausen, Schwindel, Erbrechen u. s. w.; alle diese Erscheinungen weisen darauf hin, daß es sich bei ihrem Genuß um Reizung des Nervensystems handelt.

Alkoholische Getränke. Dieselben werden vorzugsweise aus Traubensaft (Wein), Palmsaft (Palmwein), Milch (Kumis), Reis (Arrak), Gerste (Bier) und Kartoffeln (Branntwein) durch die alkoholische Gärung des in diesen Substanzen aus der Stärke gebildeten Zuckers dargestellt. Man genießt die alkoholischen Getränke wegen ihres Alkoholgehaltes, der sehr wechselnd ist: am reichsten an Alkohol ist der Arrak (61 %, ähnlich der aus Wein hergestellte Cognak und der aus Zuckerrohrmelasse gewonnene Rum), dann folgen die südlichen Weine, wie Cap, Madeira, Port, Sherry (Xeres) und die Ungarweine (12—18 %), hierauf die roten Bordeaux und die französischen Weißweine (10 %), endlich die Rhein- und Moselweine (8—12 %). Die alkoholreichsten Biere sind die englischen Porter und Ale mit 5—5½ %, die bayerischen Exportbiere mit 4 %, das schwächste ist das Berliner Weißbier mit 2½ % Alhohol.

Neben dem Alkohol sind in den Weinen noch enthalten: Zucker, organische Säuren und deren Salze (Weinsäure, Äpfelsäure, Essigsäure), Spuren von Gummi und Eiweiß, ferner ätherische Öle, Gerbstoffe, Farbstoffe, Kohlensäure und anorganische Salze. Das Bier enthält neben Alkohol, Kohlensäure und aromatischen Substanzen (des Hopfens) vorzüglich Dextrin und Zucker, kleine Mengen von Eiweiß, Glycerin, Milch-, Essig- und Bernsteinsäure, sowie anorganische Salze. Obgleich im Wein gewisse Nahrungsstoffe enthalten sind und der Alkohol selbst als Nahrungsstoff bezeichnet werden kann, da er etwas Eiweiß und Fett vor der Zersetzung schützt, so ist der Nährwert der Weine doch ein geringer und tritt weit zurück gegen ihren Wert als Genußmittel. Auch das Bier ist wesentlich ein Genußmittel, obgleich es durch seinen Gehalt an Dextrin und Zucker als Nahrungsmittel etwas höher zu stellen wäre als der Wein (kleine Dosen von Alkohol verringern den Eiweißzerfall um ca. 6% [J. Munk], die Sauerstoffaufnahme um 18% und die Kohlensäureabgabe um 20% [Boek u. Bauer]). Der Alkohol wird im Körper größtenteils zu CO_2 und H_2O verbrannt, ein geringer Teil wird in Dampfform durch Haut und Lunge ausgeschieden.

Absoluter Wert eines Nahrungsmittels.

Wenngleich stickstoffhaltige sowie stickstofffreie Nahrungsmittel zur Ernährung notwendig sind, so erfordert doch eine rationelle Ernährung ein bestimmtes Verhältnis dieser beiden Stoffe in der Nahrung, und der absolute Wert eines Nahrungsmittels ist durch dieses Verhältnis bestimmt.

Um diesen Wert kennen zu lernen, untersucht man auf jenes Verhältnis dasjenige Nahrungsmittel, wovon sich das Neugeborene ausschließlich ernährt und dabei stetig wächst, die Milch, andererseits wurden entsprechende systematische Fütterungen auf Veranlassung von J. v. Liebig u. Playfair angestellt. Es ergab sich dabei für die zweckmäßigste Ernährung ein Verhältnis der stickstoffhaltigen zur stickstofffreien Nahrung, wie 1:4·5, wobei zu bemerken ist, daß 17 Gewichtsteile Stärke mit 10 Gewichtsteilen Fett gleichwertig sind (Voit). Dem gesuchten Verhältnis entsprechen unsere Nahrungsmittel in folgender Weise:

			stickstoffhaltige		stickstofffreie
Die Kuhmilch	enthält	auf	10	:	30
Die Frauenmilch	„	„	10	:	40
Schaffleisch gemästet	„	„	10	:	27
Schweinefleisch „	„	„	10	:	30
Ochsenfleisch „	„	„	10	:	17
Hasenfleisch	„	„	10	:	2
Kalbfleisch	„	„	10	:	1
Weizenmehl	„	„	10	:	46
Hafermehl	„	„	10	:	50
Roggenmehl	„	„	10	:	57
Gerste	„	„	10	:	57
Reis	„	„	10	:	123
Buchweizenmehl	„	„	10	:	130
Linsen	„	„	10	:	21

			stickstoffhaltige		stickstofffreie
Bohnen	enthält	auf	10	:	22
Erbsen	„	„	10	:	23
Kartoffeln, weiße	„	„	10	:	86
Kartoffeln, blaue	„	„	10	:	115

Danach würden die Milch und die besten Cerealien am meisten dem verlangten Verhältnisse entsprechen, während das Fleisch in seinem Nahrungswerte zurücktreten würde. Doch ist noch ein Umstand zu berücksichtigen, nämlich der, daß im Fleische gewissermaßen die ganze Mischung eine konzentriertere ist als in den Cerealien, wodurch schon geringe Mengen genügen, um eine größere Quantität von Nährstoffen einzuführen, während von den Cerealien weit größere Mengen gebraucht werden, die in dieser Masse durch die Verdauung nicht bewältigt werden können und unbenutzt den Darm wieder verlassen (s. oben).

Sehr lehrreich ist die folgende Tabelle, in welcher die Mengen von bestimmten Nahrungsmitteln angegeben sind, welche aufgenommen werden müssen, um den täglichen Bedarf an Eiweiß und Kohlehydraten zu decken:

Nähräquivalente für den täglichen Bedarf eines arbeitenden Mannes.

an Albuminstoffen Kostmaß 137 g		an Kohlehydraten Kostmaß 472 g	
Käse	272	Speck	450
Erbsen	520	Mais	801
Fettarmes Fleisch	538	Weizenmehl	824
Weizenmehl	796	Reis	896
Eier (18 Stück)	905	Erbsen	919
Mais	989	Käse	1160
Schwarzbrot	1430	Schwarzbrot	1346
Reis	1868	Eier (43 Stück)	2231
Milch	2905	Fettarmes Fleisch	2620
Kartoffeln	4575	Kartoffeln	3124
Speck	4796	Milch	4652
Weißkohl	7625	Weißkohl	9318
Weiße Rüben	8714	Weiße Rüben	10 650
Bier	17 000	Bier	13 160

Wenn man diese Tabelle durchmustert, so sieht man, daß leicht Kombinationen von Nahrungsmitteln hergestellt werden können, welche in ihrem Nahrungswerte der Milch oder dem Weizenmehle gleichkommen. So z. B. genügt bei einem täglichen Eiweißbedarf von 137 Gramm etwa ein Pfund Fleisch; an Kohlehydraten enthält dieses Pfund aber nur den fünften Teil des Tagesbedarfes, welcher demnach durch Zufügung eines passenden Gemüses oder dgl. ergänzt werden kann.

Die Größe des täglichen Nahrungsbedürfnisses.

Die Größe des täglichen Nahrungsbedürfnisses wird nach den verschiedenen Individuen und in verschiedenen physiologischen Zuständen sehr veränderlich sein müssen; dieselbe hängt ferner außerdem ab von der Größe der Arbeitsleistung und der Größe des Wärmeverlustes. Zunächst wird offenbar ein Organismus, der im Wachsen begriffen ist, der also neben seinem täglichen Bedarf auch noch an Gewicht zunehmen soll, mehr nötig haben als der ausgewachsene Organismus, der nur seine laufenden Ausgaben zu decken hat. Verschiedene Individuen verbrauchen mehr oder weniger als andere, je nach ihrem Körpergewicht.

Die Werte, um die es sich in der Untersuchung handelt, betreffen diejenigen Mengen von stickstoffhaltiger oder stickstofffreier Nahrung und Wasser, von welchen ein erwachsener Mensch für 24 Stunden nötig hat, um sein Körpergewicht zu erhalten und die nötige tägliche Arbeit zu leisten; die Zahlen sind einer Aufstellung entnommen, welche Pettenkofer u. Voit auf Grund der Untersuchung über den Stoffumsatz eines 28jährigen, 70 kg schweren Arbeiters gegeben hatten; daneben finden sich Resultate von Moleschott, Forster u. Valentin angegeben.

	Pettenkofer u. Voit		Moleschott	Forster	Valentin
In 24 Stunden in Grammen	Diät bei Ruhe	Diät bei Arbeit	Diät bei mäßiger Arbeit	Diät bei mäßiger Arbeit	Diät bei mäßiger Arbeit
Eiweiße	137	137	130	131·2	116·928
Fett	72	173	84	88·5	129·728
Kohlehydrate	352	352	404	392·3	263·088
Stickstoff	19·5	19·5	—	—	—
Kohlenstoff	283	356	—	—	—
Anorganische Salze	—	—	30	—	19·727
Wasser	—	—	2800	2945·9	2626·840

Das Resultat der verschiedenen Beobachtungen ist ein nahezu übereinstimmendes; das Verhältnis der stickstoffhaltigen zu den stickstofffreien Nahrungsstoffen verhält sich wie $1:3^1/_2—5$, befindet sich also ebenfalls in genügender Übereinstimmung mit den obigen Angaben.

Siebentes Kapitel.

Die Ausgaben des Organismus und die Bilanz seines Stoffwechsels.

I. Die Ausgaben.

Die Ausgaben, welche der Organismus beständig macht, bestehen in gasförmigen, flüssigen und festen Substanzen: es sind Auswurfsstoffe, die ihn auf verschiedenen Wegen verlassen, und zwar: 1) durch die Lungen (Kohlensäure und Wasserdampf), 2) durch die Nieren (Harn), 3) durch den Darm (Exkremente), 4) durch die Haut (Perspirationsluft, Schweiß und Talg); 5) erleidet der Organismus ständig einen Verlust dadurch, daß die obersten Schichten seiner Epidermis sowie die diesen entsprechenden Gebilde der Nägel und der Haare allmählich verhornen und fortwährend abgestoßen werden. Gleiches Schicksal erfahren die obersten Zellen des geschichteten Pflasterepithels in der Rachen- und Mundschleimhaut, in den Harn- und Geschlechtsorganen und der Conjunctiva, die mit den betreffenden Sekreten der Schleimhäute fortgespült werden. Durch diese verhornten Zellen werden gewisse Mengen von Stickstoff und Schwefel aus dem Organismus fortgeführt.

Neben diesen beständigen Ausgaben giebt der Organismus zeitweise nicht unbedeutende Mengen seiner Bestandteile aus in der Milch, den Eiern und der Samenflüssigkeit.

Die Qualität und Quantität aller dieser Ausgaben, die größtenteils Ausgaben des Blutes selbst bilden, sind schon früher an den verschiedensten Orten bestimmt worden.

II. Bilanz der Einnahmen und Ausgaben.[1]

Nachdem die Einnahmen und Ausgaben des Körpers festgestellt worden sind, wird es sich darum handeln, zu ermitteln, wie groß die Einnahmen sein müssen, wenn die mit dem Ablauf des Lebens ver-

[1] Bidder u. Schmidt, Die Verdauungssäfte etc. Bischoff u. Voit, Die Gesetze der Ernährung des Fleischfressers 1860. C. v. Voit, Physiologie. etc.

bundenen, durch die chemisch-physikalischen Prozesse des Stoffwechsels bedingten Ausgaben gedeckt werden sollen, und zwar so, daß die Zusammensetzung des Körpers weder qualitativ noch quantitativ eine Veränderung erleidet, also weder eine Gewichtszunahme noch eine Gewichtsabnahme im ganzen sowohl, wie in den einzelnen Geweben stattfindet. Die Darstellung dieses Verhältnisses bildet die Lehre von der „Ernährung".

Offenbar kann man drei Fälle behandeln; es können: 1) die Einnahmen geringer sein als die Ausgaben, 2) Einnahmen und Ausgaben gleich sein, und 3) die Einnahmen größer sein als die Ausgaben. Der einfachste Fall ist der erste, mit dessen Darstellung auch begonnen werden soll.

1. Stoffwechsel im Hunger.

Um jenen ersten Fall vollständig zu vereinfachen, soll der Stoffwechsel für den Zustand berechnet werden, in welchem die Einnahmen des Körpers allein in dem inspirierten Sauerstoff der atmosphärischen Luft, eventuell, wie in den Versuchen von Bidder u. Schmidt und Bischoff-Voit, in geringen Wassermengen bestehen. Um die Größe des Stoffumsatzes im Hunger (Inanition) kennen zu lernen, in welcher Zeit der Organismus von seinem eigenen Leibe zehrt, bestimmt man täglich das Gewicht des Tieres und untersucht qualitativ und quantitativ seine Ausscheidungen (Exspirationsluft, Harn u. s. w., namentlich Harnstoff und Kohlensäure), die jedesmal ein Maß für den Stoffwechsel bilden. Durch Analyse dieser Ausscheidungen erfährt man, wieviel der Körper im Hungerzustande täglich an Stickstoff, Kohlenstoff u. s. w. verloren hat. Um nun weiter zu ermitteln, in welcher Weise die einzelnen Gewebe an diesem Verluste partizipieren, bestimmte Schmidt die elementare Zusammensetzung von fettfreiem Fleische auf seinen Stickstoffgehalt, verglich diesen mit der während des Hungers ausgeschiedenen Stickstoffmenge und berechnete daraus unter der Annahme, daß aller Stickstoff in den Ausscheidungen aus verbrauchter Muskelsubstanz herrühre, den Verlust an Eiweiß, resp. Fleisch. In dem Fleisch ist aber eine gewisse Kohlenstoffmenge enthalten, die von der durch Lunge, Harn und Exkrementen ausgeschiedenen Kohlenstoffmenge subtrahiert den Verlust des Körpers an Kohle, die nicht aus der Umsetzung von Eiweißen stammt, darstellt. Diese leitet Schmidt aus den oxydierten Fetten ab. Werden diese Verluste des Körpers an Eiweiß und Fett vom Gesamtverlust abgezogen, so erhält man den Verlust des Körpers an Wasser.

Es zeigt sich nun: 1) daß das hungernde Tier einen Gewichtsverlust erfährt, der, abgesehen von den ersten Tagen, in welchen die Ausscheidungen noch von den letzten Fütterungsperioden her größer sind, ziemlich gleichmäßig bis zum Tode abläuft. Erwachsene Tiere, (Hunde, Katzen) starben erst, wenn sie die Hälfte ihres Körpergewichts verloren hatten (CHOSSAT), jüngere Tiere schon früher, ganz junge schon nach einem Gewichtsverlust von 20 %. 2) Die Harnstoffausscheidung ist vom 4.—5. Hungertage ab zunächst ziemlich konstant nnd beträgt pro die ca. 15 g; bis dahin nimmt sie aber sehr schnell ab, und zwar um so schneller, je mehr Eiweiß die Nahrung enthalten hatte. Die Größe der Harnstoffausscheidung ist abhängig von dem durch den Einfluß der Inanition täglich resultierenden Körpergewichte und sinkt daher später fast kontinuierlich bis zum Tode. 3) Die Kohlensäureexhalation sinkt, die letzten Tage vor dem Tode ausgenommen, langsamer als das Körpergewicht, so daß von der Gewichtseinheit des Tieres eine täglich zunehmende Kohlensäuremenge exhaliert wird. Der exhalierte Wasserdampf sinkt ziemlich stetig, indes schneller als die ausgeschiedene Kohlensäure. 4) Die Sauerstoffaufnahme nimmt stetig ab. 5) Die einzelnen Gewebe participieren in der Weise an dem Verlust, daß er absolut am größten bei den Muskeln ist (relativ aber nur ca. 30 %), darauf folgt das Fettgewebe (der relative Verlust desselben aber ist am größten, denn es sind 97 %, also fast alles Fett verschwunden), hierauf folgen die Haut, die Knochen, die Leber, das Blut und der Darmkanal; fast nichts verlieren das Herz und die nervösen Centralorgane (ca. 3 %); dagegen ist die Wasserabgabe eine sehr große. 6) Auf die einzelnen Ausscheidungswege verteilen sich die Ausgaben so, daß von dem W a s s e r ca. $^3/_4$ durch die Nieren, $^1/_4$ durch Haut und Lungen ausgeführt werden; von der K o h l e gehen ca. $^9/_{10}$ durch die Lungen, $^1/_{10}$ durch Harn und Exkremente; von dem S t i c k s t o f f geht fast die ganze Menge durch den Harn, ebenso von den Salzen. Drei Tage vor Eintritt des Hungertodes nimmt die Temperatur des Tieres sehr rasch ab.

In 18 Hungertagen verlor die Katze (BIDDER u. SCHMIDT) an Körpergewicht 1197 g; davon kommen auf:

Eiweiße . . .	204·43 g	= 17·01 %	Totalverlust
Fette	132·75 „	= 11·05 „	„
Wasser	863·82 „	= 71·91 „	„

(131·52 g Wasser wurden während dieser Zeit aufgenommen.)

Dieser Gesamtverlust verteilt sich auf die einzelnen Ausscheidungswege in folgender Weise:

Es gehen von	durch: Nieren	Lungen	Haut	Exkremente
Wasser (863·82 + 131·52)	699·4 g = 70·2 %	260·82 = 2·61 %		35·1 = 3·7 %
Kohle 205·96 . . .	13·186 „ = 6·4 „	190·78 = 92·6 %	—	1·993 = 1·0 „
Stickstoff 30·81 . . .	30·81 „ = 100 „	—	—	—
Salze 10·03	9·798 „ = 97·6 „	—	—	0·235 = 2·4 „

2. Stoffwechsel bei ausreichender und überschüssiger Nahrung.

Die einfachste Vorstellung, die sich aus der Untersuchung des Stoffwechsels im Hunger ergiebt, ist offenbar die, daß es gelingen müßte, ein Individuum dadurch im Körpergleichgewicht zu erhalten, daß man demselben eine dem Verluste während des Hungers äquivalente Menge von Einnahmen in Gestalt der Nahrung zuführt; man würde also das Individuum im Stickstoffgleichgewichte dadurch erhalten, daß man ihm diejenige Stickstoffmenge im Eiweiß mit der Nahrung giebt, die es im Hungerzustande ausscheidet. Indes bestätigt sich diese Voraussetzung durchaus nicht, vielmehr wächst mit der Zufuhr stickstoffhaltiger Nahrung auch die Stickstoffausscheidung derart, daß von neuem ein Stickstoffdefizit eintritt, indem der Körper von dem eigenen Leibe zusetzt. Erst bei einer gewissen Höhe der Aufnahme von stickstoffhaltiger Nahrung wird nicht mehr Stickstoff abgegeben, als der Aufnahme entspricht, d. h. der Körper befindet sich im Stickstoffgleichgewicht. Dieser Fall tritt dann ein, wenn mindestens $2^1/_2$ mal so viel Stickstoff mit der Nahrung eingeführt wird, als das Tier im Hungerzustande oder bei stickstofffreier Kost ausschied.

Die Stickstoffausscheidung resp. die Eiweißzufuhr hängt indes nicht allein von der Größe der Eiweißzufuhr, sondern auch von der Größe des Individuums ab: das größere Individuum zersetzt mehr als das kleine; das letztere braucht demnach weniger als das erstere, um ins Stickstoffgleichgewicht zu kommen. Im allgemeinen wird dieses Gleichgewicht dann erreicht, wenn die täglich eingenommene Nahrung $^1/_{20}$—$^1/_{25}$ des Körpergewichtes beträgt. Erhält ein Tier mehr Fleisch, als eben angegeben worden ist, so beginnt es „Fleisch“, d. h. N-haltige Körpersubstanzen anzusetzen; es nimmt an Gewicht zu und bedarf nunmehr wieder einer größern Fleischzufuhr, um neuerdings das N-Gleichgewicht zu erreichen, oder, um bei reiner Fleischzufuhr an Gewicht zu gewinnen, ist eine fortwährende Steigerung der Zufuhr erforderlich. Da dieser Steigerung der Zufuhr aber eine natürliche Grenze gesetzt ist durch die Menge von Eiweiß, welche der Darm zu verdauen imstande ist, so kann man wohl einen Organismus auf dem irgendwie erzeugten hohen Eiweißstand erhalten, aber man kann keine Mästung an Fleisch bewirken. Hierfür bedarf man des Zusatzes von Fett.

Wird nämlich neben Fleisch Fett gefüttert, so tritt eine Ersparnis N-haltiger Körpersubstanz ein, insofern Fleischmengen, die allein nicht genügt hatten, um den Bedarf zu decken, nunmehr einen Gleichgewichtszustand herbeiführen. Bei gleicher Fleischzufuhr beträgt die durch Fettzusatz bedingte Ersparnis an N-haltiger Leibessubstanz im Mittel 7 %

(in maximo 15 %) des vorher umgesetzten Fleisches. Es wird daher derselbe Organismus auf diesem Wege bei geringeren Fleischrationen ein N-Gleichgewicht erreichen und durch Steigerung des Eiweißgenusses (neben reichlichem Fett) am meisten Fleisch und Fett ansetzen. Aus demselben Grunde wird ein fettreicher Organismus unter meist gleichen Bedingungen der N-Aufnahme früher ins N-Gleichgewicht kommen als ein fettarmer, weil das Körperfett in diesem Fall dieselbe Rolle spielt wie das Fett der Nahrung.

In gleicher Weise wie Fett bewirkt Zusatz von Kohlehydraten, z. B. Zucker, zur Fleischkost eine Ersparnis im N-Umsatz, und zwar um fast 10 %. Man hat sich vorzustellen, daß bei Gegenwart von Fett oder Zucker eine den letzteren äquivalente Menge von Eiweißsubstanzen vor dem Zerfall bewahrt wird, oder daß die Anwesenheit von Fett und Kohlehydraten die Bedingungen des Eiweißzerfalles ihrer Intensität nach schwächen (Pettenkofer u. Voit).

Man vermag daher durch Zufuhr von Kohlehydraten neben Eiweiß einen beträchtlichen Fettansatz am Körper zu erzielen, eine Erfahrung, welche die Praxis künstlicher Mästung schon seit langer Zeit kennt. Eine Mästung auf diesem Wege ist namentlich bei den Herbivoren zu erreichen, aber auch für den Fleischfresser erreicht man unter gleichen Bedingungen einen Fettansatz. Dieses so gebildete Fett verdankt man aber nicht einer direkten Umbildung der Kohlehydrate, sondern die Ablagerung des Fettes ist darauf zurückzuführen, daß, wie schon S. 193 bemerkt worden ist, der Zucker durch seine rasche Zersetzung einen äquivalenten Anteil des beim Zerfall der Eiweißkörper gebildeten Fettes vor der Oxydation bewahrt, so daß sich dieses im Körper ablagern kann.

Daß die Fettbildung auf diese Weise zu erklären ist, dafür spricht die ebenfalls dort angeführte Thatsache, daß reine Zuckerfütterung niemals zu Fettansatz führt (Hoppe-Seyler).

In gleicher Weise äußert sich der Einfluß des neben dem Fleisch gefütterten Leimes sogar in noch höherem Grade. Nach Bischoff und Voit bedingt ein Zusatz von Leim zur Fleischnahrung ein N-Gleichgewicht bei einer Fleischmenge, die allein nicht imstande ist, jenen Gleichgewichtszustand herzustellen; bei Mehrzufuhr von Leim kann sogar ein Ansatz N-haltiger Körpersubstanz und von Fett eintreten. Dagegen ist der Leim ebensowenig wie das Fett und die Kohlehydrate imstande, das Eiweiß der Nahrung zu ersetzen, obgleich jeder einzelne der gefütterten Stoffe den Umsatz N-haltiger Körpersubstanz verringert.

Erhält der Fleischfresser N-freie Kost, so scheidet er in gleicher Weise wie im Hungerzustande N aus; dieser kann nur aus der Zersetzung von N-haltiger Körpersubstanz selbst stammen. Bemerkenswert ist hierbei noch die Thatsache, daß bei N-freier Kost die Ausscheidungsgröße, die sich früher, abgesehen von der N- und C-Ausgabe, ziemlich gleichmäßig über Harn einerseits, Lungen und Haut andererseits verteilt hatte, durch Haut und Lungen im Durschschnitt doppelt so groß ist als durch den Harn.

Das Schicksal des mit der Nahrung eingeführten Eiweißes ist schon früher dahin erläutert worden, daß ein Teil in stabileres Organeiweiß, ein anderer Teil in leicht zersetzbares Cirkulationseiweiß umgewandelt wird („Luxuskonsumption"). Für diese Anschauung spricht neben den oben angeführten Gründen die folgende Beobachtung: Es steht fest, daß reichliche Eiweißzufuhr unmittelbar, und zwar schon innerhalb der nächsten 24 Stunden die N-Ausscheidung entsprechend steigert. Nur schwer könnte man sich vorstellen, daß innerhalb dieser kurzen Zeit die eingeführten Eiweißstoffe schon in organisiertes Eiweiß übergeführt und dieses wieder bis in seine Endprodukte (Harnstoff, Harnsäure u. s. w.) zersetzt worden sei. Nach allen bisherigen Erfahrungen nimmt der Prozeß der Neubildung und des Zerfalles mehr Zeit in Anspruch, als hier verflossen ist.

Da die durch den Harn ausgeschiedenen N-Mengen nur zum geringsten Teile aus dem Organeiweiß, die bei weitem größte Menge aber von dem Zerfalle des Cirkulationseiweißes herrührt, so muß die Ausscheidung von N ziemlich proportional mit der Größe der Eiweißaufnahme steigen und fallen. Werden Eiweißstoffe dem Körper nicht mehr zugeführt, wie bei N-freier Kost oder im Hunger, so gerät zunächst das noch vorhandene Zirkulationseiweiß in Zerfall, daher die noch hohe N-Ausscheidung im Beginne der Inanition. Ist das Cirkulationseiweiß verbraucht, so wird die N-Ausfuhr geringer, bleibt indes auf ziemlich gleicher Höhe, und diese Konstanz der N-Ausscheidung in der spätern Hungerperiode ist der Ausdruck der Zersetzung, welcher das Organeiweiß unterworfen ist. Die Größe dieses Wertes entspricht der N-Menge, welche während der Inanition zur Ausscheidung gelangt; sie beträgt ca. 1 $^0/_0$ von dem Bestande an Organeiweiß, so daß der gesamte übrige N, welcher bei Nahrungsaufnahme zur Ausscheidung gelangt, auf den Zerfall des Cirkulationseiweißes zu beziehen ist.

Die Gesetze des Stoffwechsels, wie sie eben für den Karnivoren entwickelt worden sind, lassen sich vollgültig auf den Menschen übertragen (Voit, Pettenkofer, J. Ranke). Wenn auch der Mensch bei ausschließlicher Fleischkost zu vollständigem Gleichgewicht seiner Einnahmen und Ausgaben kommen kann, so bedarf es hierzu doch außerordentlich großer Fleischmengen. So zeigt die Erfahrung (Banting-Kur), daß bei Zufuhr überreicher Fleischmengen eine Abnahme des Körpergewichtes eintritt, indem der Umsatz N-haltigen Materials durch die reine Fleischnahrung außerordentlich gesteigert wird. Andererseits lehrt die Erfahrung und bestätigt der Versuch, daß durch gemischte Kost nicht nur das Gleichgewicht, sondern auch die Leistungsfähigkeit des Körpers am ehesten erreicht wird, wie nach den obigen Auseinandersetzungen leicht verständlich ist. Nach PETTENKOFER u. VOIT bedarf ein erwachsener Arbeiter zu ausreichender Ernährung im Mittel:

137 Gramm trockenes Eiweiß,
117 „ Fett,
352 „ Kohlehydrate,

Bestimmungen, die mit den Angaben von PLAYFAIR, MOLESCHOTT u. a. für das tägliche Kostmaß genügend übereinstimmen.

Eine wichtige, der Erfahrung entlehnte Beobachtung ist endlich die, daß das im Körper angelegte Fett eine rasche Abnahme erfährt, wenn die Flüssigkeitsmasse des Körpers verringert wird entweder durch vermehrte Abgabe von Wasser, namentlich durch Haut und Lungen und eine Reduktion der Flüssigkeitsaufnahme, oder schon durch letztere allein (J. OERTEL). Eine genügende Erklärung dafür steht noch aus. Vielleicht ist es allein die Verlangsamung des Irrigationsstromes, welche schon eine Herabsetzung der allgemeinen Ernährung und in dem gefäßarmen und auch sonst leicht vergänglichen Fettgewebe zuerst einen sichtbaren Schwund erzeugt.

Zur Übersicht der einzelnen Posten an Einnahmen und Ausgaben diene die folgende, von VOIT u. PETTENKOFER entworfene, für die vorliegenden Zwecke vereinfachte Tabelle über den Haushalt des Menschen: Tabelle I bei einer Kost von mittlerem Eiweißgehalt, wie sie der Durchschnittskost entspricht; Tabelle II bei sehr eiweißreicher Kost.

Tabelle I.

	a. Einnahmen.	b. Ausgaben in 24 Stunden.			a—b
	Gramm	α) Harn	β) Kot	γ) Resp. und Perspiration	
Bestandt.	3342·7	1343·1	114·5	1739·7	145·3
H_2O	2016·3	1278·6	82·9	828·0	— 173·2
C	315·5	12·6	14·5	248·6	+ 39·8
H	46·9	2·8	2·2	—	+ 41·9
N	19·5	17·4	1·1	—	0·0
O	920·6	13·7	7·2	663·1	+ 236·0
Asche	23·9	18·1	5·9	—	— 0·1

Tabelle II.

	a. Einnahmen.	b. Ausgaben in 24 Stunden.			a—b
	Gramm	α) Harn	β) Kot	γ) Resp. und Perspiration	
Bestandt.	5389·6	2324·3	258·8	2245·6	+ 561·2
H_2O	3682·8	2205·3	209·0	1207·5	+ 61
C	415·3	22·0	22·8	283·1	+ 87·6
H	61·5	7·4	3·4	—	+ 50·7
N	42·6	32·9	3·3	—	+ 6·5
O	1146·7	29·5	11·3	755·0	+ 350·9
Asche	43·3	27·3	9·2	—	— 0·1

Bei einer Kost von mittlerem Eiweißgehalt, wie in Tabelle I, besteht also N-Gleichgewicht, bei eiweißreicher Kost nach Tabelle II ein geringer N-Ansatz.

Was die Menge der ausgeschiedenen Exkremente betrifft, so ist dieselbe beim Menschen nach gemischter Kost erheblich höher als bei reinen Fleischfressern; sie beträgt 3—5 % der Einnahmen, während Hunde bei ausschließlicher Fleischfütterung nur ca. 1 % der Einnahmen mit dem Kot ausstoßen. Abgesehen von N und O verteilen sich die übrigen Ausgaben annähernd gleichmäßig, einerseits auf Harn, andererseits auf Lungen und Haut.

Die Bedeutung der Genußmittel für den Stoffwechsel ist schon oben (S. 209) erläutert worden.

Was die anorganischen Verbindungen betrifft, so steht fest, daß zum Aufbau organisierten Gewebes neben der Zufuhr von Eiweiß, Fetten und Kohlehydraten das Vorhandensein gewisser Salze unumgänglich notwendig ist, insbesondere der Kali- und Natronsalze in Verbindung mit Chlor und Phosphorsäure. Den ersten Rang unter diesen Salzen nimmt das NaCl ein, demnächst KCl und das saure phosphorsaure Kali, KH_2PO_4; NaCl bildet den Hauptbestandteil der Gewebsasche. Abgesehen von seiner Bedeutung als Gewürz ist eine stetige Zufuhr von NaCl notwendig, um den Verlust zu decken, den die Organe bei den Stoffwechselvorgängen daran erleiden, da es in beträchtlicher Menge (10—16 g pro die) durch den Harn zur Ausscheidung gelangt. Bei Entziehung von NaCl wird noch eine Zeit lang (3—5 Tage) NaCl durch den Harn ausgeschieden, das einen Verlust der Gewebe selbst daran herbeiführt. Wird nun von neuem NaCl dem Körper wieder zugeführt, so steigt die Kochsalzausfuhr nicht sogleich wieder, sondern dasselbe wird in den Geweben so lange zurückbehalten, bis diese ihren frühern Kochsalzgehalt wieder erlangt haben. Bei sehr reichlicher Kochsalzaufnahme wächst zugleich die N-Ausscheidung um ein Geringes

(VOIT). Die Kalisalze sind für die Wachstumsvorgänge von großer Bedeutung, dazu sind sie ein bedeutendes Erregungsmittel für Herz und Gefäßthätigkeit (KEMMERICH). Wie notwendig die Zufuhr dieser Salze ist, geht daraus hervor, daß ein im N-Gleichgewicht befindlicher Hund zu Grunde geht, sobald die Zufuhr von Chloriden und Phosphaten gänzlich aufgehoben wird oder nur unter eine bestimmte Grenze sinkt (FORSTER). Die Phosphate des Kalks und der Magnesia haben noch die Bedeutung, daß sie in erheblicher Menge beim Aufbau des Knochengerüstes verwendet werden.

Von großem Interesse ist endlich der Stoffwechsel während angestrengter Thätigkeit, wovon die folgende Tabelle ein Bild entwerfen soll:

Tabelle III.

	a. Einnahmen.	b. Ausgaben in 24 Stunden.			a—b
	Gramm	α) Harn	β) Kot	γ) Respiration	
Bestandt.	2463·5	1182·8	88·0	3326·7	— 334·0
H_2O	2691·5	1116·0	61·4	2042·5	— 517·4
C	315·5	12·1	12·1	350·2	— 59·2
H	46·9	2·65	1·80	—	— 16·2
N	19·47	17·26	1·77	—	+ 0·44
O	1165·5	13·32	6·00	934·00	— 257·7
Asche	24·6	21·17	4·90	—	— 1·47

Aus dieser Tabelle geht hervor, daß bei der Muskelthätigkeit nicht sowohl stickstoffhaltige, als vielmehr stickstofffreie Verbindungen verbrannt werden, insbesondere wenn man sie mit Tabelle I (S. 220) vergleicht; ein Resultat, das in einem spätern Kapitel (s. Muskeln) noch weitere Bestätigung finden wird.

Zweiter Abschnitt.

Die Leistungen des Organismus.

Erstes Kapitel.

Tierische Wärme.[1]

1. Die Temperatur des Menschen und der Tiere.

Die Temperatur des Menschen. Der Mensch besitzt eine von der umgebenden Temperatur innerhalb gewisser Grenzen unabhängige Eigenwärme, die an verschiedenen Körperstellen geringe Differenzen aufweist; am höchsten ist sie im Blut, darauf folgen die Körperhöhlen, zuletzt die äußere Haut. Da beim Menschen die Temperaturmessung im Blute selbst nicht ausgeführt werden kann, so bestimmt man die Temperatur in einigen Körperhöhlen, und zwar: 1) in der Achselhöhle, welche durch Anlegen des Armes an den Rumpf möglichst geschlossen wird; an dieser Lokalität pflegt man im allgemeinen mit Vorliebe die Messung am Krankenbette vorzunehmen; 2) im Rectum; 3) in der Vagina; 4) in der Mundhöhle unter der Zunge. Die Messungen, mit Quecksilberthermometern ausgeführt, ergeben eine Normaltemperatur von 36·5 bis 37·5° C. mit kleinen Differenzen an den einzelnen Orten. An der äußern Körperoberfläche, der Haut, ist die Temperatur bedeutend geringer und erleidet nicht unbedeutende Veränderungen, die von der Temperatur der Umgebung abhängig sind.

Die mittlere Körpertemperatur unterliegt gewissen Schwankungen, durch welche sie eine geringe Steigerung oder Herabsetzung erfahren kann. Dieselben sind:

1) Periodische, stets wiederkehrende Schwankungen.

Dahin gehört die Schwankung:

---

[1] J. Rosenthal, Artikel Tierische Wärme, in Hermanns Handbuch der Physiologie Bd. IV. T. 2. 1882.

a) mit der Tageszeit, z. B.:

Morgens zwischen 5—7 Uhr	36·68° C.
von 7—11 Uhr (im Mittel)	37·04° „
Nachmittags zwischen 4 u. 5 Uhr Steigen bis	**37·48°** „
Nachts von 2—4 Uhr Sinken bis	36·31° „

Dieselben Temperaturschwankungen findet man im „Fieber“, einem Symptom, das die verschiedensten pathologischen Zustände begleitet und in einer abnorm erhöhten Temperatur des Körpers besteht.

b) mit der Nahrungsaufnahme; dieselbe bewirkt jedesmal eine Steigerung der Temperatur; fällt die Nahrungsaufnahme in die positive tägliche Temperaturschwankung, so wird die letztere noch mehr erhöht, fällt sie in die negative Schwankung, so wird dieselbe aufgehalten, fällt also geringer aus. Bei verhungernden Tieren, deren Temperatur ebenfalls tägliche Schwankungen zeigt', nimmt sie kontinuierlich ab bis zu 20° C., einer Temperaturherabsetzung, bei welcher der Tod eintritt, der durch Wärmezufuhr (Aufenthalt in einem Backofen) aufgehalten werden kann.

c) mit dem Alter; dieselben sind viel geringer als die vorhergehenden und betragen: der Neugeborene (im Rectum geprüft) hat eine Temperatur von 37·91° C., nach 10 Tagen 37·68°; bei vollendeter Pubertät hat das Individuum eine Temperatur von 37·12°, dieselbe hält sich bis zum 40. und 50. Jahre, wo sie etwas niedriger, 36·93° geworden ist, um im Greisenalter mit 80 Jahren auf 37·46° C. zu steigen.

2) Zufällige Schwankungen; solche treten auf:

a) nach körperlicher Anstrengung; dieselbe vermehrt die Temperatur, wie jedermann aus Erfahrung weiß, um 0·3—0·7° C. (Davy); wenn man das Rückenmark tetanisiert, also eine Thätigkeit sämtlicher Rumpf- und Extremitätenmuskeln hervorruft, so kann die Temperatur bis auf 40° C. steigen.

Den höchsten Grad von Temperatursteigerung hat man bei Trismus und Tetanus, einer Affektion, die mit Zuckungen und Krämpfen sämtlicher Muskeln einhergeht, beobachtet, 43—44·7° C. Im allgemeinen kann man annehmen, daß eine Temperatursteigerung bis zu 42° C., wie sie in fieberhaften Krankheiten, Typhus, Pyämie etc., vorkommt, tödlich wird.

b) nach geistiger Anstrengung soll ebenfalls Temperatursteigerung beobachtet worden sein.

c) nach Wärmezufuhr und Wärmeentziehung; diese Momente kommen in Betracht bei Anwendung der verschiedenen Bäder: warme und kalte Bäder, Dampfbäder u. s. w.

Temperatur der Tiere. Die übrigen Säugetiere haben eine dem Menschen vollkommen gleiche Temperatur; eine viel höhere

Temperatur besitzen die Vögel; sie beträgt 40—44° C.; in beiden Tierklassen schwankt die Temperatur, wie beim Menschen, innerhalb sehr enger Grenzen und in Abhängigkeit von denselben Faktoren. Dagegen hört die Konstanz der Eigenwärme bei den nächsten Tierklassen, den Reptilien, Amphibien und Fischen auf; ihre Temperatur ist durchaus abhängig von der Temperatur der Umgebung, übertrifft dieselbe aber stets um den kleinen Wert von 0·5—1° C. Man pflegte früher die Tiere nach ihrer Temperatur als Warm- und Kaltblüter zu bezeichnen, man unterscheidet sie aber besser als Homöothermen und Poikilothermen. Zu jenen zählen Säugetiere und Vögel, die ihre Eigenwärme gegenüber dem Temperaturwechsel der Umgebung nahezu konstant erhalten, zu diesen die übrigen Tiere, als wechselwarme, deren Eigenwärme von der Temperatur des umgebenden Mediums abhängig ist.

Auch die Wirbellosen besitzen eine Eigenwärme, die ebenfalls von der Umgebungstemperatur abhängt; daß ihnen aber die Fähigkeit zukommt, Wärme zu bilden, geht aus der Beobachtung hervor, daß sie, besonders in großen Klumpen zusammenliegend, wie das im Winter z. B. bei den Bienen der Fall ist, sehr bedeutende Temperaturen entwickeln. So findet man in Bienenstöcken im Winter eine Temperatur von 30—32° C., im Sommer 33—36°, zur Zeit des Ausschwärmens selbst 40°.

Temperaturtopographie.

1) Temperatur des Blutes. Für die Untersuchung des Blutes in den verschiedenen Gefäßprovinzen reicht das gewöhnliche Thermometer nicht mehr aus; man benutzt nach Cl. Bernard[1] Thermometer mit sehr langem Stiel oder thermoëlektrische Nadeln. Im allgemeinen besitzt das Blut die höchste Temperatur des Körpers von 38—39° C.

Die Temperatur des arteriellen und venösen Blutes bestimmt Cl. Bernard durch die Untersuchung der Blutwärme im rechten und linken Herzventrikel; er fand die Temperatur im rechten Ventrikel stets etwa um 0·2—0·6° C. höher als im linken Ventrikel, eine Angabe, die von Heidenhain vollständig bestätigt werden konnte. Das Venenblut des Kopfes und der Extremitäten ist kälter als das entsprechende arterielle Blut; das Aortenblut wird, während es die Kapillargefäße des Darms und der Leber durchströmt, bedeutend wärmer. Das Aortenblut hat eine Temperatur von 38·4°, das der Porta 39·5°, das der Vena hepatica 39·7° C. (die höchste Temperatur des Körpers); sehr gering temperiert ist das Blut der Vena cava superior mit 35.08, die Vena cruralis mit 37·20°; die Vena cava inferior, die das heiße Blut der Lebervene aufnimmt, hat 38.1° C. (Cl. Bernard).

[1] Cl. Bernard, Leç. d. phys. expér. Bd. I.

Die geringe Temperatur des Blutes in der linken Herzkammer gegenüber dem rechten Ventrikelblut leitete Cl. Bernard aus einer Abkühlung des Blutes durch die Berührung mit der Luft und der Wasserverdunstung in den Lungen ab, indes hat Heidenhain die Temperaturdifferenz auch noch nach Einatmung blutwarmer, mit Wasserdämpfen gesättigter Luft sehen können, so daß dieser Einfluß, der gewiß vorhanden sein kann, nicht allein zur Erklärung ausreicht. Wird dagegen die Bauchhöhle eröffnet und unter das Zwerchfell, da wo das rechte Herz auf demselben aufliegt, eine Schweinsblase mit kaltem Wasser gebracht, so schwindet die Temperaturdifferenz; es kann sogar, wenn das Wasser in der Blase kalt genug ist, das Verhältnis sich umkehren und das Blut im rechten Herzen kühler geworden sein als im linken.

Die oberflächlich gelegenen Venen des Kopfes und der Extremitäten sind der Abkühlung so sehr ausgesetzt, daß ihre niedrige Temperatur gegen das entsprechende arterielle Blut nur natürlich erscheint.

Die hohe Temperatur des Lebervenenblutes erklärte Cl. Bernard aus einer stärkeren Wärmequelle in der Leber, dagegen haben Gavarret und Hoppe-Seyler darauf aufmerksam gemacht, wie sehr geschützt die Leber vor Abkühlung ist, und aus dem geringen Wärmeverlust die dort hohe Temperatur zu erklären versucht. Eine Entscheidung hierüber hat noch nicht getroffen werden können.

Eine Ausnahme unter den Säugetieren machen die sogenannten Winterschläfer: das Murmeltier, der Siebenschläfer u. s. w.; dieselben nähern sich in ihren Temperaturverhältnissen den Poikilothermen, da sie in ähnlicher Weise von der Außentemperatur abhängig sind und, wenn dieselbe sehr niedrig wird, in einen Erstarrungszustand verfallen, bei dem der ganze Stoffwechsel sehr verringert ist. Das ist der Zustand des „Winterschlafes“, in den sie bei Eintritt der niedrigen Wintertemperatur geraten und während des ganzen Winters verharren; sie haben in diesem Zustande nur eine Temperatur von 5° C. Sobald sie in ein warmes Zimmer gebracht aus dem Winterschlafe erwachen, als auch bei Eintritt der warmen Frühlingstemperatur steigert sich ihre Eigenwärme in 20—30 Minuten auf die normale Säugetiertemperatur (A. Horwath); sie erscheinen also im Sommer als Homöothermen, im Winter als Poikilothermen.

2) Temperatur der Körperhöhlen und der Haut. Die Temperatur in der Achselhöhle liegt zwischen 36·25° und 37·5° C.; in der Unterzungengegend ist sie um 0·25—0·5° höher, im Rectum, in der Blase und der Vagina um 0·8—1·1° C. höher als in der Achselhöhle (Wunderlich). Die Temperatur der äußern Haut ist weit niedriger und je nach der Umgebungstemperatur nicht unerheblichen Schwankungen unterworfen; etwa zu 32·0° C. zu setzen (J. Davy).

Für die Temperatur der Haut sind bei 20° C. Zimmertemperatur folgende Werte gefunden worden (J. Kunkel):

Stirn		34·1
Ohrläppchen		28·8
Handrücken		32·5
Handteller (geöffnet)		34·4
Oberarm		34·3
Sternum		34·4
Scrobiculus cordis		34·6
Rücken	Kreuzbein	34·2
	II. Rippe	34·5

Gesäß	32·0
Oberschenkel	34·2
Wade	33·6

Die Temperatur einer jeden Körperstelle ist abhängig: a) von der Größe seiner Wärmequelle — eine solche Wärmequelle sei vorläufig für jedes Gewebe angenommen —, b) von dem Wärmeverlust. Dieser letztere ist wieder abhängig: α) von der Größe der Oberfläche des sich abkühlenden Körpers; β) von der Temperatur der Umgebung; γ) von der Wärmeleitungsfähigkeit des umgebenden Mediums; δ) von ihrer Wärmekapazität. Aus diesen beiden Faktoren würde sich die Temperatur eines jeden Organes ableiten lassen, aber es tritt noch ein dritter Faktor von hervorragender Bedeutung hinzu, nämlich der Blutstrom, welcher fortwährend Wärme von den wärmeren zu den kälteren Stellen hinträgt. Am meisten kommt hierbei die äußere Haut in Betracht, deren Wärmequelle nur gering ist, und die bei ihrer fortwährenden Berührung mit der stets niedriger temperierten Luft viel Wärme an dieselbe abgeben muß. Dieser Verlust wird immer wieder von dem Blutstrom ausgeglichen, indem er der Haut aus dem Innern des Körpers Wärme zuführt. Da die Menge der zugeführten Wärme von der Blutmenge abhängt, so wird jede Erweiterung der Hautgefäße, die einen reichlicheren Blutzufluß gestattet, von einer Erhöhung der Temperatur, in diesem Falle der Hauttemperatur, gefolgt sein. Die Weite der Gefäße wird aber von den Gefäßnerven reguliert, und ihre Durchschneidung wird, da sie eine Erweiterung zur Folge hat, die Temperatur steigern, wie in der That nach der Durchschneidung des Halssympathicus die Temperatur des Ohres erhöht ist, während die Reizung, da sie die Gefäße verengert, die Temperatur herabsetzt.

Aus demselben Grunde wird die Reizung sensibler Nerven, deren verengernder oder erweiternder Einfluß auf die Gefäßnerven oben (S. 68) gezeigt worden ist, zu Temperaturveränderungen Veranlassung geben.

Im allgemeinen ergiebt sich, daß das Körperinnere einen Kern von relativ großer Ausdehnung mit der höchsten und nahezu konstanten Temperatur darstellt. Diesem gegenüber steht die Körperoberfläche, welche fortwährend der Abkühlung ausgesetzt ist, mit der niedrigsten Temperatur. Zwischen diesem Kern mit gleichmäßiger Wärme und der äußern kalten Rindenschicht befindet sich endlich eine Zwischenzone, in der man die allmählichen Übergangstemperaturen von der höhern Temperatur des Kernes zu der niedern Temperatur der Rinde findet.

2. Entstehung der tierischen Wärme.

Die Wärme, welche der Tierkörper besitzt, wird in ihm selbst fortwährend erzeugt, und zwar durch die chemischen Prozesse, welche unaufhörlich in demselben ablaufen. Es sind die verbrennlichen Moleküle des Tierkörpers selbst, der Eiweiße, Fette u. s. w., welche, in Zerfall begriffen, durch den inspirierten Sauerstoff fortwährend verbrannt werden und eine bestimmte Verbrennungswärme besitzen. Sie stellen im Körper potentielle Energien dar, welche fortwährend in kinetische Energien, Wärme, übergeführt werden. Die Endprodukte dieser langsamen Verbrennung im Körper werden vornehmlich durch die Kohlensäure der Exspirationsluft, das Wasser und den Harnstoff repräsentiert; die Größe dieser Ausscheidungen dient sonach als ein Maß für die chemischen Vorgänge und somit auch für die gebildete Wärmemenge, denn die Wärme, welche bei der Verbrennung von Eiweiß, Fett u. s. w. zu Harnstoff und Kohlensäure im Körper entsteht, ist dieselbe wie bei der Verbrennung außerhalb des Körpers, die in bestimmter Weise jedesmal durch den Versuch und die Rechnung ermittelt werden kann.

Die Wärmemenge, welche bei der chemischen Verbindung zweier Körper entsteht, ist unter allen Verhältnissen dieselbe und muß stets dem Verlust an potentieller Energie gleich oder äquivalent sein; ebenso wird bei der chemischen Trennung zweier Körper, der Desoxydation, dieselbe Menge von kinetischer Energie in potentielle Energie zurückgeführt, bezw. Wärme gebunden werden. Man kann die bei der chemischen Verbindung entstehende Wärme mit Hilfe der Wärmeeinheit (Kalorie) messen (s. S. 4). Die entstehende Wärmemenge hängt ab: 1) von der chemischen Differenz der beiden Körper, und 2) von der Höhe der Oxydationsstufe. Doch ist sie der letztern nicht proportional, sondern es kommt noch der Aggregatzustand der neu entstandenen Verbindung in Betracht, je nachdem dieselbe gasförmig, flüssig oder fest ist, indem jedesmal, wenn ein Körper aus einem festern Aggregatzustand in einen weniger festen übergeht, Wärme gebunden wird, die sich von der entwickelten Wärme subtrahiert. Wird z. B. ein Kohlenstoffatom zu Kohlenoxyd verbrannt, so ist die dabei entstehende Wärmemenge geringer als bei der Verbrennung des Kohlenoxyds zu Kohlensäure, weil im letzteren Falle ein gasförmiger Körper auch wieder zu einem Gas verbrannt wird, während bei der Verbindung des ersten Sauerstoffatomes das eine Kohlenstoffatom aus dem Komplex der anderen Kohlenstoffatome abgerückt und in den gasförmigen Zustand übergeführt wird.

Von großer Wichtigkeit ist die Frage, ob irgend eine Verbindung, die aus mehreren Kohlen- und Wasserstoffatomen besteht, bei ihrer Oxydation zu Wasser und Kohlensäure ebensoviel Wärme entwickelt, wenn sie direkt in ihre Endprodukte zerfällt oder erst durch Zwischenstufen hindurch auf ihre Endprodukte verbrannt wird. Der Versuch lehrt, daß jedesmal nur soviel Wasser entwickelt wird, als wenn der Kohlenstoff u. s. w. direkt in seine Endprodukte verbrannt worden wäre.

Die Wärmeproduktion der warmblütigen Tiere ist, wenn alle sonstigen Umstände gleich sind, proportional der dritten Wurzel aus dem Quadrat des Körpergewichts (Rameau, J. Rosenthal).

Daß die tierische Wärme in der That durch die chemischen Prozesse des Tierkörpers erzeugt wird, darauf weisen Beobachtungen hin, welche zeigen, daß sie mit einer Reihe von Erscheinungen des Stoffwechsels in innigster Beziehung steht und mit demselben auf- und abschwankt; dahin gehören:

1) Die täglichen Wärmeschwankungen eines Tieres verlaufen parallel mit der täglichen Kohlensäure- und Harnstoffausscheidung (S. 76 und 122).

2) Bei längerem Hungern, wo die Größe der Kohlensäureausscheidung herabgesetzt wird, nimmt auch die Wärmeproduktion und damit die Körperwärme ab (S. 216).

3) Während der Verdauung nimmt die Kohlensäureausscheidung, ebenso aber auch die Wärmeproduktion bedeutend zu (S. 224).

4) Kinder und junge Tiere produzieren auf die Einheit des Körpergewichts berechnet fast doppelt soviel Kohlensäure als Erwachsene (S. 77), deshalb ist auch ihre Eigenwärme eine höhere.

5) Findet man höhere Temperatur da, wo nachweisbar chemische Prozesse stattfinden, wie z. B. in den Speicheldrüsen die Temperatur bei lebhafter Sekretion gegenüber dem Ruhezustande erhöht ist (S. 107).

6) Die Menge des absorbierten Sauerstoffes steht in einem bestimmten Verhältnis zur tierischen Wärme: nach Regnault und Reiset absorbiert 1 kg Kaninchen in einer Stunde 0·914 g Sauerstoff und hat eine Durchschnittstemperatur von 38° C., während 1 kg Huhn 1·186 g Sauerstoff absorbiert und eine Körpertemperatur von 43·9° C. besitzt.

Nachdem Lavoisier zuerst gelehrt hatte, daß jede Verbrennung mit Sauerstoffverbrauch einhergeht (1789), hatte er auch die Atmung als eine einfache Verbrennung gedeutet und zuerst die tierische Wärme als Folge dieser Verbrennung aufgefaßt, deren Sitz er aber ausschließlich in die Lunge verlegte, während dieselbe überall in den Geweben vor sich geht.

Wenn auch alle diese Thatsachen mit höchster Wahrscheinlichkeit für die obige Ableitung sprechen, daß die tierische Wärme nur das Resultat des Stoffwechsels ist, so wird der definitive Beweis dafür erst erbracht sein, wenn sich eine Wärmebilanz aufstellen lassen wird, in der Wärmebildung (Einnahmen) und Wärmeverbrauch (Ausgaben) sich decken.

3. Die Wärmeausgaben des Körpers.

Der Körper verausgabt von seinem Wärmevorrat fortwährend bestimmte Wärmemengen auf folgenden Wegen:

1) Alle gasigen, flüssigen und festen Einnahmen des Körpers (Luft, Getränke und Speisen) sind im allgemeinen geringer temperiert als seine gasigen, flüssigen und festen Ausgaben (Exspirationsluft, Harn und Exkremente). Die letzteren haben also dem Körper bestimmte Wärmequantitäten entzogen. Die Größe dieses Wärmeverlustes ist abhängig von der Wärmekapazität der eingeführten Substanzen und der Temperaturdifferenz zwischen ihnen und der Temperatur des Körpers.

2) Sowohl von der Haut, als ganz besonders von den Lungen findet fortwährend eine Wasserverdunstung statt, bei welcher nicht unbedeutende Mengen von Wärme gebunden werden, wie das jedesmal geschieht, wenn ein Körper aus einem dichtern in einen weniger dichten Aggregatzustand übergeht; die Größe des Verlustes ist abhängig von der Differenz der Temperatur und der Feuchtigkeit der Körperoberfläche gegen die der umgebenden Luft.

3) Den größten Verlust an Wärme erleidet der Körper durch Leitung und Strahlung von der freien Oberfläche des Körpers. Inwieweit Wärme dabei verloren geht, hängt ab: a) von der Temperaturdifferenz zwischen Körper und Umgebung, b) von der Wärmekapazität und Leitungsfähigkeit der Umgebung.

Die ganzen Betrachtungen beziehen sich ausschließlich auf den Ruhezustand der Muskeln; Herz- und Atemmuskeln, deren Thätigkeit niemals auszuschalten ist, werden hierbei vernachlässigt.

4. Die Wärmeeinnahmen des Körpers (Wärmequelle).

Die chemischen Prozesse, durch welche die tierische Wärme entsteht, bedingen einen beständigen Verbrauch von Körpersubstanz. Dieser Verbrauch wird durch die Nahrungsaufnahme ersetzt, so daß die Nahrungsmittel die potentiellen Energien darstellen, welche weiterhin durch die chemischen Prozesse in kinetische Energien, Wärme, umgesetzt werden. Die Nahrungsmittel und der Sauerstoff bieten demnach das Material für die Wärmebildung resp. die Wärmeeinnahmen des Körpers, und die Größe dieser Wärmeeinnahme ist gleich der Verbrennungswärme der in einer bestimmten Zeit aufgenommenen Mengen von Eiweiß, Fett, Sauerstoff u. s. w. zu ihren Endprodukten Harnstoff u. a. minus der Temperatur der Egesta. Die Bestimmung der Verbrennungswärme geschieht mittels des Kalorimeters, die Berechnung wird in Kalorien gegeben.

Diese Berechnung ist zunächst von Dulong und Despretz ausgeführt worden; sie hat ergeben, daß von der durch den Körper verausgabten Wärme sich nur 75—80 % aus der Verbrennungswärme der Ingesta minus Egesta berechnen lassen, also ein Defizit von 19—25 % vorhanden ist, wofür man eine anderweitige Quelle zu suchen hätte. Diese Bestimmungen sind später von Ludwig, Fick, M. Traube, Bischoff u. Voit auf verbesserter Grundlage wiederholt worden, ohne indes zu einem definitiv befriedigenden Resultate geführt zu haben, nur hatte sich in diesen Rechnungen das Defizit um einige Prozente verringert. Es liegt aber auf der Hand, wie unsicher bei der großen Schwierigkeit der anzustellenden Bestimmungen die Grundlagen sind, auf denen die Berechnungen ausgeführt werden. Nichtsdestoweniger ist doch auch aus anderweitigen Gründen wahrscheinlich, daß die Quelle der tierischen Wärme allein in den chemischen Vorgängen des Stoffwechsels zu suchen ist.

Die folgenden Zahlen, die den Bestimmungen von FAVRE u. SILBERMANN entnommen sind, sollen die Größe der Verbindungswärme einiger Verbindungen veranschaulichen.

Es werden entwickelt bei der Verbrennung von:

1 g Wasserstoff zu Wasser . . .	34 462	Kalorien.
1 „ Kohlenstoff zu Kohlensäure .	8080	„
1 „ Stearinsäure	9700	„
1 „ Alkohol	8958	„
1 „ Eiweiß	4263	„
1 „ Fett	9069	„
1 „ Zucker	3277	„
1 „ Stärke	5000	„

Für die Verbrennung von Zucker und Stärke werden von verschiedenen Autoren abweichende Zahlen angegeben.

5. Die Wärmebilanz.

Die Aufstellung einer Wärmebilanz, einer Entgegenstellung von Wärme-Einnahme und -Ausgabe, entspricht dem oben vorgeschriebenen, zweiten Wege zur Beweisführung für den Ursprung der tierischen Wärme. Die Grundlagen, auf denen diese Rechnung ausgeführt ist, sind ebenfalls nicht ganz genau, und beanspruchen die Resultate nur eine allgemeinste Anschauung über das Verhalten der Wärme im tierischen Haushalt zu geben. Die Berechnung ist von BARRAL u. HELMHOLTZ ausgeführt worden. Nach HELMHOLTZ beträgt die Wärmemenge, welche ein Mensch von 82 kgm in 24 Stunden produziert, 2 700 000 Wärmeeinheiten. Dieselben verteilen sich auf die Wärmeausgabe in folgender Weise:

Zur Erwärmung von Speisen und Getränken (bei mittlerer Menge und 12° C.) . .	70 157 W. E.	= 2·6 %
Zur Erwärmung der Respirationsluft (16 000 g in 24 Stunden bei 0°)	140 064 „ „	= 5·2 „
Die tägliche Verdunstung von 656 g Wasser bindet	397 536 „ „	= 14·7 „
	607 757 W. E.	= 22·5 %
Durch die äußere Körperoberfläche bleiben zur Verausgabung	2 092 243 W. E.	= 77·5 %.

Demnach findet der größte Wärmeverlust, volle drei Viertel des Gesamtverlustes, durch die Haut statt, der nächstgrößte kommt auf den Verlust bei der Wasserverdampfung in den Lungen und der Haut, am wenigsten erfordert die Erwärmung der eingeführten Speisen und Getränke. — BARRAL, der einen ganz andern Weg eingeschlagen hat, erhielt durch Rechnung sehr ähnliche Resultate:

Wärmeeinnahme	Wärmeausgaben durch				
	Verdunstung	Erwärmung d. Atemluft	Erwärmung d. Nahrung	Exkremente	Strahlung, Leitung und Arbeit
2706076 W.E.					
100%	25·85%	3·72%	1·94%	1·22%	67·22%

Somit ist die Beweisführung geschlossen.

6. Die Wärmeregulierung.

Die Temperatur der homöothermen Tiere ist eine sehr konstante und schwankt nur innerhalb sehr enger Grenzen. Es müssen demnach, da sowohl die Wärmeproduktion selbst, als besonders die Temperatur der Umgebung großen Schwankungen unterliegen kann und nach dem NEWTONschen Gesetz bei gleicher Oberfläche die Wärmeabgabe direkt proportional dieser Differenz ist, regulatorische Einrichtungen vorhanden sein, die jene Einflüsse zu modifizieren vermögen.

Diese Regulierung der Wärmeabgabe ist aber keine absolute, sondern sie versagt, wenn die Körpertemperatur eine gewisse Höhe übersteigt oder unter eine bestimmte Grenze sinkt, und es erfolgt der Tod. Der Tod durch Temperatursteigerung tritt ein, wenn man das Tier in eine Temperatur von 40° bringt und es darin längere Zeit verweilen läßt; es wird keine Wärme mehr abgegeben, die Eigentemperatur steigt, und der Tod erfolgt bei 43—45° mit Erhöhung der Atem- und Pulsfrequenz, Speichelfluß und heftigen Krämpfen (ACKERMANN). Die Ursache des Todes ist wahrscheinlich in einer Lähmung des Centralnervensystems und des Herzens zu suchen. Durch Abkühlung erfolgt nach HORVATH der Tod bei Kaninchen, wenn dieselben durch Eintauchen in Eiswasser eine Eigentemperatur von 23° C. erreicht haben: Blutdruck, Atem- und Pulsfrequenz nehmen ab, der Tod erfolgt ohne Krämpfe. Wird künstliche Respiration eingeleitet, so steigt die Temperatur wieder, während ein auf nur 26° abgekühltes Tier, in günstigere Temperaturverhältnisse gebracht, noch selbständig eine höhere Eigentemperatur erreichen kann.

Die jeweilige Temperatur des Körpers ist gegeben durch das Verhältnis der Wärmeproduktion zur Wärmeabgabe; so lange soviel abgegeben, als produziert wird, muß die Eigenwärme konstant sein. Sobald der eine von diesen Faktoren sich einseitig ändert, wird eine Störung dieser Konstanz eintreten müssen. In der That sind, wie die Versuche ergeben haben, beide Faktoren nachweisbar bei der Regulierung der Eigentemperatur beteiligt. Was die Änderung der Wärmeproduktion betrifft, so wird dieselbe aus einer entsprechenden Veränderung des Stoffwechsels erschlossen. Es hat zunächst PFLÜGER an Tieren nachgewiesen, daß bei Abnahme der Außentemperatur die O-Aufnahme sowohl wie die CO_2-Abgabe wesentlich zunehmen, und daß sie sich verringern, wenn die umgebende Temperatur zunimmt; auch am Menschen konnte diese Erfahrung bestätigt werden (VOIT), was um so wichtiger ist, als das Individuum während der ganzen Dauer des Versuches vollkommene Muskelruhe zu bewahren hatte, so daß die erwähnte Änderung des Stoffwechsels nicht auf veränderte Muskelthätigkeit, sondern eben nur auf den Einfluß der Temperatur zu beziehen ist. Was die Art und Weise betrifft, durch welche die veränderte Außentemperatur jenen Effekt hervorruft, so handelt es sich wahrscheinlich um eine Reizung der Hautnerven, welche auf reflektorischem Wege den Stoffwechsel, namentlich der Muskeln, zu beeinflußen imstande sein sollen (chemischer Reflextonus — Röhrig u. Zuntz). Zur Illustration des eben Gesagten diene die folgende Tabelle, in welcher das Resultat von je 10 an Meerschweinchen ausgeführten Versuchen mitgeteilt wird; die Tiere wurden abwechselnd in hohe und niedere Umgebungstemperatur gebracht, während ihre Eigentemperatur konstant blieb:

Mittel	O-Aufnahme pro 1 kg Tier und 1 Stunde		CO_2-Ausgabe pro 1 kg Tier und 1 Stunde	
	hohe Temp.	niedereTemp.	hohe Temp.	niedereTemp.
aus Versuch 1—10	1104·14	1430·69	941·20	1166·05
aus Versuch 11—20	1154·73	1657·4	992·97	1447·43

Der andere Faktor für die Wärmeregulierung beruht auf der veränderten Wärmeabgabe von der Haut aus, welche durch die Weite der Blutgefäße und die Größe der Wasserverdunstung (Schweiß) bestimmt wird. Tritt nämlich in der Umgebung der Haut höhere Temperatur auf, so sieht man, wie sich die Haut rötet, indem die Arterien sich erweitern, die Kapillaren sich stärker gefüllt haben und aus dem Innern mehr Blut der Haut zuströmt, um sich daselbst abzukühlen. Gleichzeitig entsteht durch Schweißbildung eine starke Wasserverdunstung, wodurch bedeutende Wärmemengen gebunden werden. Umgekehrt wenn Kälte in der Umgebung der Haut eintritt, womit eine Vermehrung des Wärmeverlustes bedingt sein müßte, wird die Haut blaß, die Arterien ziehen sich zusammen, hindern so den Zufluß des warmen Innenblutes zur Haut und damit die zu große Abkühlung, während jede Wasserverdunstung aufhört. Die numerischen Belege sind nach Adamkiewicz folgende:

Temperatur der Umgebung	Cirkulation	Anzahl der von der Haut in 1 Min. abgegebenen Kalorien
15—18° C.	frei	80·8
	Unterbrochen (durch Esmarchs Blutleere)	61·2
	Kapillardilatation nach Bad von 40° durch 5 M.	99·1
	frei	86·5
	Unterbrochen	67·1
	Kapillardilatation nach Bad von 45° u. 5 M.	115·6

Indes läßt sich theoretisch ableiten und aus der Beobachtung schließen, daß das Regulierungsvermögen der Haut eine Grenze nach oben und unten haben muß, die, wenn sie überschritten wird, die fernere Regulierung unmöglich macht; diese Grenze ist erreicht, wenn die Temperatur der Umgebung sich von der Haut um 11·6° C. entfernt hat (Adamkiewicz).

Die Temperaturdifferenz, innerhalb welcher eine ausreichende Regulierung stattfindet, bezieht sich auf die nackte, unbedeckte Haut. Die Tiere der nördlicheren Klimaten, namentlich der arktischen Regionen, wo längere Zeit hindurch die Temperatur der Umgebung weit unter 0° steht, haben sich diesen Temperaturen insofern anzupassen vermocht, als sie eine Hautbedeckung acquiriert haben (Haarpelze und große Fettlager in der Haut, wie z. B. der Walfisch), welche als schlechte Wärmeleiter die Haut vor größeren Wärmeverlusten schützen und eine Regulierung innerhalb weit größerer Grenzen gestatten.

Jene Acquisition ahmt der Mensch nach, wenn er im Winter bei kalter Umgebungstemperatur seine Haut mit Wollstoffen u. dergl. schlechten Wärmeleitern umgiebt, während er für die hohe Umgebungstemperatur des Sommers seine Kleidung aus Leinenstoffen, die bessere Wärmeleiter sind, anfertigt. Dadurch wird die Haut in ihrer Funktion als Wärmeregulator unterstützt und für die Regulierung selbst eine größere Breite erzielt.

Nerveneinfluß. Gelegentliche Beobachtungen an Menschen mit verwundetem Rückenmark, die eine Steigerung der Eigenwärme aufweisen, veranlaßten Cl. Bernard, Schiff u. a., bei Tieren die Durchschneidung des Rückenmarks auszuführen, um zu prüfen, ob etwa vom Centralnervensystem aus ein regulatorischer Einfluß auf die Temperaturverhältnisse des Körpers vorhanden sei: jedesmal sahen sie nach dieser Durchschneidung die Temperatur sinken. Das Resultat ließ sich, nachdem erst der Einfluß der Gefäßnerven auf die Blutverteilung besonders in der Haut bekannt war, auf die gleichzeitige Lähmung der im Rückenmark herabsteigenden Gefäßnerven beziehen, deren Ausfall eine Erweiterung der Gefäße und eine vermehrte Wärmeabgabe an der Körperoberfläche zur Folge hat.

In neuerer Zeit ist ein Versuch mitgeteilt worden, in welchem durch Einstich ins Gehirn (Hund) eine bedeutende Temperatursteigerung hervorgerufen werden konnte; es handelt sich hierbei um Verletzung des medialen Teiles des Corp. striatum und der unterliegenden Partie. Auch elektrische Reizung dieser Teile erzeugt die Temperaturerhöhung (Frédericq, Richet, Aronsohn u. Sachs, Giard). Man spricht von einem Wärmecentrum.

Zweites Kapitel.

Die Leistung mechanischer Arbeit.

(Die Lehre von den Bewegungen.)

Wiewohl alle Erscheinungen in der Natur in letzter Instanz auf Bewegungen zurückzuführen sind (s. S. 2), so kommt doch vorzugsweise dem Tierkörper eine Art von Bewegung zu, durch welche der Schwere entgegen Lasten gehoben werden können, resp. mechanische Arbeit geleistet wird. Diese Bewegungen werden von bestimmten, den Tieren eigentümlichen Organen ausgeführt, welche man Muskeln nennt, und die gemeinhin als „Fleisch“ bezeichnet werden.

§. 1. Allgemeine Bewegungslehre.

(Allgemeine Muskelphysiologie.)[1]

Man unterscheidet zwei Arten von Muskeln: die quergestreiften oder willkürlichen und die glatten oder unwillkürlichen Muskeln. Die ersteren sind gewöhnlich lange, cylindrische oder walzenförmige Stränge, bilden die gesamte Muskulatur des Rumpfes sowie seiner Anhänge und unterliegen in ihrer Thätigkeit dem Einflusse des Willens. Die letzteren sind in der Regel muskulöse Platten, bilden als solche die Wand von röhrenförmigen Organen (Darm, Blutgefäße u. a.) und sind dem Einflusse des Willens entzogen. An sämtlichen Muskeln beobachtet man zwei Zustände: den Zustand der Ruhe und den der Thätigkeit.

I. Die quergestreiften Muskeln.

Die quergestreiften Muskeln lassen sich durch Präparation in feinere Bündel zerlegen, die dem unbewaffneten Auge als haarfeine

---

[1] Ed. Weber, Artikel Muskelbewegungen in R. Wagners Handwörterbuch d. Physiologie. Bd. 3. II. 1850. L. Hermann, Artikel Allgemeine Muskelphysik in dessen Handbuch der Physiologie. Leipzig 1879. A. Fick, Mechanische Arbeit und Wärmeentwickelung bei der Muskelthätigkeit. Leipzig 1882.

Fäden erscheinen, welche Muskelprimitivbündel oder Muskelfasern genannt werden, und welche das eigentliche Formelement des Muskels darstellen. Unter dem Mikroskop unterscheidet man an der Muskelfaser den Inhalt und die Hülle; letztere, Sarkolemm genannt, ist eine structurlose, elastische Membran, die den Inhalt überall umgiebt. An dem Inhalt, der eigentlich kontraktilen Substanz, unterscheidet man zunächst eine deutliche Querstreifung (der die Muskeln ihren Namen verdanken), die von abwechselnd dunklen und hellen Querstreifen herrührt. Die Substanz, welche den dunklen Streifen entspricht (Hauptsubstanz, anisotrope Substanz), ist doppeltbrechend, die andere Zwischensubstanz, isotrope Substanz) ist einfachbrechend (Brücke). Nach Brücke enthält die anisotrope Abteilung, obgleich die Muskelsubstanz an und für sich gleichartig und in fest-weichem Zustande zu denken ist, kleine, regelmäßig andeordnete Körperchen, welche die Träger jener Doppelbrechung sind, und die er deshalb „Disdiaklasten“ genannt hat.

Für den fest-weichen Zustand der Muskelsubstanz spricht neben anderen physikalischen Gründen eine Beobachtung von Kühne, der einen Muskelparasiten (Myoryctes Weirmanni) im Innern einer Muskelfaser ohne besondern Widerstand vorwärts schreiten sah, während sich hinter ihm die Lücken wieder schlossen.

Bei Zusatz eines Tropfens von Essigsäure sieht man unter dem Mikroskop in der Muskelfaser eine große Anzahl von rundlichen Kernen, die teils dem Sarkolemm aufliegen, teils aber auch im Innern der kontraktilen Substanz gelegen sind und Muskelkörperchen genannt werden. Man betrachtet sie als Reste der embryonalen Zellen, aus denen sich die Muskelfaser entwickelt hat.

Durch Mazeration in sehr verdünnter Salzsäure zerfällt die Muskelfaser entsprechend der Querstreifung in Querscheiben: Bowmanns Discs. Neben der Querstreifung sieht man aber auch an jeder Faser Längsstreifen, denen entsprechend die Muskelfaser durch Mazeration in sehr dünnem Alkohol in feinste Muskelfibrillen zerfällt. Diese Längsstreifen lassen sich auch an jedem einzelnen Disc beobachten, so daß, wenn man sich die Spaltung der Länge und der Quere nach vorstellt, die Muskelfaser in prismatische Stückchen zerlegt erscheint, welche „Sarcous elements“ (Bowmann) oder „Fleischprismen“ (Kühne) genannt werden.

Die einzelnen Muskelfasern sind durch Bindegewebe zu kleinen Packeten miteinander verbunden: eine Anzahl dieser Packete bilden die durch das bindegewebige Perimysium internum zusammengehaltenen sekundären Bündel, die den Gesamtmuskel zusammensetzen, welcher von dem Perimysium externum umgeben ist.

Außer dem Bindegewebe enthält der Muskel noch Gefäße und Nerven, besonders deren Enden (s. unten); die Gefäße des Muskels sind sehr zahlreich und von sehr konstanter Form: die Kapillaren bilden enge Maschen von rechteckiger Gestalt.

Chemie der Muskelsubstanz.[1]

Die chemische Zusammensetzung des Muskels im wirklich lebenden Zustande zu ermitteln, ist nicht ausführbar, weil der Muskel durch die Untersuchung selbst sehr verändert wird. Am nächsten der Zusammensetzung des lebenden Muskels kommt folgende Darstellung der Muskelbestandteile: Froschmuskeln werden auf — 7° abgekühlt, fein zerschnitten, in abgekühltem Mörser fein zerstampft, diese Massen in ein Leinentuch eingeschnürt und bei Zimmertemperatur ausgepreßt (Kühne). Die so erhaltene Flüssigkeit wird filtriert und stellt im Filtrat eine schwach gelblich gefärbte, etwas opalisierende Flüssigkeit dar: das Muskelplasma. Dasselbe reagiert deutlich alkalisch, gerinnt spontan über 0° sehr langsam, rasch bei Zimmertemperatur, bei 40° in unmeßbar kurzer Zeit und preßt aus sich das Muskelserum aus.

Das Gerinnsel, welches sich aus dem Muskelplasma ausscheidet, ist ein gerinnbarer Eiweißkörper, welcher den Hauptbestandteil der Eiweißkörper des Muskels ausmacht: das Myosin. Dasselbe gerinnt, im Gegensatz zu dem Fibrin, gallertig, ist unlöslich in Wasser, löslich in Kochsalzlösung von 5—10 % und ebenso in sehr verdünnten Alkalien und Säuren, wobei es sich mit letzterem in Syntonin verwandelt.

Die Lösung des Myosins in Kochsalz gerinnt nicht spontan, sondern bei 55—60° in Flocken gewöhnlichen koagulierten Eiweißes. Wie das Muskelplasma, scheidet auch die Lösung in Kochsalz das Myosin in viel Wasser und in verdünnten Säuren wieder aus.

Das Muskelserum, das sauer reagiert, enthält die übrigen Bestandteile der Muskelsubstanz: 1) Serumalbumin, das bei 75° C., und Muskelalbumin, das bei 45° gerinnt, sowie Alkalialbuminat; 2) Kreatin, Xanthin, Hypoxanthin und die N-haltige Inosinsäure; 3) einen roten mit dem Hämoglobin identischen Farbstoff; 4) Traubenzucker, Muskelzucker (Inosit) und Glykogen; 5) Fleischmilchsäure; 6) Mineralsalze, namentlich Kaliverbindungen; 7) Wasser zu 75 %; 8) Gase, und zwar nur Kohlensäure, niemals Sauerstoff (L. Hermann).

Obgleich im Muskel kein Sauerstoff nachweisbar ist, so entzieht er dem ihn durchströmenden Blute sehr große Mengen davon, denn arterielles durch die ausgeschnittenen Oberschenkelmuskel des Hundes geleitetes Blut hatte auf seinem Wege einen großen Teil seines Sauerstoffes abgegeben (Ludwig u. Al. Schmidt).

Die quantitative chemische Zusammensetzung des Muskels siehe Seite 203.

---

[1] Vergl. O. Nasse, Chemie und Stoffwechsel der Muskeln, Hermanns Handbuch d. Physiologie. Bd. I., Teil 1. 1879.

Der Muskel im Ruhezustande.

Die Elastizität des Muskels. Der Muskel besitzt, wie jede organische Substanz, eine Elastizität, die zwar gering, aber sehr vollkommen ist, d. h. er kehrt, wenn er durch ein Gewicht ausgedehnt worden ist, nach Entfernung desselben zu seiner frühern Länge wieder zurück. Während aber bei den anorganischen Körpern (Stahl u. s. w.) die Dehnungslängen proportional den angehängten Gewichten sind (Wertheim), wachsen bei dem Muskel (wie bei allen organischen Geweben) die Dehnungslängen langsamer als die dehnenden Gewichte (Wertheim, Ed. Weber) und um so langsamer, je mehr der Muskel bereits gedehnt ist.

Die Vollkommenheit der Elastizität des Muskels bezieht sich aber nur auf Gewichte innerhalb einer bestimmten Grenze, denn hat das dehnende Gewicht jene Grenze überschritten, so wird die Elastizität unvollkommen, und der Muskel erreicht nach Entfernung des Gewichtes seine ursprüngliche Länge nicht wieder, sondern zeigt eine bleibende Reckung, die „elastische Nachwirkung“, wovon man sich leicht überzeugen kann, wenn man den ganzen Vorgang durch den Muskel selbst auf einen langsam rotierenden, berußten Cylinder aufschreiben läßt.

Der Elastizitätskoëffizient ist die Zahl, welche angiebt, um wieviel irgend ein Körper von 1 m Länge und 1 qcm Querschnitt bei einer Belastung von 1 kg ausgedehnt wird.

Die elektrischen Eigenschaften des Muskels im Ruhestande s. unten.

Der Muskel im thätigen Zustande.

Aus dem ruhenden Zustand wird der Muskel in den thätigen Zustand durch Reize versetzt. Reize nennt man im allgemeinen alle diejenigen Einwirkungen auf den Muskel, welche ihn in den thätigen Zustand überführen, und die Fähigkeit des Muskels, auf Reize zu reagieren, nennt man seine Erregbarkeit. Der physiologische Reiz, der innerhalb des Körpers die Muskeln zur Thätigkeit veranlaßt, ist der Willensreiz, welcher, vom Gehirn die Nerven herabkommend, dem Muskel die Anregung zur Bewegung mitteilt. Am ausgeschnittenen Muskel bedient man sich zur Reizung des mechanischen, thermischen, chemischen und elektrischen Reizes.

Der Übergang des Muskels aus dem ruhenden in den thätigen Zustand, unter dem Einflusse eines einmaligen Reizes, bekundet sich jedesmal durch eine deutliche Verkürzung, welche man die Zuckung des Muskels nennt.

Während der Kontraktion der quergestreiften Muskelfaser wird die isotrope Schicht im ganzen stärker, die anisotrope schwächer lichtbrechend, während die Höhe beider Schichten abnimmt, und zwar die der isotropen viel schneller als die der anisotropen. Da die anisotropen Schichten auf Kosten der isotropen an Volum zunehmen, so ist wahrscheinlich, daß bei der Kontraktion Flüssigkeit aus der isotropen in die anisotrope Schicht übertritt (W. Engelmann).

Die Reizung des Muskels.

1) Die mechanische Reizung. Jedes Drücken, Zerren, Stechen u. s. w. eines lebenden Muskels ruft eine einmalige Zusammenziehung desselben hervor; sobald der Reiz zu wirken aufgehört hat, dehnt sich der Muskel wieder aus.

2) Thermische Reizung. Wenn man den Muskel in gewisse höhere oder niedere Temperaturen versetzt, so wird er ebenfalls erregt und zur Zuckung veranlaßt. Nach ECKHARD wirkt in dieser Weise auf den Muskel die Erniedrigung der Temperatur zu — 4 bis 8° C. und die Erhöhung auf über 40° C.

3) Chemische Reizung. Eine Reihe von chemischen Agentien, wenn sie in gasförmigem Zustande an den Muskel gelangen, sind Reize für die Muskelsubstanz. Dahin gehören die Dämpfe von NO_2, SO_2, HCl, $C_2H_4O_2$, Br, CS_2, besonders NH_3 (KÜHNE).

4) Elektrische Reizung. Der elektrische Strom in verschiedenster Form vermag den Muskel sehr kräftig und sicher zu erregen.

Für die elektrische Reizung gilt als Hauptgesetz, daß nur Stromesschwankungen, d. h. Änderungen der Stromdichte (= Stromstärke dividiert durch den Querschnitt), mögen sie in einer Zunahme, positive Stromesschwankung, oder mögen sie in einer Abnahme, negative Stromesschwankung, bestehen, erregend wirken, aber nicht der Strom in konstanter Dichte (E. DU BOIS-REYMOND).

Folgen eine Anzahl von Reizungen aufeinander, so zieht sich der Muskel immer wieder von neuem zusammen, bis er, wenn die einzelnen Erregungen zu schnell aufeinander folgen, in den kurzen Ruhepausen keine Zeit mehr hat, um sich wieder auszudehnen und in permanenter Zusammenziehung verharrt, ein Zustand, den man als „Tetanus“ oder als tetanische Zusammenziehung des Muskels bezeichnet. Wenn man den tetanisch kontrahierten Muskel betrachtet, so sieht man an demselben keine Bewegung, sondern glaubt ihn in einer neuen Gleichgewichtslage zur Ruhe gekommen. In der That aber ist es ein Bewegungszustand, denn HELMHOLTZ hat nachgewiesen, daß der tetanisch kontrahierte Muskel einen Ton von 16—32 Schwingungen in der Sekunde wahrnehmen läßt, welcher, da Töne im allgemeinen nur durch Schwingungen elastischer Körper hervorgerufen werden, den unsichtbaren Schwankungen der Muskelmoleküle seinen Ursprung verdanken muß. Einen weitern Beweis dafür bietet der „sekundäre Tetanus“ (s. unten).

Zwei Arten von elektrischen Strömen kommen bei der Reizung zur Anwendung: a) die Induktionsströme und b) die konstanten Ströme oder Kettenströme.

a) Reizung durch Induktionsströme. Wenn man durch einen Muskel einen einzelnen Induktionsschlag sendet, so erfolgt, wenn derselbe hinreichend stark ist, eine einmalige Zuckung, deren Größe abhängig ist von der Dichtigkeit des Stromes und der Erregbarkeit des Muskels. Reizt man den Muskel mit immer stärkeren Strömen, so wächst die Stärke der Zuckung mit der Intensität des Stromes bis zu einem Maximum, Zuckungsmaximum, über welches hinaus auch beim Wachsen der Stromstärke eine Zunahme nicht mehr stattfindet.

Dieser Erfolg des Reizes tritt in gleicher Weise im allgemeinen (die Ausnahme davon unten) beim Schließungs- und Öffnungsinduktionsschlag auf und ist unabhängig von der Richtung des Stromes im Muskel, ob derselbe nämlich seiner Länge oder seiner Quere nach durchströmt wird (C. Sachs).

Folgen die Reize so schnell aufeinander, daß der Muskel in den kurzen Ruhepausen keine Zeit gewinnt, sich wieder auszudehnen, so verschmelzen die einzelnen Zuckungen durch Summierung zum „Tetanus" des Muskels.

b) Reizung durch den konstanten Strom. Wenn man durch einen Muskel einen konstanten Strom von mittlerer Stärke und Dauer sendet, so tritt eine Zuckung nur bei Schließung und Öffnung des Stromes ein; während des Geschlossenseins des Stromes verharrt der Muskel in Ruhe. Dieses Verhalten entspricht dem schon oben vorgetragenen allgemeinen Gesetze über elektrische Reizung. Nach v. Bezold findet die Erregung durch den konstanten Strom nicht in der ganzen Ausdehnung der von dem Strome durchflossenen Muskelstrecke, der intrapolaren Strecke, statt, sondern bei der Schließung an der Kathode, d. i. an der Stelle des Muskels, welcher der negative Pol der Kette anliegt, bei der Öffnung an der Anode, d. i. an der Stelle des Muskels, welcher der positive Kettenpol anliegt, wie sich durch einen einfachen Versuch zeigen läßt. Hängt man nämlich einen dünnen parallelfaserigen Muskel (M. sartorius) an seinem obern Ende auf, so daß er frei schwebt, und legt an seine Breitseiten je eine Elektrode ganz lose auf, so schlägt der Muskel bei der Schließung wie ein Pendel nach der Seite aus, wo die Kathode sich befindet, bei der Öffnung nach der entgegengesetzten, der Anodenseite (Engelmann).

Nimmt man die Schließungsdauer des konstanten Stromes kurz und läßt schnell aufeinander Schließung und Öffnung des Stromes folgen, so erhält man fortwährende Schließungs- und Öffnungszuckungen, die sich bei genügender Schnelligkeit der Unterbrechung zu tetanischer Kontraktion summieren.

Der konstante Strom scheint auf den Muskel energischer zu wirken wie der induzierte (Beyerlacher), indes hat Brücke gezeigt, daß der Unterschied nur bedingt ist durch die kurze Dauer der Induktionsströme; denn werden die konstanten Ströme sehr schnell unterbrochen und wieder geschlossen, oder die Dauer der Induktionsströme verlängert, so ist die Wirkung beider Arten von Reizen auf den entnervten Muskel eine gleiche. Jedenfalls folgt daraus eine gewisse Trägheit der Muskelsubstanz.

Einige weitere Beziehungen zur elektrischen Reizung des Muskels werden besser bei der elektrischen Reizung der Nerven gegeben (s. unten).

Muskelirritabilität.

Die Reize, welche man auf den Muskel einwirken läßt, treffen zugleich auch die in ihm befindlichen Nerven, und es ist die Frage aufgeworfen worden, ob denn der Muskel überhaupt reizbar, bezw. eine „Muskelirritabilität" vorhanden wäre, und ob jene Zuckung nicht vielmehr auf die Reizung der intramuskulären Nerven zu beziehen sei. Haller, der zuerst diese Frage diskutiert hatte, wollte sie aus nicht zureichenden Gründen bewiesen haben. Man schließt auf die „Muskelirritabilität" aus folgenden Gründen: a) Der Muskel ist nur ein Beispiel der im Tier- und Pflanzenreich vorhandenen kontraktilen und dabei irritablen Substanzen, obgleich jene frei von Nerven sind; b) das obere und das untere Ende des M. sartorius, obgleich nervenfrei, reagiert auf alle Reize (Kühne); c) Ammoniak erregt nur den Muskel, niemals den Nerven; d) Muskeln, deren intramuskuläre Nerven durch das amerikanische Pfeilgift „Curare" gelähmt sind, beantworten trotzdem jede Erregung mit einer Zuckung.

Das amerikanische Pfeilgift Curare.

Mit Curare vergiften die Indianer am Orinoco und Amazonenstrom ihre Kriegs- und Jagdwaffen; das getroffene Tier stürzt lautlos ohne jede Bewegung zusammen, sein Fleisch ist ohne Schaden genießbar. Schon lange nach Europa importiert, wurde es doch erst in den fünfziger Jahren von Bernard u. Kölliker genauer studiert, und seine Einführung in die physiologische Technik bezeichnet eine neue Epoche derselben. Bernard sowohl wie Kölliker stellten fest, daß seine hervorragendste und wichtigste Wirkung die ist, daß es im Anfang der Vergiftung nur die motorischen Nerven, und zwar zunächst nur deren intramuskuläre Enden lähmt, während alle übrigen Funktionen, besonders die Cirkulation, die Thätigkeit der nervösen Centralorgane und die sensiblen Nerven ungestört sind. Der Tod erfolgt bei Warmblütern demnach nur durch die mit der Lähmung der Atemmuskeln eintretende Erstickung, die von Krämpfen nicht begleitet sein kann, weil die Lähmung auch der übrigen motorischen Nerven den Ausbruch derselben verhindern muß. Einleitung der künstlichen Respiration unterhält das Leben des Tieres vollständig, während alle seine willkürlichen Bewegungen aufgehört haben (dieser durch das Curare herbeigeführte Zustand ist besonders derjenige, welchen die experimentelle Physiologie mit großem Erfolge hat benutzen können, namentlich zu den Studien über die Cirkulation; aber auch in vielen anderen Versuchen wird es mit großem Erfolge in ausgedehntestem Maße verwendet). Kaltblüter, besonders Frösche, können ohne künstliche Atmung fortleben, da sie teils den Sauerstoff eine Zeit lang vollkommen entbehren können, teils durch die Haut reichlich Sauerstoff aufnehmen. Ist die Dose des Giftes nicht zu groß gewesen, so haben sie sich nach einigen Tagen vollkommen wieder erholt (Kühne, Bidder).

Die gewöhnlichen Applikationsstellen des Giftes sind das Blut und das subkutane Gewebe. Vom Magen aus wirkt es nach Cl. Bernard u. Kölliker bei den gewöhnlich gebrauchten Dosen nicht (daher der Genuß des mit Curare getöteten Tieres unschädlich ist), aber die Wirkung tritt sofort ein, wenn vorher die Nierengefäße unterbunden waren (L. Hermann), weil sich das Gift jetzt im Blute bis zu wirksamer Dose anhäuft, während es vorher stets zu schnell ausgeschieden wurde.

Bei Fischen tritt die Lähmung der motorischen Nerven viel später ein; auch bedarf man zu deren Lähmung größerer Dosen. Der peripheren Lähmung geht eine solche des Centrums der willkürlichen Bewegung voraus (Steiner). Bei dem elektrischen Fische Torpedo bewirkt das Curare auch eine Lähmung des elektrischen Nerven (Marey), die aber später als die der motorischen Nerven eintritt. Der späte Eintritt der Lähmung bei den Fischen ist aus ihrer geringen Blutmenge zu erklären, und das Neunauge, dessen Blutmenge eine größere ist, wird so rasch durch das Gift gelähmt wie die anderen Wirbeltiere (Steiner).

Bei Wirbellosen tritt zunächst nur die Lähmung des Centrums ein, erst viel später scheint auch die Lähmung an der Peripherie zu folgen.

Die Verkürzung des Muskels.

Wenn der Muskel zuckt, so verändert sich seine Form in der Weise, daß er kürzer und dicker wird; hat der Reiz zu wirken aufgehört, so hört die Zuckung auf, und der Muskel dehnt sich zu seiner ursprünglichen Länge wieder aus. Bei Betrachtung eines dünnen, durchsichtigen Muskels unter dem Mikroskop sieht man, daß wie der ganze Muskel, so auch jede Muskelfaser bei der Zusammenziehung kürzer und dicker wird (Ed. Weber).

Bei der Zusammenziehung des Muskels findet eine Verdichtung seiner Substanz statt, die aber sehr gering ist, denn sie beträgt noch nicht $^1/_{1000}$ des vorhandenen Volumens (P. Ermann). Man beobachtet dieselbe, indem man einen Muskel, der in einem mit Wasser gefüllten, fest verschlossenen Kästchen liegt, durch dessen obere Wand eine dünne Glasröhre hervorragt (Steigröhre), zur höchsten Zusammenziehung bringt: das Niveau des Wassers in der Steigröhre desselben ist ein wenig gesunken.

Die Elastizität des Muskels nimmt während seiner Zusammenziehung fortwährend ab und ist auf der Höhe seiner Verkürzung am geringsten. Die Bestimmung dieser Veränderung machte Ed. Weber aus der Schwingungsdauer eines frei aufgehängten und belasteten Muskels, welche in bestimmter Beziehung zu seiner Elastizität steht, indem er das eine Mal den Muskel im unthätigen, das andere Mal im thätigen Zustande in Schwingung versetzte.

Zeitlicher Verlauf der Muskelverkürzung. Die Zusammenziehung eines Muskels geht so schnell vor sich, daß man bei der Betrachtung dieses Vorganges den Eindruck erhält, es geschähe die Verkürzung momentan und auf allen Punkten gleichzeitig. In der That aber ist der Vorgang ein anderer. Helmholtz[1] ließ den vertikal aufgehängten, mit einem Gewicht belasteten und mit einem Schreibhebel versehenen Muskel seine eigene Zusammenziehung auf einen mit gleichmäßiger Geschwindigkeit rotierenden Cylinder aufschreiben und erhielt so den ganzen Verlauf der Verkürzung in einer Kurve, der sogenannten „Zuckungskurve", in der man zunächst sehen kann, daß die Zuckung nicht im Momente der Einwirkung des Reizes anhebt, sondern eine meßbare Zeit später. Die Dauer dieser Zeit, welche in der Fig. 8 durch die Strecke *ab* gegeben ist, beträgt $^1/_{100}$ Sekunde; man nennt diese Zeit das „Stadium der latenten Reizung"; die Dauer der Zusammenziehung von dem Beginn der Verkürzung bis zur vollständigen Wiederausdehnung ist gleich ca. $^1/_{10}$—$^1/_6$ Sekunde (in der Figur die Strecke *b* bis *d*).

---

[1] Helmholtz, Joh. Müllers Archiv 1850 u. 1852.

An der Kurve unterscheidet man endlich den auf- und absteigenden Teil (*bc* und *cd*). Die Form des aufsteigenden Teiles, der im Beginn ein wenig konvex, weiterhin konkav gegen die Abscisse erscheint,

Fig. 8.

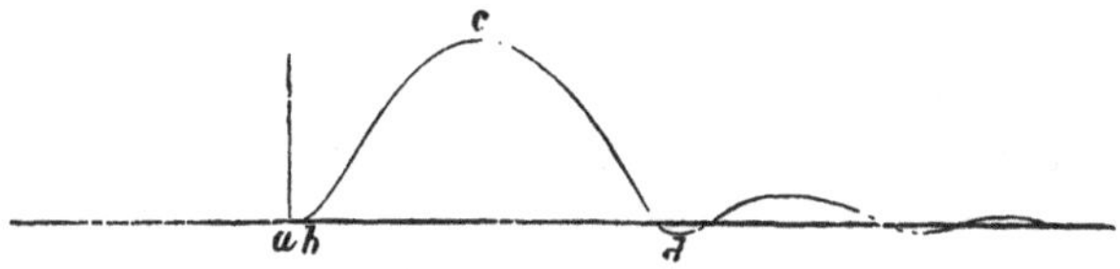

Zuckungskurve des Muskels.

lehrt, daß von den beiden Kräften, die während der Verkürzung auf den Muskel in entgegengesetzter Richtung einwirken, nämlich 1) der Kraft, die ihn zu verkürzen sucht und nach oben zieht, und 2) der dehnenden Kraft, die ihn nach unten zieht, im Anfange der Verkürzung die dehnende Kraft das Übergewicht über die verkürzende Kraft (Energie) hat, welch' letztere erst allmählich mit zunehmender und dann mit abnehmender Geschwindigkeit bis zu ihrem Maximum anwächst. Umgekehrt ist das Verhältnis im absteigenden Teile der Kurve. Man nennt deshalb die Zeit, die dem Kurvenstücke *bc* entspricht, das Stadium der steigenden Energie, und die Zeit, welche dem Kurvenstück *cd* entspricht, das Stadium der sinkenden Energie.

Bei der Ermüdung und Abkühlung des Muskels nimmt das Stadium der latenten Reizung und die Dauer der Kontraktion zu.

Den Verlauf der Zuckungskurve hat Helmholtz nach zwei Methoden ermittelt: 1) durch das Myographion, 2) durch die Methode der Überlastung und der Zeitmessung nach Pouillet.

1) Ein vertikal aufgehängter und mit einem kleinen Gewichte belasteter Muskel, der an seinem untern Ende einen Schreibhebel trägt, wird zur Verkürzung gebracht, die er auf einen um seine vertikale Achse rotierenden Cylinder oder auf eine vertikal stehende in horizontaler Richtung vorbeigehende Glasplatte aufschreibt. Das eine ist Helmholtzs Cylindermyographion, das andere du Bois-Reymonds Federmyographion.

2) Die Methode der Überlastung und der Zeitmessung nach Pouillet siehe unten.

Superposition zweier Zuckungen. Wenn man einem Muskel rasch hintereinander zwei maximale Reize zuführt, so findet eine Superposition der Reize statt, wenn der zweite Reiz in das Stadium der steigenden Energie fällt: die Höhe der so entstehenden superponierten Kurve ist viel bedeutender als die der einfachen Kurve. Fällt der zweite Reiz in das Stadium der latenten Reizung, so findet eine Superposition nicht statt; der Muskel verhält sich so, wie wenn diese Reizung gar nicht stattgefunden hätte. Sind die Reize untermaximal, so findet eine Superposition in jedem Falle statt (Helmholtz).

Wenn man den Muskel an einer beschränkten Stelle reizt, so pflanzt sich die Kontraktion über seine ganze Länge hin fort, und zwar mit einer Geschwindigkeit von ca. 3—4 m in der Sekunde für den Froschmuskel (J. Bernstein); für den Säugetiermuskel beträgt sie ca. 4—5 m. Niedere Temperaturen setzen die Fortpflanzungsgeschwindigkeit herab. Unter dem Mikroskop sieht man die Zusammenziehung in Gestalt einer Welle ablaufen, welche die „Kontraktionswelle“ genannt wird.

Ist der Muskel ermüdet oder ist seine Erregbarkeit aus anderweitigen Gründen bedeutend herabgesetzt, so ist die Fortpflanzung der Kontraktion sehr verlangsamt und ihr Ablauf mit bloßem Auge zu verfolgen, oder sie bleibt auf den Ort der Reizung beschränkt und bildet eine wulstige Hervorragung (Schiffs „idiomuskuläre Kontraktion“). Dieselbe idiomuskuläre Kontraktion entsteht neben der allgemeinen, aber schwächern Zusammenziehung auch bei vollkommen erregbaren Muskeln infolge von kräftiger, lokaler mechanischer Erregung; wenn man z. B. mit der Kante eines Lineals kräftig den M. biceps des Oberarms trifft.

Die Fortpflanzungsgeschwindigkeit der Zusammenziehung des Muskels mißt man durch Bestimmung seiner Dickenkurve. Der horizontal ausgestreckte Muskel wird mit zwei Paar Elektroden versehen, um an zwei voneinander entfernten Stellen gereizt werden zu können. Setzt man auf die Stelle, wo sich das eine Elektrodenpaar befindet, einen Schreibhebel, der die Zusammenziehung des Muskels aufschreibt, und reizt das eine Mal die Stelle unter dem Hebel, das andere Mal die dem letztern entfernte Stelle des Muskels, so erhält man zwei Kurven, von denen die zweite sich später von der Abscisse abhebt als die erste. Die Größe der Verschiebung der beiden Kurven gegeneinander ist gleich der Fortpflanzungsgeschwindigkeit der Kontraktion von der einen zur andern Reizstelle (Aeby, J. Bernstein).

In Rücksicht auf die Wirkung, die ein Muskel durch seine Thätigkeit hervorbringt, sind zu unterscheiden:

1) die Größe der Verkürzung;
2) die Kraft, die er bei der Verkürzung ausübt;
3) der durch seine Wirkung erzielte mechanische Effekt.

1) Die Größe der Muskelverkürzung.

Wenn der Muskel das Maximum der Verkürzung erreichen soll, so muß der angewendete Reiz hinreichend stark, ein Maximalreiz, und der zu überwindende Widerstand nicht zu erheblich sein. Wird nun ein parallelfaseriger, leicht belasteter Muskel mit Maximalreizen erregt, so ist von Ed. Weber gezeigt worden, daß im allgemeinen die Größe der Verkürzung allein von der Länge des Muskels abhängt, der sie proportional ist. Daher muß die absolute Größe der Verkürzung bei den verschieden langen Muskeln sehr verschieden sein, während ihre relative Größe eine konstante ist und $^5/_6$ ihrer Länge beträgt. Im Körper selbst können die Muskeln wegen ihrer Fixation an Knochen niemals diese maximale Verkürzungsgröße erreichen, sondern sie beträgt hier immer nur in maximo die Hälfte ihrer Länge.

2) Die Kraft der Muskelverkürzung.

Die Verkürzung des Muskels geschieht mit einer bestimmten Kraft, d. h. der Muskel vermag, in Thätigkeit versetzt, Gewichte bis zu einer gewissen Höhe zu erheben. Die Kraft ist am größten im Beginn der Verkürzung, nimmt mit derselben ab und wird auf der Höhe der Verkürzung gleich Null (Verkürzungskraft und Schwerkraft des Gewichtes befinden sich im Gleichgewicht), so daß er schon durch das kleinste Gewicht wieder ausgedehnt wird. Die Größe dieser Kraft wird durch das Gewicht gemessen, welches er bei maximaler Reizung eben nicht mehr zu heben vermag, durch das er aber auch nicht ausgedehnt wird. Dieselbe ist nach Ed. Weber nur abhängig von seinem Querschnitte, so daß die Kraft eines Muskels um so größer ausfällt, je größer sein Querschnitt ist. Um ein vergleichbares Maß für die Muskelkraft zu haben, wird sie durch Division mit dem Querschnitte auf eine Querschnittseinheit zurückgeführt und die Kraft berechnet, die ein Muskel von einem Quadratcentimeter Querschnitt besitzen würde. Diesen berechneten Wert nennt man die absolute Kraft des Muskels. Für Froschmuskeln beträgt dieselbe 2·8—3·0 kg (Rosenthal), für den menschlichen Muskel 6—8 kg (Henke).

Zur Bestimmung der Muskelkraft belastet man den Muskel mit Gewichten so, daß er durch dieselben nicht ausgedehnt wird, sondern seine natürliche Länge behält, indem man die Gewichte durch eine Unterlage unterstützt (Methode der Überlastung). Versetzt man nun den Muskel in Thätigkeit und vermehrt fortwährend die Überlastung, so findet man schließlich ein Gewicht, das er von seiner Unterlage nicht mehr abzuheben vermag, durch das er aber auch nicht über seine natürliche Länge gedehnt werden kann.

Den Querschnitt eines Muskels bestimmt man durch Division seiner Länge mit seinem Volumen (Ed. Weber); das Volumen aber ist gleich dem Gewichte des Muskels dividiert durch das spezifische Gewicht der Muskelsubstanz; letzteres ist = 1058.

Die absolute Kraft der Muskeln des Menschen bestimmte Ed. Weber; er benutzte hierzu die Wadenmuskeln, durch deren Thätigkeit bei aufrechtem Stehen der Körper auf den Zehen erhoben wird. Belastete er den Körper so lange mit Gewichten, bis derselbe durch die Thätigkeit der Wadenmuskeln nicht mehr gehoben werden konnte, so waren also Kraft und Last im Gleichgewicht, und die Summe des Körpergewichtes und der aufgelegten Gewichte ist gleich der Kraft der Wadenmuskeln. Hierbei ist nur zu berücksichtigen, daß Kraft und Last nicht an demselben Hebelarm angreifen. Die Wadenmuskeln nämlich, die am Fersenbein befestigt sind und dort zusammen mit dem Fuß einen einarmigen Hebel darstellen, dessen Drehpunkt im Zehgelenk liegt, wirken an einem längern Hebelarme als die Last, welche nur auf die Länge des Hebelarmes wirkt, welche vom Fuß- bis zum Zehgelenk reicht. Der Querschnitt der Muskeln wird an entsprechenden Wadenmuskeln von Leichen bestimmt.

3) Der mechanische Effekt, welcher durch die Verkürzung hervorgebracht wird.

(Die Arbeitsleistung des Muskels.)

Wenn der Muskel ein ihm angehängtes Gewicht bis zu einer gewissen Höhe hebt, so leistet er eine bestimmte Arbeit, welche nach den Regeln der Mechanik gleich ist dem gehobenen Gewichte multipliziert mit der Höhe, bis zu welcher das Gewicht gehoben worden ist; $a = ph$, wenn a die Arbeit, p das Gewicht und h die Höhe bedeutet. Diese Höhe, die man die Hubhöhe des Muskels nennt, nimmt mit steigender Belastung ab und wird schließlich gleich Null, d. h. dieses Gewicht wird gar nicht mehr gehoben. Für die Arbeitsleistung folgt daraus, daß bei der Belastung Null, wo die Hubhöhe zwar am größten ist, gar keine Arbeit geleistet wird, weil in dem Produkt ph das Gewicht $p = 0$ ist: ebensowenig wird aber aus demselben Grunde Arbeit geleistet, wenn das Gewicht so groß geworden ist, daß $h = 0$ wird. Es ergiebt sich nun im allgemeinen, daß mit steigender Belastung die Arbeitsleistung bis zu einem bestimmten Maximum zunimmt, um bei noch höherer Belastung wieder abzunehmen. Um auch hier die Arbeitsleistung verschiedener Muskeln miteinander vergleichen zu können, reduziert man dieselbe auf die Längeneinheit (1 cm) und die Querschnittseinheit (1 qcm), durch die man sie zu dividieren hat.

Bei der gewöhnlichen Anordnung eines Versuches kehrt das zu einer bestimmten Höhe gehobene Gewicht in seine frühere Lage zurück, so daß die geleistete Arbeit wieder verloren geht (s. unten). Durch A. Ficks „Arbeitssammler“ kann aber das Gewicht auf der Höhe, zu der es von dem Muskel gehoben worden ist, festgehalten und Arbeit aus mehreren Zuckungen gleichsam gesammelt werden.

Während des Tetanus, wo der Muskel kürzere oder längere Zeit auf dem Maximum seiner Verkürzung verharrt, wird im Sinne der Mechanik nur durch den Vorgang Arbeit geleistet, durch welchen das Gewicht zu jener Höhe erhoben wird; dagegen während der Dauer des Tetanus, wenn der Muskel das gehobene Gewicht auf der Höhe festhält, wird keine mechanische Arbeit geleistet. Nichtsdestoweniger ermüdet der tetanisch kontrahierte Muskel sehr bald, und es ist gewiß, daß im physiologischen Sinne doch Arbeit geleistet wird (Wärme s. unten), die man im Gegensatz zu jener äußern Arbeit, die der Muskel bei der Hebung von Gewichten leistet, als innere Arbeit bezeichnet.

In den bisherigen Versuchen war stets die volle Erregbarkeit des Muskels vorausgesetzt, aber mit der Dauer seiner Thätigkeit ermüdet der Muskel, und es nehmen Größe und Kraft der Verkürzung ab. Die Hubhöhen werden um so kleiner, je kürzer die Ruhepausen für die Erholung sind. Bei gleichen Reizintervallen nehmen sie um gleich viel ab, so daß die Kurve der Ermüdung in einer geraden Linie verläuft (Kronecker).

Ficks Arbeitssammler ist so eingerichtet, daß der Muskel mit einem leichten Hebel verbunden ist, der bei jeder Verkürzung des Muskels ein Rad immer nur in einer Richtung mit zu ziehen vermag, die es bei der Wiederausdehnung des Muskels nicht verläßt. Über die Achse des Rades läuft ein Faden, an dem das Gewicht hängt, das durch die jedesmalige Bewegung des Rades um eine gewisse Strecke gehoben wird, so daß sich die bei jeder Zuckung geleisteten Arbeitsgrößen „aufsammeln". Der Arbeitssammler leistet dasselbe, was in der Mechanik durch ein sog. Sperrrad, in das ein Sperrhaken eingreift, und das eine Bewegung immer nur in einer Richtung gestattet, erreicht wird.

Die Erregbarkeit des Muskels.

Die Erhaltung der normalen Erregbarkeit des Muskels ist an bestimmte Bedingungen geknüpft, die man als allgemeine und spezielle Bedingungen unterscheiden kann. Zu den ersteren gehört:

1) eine normale Ernährung, die ihrerseits bedingt ist durch die hinreichende Zufuhr von arteriellem und die Fortführung des venösen Blutes. Führt man durch die Bauchwand eines lebenden Kaninchens einen Faden, der über dem Rücken weg geknotet die Aorta oberhalb der Art. renalis unterbindet und damit die hinteren Extremitäten von der Blutzufuhr abschneidet, so tritt sehr bald in den Hinterextremitäten Unerregbarkeit und Lähmung auf. Wird die Ligatur entfernt und damit den Muskeln wieder Blut zugeführt, so stellt sich die Erregbarkeit wieder her (Stensons Versuch). Führt man die Unterbindung an der Teilungsstelle der Aorta in die beiden Artt. iliacae aus, so tritt die Lähmung erst nach zwei Stunden ein, weil hier nicht, wie oben, auch das Rückenmark des Blutes beraubt und unerregbar geworden ist (Schiffer). Von großem Interesse sind zwei hierhergehörige, von Brown-Séquard angestellte Versuche: schnitt er ein eben getötetes Kaninchen in zwei Teile und setzte in die Aorta des Hinterteiles eine Kanüle ein, welche er mit dem Herzen eines lebenden Tieres in Verbindung setzte, wodurch frisches, arterielles Blut in den toten Körper eingepumpt wird, so zeigte das Hinterteil bald volle Erregbarkeit. Den zweiten Versuch führte er am Menschen aus, indem er die Art. brachialis eines dekapitierten Verbrechers sein eigenes Blut transfundierte: die Muskeln des Armes wurden erregbar. Nach Ludwig u. Al. Schmidt kann man in gleicher Weise die Erregbarkeit herausgeschnittener Säugetiermuskeln durch künstliche Durchblutung wiederherstellen, wie sie es an den Oberschenkelmuskeln des Hundes (biceps und seminembranosus) gelehrt haben: 20—24 Stunden erhält sich die Erregbarkeit, später verstopfen sich die Kapillaren und machen dem Versuch ein Ende. Länger als Säugetiermuskeln bleiben nach Aufhebung jeder Ernährung

die Muskeln der Kaltblüter, z. B. des Frosches, erregbar, bei denen sich in mittlerer Temperatur die Erregbarkeit 4—6 Tage nach Entfernung aus dem Körper noch erhalten kann.

Die Erhaltung der normalen Erregbarkeit ist abhängig:

2) von einem zweckmäßigen Wechsel zwischen Ruhe und Thätigkeit; beide setzen, wenn sie zu lange anhalten, die Erregbarkeit herab, bis schließlich völlige Unerregbarkeit eintritt. Tritt dieser Zustand der Unerregbarkeit infolge von zu anhaltender Thätigkeit ein, so bezeichnet man ihn als „Ermüdung". Der Eintritt derselben wird bedingt durch die Entstehung von Zersetzungsprodukten aus der Muskelsubstanz selbst, welche sich im Blute anhäufen und Ermüdungsstoffe genannt werden (J. Ranke). Zu denselben gehören die Kohlensäure und saures phosphorsaures Kali sowie alle unter dem Namen der Extraktivstoffe des Fleisches bekannten, in die Fleischbrühe übergehenden Substanzen. Innerhalb des lebenden Körpers wird die zu große Anhäufung von Ermüdungsstoffen dadurch hintenangehalten, daß sie durch den Blutstrom immer wieder fortgeführt werden. Zur Herstellung der Erregbarkeit genügt es schon, den Muskel zu entbluten, oder am sichersten gelingt ihre Restitution, wenn man die Blutgefäße des Muskels mit 0·6 $^0/_0$ Kochsalzlösung ausspült. Umgekehrt kann man nach Ranke einen vollkommen erregbaren Muskel sofort ermüden, wenn man in seine Gefäße die Ermüdungsstoffe (in Gestalt von Fleischbrühe) injiziert. Ebenso schädlich auf die Erregbarkeit des Muskels wirkt fortwährende Unthätigkeit desselben. Ist beim Menschen, wie es zu geschehen pflegt, die Lähmung eines Nerven eingetreten und dadurch der zugehörige Muskel in Unthätigkeit versetzt, so wird er zusehends dünn, atrophisch und nach ca. zwei Wochen vollkommen unerregbar; ein Zustand, der zu völligem Schwund des Muskels und zu unaustilgbaren Störungen führen muß. Es richten daher die Elektrotherapeuten in diesen Fällen ihr Bestreben darauf, solche Muskeln durch tägliches Elektrisieren in Thätigkeit zu versetzen und den Patienten zu passiven Bewegungen der gelähmten Muskeln zu veranlassen, um dem Eintritt der Atrophie vorzubeugen.

Zu den speziellen Bedingungen, unter denen die Erregbarkeit des Muskels verändert wird, gehört:

1) der Einfluß konstanter, den Muskel durchfließender Ströme, worüber das Nähere unten bei den Nerven.

2) die Einwirkung der Temperatur; alle Temperaturen, welche sein Gefüge gefährden, müssen die Erregbarkeit des Muskels herabsetzen, so z. B. Herabsetzung der Temperatur auf 0° und darunter, ebenso wie die Erhöhung derselben auf 50° C. und darüber.

3) vielfache mechanische Insulte, wie Zerren des Muskels u. s. w., sind ebenfalls geeignet, seine Erregbarkeit herabzusetzen.

4) alkalische Natronsalze (Soda), welche die Erregbarkeit der Muskeln (und Nerven) erhöhen.

Die Wärmebildung.

Nachdem BECQUEREL u. BRESCHET schon früher an den Muskeln des lebenden Menschen eine Temperatursteigerung während der Thätigkeit derselben beobachtet hatten, gelang es zuerst HELMHOLTZ[1] an den ausgeschnittenen Froschmuskeln eine Temperatursteigerung während 2 bis 3 Minuten langer tetanischer Kontraktion nachzuweisen, welche er zu 0·14—0·18° C. angab. Durch Verfeinerung der Methoden konnte R. HEIDENHAHN[2] die Wärmebildung während einer einzigen Zuckung nachweisen, die 0·001—0·005° C. beträgt. Die Größe der Wärmeentwickelung ist im allgemeinen von der Spannung des Muskels abhängig, und es wächst, wie die mechanische Arbeit des Muskels, so auch die Wärmebildung mit der Belastung bis zu einem Maximum, um bei noch höherer Belastung wieder abzunehmen. Wird der Muskel an seiner Verkürzung gehindert, so entwickelt er mehr Wärme, als wenn er sich gleichzeitig verkürzen kann.

In allen diesen Versuchen hebt der Muskel sein Gewicht auf die entsprechende Höhe und trägt es auch während seiner Wiederausdehnung. Wird er auf der Höhe der Kontraktion entlastet (FICK), so ist die produzierte Wärmemenge geringer, als im ersten Falle; andererseits wird auch während der Wiederausdehnung des Muskels Wärme entwickelt, es müssen also selbst in dieser Phase der Muskelthätigkeit wärmebildende Prozesse stattfinden (STEINER).

Während des Tetanus nimmt die Wärmeentwickelung stetig bis zum Maximum zu, auf dem sie eine Zeitlang stehen bleibt, um dann, wo auch die Kontraktion infolge der Ermüdung zu erlöschen beginnt, allmählich abzunehmen und ganz zu verschwinden, wenn der Tetanus aufgehört hat. Das Verhalten ist also ein ganz anderes wie das der mechanischen Leistung beim Tetanus, und die hier geleistete physiologische Arbeit, welche oben als innere Arbeit bezeichnet wurde, erscheint im Muskel als Wärme.

Die Temperaturbestimmungen im thätigen Muskel werden auf thermoëlektrischem Wege ausgeführt. HELMHOLTZ wendete thermoëlektrische Nadeln an, die er in den Muskel einsenkte. Vollkommener noch ist die Einführung der Thermoelemente durch HEIDENHAIN; es werden eine Reihe von Wismut- und Antimon-

---

[1] H. HELMHOLTZ, Über die bei der Muskelaktion entwickelte Wärmemenge. MÜLLERS Archiv 1848.

[2] R. HEIDENHAIN, Mech. Leistung, Wärmeentwickelung etc. Leipzig 1864.

streifen parallel nebeneinander gelötet und durch einen Kork zusammengefaßt; der einen Seite der Lötstellen wird der Muskel angelegt, die andere Seite wird in möglichst gleichmäßiger Temperatur erhalten. Wenn sich der Muskel kontrahiert, so teilt er seine Wärme an die eine Reihe von Lötstellen mit, während die andere Reihe ihre Temperatur behält, wodurch ein elektrischer Strom in dem Leitersystem entsteht (Thermostrom), dessen Kraft proportional der Temperaturdifferenz der Lötstellen ist. Um die Fehlerquellen zu beseitigen, welche aus der Verschiebung des Muskels an der Säule (während seiner Kontraktion) resultieren könnten, ist die Thermosäule durch ein Hebelwerk frei und leicht beweglich so aufgehängt, daß sie der Muskelzuckung folgt.

Die elektrischen Eigenschaften des Muskels.[1]

1) Der Muskelstrom des ruhenden Muskels.

Der lebende Muskel zeigt eine Reihe von elektrischen Erscheinungen, deren Kenntnis man im wesentlichen den Untersuchungen von E. du Bois-Reymond verdankt. Einen parallelfaserigen Muskel kann man als Cylinder betrachten (Muskelcylinder), dessen Mantel einen natürlichen Längsschnitt, dessen Grundflächen, die in die Sehnen übergehen, natürliche Querschnitte darstellen. Legt man mit dem Messer senkrecht zur Längsrichtung des Muskels zwei Querschnitte an, so entstehen künstliche Querschnitte, und man nennt eine parallel zum Querschnit genau durch die Mitte des Muskelcylinders gedachte Linie den Äquator. Wenn man nun zwei Elektroden, die in einen Galvanometerkreis aufgenommen werden, an Längs- und Querschnitt entlang verschiebt, so zeigt das Galvanometer das Vorhandensein von Strömen an, deren Gesetzmäßigkeit du Bois-Reymond erkannt und als Gesetz des Muskelstromes festgestellt hat. Nach der Lage der Elektroden an den Muskelcylinder unterscheidet du Bois-Reymond:

1) die wirksame Anordnung,
   a) schwache } Anordnung;
   b) starke }
2) die unwirksame Anordnung.

Die Anordnung ist wirksam, wenn von den beiden Elektroden die eine auf dem Längsschnitt und die andere auf dem Querschnitt, oder wenn beide auf dem Längsschnitt an zum Äquator unsymmetrischen Punkten stehen. Im ersten Falle ist die Anordnung stark wirksam, und der Strom fließt im ableitenden Bogen vom Längsschnitt zum Querschnitt, im Muskel selbst vom Querschnitt zum Längsschnitt; im letztern Falle ist die Anordnung schwach wirksam, und es fließt der Strom im ableitenden Bogen von dem, dem Äquator näher gelegenen,

---

[1] E. du Bois-Reymond, Untersuchungen über tierische Elektricität. Bd. I. 1848. II. 1. 1849. II. 2. 1860 u. 1884, u. Gesammelte Abhandlungen zur Muskel- und Nervenphysik. I. Bd. 1875. II. Bd. 1877.

zu dem vom Äquator entfernter gelegenen Punkt; im Muskel in entgegengesetzter Richtung.

Die Anordnung ist unwirksam, wenn zwei symmetrische Punkte des Längs- oder Querschnittes abgeleitet werden.

Diese Anordnungen sind in Fig. 9 wiedergegeben, wo das Rechteck *abcd* den Durchschnitt durch einen Muskelcylinder darstellt; *ab* und *cd* entsprechen dem Längsschnitt, *ac* und *bd* dem Querschnitt und *ef* dem Äquator. Die gebogenen Linien bedeuten die ableitenden Bögen und die Pfeile die Richtung der Ströme. Die Bögen 1, 2, 3, 4, 5 sind wirksame, die anderen unwirksame Anordnungen.

Fig. 9.

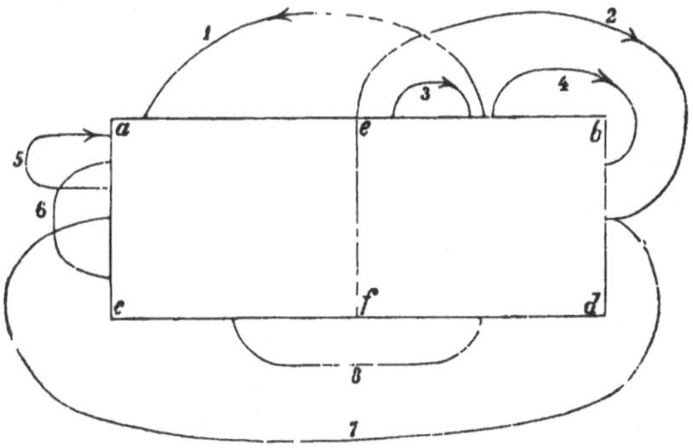

Schema der Ströme am Muskelcylinder.

Was von dem Längsschnitt ausgesagt worden ist, gilt in gleicher Weise auch vom Querschnitt, ist aber der leichtern Übersicht wegen weggelassen worden.

Die elektrischen Spannungen sind demnach so verteilt, daß sämtliche Punkte des Längsschnitts sich positiv verhalten gegen alle Punkte des Querschnitts, die sich negativ verhalten, und zwar ist die positive Spannung des Längsschnittes am größten im Äquator, von wo aus sie nach den Enden rasch abnimmt, um in die negative Spannung des Querschnittes überzugehen, die erst schwach, allmählich stärker wird und ebenso im Äquator ihre höchste negative Spannung hat (Helmholtzs positive und negative elektromotorische Oberfläche). Die Figur 10 giebt die Verteilung der Spannungen wieder; *abcd* hat die obige Bedeutung. Auf die gerade Linie *ab* als Abscisse sind die an den einzelnen Punkten vorhandenen positiven Spannungen als Ordinaten aufgetragen; ihre Verbindungslinie, die Kurve *afb*, giebt ein übersichtliches Bild der Spannung. Ebenso giebt die punktierte Linie *bgd* die negativen Spannungen am Querschnitt wieder.

So ist ersichtlich, daß die Ströme der schwachen Anordnungen solchen Strömen entsprechen, die von Punkten höherer, positiver Spannung (nahe dem Äquator) zu solchen niederer, positiver Spannung (entfernter dem Äquator) fließen, da stets ein Strom fließt, wenn man Punkte, wenn auch von derselben, aber doch von verschieden hoher Spannung, leitend miteinander verbindet; ebenso am Querschnitt. Andererseits wird ihre geringe Stärke gegenüber den starken Strömen von Längs- und Querschnitt verständlich, die durch den Ausgleich zweier entgegengesetzter Spannungen entstanden sind. Endlich muß die Anordnung, in der beide Elektroden auf symmetrischen Punkten des Längs- oder Querschnitts stehen, stromlos sein, weil zwei Punkte gleicher Spannung abgeleitet werden.

Fig. 10.

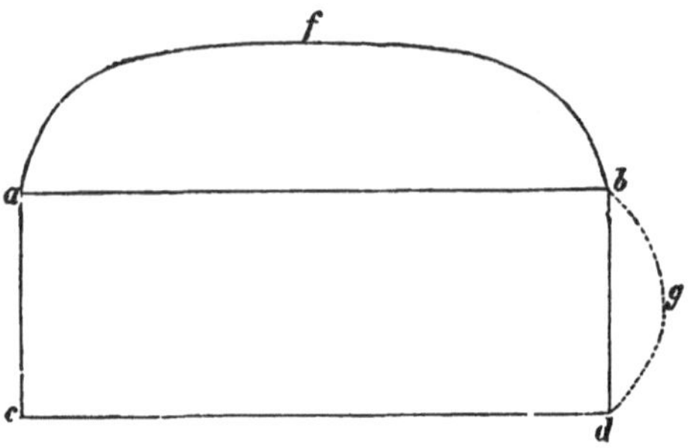

Schema der Oberflächenspannung am Muskelcylinder.

Wenn man den Muskel der Länge nach spaltet oder immer neue künstliche Querschnitte anlegt, so zeigen selbst die kleinsten, der Untersuchung noch zugänglichen Muskelcylinder den gesetzmäßigen Muskelstrom, und schließt man weiter, daß der Muskelstrom den denkbar kleinsten Muskelteichen mit Längs- und Querschnitt zukommt. Wie die Muskel des Frosches, so besitzen auch die Muskeln der sämtlichen übrigen Tierklassen den gesetzmäßigen Muskelstrom.

Die elektromotorische Kraft des Muskelstromes bei starker Anordnung beträgt 0·05—0·08 Daliell.

Der Muskelstrom gehört nur dem kontraktionsfähigen Muskel an: er verschwindet beim toten Muskel sowie nach allen Eingriffen, die sein chemisches Gefüge alterieren; bei starker Ermüdung kann er ebenfalls bedeutend herabgesetzt sein (Roeber).

Einen bedeutenden Einfluß auf den Muskelstrom übt die Temperatur, mit der er von 2—5° C. fortwährend steigt, um zwischen 35—40° C. ein Maximum zu erreichen, nach dessen Überschreitung er wieder abnimmt. Die Zunahme der elektromotorischen Kraft von 2—5° zum Temperaturoptimum beträgt im Mittel 25 % ihrer ursprünglichen Größe (Steiner).

Der Muskelstrom läßt sich, außer durch das Galvanometer, noch nachweisen: 1) durch Jodkaliumelektrolyse, imdem man Jodkaliumkleister durch ihn zersetzen läßt; der Kleister färbt sich durch das an der Anode abgeschiedene Jod blau; 2) durch das Telephon mit Hilfe einer unterbrechenden Stimmgabel; 3) durch die Zuckung ohne Metalle (s. unten).

Neigungsströme. Die natürlichen Enden der Muskeln sind im allgemeinen nicht gerade, sondern quer abgeschnitten, weshalb du Bois-Reymond auch den schief abgeschnittenen Muskel auf seine elektrischen Wirkungen untersuchte. Hierbei fand sich eine etwas andere Anordnung der Ströme: der positivste Punkt des Längsschnittes liegt nicht im Äquator, sondern in der Nähe der stumpfen Ecke, während der negativste Punkt des Querschnittes in der Nähe der spitzen Ecke liegt, und es verhält sich in einem solchen „Muskelrhombus" jeder der stumpfen Ecke näher liegende Punkt positiv gegen jeden der spitzen Ecke benachbarten Punkt; diese Ströme werden Neigungsströme genannt.

Parelektronomie. Bringt man einen ganz frischen, eben ausgeschnittenen Muskel, dessen Sehne möglichst vor jeder Berührung geschützt worden ist, zwischen die ableitenden Elektroden, so findet man zwischen Längs- und Querschnitt einen nur sehr schwachen Strom, dessen Kraft mit der Dauer der Ableitung fortwährend zunimmt. Wird der natürliche Querschnitt durch Ätzen mit Kreosot, Alkohol, Säuren u. dgl. in einen künstlichen Querschnitt verwandelt, so ist der Strom sofort in voller Stärke vorhanden. Diese Abweichung von der Gesetzmäßigkeit des Muskelstromes bezeichnet du Bois-Reymond als Parelektronomie, während Hermann in ihr die Stromlosigkeit des unversehrten Muskels sieht.

2) Der Muskelstrom des thätigen Muskels.

Wird der Muskel, während er zum Galvanometer abgeleitet seinen Strom anzeigt, mit tetanisierenden Strömen in Thätigkeit versetzt, so tritt eine Veränderung des Muskelstromes ein; die Nadel des Galvanometers bewegt sich dem Nullpunkt zu, die Ablenkung wird kleiner und der Muskelstrom schwächer. Diese Erscheinung nennt man die „negative Schwankung" des Muskelstromes. Sie tritt auch dann ein, wenn der Muskel durch Reizung zwar zur Thätigkeit angeregt, aber an seiner Verkürzung durch Fixierung seiner Enden gehindert worden ist (die negative Schwankung des Muskelstromes nennt Hermann den Aktionsstrom des Muskels).

Die Größe der negativen Schwankung hängt ab von der Stärke des angewendeten Reizes und der Größe des primären Muskelstromes, so daß, wenn der letztere, wie bei der Ermüdung oder der unwirksamen Anordnung geschwächt oder gleich Null ist, auch die negative Schwankung sehr schwach oder gar nicht erscheint.

Ebenso wie der Tetanus dem Auge als ein kontinuierlicher Vorgang sich darstellt, in Wahrheit aber ein diskontinuierlicher Vorgang ist, in gleicher Weise kann auch die allmähliche kontinuierliche Abnahme des Stromes, die als negative Schwankung bezeichnet worden ist, einem diskontinuierlichen Vorgange entsprechen. In der That lehrt der „sekundäre Tetanus", daß während der negativen Schwankung des Muskelstroes ein fortwährendes Auf- und Abschwanken des Stromes zwischen seiner konstanten und einer kleinern Höhe stattfindet, das so schnell verläuft, daß die Galvanometernadel nicht zu folgen imstande ist. Dagegen vermag das Kapillarelektrometer diese Schwankungen deutlich wiederzugeben (LOVÉN), welches deshalb zur Demonstration dieses Vorganges besonders geeignet ist.

Die Fortpflanzungsgeschwindigkeit der negativen Schwankung. Die negative Schwankung, die in der Muskelfaser an der gereizten Stelle entsteht und die als ein Molekularprozeß aufzufassen ist, pflanzt sich von Querschnitt zu Querschnitt mit meßbarer Geschwindigkeit fort, und zwar mit einer Geschwindigkeit von 3 m in der Sekunde (J. BERNSTEIN).[1] Die Fortpflanzung geschieht nach BERNSTEIN in einer Welle, die er die „Reizwelle" nennt. Da die Dauer der negativen Schwankung $^1/_{300}$ Sekunde beträgt, und da sie ohne nachweisbares Latenzstadium beginnt, so ist, wenn das Stadium der latenten Reizung des Muskels $^1/_{100}$ Sekunde dauert, der Prozeß der negativen Schwankung schon abgelaufen, wenn die Kontraktion des Muskels beginnt; es wird also der Kontraktionswelle stets eine Reizwelle voraufgehen.

Das sog. „Nervmuskelpräparat" besteht aus dem M. gastrocnemius des Frosches in Verbindung mit seinem Nerven, dem Hüftnerven (N. ischiadicus). Wenn man den Nerven eines Nervmuskelpräparates *A* auf den Muskel eines zweiten solchen Präparates *B* auflegt, und den Nerven von *B* tetanisiert, so gerät nicht allein der Muskel von *B*, sondern auch der von *A* in Tetanus; man nennt diesen Tetanus den „sekundären Tetanus des Muskels". Derselbe ist hervorgerufen durch die Reizung, welche die negative Schwankung des Muskelstromes von *B* auf den Nerven *A* ausübt, und seine Entstehung beweist die Diskontinuität des Vorganges während der negativen Schwankung, da der Nerv, ebenso wie der Muskel, nur durch Stromesschwankungen erregt wird. Wird der Nerv von *B* nur durch einen einzigen Induktionsschlag erregt, so entsteht auch in dem Muskel *A* nur eine Zuckung, die man als „sekundäre Zuckung" bezeichnet.

Die Quelle des Muskelstromes.

Die elektrischen Spannungen, welche an dem Muskelcylinder beobachtet worden sind, können ihren Ursprung elektrischen Kräften verdanken, die im Muskel vorhanden sind (DU BOIS-REYMOND), oder sie können durch die Herstellung des Muskelcylinders entstanden sein (L. HERMANN). Der Hypothese von DU BOIS-REYMOND folgend nimmt man an, daß die Oberflächenspannungen der Ausdruck von elektromotorischen Kräften sind, die den Muskelelementen angehören, welche aus einer Abteilung der isotropen und anisotropen Substanz bestehen und den Fleischprismen entsprechen würden. Dieselben sind elektromotorisch wirksam und im Muskel regelmäßig so angeordnet, daß sie sämtlich ihre elektropositive Seite dem Längsschnitt, ihre elektronegative Seite dem Querschnitt zukehren. Sarkolemm und Bindegewebe sowie eine am Querschnitt absterbende dünne Schicht der Muskelsubstanz bilden

---

[1] J. BERNSTEIN, Untersuchungen über den Erregungsvorgang im Muskel- und Nervensysteme. 1871.

einen indifferenten umhüllenden Leiter, durch den sich die entgegengesetzten Spannungen ausgleichen.

Methode der Untersuchung. Der wesentliche Apparat für die Untersuchung sind das Galvanometer und die ableitenden Elektroden. Als Galvanometer benutzte du Bois-Reymond zuerst einen Multiplikator mit astatischem Nadelpaar nach Nobili von 4000 Windungen feinen Drahtes, jetzt ausschließlich die Tangentenbussole mit Spiegelablesung nach Gauss. Zu speziellen, oben mitgeteilten Beobachtungen eignet sich in vorzüglicher Weise das Kapillarelektrometer (G. Lippmann). Die Elektroden, welche zur Ableitung des Muskelstromes an den Muskel angelegt werden, können nicht einfache Metallelektroden sein, denn dieselben sind im Sinne Voltas gegen tierische Gebilde wie gegen Flüssigkeiten ungleichartig, würden also an sich einen Strom geben; außerdem findet aber hier beim Durchgange eines Stromes Polarisation statt. Dagegen ist amalgamiertes Zink in konzentriertem Zinkvitriol gleichartig und unpolarisierbar. Daher werden Elektroden in folgender Vorrichtung verwendet: ein innen amalgamiertes, kleines, trogartiges Zinkgefäß, das sog. „Zinkzuleitungsgefäß", wird mit Zinkvitriol gefüllt; in dasselbe kommt ein ebenfalls in Zinkvitriol getränkter Fließpapierbausch, dessen oberste Fläche mit einem Plättchen von Modellierthon, der in 0·6% Kochsalzlösung geknetet ist, bedeckt wird, auf welches der Muskel zu liegen kommt. Diese Elektroden sind einerseits gleichartig und unpolarisierbar, andererseits ist der Muskel vor dem zerstörenden Einflusse des Salzes durch das Thonplättchen geschützt.

Blasse und rote Muskeln.

Die willkürlichen oder quergestreiften Muskeln sind keine völlig einheitliche Gruppe. Nachdem man von anatomischer Seite her gefunden hatte, daß gewisse quergestreifte Muskeln (Kaninchen) regelmäßig blaß, andere rot gefärbt sind, und daß die blassen durchgehends aus dünnen Fasern bestehen, entdeckte Ranvier auch einen physiologischen Unterschied, der darin gegeben ist, daß die Zuckungskurve der blaßen Muskeln geringere Dauer besitzt als die der roten, daß die letzteren sich also langsamer zusammenziehen als die ersteren, welche demnach schon durch eine geringere Anzahl von Reizen in Tetanus versetzt werden können als jene. Ebenso besitzen die blassen Muskeln eine höhere Erregbarkeit als die roten, wogegen sie auch früher ermüden und durch Cirkulationsstörungen sowie durch Vergiftungen zeitiger angegriffen werden. Endlich sind bei vorwiegend weißen Muskeln Hubhöhe und absolute Kraft der Einzelzuckung größer, die absolute Kraft und der Betrag der tetanischen Verkürzung kleiner als bei den vorwiegend roten Muskeln (Grützner).

Diese Beobachtungen erklären wohl die viel verbreitete Erscheinung, daß in einem Systeme von Muskeln, welches von einem gemeinsamen Nervenstamme aus innerviert wird, bei Reizung desselben die eine Gruppe von Muskeln durch schwächere Ströme erregt wird als die andere; z. B. findet man bei Reizung des Hüftnerven des Frosches die Beuger bei schwächeren Strömen sich kontrahieren, die Strecker erst bei stärkeren Strömen (RITTER, ROLLETT). In der That zeigen die Beuger die Eigenschaften der blassen, die Strecker die der roten Muskeln (GRÜTZNER). Neuestens ist gefunden worden, daß die Farbe allein über die Natur der Muskeln nicht entscheidet, sondern daß alle Charaktere zusammen berücksichtigt werden müssen (RÁNVIER).

Der Stoffwechsel des thätigen Muskels.

Die Thätigkeit des Muskels ist von bestimmten chemischen Veränderungen begleitet, nämlich:

1) Die neutrale oder schwach alkalische Reaktion des ruhenden Muskels geht nach DU BOIS-REYMONDS Entdeckung (1859) in die saure Reaktion über. Letztere verdankt ihre Entstehung der Bildung von Fleischmilchsäure, welche auf Kosten des Glykogens vor sich geht.

2) Die Aufnahme von Sauerstoff aus dem Blute wird eine größere und kann gegenüber dem ruhenden Muskel auf das doppelte steigen (LUDWIG u. AL. SCHMIDT).

3) Die Kohlensäurebildung, sowohl am ausgeschnittenen Muskel (L. HERMANN), der sie an die umgebende Luft abgiebt, als auch im künstlich durchbluteten Muskel (LUDWIG u. AL. SCHMIDT), wo sie in den Blutstrom übergeht, ist eine erhöhte.

Dieser erhöhte Gaswechsel der Muskeln während ihrer Thätigkeit reflektiert sich auch an der Gesamtrespiration des Individuums, für welche schon oben eine Zunahme der Sauerstoffaufnahme und der Kohlensäureabgabe während der Thätigkeit konstatiert worden ist.

4) Der Wasserextrakt des Muskels nimmt nach HELMHOLTZ (1845) ab, der Alkoholextrakt zu.

5) Das Glykogen und der Traubenzucker nehmen ab, während der Muskelzucker, das Inosit, unverändert bleiben soll.

Eine Frage von großem Interesse ist die, welche chemischen Bestandteile bei der Thätigkeit des Muskels verbraucht werden. Zur Entscheidung untersucht man die chemische Zusammensetzung des Muskels während der Ruhe und der Thätigkeit. In der oben ausgeführten Untersuchung sieht man, daß wesentlich, wie M. TRAUBE zuerst ausgesprochen hat, Kohlehydrate, also stickstofffreie Substanzen, verbraucht werden. Dieses Resultat wird dadurch bestätigt, daß der Verbrauch von Eiweißen nicht entsprechend der geleisteten Arbeit vergrößert erscheint, wie schon oben nachgewiesen worden ist. Die Kohlehydrate sind demnach als die Kraftquelle der Muskelthätigkeit zu betrachten. Die geringe Zunahme der ausgeschiedenen Harnstoffmenge während der Muskelthätigkeit ist auf den Verbrauch von eiweißhaltiger Muskelsubstanz zu beziehen, aber nur in dem Sinne, daß die Muskelsubstanz, ebenso wie die Eisenteile einer Dampfmaschine, einer Abnutzung unterliegt. Die Zufuhr von stickstoffhaltiger Nahrung ist daher notwendig, um den Muskel in normalem Zustande zu erhalten; die Zufuhr von kohlenstoffreicher Nahrung (Kohlehydrate und Fett), um dem Muskel das Material für seine Thätigkeit zu liefern.

Die Muskelstarre.

Wenn man einen ausgeschnittenen Muskel längere Zeit liegen läßt, so nimmt seine Erregbarkeit bei Warmblütern sehr schnell, bei Kaltblütern langsam ab, und der Muskel wird steif, ein Zustand, den man als „Muskelstarre“ bezeichnet. Dabei wird der Muskel trübe und undurchsichtig, verliert seine Elastizität und ist leicht zerreißlich, büßt seinen Strom ein oder hat einen schwachen Strom in umgekehrter Richtung, entwickelt Wärme, ebenso Kohlensäure und reagiert sauer durch die Anwesenheit freier Milchsäure. Bei den Muskeln warmblütiger Tiere kann die Starre schon nach 10 Minuten eintreten, bei denen der Kaltblüter tritt sie je nach der Temperatur erst nach Tagen auf. Die Muskelstarre wird begünstigt: 1) durch vorausgegangene angestrengte Arbeit, besonders Tetanus, durch welche Mittel derselbe auch immer hervorgerufen werde; 2) durch die Temperatur: je höher die Temperatur der Umgebung ist, um so früher tritt sie ein, so daß man Muskeln durch gewisse hohe Temperaturen in einigen Minuten in Starre, die sogen. „Wärmestarre“, versetzen kann; für Froschmuskeln genügt ein Eintauchen derselben in Wasser von 40° C., für Säugetiermuskeln 50°, für Taubenmuskeln 53°; 3) durch chemische Agentien, wie destilliertes Wasser (Wasserstarre), Säuren (Säurestarre), Alkalien, sowie Chloroform, Senföl u. s. w.; 4) innerhalb des Körpers durch Abschneiden der Blutzufuhr mittels Unterbindung der zuführenden Blutgefäße; dieselbe kann nach Entfernung der Ligatur wieder verschwinden und der Muskel zur Norm zurückkehren. In den künstlich durchbluteten Muskeln tritt die Starre nicht ein, wenn das durchgeleitete Blut sauerstoffhaltig ist, fehlt aber nicht bei Durchleitung von sauerstofffreiem Blute; es ist demnach die Starre hier Folge des Mangels an Sauerstoff. Nachdem schon Brücke das Wesen der Starre in einem der Blutgerinnung analogen Prozesse, in der Gerinnung eines dem Muskel eigentümlichen Eiweißkörpers, des Muskelfibrins, gesucht hatte, wies Kühne nach, daß die Muskelstarre auf der Gerinnung des dem Muskel eigentümlichen, spontan gerinnungsfähigen Eiweißkörpers, des Myosins, beruhe, und daß somit alle die Einflüsse, welche die Gerinnung des Myosins beschleunigen, auch den Eintritt der Starre beschleunigen müssen.

Es besteht offenbar eine Ähnlichkeit zwischen einer Reihe von physikalischen und chemischen Charakteren des thätigen und erstarrenden Muskels, aber die restierenden Differenzen zwischen beiden Zuständen beziehen sich gerade auf die charakteristischen Erscheinungen des thätigen und erstarrenden Muskels: 1) mit der Thätigkeit treten gewisse gesetzmäßige, elektromotorische Wirkungen auf, die bei Eintritt der Starre fast vollkommen verschwinden; 2) der thätige Muskel kann Arbeit leisten, der starre niemals; 3) in dem starren Muskel gerinnt das Myosin, bei der Muskelthätigkeit ist dieser Vorgang bisher noch nicht beobachtet worden;

4) die saure Reaktion des starren Muskels rührt von freier Milchsäure her, welche indes nicht mit einem Verbrauche von Glykogen einhergeht, dessen Bestand unverändert bleibt (Böhm), während bei der Thätigkeit des Muskels die Säurebildung mit einem Schwund von Glykogen verbunden ist.

Wenn man einen Muskel auf einen Augenblick in siedendes Wasser bringt, so stirbt er, ohne zu erstarren und ohne seine neutrale Reaktion zu verlieren (du Bois-Reymond), ebensowenig bildet er hier Kohlensäure (L. Hermann); dasselbe findet bei der durch Mineralsäuren hervorgerufenen Starre statt, so daß diese von der gewöhnlichen Starre zu unterscheiden ist.

Die Starre ist kein bleibender Zustand des Muskels, sondern sie löst sich wieder mit dem Eintritt der Fäulnis: die saure Reaktion geht durch Bildung von Ammoniak in die alkalische über, es entwickelt sich Kohlensäure, Stickstoff und Schwefelwasserstoff.

Auf der Muskelstarre beruht der eigentümliche Zustand von Steifigkeit, in den die Gliedmaßen von Leichen sehr bald übergehen, und den man als „Totenstarre“ bezeichnet. Diese entsteht durch die allgemein eintretende Starre sämtlicher Muskeln, beginnt frühestens 10 Minuten, spätestens 7 Stunden nach dem Tode und ist 2—6 Tage danach wieder verschwunden. Im allgemeinen hält sie um so länger an, je später sie eingetreten ist. — Die Totenstarre erfaßt nicht alle Muskeln der Leiche zu gleicher Zeit, sondern nach einer von Nysten aufgestellten Regel in einer bestimmten Reihenfolge: zuerst die Muskeln des Kopfes und des Halses, darauf die des Rumpfes und endlich die der Extremitäten, und verschwindet wieder in derselben Reihenfolge.

II. Die glatten Muskeln.

Die glatten Muskelfasern stellen spindelförmige Gebilde von dem Aussehen einer Zelle dar, woher ihr Name „kontraktile Faserzelle“ stammt. Eine solche kontraktile Zelle ist lang-spindelförmig, ohne Membran und besitzt einen ovalen, längsgestellten Kern, in dem nach der Angabe einiger Autoren die Nerven enden sollen. Den quergestreiften Muskelfasern analoge Streifen sind nicht vorhanden, dagegen sind sie im ganzen doppeltbrechend. Die kontraktilen Faserzellen kommen nicht einzeln, sondern gewöhnlich als muskulöse Häute vor, in denen sie ihrer Längsrichtung nach aneinandergekittet sind, wie im Darmkanal, den Gefäßen u. s. w. Sie sind alle dem Willen entzogen und werden unwillkürlich bewegt.

Ihre chemische Zusammensetzung gleicht der der willkürlichen Muskeln; die bei ihnen ebenfalls auftretende Starre ist jedenfalls auch auf eine Myosingerinnung zurückzuführen; sie reagieren stets neutral oder alkalisch, nur bei den Muskeln des kontrahierten Uterus ist saure Reaktion beobachtet worden. Sie antworten auf alle die Reize, durch welche auch die quergestreiften Muskeln erregt werden können, aber es ist für ihre Bewegungen charakteristisch, daß dieselben bei ihrer Langsamkeit mit unbewaffnetem Auge verfolgt und deren zeitliche Verhältnisse mit der Uhr in der Hand bestimmt werden können. Die schnellste Bewegung haben die glatten Muskeln des Auges: die Muskeln der Iris und der M. ciliaris, diesen folgen die Muskeln des Darmes und des Ureter, die langsamsten Bewegungen haben die glatten Muskeln der Blutgefäße. Das Stadium der latenten Reizung dauert einige Sekunden, und dem entsprechend ist auch die Dauer der Verkürzung. Am Darm, dem Ureter u. s. w. pflanzt sich von dem Orte der Erregung die Bewegung in Form einer peristaltischen Welle mit einer Geschwindigkeit von 20—30 mm in der Sekunde fort, teils durch Übertragung der Erregung von nervösen Gebilden auf die Muskeln, teils aber auch nach ENGELMANN (vgl. oben S. 135) durch direkte Übertragung von einer Muskelzelle auf ihr Nachbarelement.

In einem Punkte scheinen sich die glatten Muskeln anders zu verhalten als die quergestreiften, nämlich gegenüber der Reizung durch den konstanten Strom. Bei der Schließung des Stromes findet eine Erregung an der Anode statt, die sich aber nur auf die Ringmuskeln des Darmes erstreckt, während an der Kathode nur die Längsmuskeln in Kontraktion geraten. Bei der Öffnung beobachtet man eine von der Kathode ausgehende Erregung der Ringmuskeln (BIEDERMANN).

Bei Untersuchung der thermischen Verhältnisse der glatten Muskeln (Froschmagen) stellte sich heraus, daß die Erwärmung eine sehr geringe ist; sie betrug bei 20 g Belastung und Reizung durch einen einzelnen Induktionsschlag 0·00023—0·00035° C. Am auffallendsten ist die Langsamkeit der Erwärmung, während andrerseits die Wärmeentwicklung den Reiz weit überdauert (B. DANILEWSKY). Die mechanischen Verhältnisse der glatten Muskeln sind nur wenig, ihre Elastizität gar nicht untersucht worden. Elektromotorisch sind sie ähnlich wirksam, wie der ruhende quergestreifte Muskel, nur sind die Ströme hier schwächer als dort.

Die Charaktere, welche als unterscheidende Merkmale zwischen glatten und quergestreiften Muskeln dienen sollen, besonders die längere Dauer des Stadiums der latenten Reizung und des Ablaufes der Zuckung gelten so lange, als man nur die Wirbeltiere betrachtet. Dagegen kann dieser Unterschied völlig verschwinden, wenn man auch die Wirbellosen in Betracht zieht; denn es giebt dort glatte Muskeln (Cephalopoden und Holothurien), deren Kontraktion mindestens so rasch abläuft als jene der roten Muskeln des Kaninchens (H. DE VARIGNY).

Anhang.

1. Die Bewegung des Protoplasma.

Der Muskelbewegung analog ist die protoplasmatische Bewegung, die einer größern Reihe tierischer Zellen im erwachsenen Zustande zukommt. Man hatte schon früher, namentlich an niederen Tieren, relativ ausgiebige Bewegungen beobachtet, ohne daß dort Muskeln hatten nachgewiesen werden können. Man bezeichnete diese bewegungsfähige Substanz wegen ihrer Ähnlichkeit mit der Muskelbewegung als „Sarkode“ (σάρξ das Fleisch). Diese Bezeichnung, als eine spezifische, ist verlassen worden, seitdem namentlich durch die Untersuchungen von M. Schultze, Kühne u. a. sich herausgestellt hatte, daß die Kontraktilität einer und derselben überall vorkommenden Grundsubstanz von bestimmter physikalisch-chemischer Zusammensetzung zukomme. Diese Substanz ist das Protoplasma (s. S. 8), und ihre Bewegung nennt man protoplasmatische Bewegung, von der sich die Bewegung der Muskeln nur als eine höhere Entwicklung quantitativ unterscheidet.

Die Protoplasmabewegung im engern Sinne kommt einer Reihe von kontraktilen Zellen zu und besteht in dem Vermögen derselben, durch Ausstrecken von Fortsätzen und Wiedereinziehen derselben zunächst ihre Form, weiterhin aber auch mit Hilfe dieser Fortsätze, der Pseudopodien, ihren Ort zu verändern. Solche Individuen sind: 1) eine Reihe niederer Tiere, wie Amöben, Myxomyceten, Rhizopoden, Polythalamien u. s. w.; 2) die Pigmentzellen, deren Kontaktilität von Brücke am Chamäleon näher untersucht worden ist; 3) die farblosen Blut-, die Lymph- und Speichelzellen, deren Identität oben ausgesprochen worden ist; die Bewegungen derselben werden durch die Temperatur begünstigt und erreichen ihre Höhe bei der Körpertemperatur, wie M. Schultze mittels seines heizbaren Objekttisches nachgewiesen hat; 4) die Zellen des fibrillären Bindegewebs (Kühne); 5) die Zellen der Hornhaut (v. Recklinghausen).

Diese Bewegung kommt nur dem lebenden Protoplasma zu, und alle Einflüsse, welche seinen Bau bedrohen, schädigen auch die Bewegung, wie z. B. ein zu hoher oder zu niedriger Temperaturgrad. Wie die Muskelsubstanz, so kann auch das Protoplasma durch mechanische und besonders elektrische Reize in Bewegung versetzt werden. Von hohem Interesse ist es, daß diese Bewegung in direkter Beziehung zum Nervensysteme stehen kann, wie z. B. Brücke für das Chamäleon bewiesen hat. Dasselbe hat die Eigenschaft, unter gewissen Bedingungen, seine Farbe zu verändern, die es in seiner Haut gelegenen Pigmentzellen und gewissen Farbenreflexen verdankt. Wird ein Chamäleon mit Strychnin vergiftet, oder werden demselben eine Anzahl von Hautnerven durchschnitten, so ändert sich seine Farbe; denselben Einfluß üben psychische Erregungen u. s. w. Einen gleichen Einfluß des Nervensystems auf die kontraktilen Elemente der Hornhaut hat Kühne gesehen, indem Reizung motorischer Nerven die Hornhautelemente, in welchen die Nerven direkt enden sollen, in Thätigkeit versetzte. Auch die Steinbutte, welche, wie verschiedene andere Amphibien und Fische, Farbenwechsel ihrer Haut zeigt, wurde nach Durchschneidung ihres N. sympathicus unterhalb der Durchschnittsstelle dunkel.

Die Brownsche „Molekularbewegung“ besteht in einer zitternden und zugleich fortschreitenden Bewegung kleinster, in einer Flüssigkeit suspendierter Körnchen aller Art; sie hat ihren Grund in kleinen, in der Flüssigkeit vorhandenen Strömchen, von denen die Körnchen getragen werden. Die gleiche Molekularbewegung ist bisher an den farblosen Blutzellen, den Speichel-, Eiter-, Schleim-, Knorpel- und Pigmentzellen beobachtet worden; sie ist mit jener Brownschen Molekularbewegung zwar nicht identisch, aber vielfach analog. Jedenfalls scheint dieselbe zu den Lebenserscheinungen der Zelle selbst in Beziehung zu stehen, denn der Tod der Zelle vernichtet auch die Molekularbewegung in derselben.

2. Die Bewegung der Flimmer- und Samenzellen.

Wenn man ein kleines Stück der Rachenschleimhaut des Frosches unter dem Mikroskop betrachtet, so sieht man die Fläche wie ein vom Winde bewegtes Kornfeld hin- und herwogen. Dieses Wogen ist durch die Bewegung feiner Härchen, der Cilien, hervorgebracht, welche in großer Zahl der Grundfläche von Cylinderzellen aufsitzen und sich bald umbiegen, bald wieder aufrichten. Diese Flimmerzellen finden sich als Epithel verschiedener Schleimhäute unter dem Namen des Flimmerepithels: 1) in den Luftwegen vom Naseneingang bis hinunter zu den Lungen; 2) in dem ganzen Genitalkanal vom Anfang der Tuben bis zum äußern Muttermund; 3) in den Gehirnventrikeln und in dem Spinalkanal.

Die Samenzellen können ebenfalls als Flimmerzellen mit nur einer Cilie betrachtet werden; ihr Schwanz ist diese Cilie. Ihre Bewegung ist eine peitschende.

Bringt man auf eine flimmernde Fläche fein pulverisierten Kohlenstaub, so wird derselbe mit ziemlicher Geschwindigkeit durch die Thätigkeit der Flimmerhaare fortbewegt. Wenn der Flimmerbewegung auch eine relativ erhebliche Kraftentwickelung zukommen mag, so ist doch ihre Bedeutung für den Organismus der höheren Tiere noch nicht erkannt, denn es ist z. B. nicht zu verstehen, welche Funktion die Flimmerbewegung in den Luftwegen haben könnte. Dagegen ist sie von Bedeutung in dem Leben einer großen Reihe niederer Organismen, wie z. B. bei den Schwärmsporen der Algen, den Flagellaten oder Geißelschwärmern u. s. w., die nur durch ihre Flimmerbewegungen Lokomotionen vollführen können.

Die ausgedehntesten Untersuchungen über Flimmerbewegung sind von Purkinje u. Valentin gemacht worden: alle diejenigen Substanzen, welche den Bau der Flimmerzellen gefährden, wie Säuren und starke konzentrierte Alkalien, vernichten die Flimmerbewegung, Narcotica sind unwirksam, ebenso ist die Flimmerbewegung unabhängig vom Nervensystem. Eine große Analogie besteht zwischen der Flimmer- und Muskelbewegung; die erstere nämlich besteht am besten bei mittlerer Temperatur, sehr hohe oder sehr niedere Temperatur macht sie aufhören, sie ermüdet und kann sich wieder erholen, nach KISTIAKOWSKY u. ENGELMANN wird sie durch elektrische Stromesschwankungen zu lebhafterer Thätigkeit angeregt; endlich hört kürzere oder längere Zeit nach der Entfernung aus dem Körper die Flimmerbewegung auf, und es tritt „Starre" ein.

Sehr interessant ist die Beobachtung von VIRCHOW, daß der durch Ermüdung herbeigeführte Stillstand der Flimmerbewegung durch Zusatz von sehr verdünnten Alkalien beseitigt werden kann; vielleicht handelt es sich hier, wie bei den Muskeln, um die Neutralisation von durch die Thätigkeit gebildeter Säure, oder es wird der Schleim, der sich auf ihrer Oberfläche ansammelt und ihre Bewegung stört, aufgelöst.

§. 2. Spezielle Bewegungslehre.[1]

Die spezielle Bewegungslehre behandelt die Gesetze, nach denen die mechanische Leistung der Muskeln Verwendung findet, indem diese letzteren auf das Skelett einwirken.

Allgemeines. Die Muskeln, welche zur Bewegung des Skelettes verwendet werden, sind an die entsprechenden Knochen des Skelettes in bestimmter Weise angeheftet. Diese Anheftung ist größtenteils keine direkte, sondern eine indirekte durch Vermittelung von Sehnen und Fascien. Die Sehnen, welche mit den Muskeln durch eine Kittsubstanz außerordentlich fest verbunden sind, werden entweder allmählich schmäler und enden spitz, oder sie strahlen fächerförmig aus, um ganz breit zu enden. Im erstern Falle wird, wenn ein Muskel von großem Querschnitt durch eine spitz endende Sehne am Knochen befestigt ist, bei großer Kraft ein bedeutender Zug auf einen Punkt des Knochens ausgeübt, im andern Falle ermöglicht die Anheftung des Muskels an eine breit sich inserierende Sehne (Fascie) eine Kraftentwickelung des Muskels auf eine größere Fläche.

Wenn ein Muskel sich zwischen seinen Insertionspunkten zusammenzieht, so bewegen sich diese beiden, welche in der Regel zwei Knochen angehören, gegeneinander oder, was gewönlich der Fall ist, nur der eine gegen den andern, während der letztere festgestellt ist. Die Richtung des Zuges, welchen der Muskel auf seine Insertionspunkte ausübt, ist im allgemeinen die gerade Linie, aber jene kann eine Veränderung erfahren: 1) durch Übertragung auf eine Rolle oder auf ein Sesambein, wie ersteres bei dem M. trochlearis (obliquus superior oculi) der Fall ist

[1] G. H. MEYER, Lehrbuch d. Anatomie d. Menschen. 1873.

und letzteres bei den Oberschenkelmuskeln, die sich an die Kniescheibe inserieren; 2) durch schiefe Insertion des Muskels (unter spitzem oder stumpfem Winkel). In allen diesen Fällen wird niemals die volle Kraft des Muskels zur Verwendung kommen, sondern nur ein Teil, der für jeden einzelnen Fall nach dem Parallelogramm der Kräfte zu bestimmen ist. Rechtwinkelig inseriert, so daß die volle Kraft des Muskels zur Wirkung kommt, sind nur die in die Achillessehne auslaufenden Wadenmuskeln am Tuber calcaneum und die Kaumuskeln am Ober- und Unterkiefer.

Im allgemeinen sind die Muskeln an ihren Insertionsenden so angeheftet, daß sie durch ihre Elastizität etwas gedehnt sind; denn wird ein Muskel zwischen seinen Insertionen durchschnitten, so entfernen sich vermöge ihrer Elastizität die durchschnittenen Muskelenden voneinander. Diese Spannung hat zur Folge, daß bei eintretender Zusammenziehung der Muskelzug sogleich seine Wirksamkeit auf die Knochen entfalten kann, während der Muskel andererseits, wenn die Wirkung des Reizes auf ihn nachläßt, sich wieder auf seine ursprüngliche Länge ausdehnt.

Die Wirkung der Muskeln auf die Knochen kann eine einfache oder eine komplizierte sein. Einfache Wirkungen sind Beugung, Streckung, Adduktion, Abduktion und Rotation des Knochens, an dem der zweite Insertionspunkt des Muskels sich befindet; oder die Wirkung ist eine komplizierte, wenn die Muskeln so angeordnet sind, daß sie zugleich rotieren und flektieren oder rotieren und abduzieren. Man hat sich für diese komplizierte Wirkung vorzustellen, daß die flektierende Wirkung erst eintritt, wenn die rotierende vollendet ist. Je nachdem diese Wirkungen gleichzeitig sind oder zeitlich aufeinander folgen, unterscheidet man sie als erste oder zweite Wirkung, oder wenn sie ihrer Größe nach ungleich sind, als Haupt- und Nebenwirkung.

Muskeln, deren Wirkung einander entgegengesetzt ist, nennt man Antagonisten, und solche, deren Wirkung eine gleiche ist, Synergeten. Es kommen am Rumpfe namentlich solche Anordnungen von Muskeln vor, daß Muskeln aus einer bestimmten Gruppe bald Antagonisten, bald Synergeten zu einander vorstellen.

Bei allen willkürlichen oder reflektierten Bewegungen, welche eine zweckmäßige Thätigkeit der beweglichen Teile des Skelettes beabsichtigen, geraten in den meisten Fällen auch die Antagonisten in Thätigkeit. So z. B. werden bei der Bewegung des Armes teilweise auch die Streckmuskeln in Anspruch genommen (Duchenne de Boulogne, Beaunis).

Die Knochen, auf welche sich die Muskelwirkung äußert, stellen Hebel dar, und zwar vorzugsweise einarmige Hebel, d. h. solche, bei denen Kraft und Last auf derselben Seite des Drehpunktes angreifen.

Ganz entgegengesetzt der vollen Ausnutzung der Muskelkraft greifen die Muskeln (Kraft) nicht an dem langen, sondern an dem kurzen Hebelarme an, wodurch sie, um die gleiche Last zu heben, mehr Kraft aufwenden müssen, als wenn sie am langen Hebelarme angreifen. Dagegen erwächst daraus der Vorteil, daß die Bewegung der Last mit größerer Geschwindigkeit geschieht, als wenn die Kraft am langen Hebelarme angreift. Man bezeichnet diese Hebel deshalb wohl als Wurfhebel.

I. Die Mechanik des Skelettes.

Das Skelett besteht aus einer großen Anzahl von sehr verschieden geformten Knochen, die miteinander mehr oder weniger fest verbunden sind. Die Art dieser Verbindung entspricht der Größe ihrer Beweglichkeit gegeneinander. Diese Verbindungen sind: 1) die Naht (Sutura); 2) die Fuge (Symphysis); 3) das Gelenk (Arthrosis).

Die Naht ist dadurch gegeben, daß zwei breite Knochen durch wechselseitiges Ineinandergreifen der Erhöhungen des einen in die Vertiefungen des andern zusammengehalten werden; sie bildet die festeste Art der Knochenverbindung und ist so stark, daß sie nur Gewalten nachgiebt, die auch den Knochen zerbrechen.

Die Bedeutung der Nahtverbindung liegt nicht sowohl darin, eine Vereinigung zweier Knochen zu sein, als vielmehr darin, eine Trennung zweier Teile desselben Knochen zu bilden, die das Wachstum eines von ihnen umschlossenen Hohlraumes ermöglicht (G. H. Meyer).

Die Symphyse kommt dadurch zustande, daß zwei nicht kongruente, dick überknorpelte Knochenflächen durch straffe Bandapparate zusammengehalten werden. Die Größe der Beweglichkeit nimmt zu mit der Höhe des Knorpels und nimmt ab mit der Zunahme des Querschnittes. Im allgemeinen ist die Beweglichkeit der Symphysenverbindung nur eine geringe, aber infolge ihrer Elastizität ist sie von wesentlicher Bedeutung und ist da angewendet, wo es auf eine feste, aber nachgiebige und elastische Verbindung der Knochen ankommt, wie z. B. zwischen den Knochen des Beckens und zwischen den Wirbelkörpern.

Die Gelenke.

Die Gelenke sind Verbindungen zweier oder mehrerer Knochen miteinander, die mit verknorpelten, meist kongruenten Knochenflächen (Gelenkflächen) aneinander liegen und durch verschiedene Momente in dieser Lage erhalten werden. Um die ganze Gelenkfläche herum entspringt vom Periost eine fibröse Membran (Kapselmembran), die sich ebenso um die Gelenkfläche des andern Knochens befestigt und einen zwischen den Gelenkenden gelegenen Hohlraum abschließt, welcher die

Gelenkhöhle genannt wird. Das Innere der Höhle ist mit Ausnahme der Gelenkflächen von einer Synovialmembran ausgekleidet, welche die Gelenkschmiere (Synovia) absondert.

In die Kapselmembran findet man starke fibröse Faserzüge eingewebt, die von einem Knochenende zum andern hinübergehen. Dieselben sind entweder Hilfsbänder oder Hemmungsbänder; die ersteren unterstützen die Bewegungen des Gelenkes, die letzteren hindern sie, namentlich da, wo es sich um übertriebene Bewegungen durch Zug oder Druck handelt. Diese Hemmungsbänder werden in ihrer Funktion an einzelnen Gelenken durch Knochenvorsprünge, die sogen. „Knochenanschläge“, unterstützt, wie einen solchen z. B. das Olecranon für die übergroße Streckung und der Proc. coronoides für die übergroße Beugung des Armes darstellt.

Die Gelenkflächen werden in ihrer Lage aneinander erhalten: 1) durch die Hilfsbänder; 2) den Muskelzug; 3) den Luftdruck. Die Hilfsbänder und der Muskelzug derjenigen Muskeln, welche um ein Gelenk herumliegen, drücken die Gelenkflächen mehr oder weniger fest aneinander. Werden sie durchschnitten oder die Muskeln gelähmt, so können sich die Gelenkenden voneinander entfernen. Von großer Bedeutung ist der Luftdruck, der, da die Gelenkhöhle luftfrei ist, die Gelenkenden gegeneinander drängt und sie in inniger Berührung erhält, gleichzeitig aber auch die herumliegenden Weichteile auf das Gelenk hindrängt, so daß ein gesundes Gelenk streng genommen keine eigentliche Gelenkhöhle besitzt.

So ist im allgemeinen die Gelenkverbindung eine Knochenverbindung von großer Beweglichkeit und dabei großer Ausgiebigkeit; ihr Platz wird also da sein, wo es, wie namentlich in den Extremitäten, auf große Beweglichkeit ankommt.

Nach der Form der Gelenkenden, welcher auch eine verschiedene Beweglichkeit entspricht, unterscheidet man die Gelenkflächen als:

1) ebene Gelenkflächen;
2) kugelförmige Gelenkflächen;
3) kegel- oder walzenförmige Gelenkflächen nebst ihren Modifikationen der stattel- und schraubenförmigen Gelenkflächen;
4) spiralige Gelenkflächen.

Die Gelenke selbst lassen sich nach der Zahl und Lage der Achsen, um welche Bewegungen stattfinden können, in einachsige, zweiachsige, dreiachsige und mehrachsige Gelenke teilen.

Die ebene Gelenkfläche bildet das sogen. straffe Gelenk von sehr geringer Beweglichkeit, das der Symphyse sehr nahe steht. Die Beweglichkeit ist deshalb so gering, weil die beiden sich berührenden

Gelenkflächen fast eben und plan sind und von einer sehr kurzen und straffen Kapselmembran eingeschlossen werden. In diesem Gelenke sind nur äußerst geringe Verschiebungen nach allen Seiten hin und eine Drehung des einen Knochens um eine Achse möglich, welche auf der Gelenkfläche senkrecht steht. Einige Gelenke der Hand- und Fußwurzel gehören zu dieser Form.

Die kugelförmige Gelenkfläche bildet das Gelenk allseitigster und freiester Beweglichkeit, das sogen. freie Gelenk (Arthrodie). Die Gelenkenden, kongruente Kugelflächen, sind von einer losen Kapsel eingeschlossen, in welche Hilfs- und Hemmungsbänder eingewebt sein können. Der Typus dieser Gelenkform ist das Schultergelenk, wo das eine Gelenkende, der Oberarmkopf, ein Drittel einer Kugel darstellt, die auf der entsprechenden, aber kleinern hohlkugeligen Fläche, der Gelenkfläche des Schulterblattes (Cavitas glenoidalis), gleitet. Die Bewegungen, welche im Schultergelenk ausgeführt werden können, sind sehr mannigfaltig: sie können Beugungen, Streckungen, Drehungen u. s. w. nach allen Richtungen sein, aber sie lassen sich alle auf drei aufeinander senkrecht stehende Durchmesser als Achsen zurückführen, weshalb diese Gelenke als dreiachsige Gelenke bezeichnet werden; diese Bewegungen geschehen alle in einem Kegel, dessen Spitze in dem Berührungspunkte der Gelenkfläche mit dem Oberarmkopf liegt, und dessen Mantel von dem Oberarm beschrieben wird. Die Bewegung wird gehemmt durch das Acromion, den Proc. coracoideus und die um das Gelenk herumliegenden Muskeln. Die Festigkeit des Gelenkes wird unterstützt durch den M. deltoides und den Luftdruck (s. oben). Wird die Beweglichkeit des Gelenkes dadurch herabgesetzt, daß die hohlkugelige Gelenkfläche sich vertieft und zur Pfanne wird, so entsteht das Nußgelenk, welches im Hüftgelenk gegeben ist. Dasselbe ist von ganz besonderem Interesse, weil es nach Entfernung aller seiner Verbindungen allein durch den Luftdruck in seiner Lage erhalten wird. Daher ist der Schenkel vollkommen äquilibriert und kann sich, unbehindert durch seine Schwere, sehr leicht in der Pfanne bewegen. Nur wenn die Gelenkhöhle eröffnet und Luft eingetreten ist, oder wenn das Gelenk sich im luftleeren Raume befindet, fällt der Oberschenkel aus der Pfanne heraus. Eine Vertiefung der Pfanne, wodurch ein genaues Anschließen der Gelenkflächen erleichtert wird, erzeugt noch das Supercilium cartilagineum. Gehemmt werden die Bewegungen im Hüftgelenk durch die kurze, straffe Gelenkkapsel und das Lig. superius, welches die Überstreckung hindert (Ed. Weber), während das Lig. teres bei der Streckung der Adduktion und bei der Beugung die Drehung des Rumpfes um seine Längenachse unmöglich macht.

Die kegel- oder walzenförmige Gelenkfläche bildet zwei Arten von Gelenken: das Winkel- oder Charniergelenk und das Drehgelenk. In beiden Fällen trägt das eine Gelenkende eine Gelenkfläche, die ein Stück eines kegel- oder cylinderförmigen (walzenförmigen) Rotationskörpers darstellt, während die andere Gelenkfläche hohl und kongruent, aber meistens kleiner ist. Die Bewegung geschieht immer nur in einer Ebene, und zwar dreht sich die hohle Gelenkfläche auf der Oberfläche der gewölbten um die Achse des Kegels oder Cylinders (Drehachse des Gelenkes). Diese Gelenke sind demnach einachsige Gelenke. Winkelgelenke sind die Gelenke der Finger, der Zehen (Carpo-Metacarpo- und Tarso-Metatarso-Gelenk) und das Ellenbogengelenk, und zwar das Humero-Ulnargelenk. Das gewölbte Gelenkende befindet sich am Oberarm, das hohle an der Ulna. Die Bewegung, welche ausgeführt wird, besteht nur in Beugung und Streckung. Dadurch, daß das gewölbte Gelenkende noch rinnenartige Furchen besitzt, wird es zur Rolle, und da die Furchen schraubenartig gewunden sind, das Charnier zum Schraubencharniergelenk, dessen Schraube am rechten Arme rechts, am linken links gewunden ist. Man bezeichnet jene Rinnen der Rolle und die denselben entsprechenden Leisten in der hohlen Gelenkfläche der Ulna als Führungslinien. Ein seitliches Ausweichen in diesem Gelenk wird teils durch die Führungslinien, teils durch die jedem Ginglymus eigenen, seitlichen Hilfsbänder (Lig. lateralia) vermieden. Die Proc. coronoideus und anconaeus stellen die Knochenanschläge vor, welche eine übermäßige Beugung oder Streckung verhindern. Bei dem Dreh- oder Radgelenk geschieht die Bewegung um die Achse des einen Knochens, die zugleich die Drehachse des Gelenkes vorstellt, während bei dem Ginglymus die Achse beider Knochen sich senkrecht zur Gelenkachse bewegt. Ein solches Drehgelenk ist das Radio-Ulnargelenk, in welchem Pro- und Supination dadurch ausgeführt werden, daß der Radius, sich um seine eigene Achse drehend, einen Teil eines Kegelmantels beschreibt, dessen Spitze in der Eminentia capitata humeri gelegen ist. Einen zweiten Fall von Drehgelenk bietet die Bewegung des Atlas um den Zahnfortsatz des zweiten Halswirbels. Eine Modifikation des Ginglymus ist das Sattel- und Knopfgelenk. Im Sattelgelenk trägt das eine Gelenkende eine gewölbte Rolle, deren Aushöhlung in der einen Richtung konvex und in der darauf folgenden konkav ist; diese Rolle bewegt sich in einer entsprechenden Hohlrolle, und es findet eine Bewegung in zwei aufeinander senkrechten Achsen statt, deren eine einem der beiden Gelenkknochen angehört. Ein solches Sattelgelenk (zweiachsiges Gelenk) ist das Gelenk zwischen dem Os metacarpi des Daumens und dem Os multangulum majus und das Brustbein-Schlüsselbeingelenk. Das Gelenk gestattet Beugung und Streckung, Ab- und Adduktion, aber keine Drehung (unter Adduktion und Abduktion versteht man die Näherung oder Entfernung eines Gliedes gegen die Mittellinie des Körpers; für die Finger und Zehen handelt es sich um die Bewegung gegen die Mittellinie der Hand und des Fußes). Das Knopfgelenk besitzt eine eiförmig gestaltete Gelenkfläche, die in einer entsprechend ausgehöhlten Gelenkfläche gleitet, und gestattet ebenfalls eine Bewegung in zwei Achsen, die aber in demselben Gelenkende enthalten sind, und zwar die eine in der langen Achse des eiförmigen Rotationskörpers, die andere in seiner kurzen Achse. Solche Gelenke sind das Vorderarm-Handgelenk und das Kiefergelenk.

Die spiralige Gelenkfläche bildet das Spiralgelenk, wie es im Kniegelenk gegeben ist. Die beiden Condylen sind von vorn nach hinten und seitlich gebogen; ein Sagittalschnitt zeigt jeden Condylus als eine Spirale, deren Mittelpunkt etwas nach rückwärts liegt, und deren Radienvektoren von hinten nach vorn an Länge zunehmen. Das Gelenk gestattet zwei Arten von Bewegung, nämlich Beugung und Streckung, sowie Drehung. Beugung und Streckung geschehen aber nicht, wie zu erwarten wäre, um eine Drehungsachse, sondern die Drehungsachse wechselt fortwährend, da jedes der Spirale angehörige Kurvenstück sich um den ihm zugehörigen Mittelpunkt abwickelt. Die Spurlinie (die Linie, welche in der einen Gelenkfläche beschrieben wird, wenn man in die gegenüberliegende Gelenkfläche einen Stift befestigt hat) zeigt einen schraubenförmigen Gang an, der sich am rechten Knie rechts, am linken Knie links windet. Demnach macht der Unterschenkel bei der höchsten Streckung eine Drehung nach außen, während der Oberschenkel, wenn der Unterschenkel feststeht, bei dem Übergang aus der Streckung in die Beugung nach außen gedreht wird. Die beiden Seitenbänder, die bei der Beugung schlaff werden, sind an den dem Mittelpunkte der Spirale entsprechenden Punkten der beiden Condylen einerseits, andererseits das äußere am Capitulum fibulae, das innere am Condylus internus tibiae inseriert und werden, wenn der Oberschenkel aus der Beugestellung in die Streckstellung übergeht, da immer größere Radienvektoren in das Gelenk hineingepreßt werden, immer stärker gespannt, bis sie bei der höchsten Streckstellung des Oberschenkels das Maximum ihrer Spannung erreicht haben. In diesem Stadium ist eine Drehung im Kniegelenk unmöglich, da sie durch die Spannung der Seitenbänder verhindert wird. Daher kann eine Drehung nur bei gebeugtem Knie eintreten, und zwar wird sie vom Unterschenkel ausgeführt, indem der äußere Condylus um den innern rotiert; die Kreuzbänder sind hierbei insofern thätig, als sie den Oberschenkel auch während der Beugung auf der Tibia zu rollen zwingen. Ferner wirkt das vordere Kreuzband allein noch als Hemmung für die Beugung, ebenso wie das hintere Band die Streckung über 180° hemmt.

Komplizierte Stellungen und Bewegungen des Körpers.

Obgleich das Skelett sehr vielfach gegliedert ist und durch seine zahlreichen Gelenkverbindungen eine große Beweglichkeit besitzt, so vermag es doch gewiese Gleichgewichtsstellungen einzunehmen, die es erst auf Einwirkung einer neuen Kraft verläßt, um komplizierte Bewegungen auszuführen, bei denen eine fortwährende Verschiebung einzelner Skelettteile gegeneinander stattfindet. Diese Verrichtungen können aber nur unter der einen Bedingung vor sich gehen, daß der Schwerpunkt des Skelettes resp. des Körpers jedesmal unterstützt ist und, wenn er, wie bei der Bewegung, fortwährend verschoben wird, stets von neuem unterstützt werden kann.

Stehen.

Unter Stehen versteht man die Haltung des ganzen Körpers, bei welcher sein Schwerpunkt durch die von den Füßen begrenzte Bodenfläche unterstützt ist, d. h. das Lot aus dem Schwerpunkt in die Unterstützungsebene fällt. Solcher Haltungen giebt es eine größere Zahl; hier soll nur die des aufrechten Stehens betrachtet werden, bei welchem der Körper mit möglichst wenig Muskelanstrengung bei gestreckten Schenkeln allein durch die beiden den Boden berührenden Fußsohlen getragen wird. Bei dieser Haltung stehen die Füße mit den Fersen aneinander und bilden, während die Fußspitzen nach auswärts gerichtet sind, mit einander einen Winkel von 50°; in beiden Fußgelenken senkrecht stehen parallel zu einander die Unterschenkel, denen sich in der Verlängerung die Oberschenkel anschließen, die, während das Kniegelenk in höchster Streckung sich befindet, im Hüftgelenke etwas nach außen rotiert sind. Das Becken mit dem Rumpf ist nach hinten übergeneigt. Auf der Wirbelsäule balanciert der Kopf mit der Gesichtsfläche gerade nach vorn gerichtet, die Arme hängen senkrecht am Rumpfe herab. Jede Veränderung der gegenseitigen Lage der Glieder verändert die Lage des Schwerpunktes und verlangt für jeden Fall auch eine Korrektur der Unterstützung durch Muskelthätigkeit. Wäre das ganze Skelett eine starre Säule, so wäre nur der Schwerpunkt des ganzen Körpers zu ermitteln und zu untersuchen, inwieweit derselbe bei jener Haltung unterstützt ist. Da das Skelett aber vielfach durch Gelenke gegliedert ist, so tritt noch die Untersuchung hinzu, durch welche Mittel die beweglichen Teile festgestellt resp. die Gelenke gesteift werden.

Die Gelenke, deren Untersuchung in dem angeführten Sinne ausgeführt werden soll, sind die Gelenke zwischen Kopf und Halswirbeln, die Wirbelsäule, die Hüft-, Knie-, Fuß- und Sprunggelenke, während in den übrigen Gelenken nur Skelettteile aufgehängt sind.

1) Gelenke zwischen Kopf und Halswirbeln. Die Gelenkflächen zwischen Hinterhaupt und Atlas sind von vorn nach hinten und von rechts nach links gekrümmt, gestatten demnach eine Bewegung nach zwei Richtungen: die Beugung des Kopfes nach vorn um eine von rechts nach links gehende Achse und die seitliche Beugung um eine von vorn nach hinten gerichtete Achse. Die Bewegung um die senkrechte Achse kann nur in beschränktem Maße stattfinden, wenn der Kopf gegen die Brust geneigt ist. Gehemmt werden diese Bewegungen durch das Lig. obturatorium anterius et posterius und den Apparatus ligamentosus. Die ausgiebigste Drehung macht der Kopf gemeinschaftlich mit dem Atlas und dem Zahnfortsatz des zweiten Halswirbels um eine senkrechte Drehungsachse. Der sagittale Durchschnitt durch die Process. obliqui des Atlas und Epistropheus zeigt zwei sich berührende konvexe Flächen, die, wenn der Kopf am höchsten steht, auf ihren Konvexitäten ruhen, um bei der Drehung herunterzusteigen, so daß eine Schraubenbewegung entsteht, eine Einrichtung, durch welche nach Henke die Zerrung des Rückenmarks bei der Drehung vermieden wird. Da die Schwerlinie des Kopfes (d. i. die Senkrechte aus dem Schwerpunkte) nicht die Unterstützungsebene des Kopfes, welche durch die Verbindungslinie der Gelenkflächen des Atlas gelegt zu denken ist, trifft, sondern vor dieselbe fällt, so müßte, wie das im Schlaf geschieht, der Kopf nach vorn überfallen, was aber durch die Thätigkeit der Nacken- und Halsmuskeln verhindert wird.

2) Die Wirbelsäule stellt einen vielfach gegliederten, elastischen Stab von großer Festigkeit und geringer Beweglichkeit dar, Eigenschaften, welche die Wirbelsäule der Verbindung der Wirbel als Symphysen zu verdanken hat. Ihre Beweglichkeit wird durch die Gelenkverbindungen noch weiter beschränkt. Da diese letzteren aber vom Lendenteil aufsteigend, wo die beiden zusammengehörigen Gelenkflächen fast vertikal gegeneinander stehen, sich immer mehr horizontal stellen, so muß die Beweglichkeit der einzelnen Wirbel gegeneinander vom Lenden- zum Halsteil fortwährend zunehmen. Doch kann die Wirbelsäule, trotz der geringen Beweglichkeit ihrer 24 Einzelglieder, als Ganzes bedeutende Beugungen dadurch ausführen, daß sich die geringen Einzelbewegungen summieren. Einen wesentlichen Dienst leisten die elastischen Zwischenscheiben der Wirbel dem Körper dadurch, daß sie jeden Stoß, den die Wirbelsäule von unten her erleidet, z. B. beim Sprung, bei seiner Fortpflanzung nach dem Gehirn abschwächen, worin sie durch die weitere Einrichtung der Wirbelsäule, welche nicht gerade, sondern mehrfach nach hinten gekrümmt ist (Brust- und Beckenteil), offenbar unterstützt werden müssen.

3) Das Hüftgelenk. In demselben ist das Gewicht von Rumpf,

Kopf und Armen zu unterstützen, deren gemeinsamer Schwerpunkt nach Weber an der Vorderfläche des zehnten Rückenwirbelkörpers gelegen ist. Seine Schwerlinie fällt demnach hinter die Verbindungslinie der beiden Hüftbeingelenke; aber das Hintenüberfallen des Rumpfes, der beim Stehen immer nach hinten übergelehnt ist, wird durch das Lig. superius (ileofemorale) verhindert, das in dieser Funktion durch das Lig. ileo-tibiale (äußeres Blatt der Fascia lata) unterstützt wird. Das seitliche Überfallen des Rumpfes, welchem eine Abduktion des Oberschenkels vorausgehen muß, hindert das Lig. teres (s. oben), besonders wenn es, wie beim Auswärtsstehen, gespannt wird.

4) Das Kniegelenk, in welchem Kopf, Rumpf, Arme und Oberschenkel zu unterstützen sind. Der Schwerpunkt dieser Teile liegt dem vorigen sehr nahe, die Schwerlinie fällt eben in den hintern Rand des Kniegelenks. Das Hintenüberschlagen wird durch die Spannung des Lig. ileo-tibiale verhindert, an welchem der Rumpf am Kniegelenk in ähnlicher Weise aufgehängt ist wie im Hüftgelenk am Lig. superius; dieses letztere unterstützt die Steifung im Knie dadurch, daß es jener der Beugung notwendig voraufgehenden Drehung des Oberschenkels nach außen bei festgestelltem Unterschenkel entgegenwirkt. Die Vermeidung des seitlichen Falles und der Drehung im Knie s. oben.

5) Das Sprunggelenk hat den ganzen Körper, dessen Schwerpunkt im Promontorium liegt, zu unterstützen. Die Schwerlinie des Körpers fällt aber vor dasselbe, so daß er nach vorn überzufallen droht. Diese Beugung im Fußgelenke ist aber nur ausführbar bei gleichzeitiger Beugung im Kniegelenk, welches jedoch in der oben angegebenen Weise festgestellt ist, so daß, solange jene Feststellung vorhanden ist (durch die Lig. ileo-tibiale und femorale), eine Beugung auch im Fußgelenke unmöglich ist. Diese Feststellung im Fußgelenk wird noch dadurch gestützt, daß das Lig. superius, das den Oberschenkel nach innen festhält, auch die mit dem Oberschenkel fest verbundene Tibia nach innen zieht, welche ihrerseits gegen die Fibula eine solche Lage erhält, daß sie beide zusammen den hintern, schmalern Teil der obern Gelenkfläche des Talus gabelförmig fest einklemmen und so ebenfalls der Beugung entgegenwirken, denn bei letzterer müßte die Gabel nach vorn auf den breitern Teil der Talusgelenkfläche vorrücken, was eben unmöglich ist, solange das Lig. superius in Funktion ist. Wahrscheinlich ist, daß auch noch eine geringe Spannung der Wadenmuskeln die Steifung im Fußgelenk unterstützt.

Der Fuß, der aus den Fußknochen besteht, die größtenteils durch sehr straffe Gelenke miteinander verbunden sind, stellt ein Gewölbe dar, das mit drei Punkten, nämlich mit dem Capitulum ossis metatarsi primi, dem Tuber calcanei und der Tuberositas ossis metatarsi quinti, auf dem Boden aufruht, während die ganze Schwere des Körpers auf dem höchsten Punkte, dem Tuber calcanei, lastet und das Gewölbe abzuplatten sucht, ein Bestreben, das durch die starken Bänder, welche sich über die Verbindungen der Knochen spannen, verhindert wird. Tritt in krankhaften Fällen dieser Zustand der Abplattung ein, so erhält der Fuß eine Form, die man „Plattfuß“ nennt.

Gehen.

Das natürliche Gehen besteht darin, daß der Rumpf durch die abwechselnde Thätigkeit beider Beine mit möglichst geringer Muskelanstrengung in horizontaler Richtung vorwärts geschoben wird. Die Kräfte, welche hierbei thätig werden, sind: 1) die Streckkraft des an den Boden gestemmten Beines, die den Rumpf nach vorwärts zu schieben bestrebt ist, und 2) die Schwere, die ihn lotrecht nach unten zieht. Die alternierende Thätigkeit der Beine geht so vor sich, daß, während das eine Bein den Rumpf trägt und seinen Schwerpunkt unterstützt, „Stützbein“, das andere Bein, das frei schwebt und nach den Pendelgesetzen schwingt, „Hangbein“, den Rumpf nach vorwärts bewegt. Weber nannte den ersten Zeitraum, in welchem das Stützbein thätig ist, die aktive Phase. Die aktive Phase beginnt damit, daß das Stützbein etwas nach vorn gestellt wird, wodurch die Schwerlinie des Körpers hinter das Fußgelenk fällt. Um nun nicht zurückzufallen, verlängert sich das Hangbein, das sich am Boden anstemmt, durch Streckung in den Gelenken allmählich und schiebt so den Schwerpunkt des Rumpfes über das Fußgelenk des Stützbeines. Dieses letztere wird während dieser Zeit im Knie gebeugt, so daß der Rumpf ein wenig gesenkt wird und vollständig auf dem gebeugten Beine ruht. Das Hangbein hat mittlerweile durch Abwickeln der Fußsohle vom Boden seine größte Länge erreicht, berührt nur noch mit dem Ballen (Metatarsusköpfchen) den Boden und erteilt, sich vom Boden abstoßend und zum Pendeln in die Luft erhebend, dem Körper die nötige Propulsivkraft, wobei der Körper wieder gehoben wird. Ist die Schwingung des Hangbeines beendet, so wird es seinerseits wieder zum Stützbein, und das bisherige Stützbein übernimmt die Rolle des Hangbeines. Von dem Augenblick, wo das Stützbein seine aktive Phase begonnen hat, bis zu dem Moment, wo das Hangbein auf den Boden aufgesetzt wird, ist ein Schritt vollendet. Die Schwingung des Hangbeines geschieht ohne Muskelthätigkeit ausschließlich unter dem Einfluß der Schwere nach den Pendelgesetzen, was Weber unter anderem dadurch bewiesen hat, daß nach seinen Messungen die Schwingungszeit am lebenden und toten Beine vollständig übereinstimmt.

Die Geschwindigkeit des Ganges muß demnach abhängen: 1) von

der Schrittlänge; 2) von der Schrittdauer; sie ist der erstern direkt, der letztern umgekehrt proportional. Als Schrittlänge bezeichnet man die Entfernung, in welcher sich beim Gehen die Spitze der Fußsohle des einen Fußes von der Ferse des andern Fußes befindet. Sie ist abhängig von der Länge der sich abwickelnden Sohle und der Lage des Beines und kann noch vergrößert werden, wenn die Schenkelköpfe durch Senkung des Beckens möglichst niedrig getragen werden. Die Schrittdauer ist bestimmt durch die Schwingungszeit des pendelnden Beines, die um so kürzer wird, je kürzer das schwingende Bein ist. Die Geschwindigkeit ist am größten bei größter Schrittlänge und kürzester Schrittdauer. Im allgemeinen werden demnach Personen mit langen Beinen größere Schritte machen als Personen mit kurzen Beinen, welche jenen Nachteil durch eine größere Anzahl von Schritten zu kompensieren suchen.

Laufen.

Das Laufen unterscheidet sich vom Gehen dadurch, daß die Zeit, während welcher beide Beine sich gleichzeitig auf dem Boden befinden, gleich Null geworden ist, so daß der Körper also einen Moment in der Luft schwebt. Hierfür wird dem Körper so viel Schwungkraft mitgeteilt, daß er so lange in der Luft erhalten werden kann, bis er die Beine wieder aufsetzt.

Beim Stehen der Vierfüßler wird der Schwerpunkt des Körpers, welcher vor die Mitte des Rumpfes fällt, durch vier Säulen, die vier Beine, gestützt. Da die Säulen aber nicht starr, sondern in Gelenken beweglich sind, so muß eine Kraft eintreten, welche jene Steifung besorgt; das sind zum Teil entsprechende Bänder, zum Teil aber Muskelkräfte. Die Ortsveränderungen werden durch die Thätigkeit der Beine bewirkt, indem letztere durch Muskelkraft alternierend gestreckt und gebeugt werden, und zwar sind es namentlich die Hinterbeine, welche für die Vorwärtsbewegung thätig sind, während die Vorderbeine mehr zum Stützen dienen. Hierbei sind regelmäßig die diagonalen Beine nacheinander thätig, also z. B. linkes Vorderbein, rechtes Hinterbein; rechtes Vorderbein, linkes Hinterbein.

II. Stimme und Sprache.[1]

Wenn der Expirationsstrom durch die Luftröhre, den Kehlkopf, die Rachen-, Mund- und Nasenhöhle streicht, so entstehen Klänge und Geräusche; die ersteren nennt man die Stimme; beide zusammen bilden die Sprache.

1. Die Stimme.

Die Stimme wird im Kehlkopfe durch die intermittierenden Luftstöße erzeugt, welche durch die von den Stimmbändern begrenzte Öffnung (Stimmritze) während der einzelnen Schwingungen hervorbrechen.

[1] Vgl. Grützner, Stimme u. Sprache. Hermanns Handbuch d. Physiologie Bd. II. T. II. 1879.

Die Schwingungen dieser Bänder werden ihrerseits durch den Luftstrom bewirkt, den die Lungen bei der Exspiration durch die Stimmritze hindurchtreiben. Der Kehlkopf stellt ein musikalisches Instrument, sehr ähnlich den Zungenwerken, dar, an dem die Lungen den Blasebalg (der Orgel), die Luftröhre das Windrohr sowie Rachen-, Mund- und Nasenhöhle das Ansatzrohr vorstellen.

Tonbildung im allgemeinen. Ein Ton entsteht im allgemeinen durch pendelartige Schwingungen elastischer Körper, wie z. B. durch die Schwingungen einer Stimmgabel. Dagegen werden die Töne der Instrumente nicht durch einfache pendelartige Schwingungen, sondern durch komplizierte, regelmäßige Schwingungen hervorgerufen, die man nicht mehr als Töne, sondern als Klänge bezeichnet (Helmholtz[1]). Alle komplizierten, regelmäßigen Schwingungen lassen sich aber nach Fourjers Lehrsatz in eine Reihe pendelartiger Schwingungen zerlegen, deren Schwingungszahlen sich wie 1:2:3 u. s. f. verhalten. Ein Klang ist demnach eine Kombination von Tönen, die man Partialtöne nennt, oder man nennt den Ton von geringster Schwingungszahl den Grundton gegenüber den anderen Tönen, seinen Obertönen, welche stets ein vielfaches Ganzes ihres Grundtones darstellen, so daß ein Klang, dessen Grundton die Schwingungszahl n besitzt, Obertöne von der Schwingungszahl 2n, 3n u. s. f. enthält. Die Klangfarbe, das Timbre, eines Instrumentes beruht auf der Anwesenheit von verschiedenen und verschieden starken Obertönen, welche den Grundton begleiten. Die Töne unterscheiden sich demnach nur durch ihre Höhe, die Klänge, deren Höhe durch die ihres Grundtones gegeben ist, durch ihre Klangfarbe.

Die Zerlegung eines „Klanges" in seine Partialtöne geschieht nach Helmholtz mit Hilfe von Resonatoren, Hohlkugeln von Glas oder Messing mit zwei Öffnungen, deren eine scharf abgeschnittene Ränder hat, während die andere trichterförmig so geformt ist, daß sie in den äußern Gehörgang hineingeschoben werden kann. Ertönt ein Klang, in dem ein Partialton von der Schwingungszahl enthalten ist, die dem Resonator entspricht, so hört man einen verstärkten Ton, sonst nicht. Ebenso können einzelne Töne durch gleichzeitiges Streichen entsprechend abgestimmter Stimmgabeln zu Klängen kombiniert werden.

Der Kehlkopf.

Der Kehlkopf besteht aus einem Knorpelgerüst, in welchem die wahren Stimmbänder so aufgehängt sind, daß sie mit Hilfe einer Reihe von Muskeln, deren Thätigkeit die Stellung der Knorpeln in zweckentsprechender Weise verändert, in verschiedene Spannung versetzt werden können. Das Knorpelgerüst besteht aus vier Knorpeln, der Cartilago thyreoidea (Spannknorpel), der Cart. cricoidea (Grundknorpel) und den beiden Cartt. arytaenoideae (Stellknorpel) (C. Ludwig). Die beiden kleinen Hörner des Spannknorpels, der auf der vordern Umfassung des Grundknorpels steht, sind mit letzterem durch Gelenke verbunden, in denen sie eine Bewegung ausführen können, welche durch die beiden Hörner verläuft, also um eine Querachse, so daß der obere Teil des Spannknorpels nach vorn und unten gezogen wird. Die Stellknorpel sind drei-

[1] Helmholtz, Die Lehre von den Tonempfindungen etc. Vierte Aufl. 1877.

seitig pyramidenförmig und stehen mit ihrer Basis auf dem hintern Umfang des Grundknorpels, seiner Siegelplatte so auf, daß eine Fläche der Pyramide nach innen, die zweite nach hinten und die dritte nach vorn und außen sieht, während eine Kante gerade aus nach vorn, die zweite nach hinten und ein wenig nach innen, die dritte nach außen gerichtet ist. An dem Fuße der vordern Kante befindet sich der Processus vocalis, an dem der nach außen gerichteten Kante der Proc. muscularis. Die Verbindung zwischen dem Stell- und Grundknorpel bildet ebenfalls ein Gelenk, in welchem der Stellknorpel rotierende Bewegungen um seine vertikale Achse so ausführen kann, daß Stimm- und Muskelfortsatz sich der Mittellinie nähern oder davon entfernt werden.

Die beiden Stimmbänder, wesentlich aus elastischem Gewebe bestehend, sind nun so ausgespannt, daß sie aus dem Winkel des Spannknorpels, in dem sie befestigt sind, in gerader Linie rückwärts verlaufend beiderseits sich an den Stimmfortsatz der Stellknorpel ansetzen. Da die hintere Fläche der Stellknorpel von einer Membran bekleidet ist, so entsteht ein von den beiden Stimmbändern und den inneren Flächen der Stellknorpel umschlossener, längsovaler Raum, die Stimmritze (Glottis), deren zwischen den Bändern gelegenen Abschnitt man als Glottis vocalis, den zwischen den Knorpeln gelegenen als Glottis respiratoria bezeichnet.

Die Muskeln, durch deren Thätigkeit die Spannung der Stimmbänder verändert werden kann, sind folgende: 1) der Spanner des Stimmbandes, der m. cricothyreoideus, der vom vordern Umfang des Grundknorpels schief nach oben und außen zum Spannknorpel zieht; wenn er sich kontrahiert (bei feststehendem Grundknorpel), so wird durch die oben bezeichnete Bewegung des Spannknorpels der vordere Insertionspunkt des Stimmbandes von seinem andern Insertionspunkte entfernt und das Band dadurch gespannt; 2) der Entspanner des Stimmbandes und Antagonist des vorigen ist der M. thyreoarytaenoideus, welcher im Stimmbande selbst verläuft, dieselben Insertionen besitzt und durch seine Zusammenziehung die beiden Insertionspunkte einander nähert, indem der obere Teil des Spannknorpels nach rückwärts gezogen wird, so daß das Band sich verkürzt und erschlafft; 3) die Mm. arytaenoidei transversi und obliqui; die ersteren liegen auf der hintern Fläche der Stellknorpel und laufen quer von der einen äußern Kante hinüber zu der andern; wenn sie sich zusammenziehen, so werden die Stellknorpel einander genähert. Dieselbe Wirkung haben die Mm. obliqui, welche auf den vorigen liegen und von dem untern Winkel des einen Knorpels zu dem obern des andern verlaufen und so ein liegendes Kreuz darstellen; 4) der Erweiterer der Stimmritze ist der M. cricoarytaenoideus posticus, welcher von dem hintern Umfang der Siegelplatte des Grundknorpels entspringt, etwas schief von innen und unten nach außen und oben verlaufend sich am Proc. muscularis des Stellknorpels festsetzt; durch die Thätigkeit desselben rotiert der Stellknorpel um seine vertikale Achse nach außen, so daß die Stimmfortsätze voneinander entfernt werden und die Stimmritze sich erweitert; 5) der Verengerer der Stimmritze, der Antagonist des vorigen, M. cricoarytaenoideus lateralis, entspringt von dem seitlichen Umfang des Grundknorpels und zieht von außen nach hinten und oben, um sich an den Muskelfortsatz anzusetzen; wenn er sich kontrahiert, so rotiert er den Stellknorpel um seine vertikale Achse nach innen, nähert die Stimmfortsätze einander und verengert damit die Stimmritze.

Die Innervation der angeführten Kehlkopfmuskeln geschieht durch den N. recurrens Vagi, nur der M. cricothyreoideus wird vom N. laryngeus superior Vagi versorgt bei Menschen, Hunden, Katzen und Kaninchen.

Die Innenfläche des Kehlkopfes ist mit einer flimmernden Schleimhaut ausgekleidet, mit Ausnahme der wahren Stimmbänder, die ein Pflasterepithel besitzen. Parallel über den wahren Stimmbändern verlaufen zwei Schleimhautfalten, die falschen Stimmbänder, die nur ihrer Ähnlichkeit mit den wahren Stimmbändern diesen Namen zu verdanken haben, ohne aber bei der Stimmbildung irgendwie beteiligt zu sein. Zwischen ihnen und den wahren Stimmbändern liegen die Ventriculi Morgagni, welche bei den Brüllaffen hoch entwickelt zu vollständigen Taschen werden.

Die Stimmbildung.

Die Stimme wird allein durch die intermittierenden Luftstöße erzeugt, welche bei den Schwingungen der wahren Stimmbänder entstehen, denn man kann an einem ausgeschnittenen Kehlkopf nach Joh. Müller alle anderen Teile wegschneiden, ohne damit (bei Anwesenheit der übrigen Bedingungen [s. unten]) die Stimmbildung aufzuheben. Andererseits beobachtet man bei Menschen, deren wahre Stimmbänder bei Verschwärungen defekt oder durch Neubildungen schwingungsunfähig geworden sind, vollkommene Unfähigkeit zur Stimmbildung. Für die Entstehung der Stimme müssen folgende Bedingungen erfüllt sein: 1) die freien Ränder der Stimmbänder müssen einander so weit genähert werden, daß sie sich fast berühren, und daß aus der beim ruhigen Atmen rautenförmigen Stimmritze ein feiner Spalt entsteht; zugleich müssen die Stimmbänder in einem gewissen Grade gespannt sein. Ist der Eintritt der Verengerung nicht möglich, so tritt keine Stimmbildung, sondern ein blasendes Geräusch ein (Joh. Müller). So kann man auch durch den Kehlkopfspiegel (Garcia-Czermak) am Menschen beobachten, daß die Stimmritze bei der Stimmbildung auf einen feinen Spalt verengert wird. Diese Verengerung der Stimmritze geschieht durch die M. cricoarytaenoideus lateralis. 2) Die Stimmbänder müssen durch einen kräftigen Exspirationsstrom angeblasen werden, durch welchen die enge Stimmritze eröffnet wird und die Stimmbänder in Schwingungen geraten. Da der gewöhnliche Exspirationsstrom hierzu nicht ausreicht, so findet auch bei der einfachen Exspiration eine Stimmbildung nicht statt. Befindet sich in der Luftröhre irgend eine Öffnung, durch die der Luftstrom, bevor er den Kehlkohf erreicht hat, austreten kann, so findet ebensowenig eine Stimmbildung statt. 3) Die Stimmbänder müssen vollkommen elastisch sein und ungehindert, z. B. frei von Schleim, schwingen können.

Die Höhe des Tones im Kehlkopf hängt ab: a) von der Länge der Stimmbänder; vergleichende Messungen zwischen den Stimmbändern männlicher und weiblicher Kehlköpfe haben ergeben, daß sich ihre Längen verhalten wie 3:2, daher ist die Stimme der Männer tiefer als die der Frauen; unter den Männern haben wieder die Tenöre die kürzeren Stimmbänder. Die kürzesten Stimmbänder haben die Kinder, bei denen sie mit den Jahren länger werden, um bei den Knaben mit dem Eintritt der Pubertät während des „Mutierens“ schnell zu wachsen, so daß sie Männerstimmen bekommen, während bei den Mädchen diese Veränderung während der Pubertät nicht stattzufinden scheint, denn Kinder und Frauen haben Sopran- und Altstimmen; b) von der Spannung der Stimmbänder: je stärker das Stimmband angespannt wird, um so höher tönt die Stimme. Diese Spannung wird durch die Kontraktion des M. cricothyreoideus erzeugt (s. oben). Um von tieferen Tönen zu höheren überzugehen, dient, wie Garcia mit dem Kehlkopfspiegel beobachtet hat, ein anderes Mittel, nämlich die willkürliche Verkürzung der Stimmbänder, indem die Proc. vocales so stark aneinander gedrängt werden, daß der hintere Teil der Stimmbänder schwingungsunfähig wird; c) von der Stärke des Anblasens; es werden daher hohe Töne gewöhnlich auch forte gesungen.

Unabhängig dagegen ist die Tonhöhe davon: a) ob die Stimmritze etwas mehr oder weniger eng ist, doch spricht der Ton bei enger Stimmritze leichter zu; b) von dem Wind- und Ansatzrohr.

Im allgemeinen würde man erwarten, daß hohe Töne nur forte, tiefe nur piano gesungen werden könnten; die Erfahrung aber lehrt, daß auch das Umgekehrte stattfinden kann; es tritt für diesen Fall eine Kompensation der Kräfte am Kehlkopf zwischen der Stärke des Luftstoßes und der Größe der Spannung der Bänder bezw. der Muskelkontraktion derart ein, daß, wenn ein Ton allmählich stärker oder schwächer gesungen werden soll, auch die Muskelkontraktion allmählich steigt oder abnimmt.

Methoden zur Beobachtung der Stimmbildung. 1) Nach Joh. Müller werden Kehlköpfe aus Menschenleichen zweckentsprechend hergerichtet: der ausgeschnittene Kehlkopf wird mit seiner hintern Wand auf einem Brettchen und an den Winkel des Kehlkopfes, Adamsapfel, eine Wagschale befestigt, durch deren Belastung man die Spannung der Bänder hervorruft; dann wird der Kehlkopf von der Trachea aus durch ein eingebundenes Glasrohr mit dem Munde oder mit einem Blasebalg angeblasen. 2) Mit Hilfe des Kehlkopfspiegels von Garcia, Czermak

u. Türck: ein größerer runder in der Mitte durchbohrter Planspiegel von Metall wirft das Licht einer nebenstehenden Lichtquelle in den weitgeöffneten Rachen der Versuchsperson. Der Beobachter führt ein kleines, rundes Spiegelchen, von Metall oder besser Glas (weil lichtstärker), in den Rachen der Person (erwärmt, damit es nicht beschlägt) so weit ein, daß es über den Kehlkopf zu stehen kommt, welcher sich in dem hellerleuchteten Spiegelchen spiegelt und von dem Beobachter durch die Bohrung des Beleuchtungsspiegels gesehen werden kann. 3) Bei lebenden Tieren (Hunden und Katzen), nach Longet u. Schiff, durch weites Aufsperren des Rachens, Herausziehen der Zunge oder Trennung der Membrana hyothyreoidea und direkte Betrachtung des Kehlkopfes; in neuerer Zeit mit dem Kehlkopfspiegel an lebenden Hunden, Katzen und Kaninchen (Schech, G. Schmidt, Steiner).

Die menschliche Stimme umfaßt $3^1/_2$ Oktaven, von denen das einzelne Individuum 1—2 und $3^1/_2$ Oktaven zu singen vermag. Die verschiedenen Stimmen teilen sich in diesen Umfang in folgender Weise:

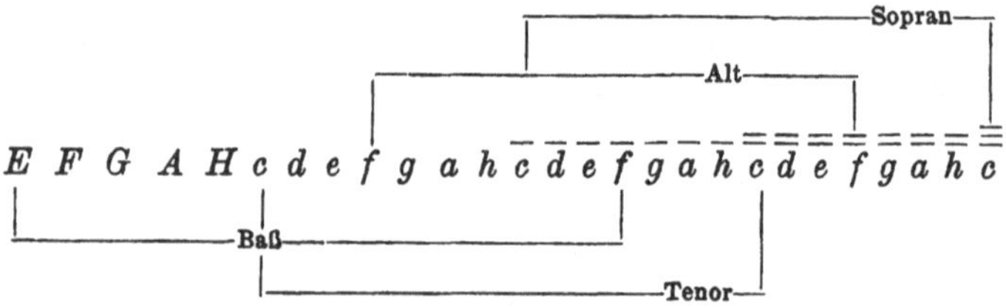

Man unterscheidet bei der menschlichen Stimme zwei Register von Tönen, die Brusttöne und die Falset- oder Kopftöne. Die Brusttöne sind von vollem starken Klange, die Falsettöne sind weich und flötenartig. Ein und derselbe Kehlkopf vermag nicht dieselben Töne bald mit Brust, bald mit Falset zu singen, sondern es werden gewöhnlich die hohen Töne mit Falset, die mittleren und tieferen Töne mit Bruststimme gesungen. Bei der Erzeugung des Falsettones soll die Stimmritze weiter sein als bei der Bruststimme, und der Falsetton soll dadurch hervorgebracht werden, daß die Stimmbänder, wenn auch in ihrer vollen Breite, wie bei den Brusttönen, doch nicht als ganze Massen schwingen, vielmehr so, daß sich den freien Rändern parallele Schwingungsknoten bilden (Örtel).

Wind- und Ansatzrohr des Kehlkopfes haben auf die Höhe der Stimme keinen Einfluß (s. oben), sie können den Ton aber durch Resonanz verstärken. Bei der Bruststimme findet die Resonanz wesentlich im Windrohr statt: die auf die Brustwand aufgelegte Hand fühlt ein Erzittern derselben, daher ihr Name „Bruststimme"; bei der Erzeugung der Fisteltöne findet die Resonanz im Ansatzrohr statt, daher auch ihr Name „Kopfstimme". In den Sinus Morgagni soll ebenfalls eine Resonanz stattfinden, und die weithin tönende Stimme der Brüllaffen soll auf ihre großtaschigen Sinus zurückzuführen sein.

2. Die Sprache.

Die Sprache entsteht nicht, wie die Stimme, im Kehlkopf, sondern oberhalb desselben in dem Ansatzrohre, in der Rachen- und Mundhöhle. Die hier entstehenden Töne und Geräusche bilden die Flüstersprache; sind sie von den Klängen der Stimme begleitet, so entsteht die gewöhnliche laute Sprache.

Die Sprache setzt sich aus Sprachelementen, den Lauten, zusammen, welche man als Vokale und Konsonanten unterscheidet. Die Vokale sind Klänge, die Konsonanten Geräusche.

a) Die Vokale.

Physikalische Analyse und Synthese der Vokale. Die Vokale sind *A, E, I, O, U.* Diese ließ Helmholtz von einer Person auf einen Grundton singen und ermittelte mit Hilfe seiner Resonatoren, daß die Vokale Klänge sind, die sich nur durch die in ihnen enthaltenen Partial- oder Obertöne unterscheiden, also nichts anderes als Klangverschiedenheiten darstellen. Die Richtigkeit dieser Analyse läßt sich unter anderem dadurch beweisen, daß man durch Stimmgabeln die einzelnen Vokale aus jenen Partialtönen künstlich, durch Synthese, zusammensetzen kann, indem man diese Stimmgabeln elektromagnetisch in Schwingungen versetzt, so daß sie ihrerseits entsprechend abgestimmte Resonatoren zum Mittönen veranlassen.

Die in Schwingungen versetzte Stimmgabel von dem Tone *b* ließ nur ein leises Summen hören; wurde aber der auf *b* abgestimmte Resonator in den Bereich der Stimmgabelschwingung gebracht, so gab *b* den Vokal *U*; *b* von b_1 (die kleinen Zahlen bedeuten die Oktave) stark, von f_2 schwächer begleitet giebt den Vokal *O*; *b* von b_1 und f_2 mäßig stark, von f_1 stärker, von f_3, as_3 und b_3 am stärksten begleitet giebt den Vokal *E*; der Vokal *I* ließ sich nicht darstellen, weil seine sehr hohen Obertöne durch Stimmgabeln nicht zu erreichen waren.

Physiologische Analyse der Vokale. Die physiologische Analyse der Vokale hat festzustellen, auf welche Weise in der Rachen- und Mundhöhle jene Klangverschiedenheiten erzeugt werden. Auf Helmholtzs Synthese fußend ergiebt sich, daß jener Resonator der menschlichen Rachen- und Mundhöhle entspricht, deren Luftraum einen bestimmten Eigenton besitzt, welcher durch den in Schwingungen befindlichen Exspirationsstrom (dort die schwingenden Stimmgabeln) zum Mittönen gebracht wird. Wäre unser Ansatzrohr von unveränderlicher Form, so würde die Tonbildung in demselben eine sehr beschränkte sein. In der That aber kann es willkürlich in sehr verschiedene Formen gebracht und der tönende Luftraum dadurch so verändert werden, daß die Möglichkeit einer so reichhaltigen Klangbildung gegeben ist.

Bei der Bildung des *O* und *U* nimmt, wie frühere Beobachtungen von Willis, Donders und Brücke gelehrt haben, die Mundhöhle die

Gestalt einer Flasche ohne Hals an, deren Öffnung vorn der Mund ist; der Ton einer solchen Flasche ist um so tiefer, je enger die Öffnung ist. HELMHOLTZ fand, daß bei der *U*-Stellung des Mundes der Eigenton der Mundhöhle *f*, bei der *O*-Stellung b_1 ist. Bei der Bildung von *A* nimmt die Mundhöhle eine gleichförmig trichterartig erweiterte Gestalt an, der Eigenton der Mundhöhle ist b_2. Bei *E* und *I* bildet die Mundhöhle eine Flasche mit langem, engem Halse, den Bauch bildet der Schlund, den Hals der enge Kanal zwischen Zunge und Gaumen; solche Flaschen haben zwei Grundtöne, den des Bauches und des Halses für sich, dementsprechend hat auch die Mundhöhle zwei Eigentöne, bei *E* die Töne f_1 und b_3, bei *I* *f* und d_4.

Die Formveränderung der Mundhöhle bei der Bildung der Vokale wird erreicht: a) durch die Absperrung der Nasenhöhle mittels Erhebung des Gaumensegels; ist der Verschluß nicht vorhanden, so werden die Laute „nasal", indem auch die Luft der Nasenhöhle in Schwingungen gerät; am wenigsten wird das Gaumensegel beim *A*, am meisten beim *I* und *U* angezogen, was seinen Grund darin hat, daß, wenn die Luft, wie das bei der Bildung des *A* der Fall ist, frei aus der Mundhöhle ausfließen kann, der Verschluß gegen die Nasenhöhle nur ein loser zu sein braucht und umgekehrt; b) durch gewisse Lageveränderungen der die Mund- und Rachenhöhle zusammensetzenden und erfüllenden Teile. Beim *U* wird der Kehlkopf stark herabgezogen, die Mundöffnung nach vorn geschoben und durch Zusammenziehung der Lippen zu einer runden Öffnung verengt; das *U* geht in *O* über, wenn die runde Mundöffnung etwas weniger verengt wird; für beide Vokale entsteht so die Gestalt der Flasche ohne Hals; beim *A* ist der Kehlkopf ein wenig erhoben, die Zunge legt sich auf den Boden der Mundhöhle, und der Mund ist weit geöffnet, so daß die Trichterform entsteht; beim *E* und *I* wird der hintere Teil der Mundhöhle durch Emporhebung des Kehlkopfes und Einziehen der Zungenwurzel erweitert und so der Bauch der Flasche erzeugt, während der lange Hals durch Erhebung des vordern Teiles des Zungenrückens gegen den harten Gaumen entsteht.

Bei der lauten Sprache entstehen demnach die einzelnen Vokale dadurch, daß gewisse Obertöne der lauten Stimme durch den Eigenton des Ansatzrohres (Rachen- und Mundhöhle), der durch die willkürliche Formveränderung des Ansatzrohres verändert wird, verstärkt werden.

Bei der Flüstersprache entstehen die Vokale in derselben Weise dadurch, daß gewisse Töne der Flüsterstimme, welche ein Reibungsgeräusch darstellt, das der Exspirationsstrom durch Reibung an den Stimmbändern der etwas weiten Stimmritze erzeugt, ebenso durch den Eigenton des Ansatzrohres verstärkt werden.

Die **Diphthongen** entstehen dadurch, daß man die für die Bildung eines Vokales nötige Mundform in eine für den zweiten Vokal nötige Form übergehen läßt; so z. B. wenn man die für *A* nötige Mundform in *U* übergehen macht, entsteht *AU* u. s. w.

b) Die Konsonanten.

Die Konsonanten sind Geräusche, welche im Ansatzrohre des Kehlkopfes dadurch entstehen, daß der Exspirationsstrom, wenn er den Rachen- und Mundkanal passiert, leicht bewegliche Teile desselben, welche Verengerungen oder Verschlüsse bilden, die er durchbrechen muß, in Schwingungen versetzt. Die Konsonanten können ebenfalls mit oder ohne Stimme gesprochen werden. Nach Brücke unterscheidet man die Konsonanten je nach dem Orte, an dem sich der Verschluß oder die Verengerung bildet, in drei Gruppen, nämlich:

1) Die Lippenlaute *p*, *b*, *f*, *v*, *w*; der Verschluß oder die enge Mündung wird durch das Zusammenwirken **beider Lippen** oder dieser mit Hilfe einer der beiden Zahnreihen gebildet; *p* und *b* werden durch ein plötzliches Öffnen oder Schließen der vorher geschlossenen oder geöffneten Lippen (z. B. in *pa* und *ap*), während der Exspirationsstrom gegen die Mundöffnung dringt, erzeugt; *b* kann mit einem Ton verbunden werden, *p* nicht. Bei der Bildung des *f* wird eine Lippe lose an die entgegengesetzten Schneidezähne gelegt; beim *v* bilden beide Lippen einen kleinen Spalt, durch den die Luft hindurchströmen muß; beim *w* ist die Stellung von *f* oder *v* beibehalten, gleichzeitig tönt aber die Stimme mit.

2) Die **Zungenlaute** *t*, *d*, *s*, *l*; den Verschluß oder die Verengerung bildet die Zunge im Verlaufe des Mundkanales an irgend einer Stelle zwischen Rachen- und Lippenthor. Das *t* entsteht dadurch, daß durch Anstemmen der Zunge gegen Schneidezähne und Gaumen dem Luftstrom ein Ausweg geöffnet oder geschlossen wird (*ta* oder *at*); *d* steht in dem gleichen Verhältnis wie *t*, wie (oben) *b* zu *p*, ersteres ist tönend, letzteres stumm. Das harte *s* entsteht, wenn, wie bei der für *t* oder *d* entsprechenden Zungenstellung eine kleine Spalte geöffnet wird, durch welche der Luftstrom entweicht; wenn gleichzeitig die Stimme mittönt, so wird das harte *s* weich; beim *l* besteht ein Verschluß, wie beim *t*, während beiderseits neben den Backzähnen die Luft durch kleine Öffnungen streicht.

3) Die **Rachen- oder Gaumenlaute** *k*, *g*, *ch*, *j* entstehen durch Verschluß oder durch Verengerung in der Gegend des Racheneinganges im Mundkanal. Das *k* wird ebenso wie *p* und *t* gebildet, nur wird der Verschluß durch den hintern Teil der Zunge und des Gaumens erzeugt; ebenso entspricht das *g* dem *d* und *b*; *ch* entsteht als ein Rei-

bungsgeräusch zwischen dem hintern Teile des Gaumens und der Zunge; kommt zu der *ch*-Stellung Tongebung hinzu, so entsteht das *j*.

Das *r* kann labial, lingual und guttural gebildet werden; es entsteht, wenn die betreffende Verschlußstelle, Lippen, Zunge oder Gaumen, durch den Exspirationsstrom in schwingende Bewegung versetzt wird, ohne daß aber ein Ton entstehen kann.

Die Konsonanten *m*, *n* und *ng* können als Halbvokale bezeichnet werden, da sie, wie die Vokale, durch Resonanz erzeugt werden, nur daß bei ihrer Bildung irgendwo im Ansatzrohr ein Verschluß eintritt, während bei den Vokalen das Ansatzrohr in seiner ganzen Länge offen ist; man bezeichnet sie auch als Resonanten.

Das *h* wird im Kehlkopf selbst erzeugt, wenn der Exspirationsstrom durch die Stimmritze, die etwas weiter als bei der Flüsterstimme ist, mit einem schwachen Reibungsgeräusche hindurchtritt und gegen die Rachenwand, an der dasselbe noch modifiziert wird, anprallt.

Die zusammengesetzten Konsonanten entstehen, wenn im Ansatzrohr gleichzeitig zwei Stellungen eingenommen werden, deren jede der Bildung eines Konsonanten entspricht.

Über die Beteiligung des Kehlkopfes an der Bildung der Konsonanten hat sich Brücke unterrichtet, indem er ein kleines Stethoskop in den Raum zwischen Kehlkopf und Zungenbein aufsetzte. Um das Offensein oder den Abschluß der Nasenhöhle durch das Gaumensegel zu prüfen, bringt Czermak vor die Nase eine Kerzenflamme oder ein kleines Spiegelchen; die erstere wird durch den aus der Nase dringenden Luftstrom bewegt oder ausgelöscht, während sich der letztere durch den Luftstrom beschlägt. Die verschiedene Konfiguration der Mundhöhle bei der Bildung der Sprache ist durch Einführen des Fingers in den Mund oder vielfach bei pathologischen Fällen im Bereich der Mundhöhle beobachtet worden.

Dritter Abschnitt.

Das Nervensystem.

Erstes Kapitel.

Die Nervenfasern.

Die Nervenfasern sind Leitungsorgane, welche die an der Peripherie aufgenommenen Eindrücke nach dem Gehirn und Rückenmark leiten und andererseits Impulse aus dem Centrum zur Peripherie zu tragen vermögen, wonach man sie als centripetalleitende und centrifugalleitende Nervenfasern unterscheidet. Welche Verrichtungen aber auch die einzelnen Nerven durch ihre Thätigkeit anzuregen vermögen, so sind ihnen allen doch gewisse Eigenschaften gemeinsam, weshalb es praktisch erscheint, die allgemeinen und speziellen Eigenschaften der Nervenfasern gesondert zu behandeln.

§ 1. Allgemeine Nervenphysiologie.[1]

Histologie der Nerven. Das Element, aus dem sich der Nerv zusammensetzt, ist die Nervenprimitivfaser. Dieselbe stellt im frischen Zustande, unter dem Mikroskop betrachtet, ein blaßgelbes, durchscheinendes Band dar, an dem man eine Membran, das Neurilemm oder die Schwannsche Scheide und den homogenen Inhalt unterscheiden kann. Bei entsprechender Behandlung erkennt man, daß der Inhalt nicht homogen ist, sondern aus zwei Teilen besteht, nämlich der zähflüssigen, am Rande gelegenen Markscheide und dem in der Mitte liegenden Achsenband oder Achsencylinder, der vollkommen von der Markscheide umgeben ist. Solange der Nerv lebend ist, erscheint der Nerveninhalt homogen, weil Markscheide und Achsencylinder gleiches Lichtbrechungsvermögen besitzen; sobald der Nerv aber stirbt, gerinnt

[1] L. Hermann, Artikel Allgemeine Nervenphysiologie, in dessen Handbuch d. Physiologie. Leipzig 1879.

das Nervenmark (Markscheide), bekommt ein krümeliges Aussehen und unterscheidet sich deutlich vom Achsencylinder. Neben diesen sog. markhaltigen oder weißen Nervenfasern kommen auch marklose Nervenfasern vor, die nur aus der SCHWANNschen Scheide und dem Achsencylinder bestehen und mehr grau erscheinen, weshalb sie auch graue oder, da sie vorwiegend in sympathischen Nerven vorkommen, sympathische Nervenfasern heißen. Im Gehirn und Rückenmark kommen Nervenfasern vor, die nur aus Mark und Achsencylinder bestehen, oder selbst nackte Achsencylinder.

An den markhaltigen Nervenfasern beobachtet man von Strecke zu Strecke Einschnürungen (RANVIER), an denen das Mark vollkommen fehlt; innerhalb des Bereiches zweier solcher Einschnürungen liegt ein Kern, der wahrscheinlich ein Rest der Zelle ist, aus der sich bezw. aus denen sich der Nerv entwickelt hat. Die markhaltigen Nervenfasern setzen im wesentlichen die eigentlich sog. peripheren Nerven zusammen.

Wenn man den markhaltigen Nerven der Verdauung unterwirft, so bleibt ein nur in heißer konzentrierter Kalilauge und Schwefelsäure löslicher Rückstand, welcher seinem chemischen Charakter nach als Hornsubstanz aufzufassen ist. Derselbe bildet zwei ineinander geschachtelte Hohlröhren, welche als äußere und innere Hornscheide das Nervenmark und den Achsencylinder umgeben, die durch Brücken miteinander in Verbindung stehen. Diese Hornsubstanz wird Neurokeratin genannt (EWALD u. KÜHNE).

Nervenendigung. Die centralen Enden der Nerven sowie von den peripheren Endigungen die der Haut werden unten (Gehirn, Rückenmark und Sinne) betrachtet werden; es bleiben somit nur die Enden der Nerven in den Muskeln. DOYÈRE hatte zuerst in den Muskeln von Wirbellosen (bei Gliedertieren) gesehen, daß die Nervenfaser in einem auf der Muskelfaser liegenden Hügel endet; derselbe ist eine Erhebung des Sarkolemms, in welche das Neurilemm des Nerven direkt übergeht, während der Achsencylinder in dem Hügel sein Ende erreicht. Man nannte diese Endigung den DOYÈREschen Nervenhügel. Später hat KÜHNE (1862) nachgewiesen, daß diese Endigung eine allgemeine sei und auch sämtlichen Wirbeltieren zukomme: die Nervenfaser verliert kurz vor ihrem Eintritt in die Muskelfaser ihr Mark, und das Neurilemm geht in das Sarkolemm über, mit dem es den DOYÈREschen Nervenhügel bildet, während der Achsencylinder sich in eine gelappte Platte ausbreitet, die in einer körnigen, viel größere Zellenkerne enthaltenden Masse eingebettet ist, und der kontraktilen Substanz aufliegt. Diese Platte, welche mit der körnigen Masse den Inhalt des Nervenhügels bildet, wird als das Ende des Nerven betrachtet und die „motorische Endplatte“ genannt.

Chemie der Nerven.

Die Nervenscheide, das Neurilemm, ist bindegewebiger Natur und dementsprechend zusammengesetzt. Der Achsencylinder besteht, wie mikrochemische Reactionen lehren, aus Eiweißkörpern, deren Natur vollkommen unbekannt ist. Die Markscheide enthält zumeist Stoffe, die sich durch Alkohol, Äther und Chloroform extrahieren lassen; es sind fettähnliche Körper, Cholestearin, phosphorhaltiges Lecithin und phosphorfreies Cerebrin; auch Keratin ist darin zu finden. Die Reaktion des lebenden Nerven ist neutral.

Das Cerebrin quillt in Wasser; auf diese Eigenschaft ist die Bildung eigentümlich heller, aus dem Querschnitt einer markhaltigen, in Wasser gelegten Nervenfaser hervorquellenden Tropfen, der Myelintropfen, zurückzuführen.

Wie beim Muskel, so unterscheidet man auch am Nerven den ruhenden und den thätigen Zustand.

Der Nerv im ruhenden Zustande.

Im Ruhezustande kommen dem Nerven keine spezifischen Eigenschaften, wie sie beim Muskel bekannt sind, zu; nur zeigt er, wie jener, elektromotorische Eigenschaften, worüber unten gehandelt werden wird.

Der Nerv im thätigen Zustande.

Der Nerv kann durch Reize in den thätigen Zustand versetzt werden, doch ist dieser veränderte Zustand des Nerven an demselben ohne Hilfsmittel nicht wahrzunehmen. Dieses Hilfsmittel bietet die Wirkung, die der thätige Nerv auf seinen Endapparat, sei es central oder peripher, hervorzubringen vermag. Da die Wirkung auf die Peripherie die leicht und deutlich sichtbare Muskelzuckung ist, so bedient man sich derselben, um sich über die Vorgänge im Nerven zu unterrichten. Man benutzt hierzu das Nervenmuskelpräparat (s. S. 254), und alle Gesetze, die von dem Nerven desselben mit Hilfe der Muskelzuckung sich werden abstrahieren lassen, haben auch im allgemeinen für alle übrigen Nervenarten Gültigkeit, da sämtliche Nerven identisch sind (s. unten).

Reize nennt man alle diejenigen Einwirkungen auf den Nerven, welche ihn in den thätigen Zustand überführen, und die Fähigkeit des Nerven, auf die Einwirkung von Reizen in jenen Zustand überzugehen, heißt seine Erregbarkeit.

Wie beim Muskel unterscheidet man außer dem physiologischen Reiz: 1) die mechanische, 2) die chemische, 3) die thermische und 4) die elektrische Reizung.

Die Reizung des Nerven.

1) Die mechanische Reizung. Jeder mechanische Angriff auf den Nerven an irgend einem Punkte seines Verlaufs, wie Zerren, Drücken, Stechen u. s. w., erregt denselben, doch muß die Reizung mit einer gewissen mittlern Geschwindigkeit geschehen, denn man kann den Nerven mit einem raschen Hammerschlage zerstören, ohne daß sein Muskel zuckt; umgekehrt gerät der Muskel ebensowenig in Zuckungen,

wenn man den Nerven sehr allmählich mit einem nassen Faden umschnürt. Folgen die Reize sehr schnell aufeinander, so gerät der Muskel in Tetanus. Zur mechanischen Tetanisierung des Nerven dient HEIDENHAINS Tetanomotor.

Der Tetanomotor von HEIDENHAIN besteht aus einem Hämmerchen, das, elektromagnetisch in Schwingungen versetzt, den auf fester Unterlage ruhenden Nerven hämmert.[1]

2) Die chemische Reizung; der Nerv wird erregt: a) durch Wasserentziehung: Umhüllen mit Fließpapier, Aufhängen des Nerven über Schwefelsäure, Austrocknen des Nerven an der Luft; b) durch Dämpfe von CS_2.

3) Die thermische Reizung. Nach ECKHARD sind Temperaturen zwischen — 4 bis 54° C., unwirksam, darüber und darunter erregen sie den Nerven.

4) Die elektrische Reizung. Wie der Muskel, so wird auch der Nerv nur durch Stromschwankungen, mögen dieselben positiv oder negativ sein, erregt; doch muß die einzelne Stromesschwankung mit einer gewissen mittlern Geschwindigkeit auf ihn einwirken; wenn sie zu langsam erfolgt, kann die Muskelzuckung ausbleiben. Im übrigen aber wirkt der elektrische Reiz um so stärker, je schneller die Stromschwankung ansteigt oder abfällt. Folgen die einzelnen Reize auf den Nerven sehr schnell aufeinander, so tritt ebenso wie bei direkter Reizung des Muskels „Tetanus" ein (indirekte Reizung nennt man die Reizung vom Nerven aus).

Von Einfluß auf die Erregung des Nerven ist die Richtung, in welcher der elektrische Strom gegen die Achse des Nerven fließt; unwirksam ist er, wenn er senkrecht auf die Achse gerichtet ist (GALVANI).

Man reizt den Nerven wie den Muskel durch den induzierten und konstanten Strom: jeder Schließungs- und Öffnungsinduktionsschlag wirkt erregend, ebenso wie die jedesmalige Schließung oder Öffnung des konstanten Stromes (die Ausnahme s. unten); nur scheint die spezifische Erregbarkeit der Nerven größer zu sein als die des Muskels, d. h. der Nerv wird schon durch eine geringere Stromdichte erregt als der durch Curare entnervte Muskel (J. ROSENTHAL).

Da die Stromschwankung in den induzierten Strömen infolge der hohen Spannung an den Enden der sekundären Rolle sehr rasch ansteigt und wieder fällt, so sind sie im allgemeinen wirksamer für die Erregung von Nerv und Muskel, weshalb sie auch vorzüglich zu kräftiger Reizung benutzt zu werden pflegen.

Wenn man einen Nerv durch den konstanten Strom erregt, so findet die Erregung nicht in der ganzen intrapolaren Strecke statt, sondern nur an den Polen, und zwar, wie beim Muskel, bei der Schließung nur an der Kathode, bei der Öffnung an der Anode (E. PFLÜGER). Die Erregung, welche der konstante Strom in dem Nerven bewirkt, ist

[1] Vgl. für alle hierher gehörigen Apparate: J. ROSENTHAL, Elektrizitätslehre f. Mediziner 1869.

die Folge eines veränderten Zustandes, der durch die Einwirkung des Stromes hervorgerufen ist. Diesen veränderten Zustand im Nerven nennt man Elektrotonus, und da der veränderte Zustand an der Kathode ein anderer als an der Anode ist, so nennt man den veränderten Zustand im Bereiche der Kathode den Katelektrotonus und jenen im Bereiche der Anode den Anelektrotonus. Beide Zustände breiten sich im Nerven extrapolar und intrapolar aus und gehen in der intrapolaren Strecke durch einen Indifferenzpunkt, an dem der Zustand des Nerven unverändert geblieben ist, ineinander über. Pflüger[1] hat nun weiter ermittelt, daß das Entstehen des Katelektrotonus und das Verschwinden des Anelektrotonus die Ursache der Erregung des Nerven ist, und zwar ist der Eintritt des Katelektrotonus ein stärkerer Reiz als das Verschwinden des Anelektrotonus. Da der Elektrotonus zu seiner Entwickelung im Nerven Zeit bedarf, so werden Ströme von einer gewissen kurzen Dauer, innerhalb welcher die Entwickelung des Elektrotonus nicht erfolgen kann, auch ohne Wirkung auf den Nerven sein müssen, wie in der That nach Versuchen von J. König ein Strom von geringerer Dauer als 0·0015 Sekunden unwirksam ist — eine Grenze, die für schwächere Ströme noch tiefer, für stärkere höher liegen muß, da der Eintritt des Elektrotonus auch von der Stromstärke abhängig ist.

Den Beweis für die Richtigkeit dieser Lehre haben geliefert: 1) Pflüger selbst mit Hilfe des Ritterschen Öffnungstetanus; der letztere besteht nämlich darin, daß, wenn man durch eine größere Strecke des Nerven einen konstanten Strom leitet und ihn längere Zeit geschlossen hält, bei der Öffnung nicht eine einzelne Zuckung, sondern ein Tetanus auftritt; derselbe muß nach Pflügers Lehre von der Anode ausgehen. Durchschnitt Pflüger den Nerven, nachdem sich der Tetanus bei absteigendem Strome entwickelt hatte, in der intrapolaren Strecke, so hörte der Tetanus sofort auf, blieb dagegen unverändert bestehen, wenn der Strom ein aufsteigender war (aufsteigend heißt der Strom, wenn er im Nerven die Richtung von der Peripherie zum Centrum hat, absteigend bei der umgekehrten Richtung). 2) v. Bezold mit Hülfe der Fortpflanzungsgeschwindigkeit der Erregung im Nerven, welche eine gewisse, meßbare Größe besitzt (s. unten). Bestimmte v. Bezold diese letztere, indem er den Nerven einmal durch die Schließung, das andere Mal durch die Öffnung eines aufsteigenden Stromes reizte, so erfolgte die Muskelzuckung im ersten Falle später als im zweiten Falle; nach Pflüger, weil die Erregung dort eine größere Strecke des Nerven zu durchlaufen hatte als hier; umgekehrt war der Sachverhalt beim absteigenden Strome.

Die obige Angabe, daß bei Schließung und Öffnung eines konstanten, durch einen Nerven fließenden Stromes jedesmal eine Zuckung entsteht, trifft nicht überall zu, denn wenn man einen konstanten Strom durch einen Nerven leitet und abwechselnd schließt und öffnet, so findet bald bei der Schließung oder nur bei der Öffnung eine Erregung resp. Zuckung statt. Beachtet man aber die Stärke des

[1] E. Pflüger, Untersuchungen über die Physiologie d. Elektrotonus. Berlin 1859.

Stromes und seine Richtung, so zeigen sich vollkommen gesetzmäßige Erscheinungen, die im „Zuckungsgesetz“ zusammengefaßt worden sind (PFLÜGER). Dasselbe lautet:

Zuckungsgesetz.

Stromstärke	Aufsteigender Strom ↑	Absteigender Strom ↓
Schwacher Strom	S. Zuckung + O. Ruhe —	S. Zuckung + O. Ruhe —
Mittelstarker Strom	S. Zuckung + O. Zuckung +	S. Zuckung + O. Zuckung +
Starker Strom	S. Ruhe — O. Zuckung +	S. Zuckung + O. Ruhe —

(S=Schließung, O=Öffnung; der übrigen eingeführten Zeichen bedient man sich sehr häufig der Kürze wegen für die entsprechenden Begriffe.) Die Erklärung des Zuckungsgesetzes befindet sich weiter unten.

Schwache Induktionsströme sind in ihrer Wirkung identisch mit gleichgerichteten Schließungen eines konstanten Stromes (ROSENTHAL), weil bei ihnen nur der Schließungsschlag, welcher schneller ansteigt als der Öffnungschlag, die physiologische Wirkung hervorruft.

Leitung der Erregung, doppelsinnige und isolierte Leitung im Nerven.

Die Thatsache, daß bei Reizung eines Bewegungsnerven der zugehörige Muskel in Thätigkeit gerät, lehrt, daß die Erregung im Nerven zum Muskel fortgepflanzt worden ist. In gleicher Weise besitzen auch die centripetalleitenden Nerven die Fähigkeit, die Erregung in sich fortzupflanzen. Man nennt diese Fähigkeit ihr Leitungsvermögen. Dasselbe besitzt der Nerv aber nur so lange, als seine Kontinuität erhalten ist, denn wird er z. B. an einem Punkte, der zwischen der Reizstelle und dem Muskel liegt, unterbunden oder durchschnitten, und die beiden Enden aneinander gelegt, so kann sich der Reiz über die lädierte Stelle nicht fortpflanzen, und eine Zuckung des Muskels tritt nicht mehr ein.

Eine weitere Frage von großem Interesse ist die, ob die Erregung sich von der gereizten Stelle nur peripher, oder ob sie sich auch central fortpflanzt, d. d. ob die Nervenfaser doppelsinnige Leitung besitzt. Das ist in der That der Fall, wie durch folgende Beobachtungen bewiesen wird:

1) Die negative Schwankung des Nervenstromes, deren innige

Beziehung zum Erregungsvorgange weiterhin noch betrachtet werden soll, pflanzt sich nach beiden Seiten fort (E. DE BOIS-REYMOND).

2) Der Zweizipfelversuch am M. gracilis des Frosches lehrt dasselbe. Der Nervenstamm *N* (Fig. 11) enthält Fasern, welche sich beim Eintritt in den Muskel gabelförmig teilen und zwei Äste bilden, welche als ansehnliche Zweige in die beiden künstlich hergestellten Zipfel *K* und *L* eintreten. Reizt man nun die Nerven in dem einen Zipfel *K*, so zuckt auch der Zipfel *L*; d. h. es pflanzt sich die Erregung, welche die Zuckung in *L* auslöst, in dem motorischen Nerven bis zum Stamme *N* in centripetaler Richtung fort (KÜHNE).

Fig. 11.

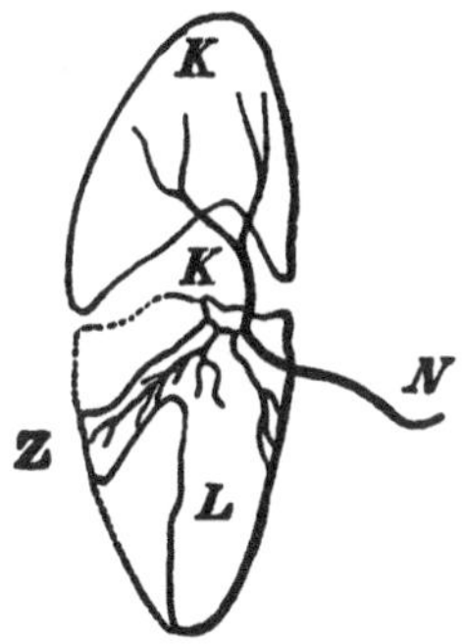

Zweizipfelversuch.

(Die früheren Versuche der Vereinigung des centripetalen N. lingualis mit dem centrifugalen N. hypoglossus [PHILIPPEAUX u. VULPIAN], ebenso wie der Versuch der Einheilung des angefrischten Schwanzendes der Ratte in ihren Rücken [P. BERT] sind wegen ihrer Zweideutigkeit für unsere Frage wertlos geworden.)

Die Erregung pflanzt sich nur in der gereizten Nervenfaser fort, ohne auf ihre Nachbarfaser überzugehen, wovon man sich überzeugen kann, wenn man von den vier Wurzeln des Hüftnerven nur die eine oder die andere reizt: es zucken immer nur diejenigen Muskeln, welche zum Endbezirk der betreffenden Wurzeln gehören. Die Leitung in der Nervenfaser ist demnach eine „isolierte Leitung".

Fortpflanzungsgeschwindigkeit der Erregung.

Die Erregung pflanzt sich im Nerven mit meßbarer Geschwindigkeit fort. Dieselbe ist von HELMHOLTZ bestimmt worden, indem er den Nerven des Nervmuskelpräparates das eine Mal entfernt und ein zweites Mal nahe dem Muskel reizte und die Größe der Verschiebung der beiden so gewonnenen Zuckungskurven bestimmte. Für den centrifugalleitenden (motorischen) Froschnerven beträgt die Fortpflanzungsgeschwindigkeit 27 m in der Sekunde. In den centrifugalleitenden Nerven des Menschen ist sie nach HELMHOLTZ u. BAXT 33·9 m in der Sekunde. In den centripetalleitenden (sensiblen) Nerven des Menschen fällt sie nach den verschiedenen Autoren (HELMHOLTZ, KOHLRAUSCH u. a.) außerordentlich verschieden aus und schwankt von 94—30 m für die Sekunde, doch ist wahrscheinlich, daß sie mit der Geschwindigkeit in den Bewegungsnerven übereinstimmt.

Verzögert wird die Fortpflanzungsgeschwindigkeit: a) durch Herabsetzung der Temperatur, b) durch den Elektrotonus, c) durch die Einwirkung des amerikanischen Pfeilgiftes Curare.

Die Fortpflanzungsgeschwindigkeit der Erregung im Nerven ist nicht auf allen Punkten ihres Verlaufes gleich groß, sondern scheint mit der Länge der leitenden Strecke abzunehmen (H. MUNK, HELMHOLTZ u. BAXT) sowie mit der Stärke des Reizes zuzunehmen.

Die Bestimmung der Fortpflanzungsgeschwindigkeit im Nerven machte HELMHOLTZ mit dem Myographion (s. S. 243) und der zeitmessenden Methode nach POUILLET in der oben angegebenen Weise. Die Methode nach POUILLET beruht darauf, aus der Größe der Ablenkung, welche ein Galvanometer zeigt, wenn ein kurzdauernder Strom durch dasselbe geleitet wird, seine Dauer zu berechnen. Es ist nämlich die Größe des Ausschlages der Nadel proportional der Stärke des

Fig. 12.

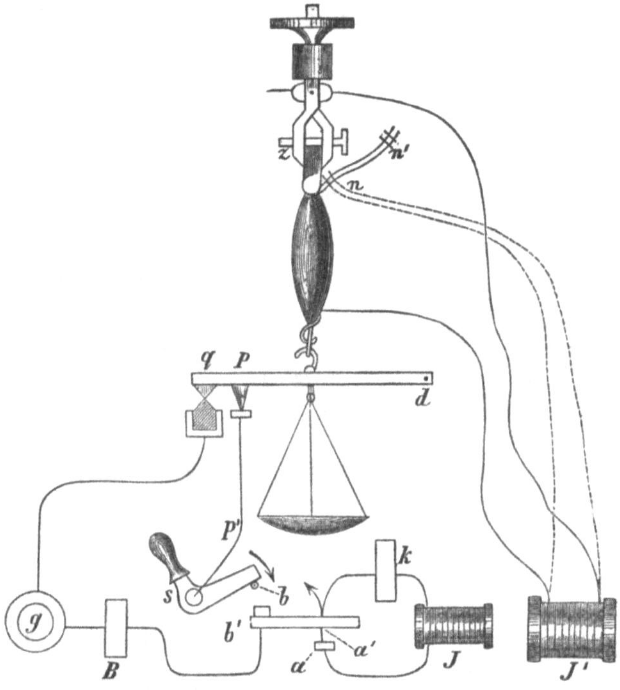

Schema der Messung der Fortpflanzungsgeschwindigkeit der Erregung in Nerv und Muskel.

Stromes und seiner Dauer; da man die beiden ersten Werte immer kennt, so ist der dritte Wert leicht zu berechnen. Um diese Methode für den vorliegenden Zweck verwenden zu können, handelt es sich darum, einen Strom zu schließen in dem Augenblick, wo der Nerv gereizt wird, und ihn zu öffnen in dem Moment, wo der Muskel zu zucken beginnt („zeitmessender Strom"). Reizt man den Nerven einmal an einer nahen, das andere Mal an einer zweiten, dem Muskel fernen Stelle, so wird die Öffnung des Stromes, da die Erregung jetzt einen längern Weg zum Muskel zurücklegen muß, später erfolgen als im ersten Versuch, und die Differenz giebt die Zeit an, welche die Erregung gebraucht hat, um jenen Weg im Nerven zurückzulegen. Die Figur 12 stellt die Vorrichtung dar, mit welcher der Versuch ausgeführt wird. Wird der Schlüssel *s* mit seiner Platinspitze *b* auf die Platinspitze *b'* der Wippe *a' b'* heruntergedrückt, so wird der zeitmessende Strom *B* geschlossen und im Galvanometer *g* die Größe des Ausschlages gemessen. Wenn aber *B* geschlossen wird, so wird der reizende Strom *k* dadurch, daß die Wippe *b' a'* bei *a'* in die Höhe schnellt, unterbrochen und in der sekundären Spirale J_1 ein Öffnungsschlag induziert, welcher den Nerven des in der Zange *x* befestigten Muskels bei *n* reizt. Der Muskel hebt, sobald er sich kontrahiert, den im Drehpunkt *d* beweglichen Hebel, an den er angreift, von seiner Unterlage ab und damit auch die beiden Kontrakte *q* und *p*, so daß in diesem Augenblick der zeitmessende Strom wieder geöffnet wird. Die Dauer dieses Vorganges, d. h. die Zeit vom Moment der Reizung des Nerven bis zum Beginn der Zuckung, wo der zeitmessende Strom wieder geöffnet wurde, läßt sich nun aus der Größe der Galvanometerablenkung berechnen. Damit aber, wenn die Muskelzuckung aufgehört hat, die Kette *B* nicht wieder geschlossen wird, ist der Kontakt bei *q* von Quecksilber, dessen konvexer Meniscus zu einem Faden ausgezogen ist, und dieser wird bei der Erhebung des Muskels zerrissen, so daß, wenn der Hebel in seine erste Lage wieder zurückkehrt, die Spitze *q* die Oberfläche des Quecksilbers nicht mehr erreicht und die Kette *B* offen bleibt. Wird in einem zweiten Versuche der Nerv bei *n'* gereizt, so läßt sich in der oben angegebenen Weise die Geschwindigkeit berechnen.

Die beiden ausgezogenen Linien, welche von J_1 direkt zum Muskel führen, stellen Drähte dar, durch welche der Strom zu dem Muskel geleitet wird, um ihn direkt zu reizen. Das Gewicht, welches der Muskel bei seiner Zusammenziehung zu heben hat, ist so angebracht, daß er im Ruhezustande durch dasselbe nicht gedehnt wird („Überlastung"), und das er erst hebt, wenn seine Energie so weit gewachsen ist, daß sie der Überlastung gleich ist. Je größer die Überlastung ist, um so länger dauert diese Zeit, welche in der angegebenen Weise gemessen werden kann. Wenn man die so gefundenen Werte als Abscissen und die denselben entsprechenden Überlastungen als Ordinaten aufträgt, so erhält man eine Energiekurve, welche mit der oben am Myographion erhaltenen Kurve im wesentlichen übereinstimmt.

Die Fortpflanzungsgeschwindigkeit an centrifugalleitenden Nerven des Menschen bestimmte Helmholtz, indem er auf die kleinen Muskeln des Daumballens einen Hebel aufsetzte, der seine bei der Kontraktion entstehende Dickenkurve auf eine rotierende Trommel aufschrieb; die Reizung des Nerven geschah einmal in der Nähe des Handgelenkes, das andere Mal nahe am Schultergelenk. Der ganze Arm wird, um ihn zu immobilisieren, eingegipst; für die angegebenen Punkte bleiben Fenster offen.

In den centripetalleitenden Nerven bestimmt man die Fortpflanzungsgeschwindigkeit dadurch, daß zwei vom Gehirn verschieden weit entfernte Hautstellen nacheinander gereizt werden und man die Versuchsperson ein Zeichen geben läßt, wenn sie die Erregung fühlt. Man erhält so zwei Zeiten, deren Differenz gleich ist der Zeit, welche die Erregung gebraucht hatte, um von der dem Gehirn entfernt gelegenen Reizstelle zu der demselben nahe liegenden Reizstelle zu gelangen.

Die Erregbarkeit des Nerven.

Man unterscheidet beim Nerven, wie auch beim Muskel, allgemeine Bedingungen, von denen seine normale Erregbarkeit abhängt, und spezielle Bedingungen, unter deren Einfluß die normale Erregbarkeit verändert werden kann.

Die normale Erregbarkeit des Nerven hängt ab: 1) von einer normalen Ernährung; 2) von einem zweckmäßigen Wechsel zwischen Ruhe und Thätigkeit (die näheren beim Muskel [S. 247] gegebenen Daten gelten hier ebenso, ausgenommen sind nur die Veränderungen im Stoffwechsel, die im Nerven während der Thätigkeit ebenfalls eintreten mögen, bisher aber noch nicht beobachtet werden konnten); 3) von seinem Zusammenhange mit dem Centralorgan. Durchschneidet man nämlich einen Nervenstamm an irgend einer Stelle seines Verlaufes, so wird das periphere Ende unerregbar. Dieser Zustand tritt bei Säugetieren schon nach 4—6 Tagen, bei Kaltblütern später auf, während das centrale Ende keine wesentliche Veränderung erfährt. Dieser physiologischen Veränderung entspricht auch eine solche in der anatomischen Beschaffenheit der Nervenfaser, welche die fettige Degeneration genannt wird: bei mikroskopischer Betrachtung sieht man Markscheide und Achsencylinder vollkommen zu Grunde gegangen und in fettige Massen verwandelt. Sind die Schnittenden nicht zu weit voneinander entfernt, so können die Nervenfasern wieder vollkommen verheilen und funktionsfähig werden.

Änderungen der Erregbarkeit des Nerven treten ein: 1) mit der Entfernung des Reizpunktes vom Muskel; Pflüger sah, daß ein Reiz, der von einer peripheren, dem Muskel nahegelegenen Strecke noch keine Wirkung hervorrief, dieselbe sofort erregte, wenn der Nerv entfernter vom Muskel central gereizt wurde. Bei chemischer und mechanischer Reizung findet man dagegen die Erregbarkeit auf allen Punkten des Nerven gleich (Fleischl, Tigerstedt); 2) ein neuer Querschnitt, der am Nerven angelegt wird, erhöht die Erregbarkeit an demselben (Heidenhain); 3) jede Wasserentziehung, wie sie schon beim Austrocknen eintritt, erhöht die Erregbarkeit und ruft spontane Zuckungen hervor, die bald aufhören, wenn die Erregbarkeit durch weiteren Wasserverlust vollkommen erloschen ist; 4) Zerstörung des Baues der Nerven durch chemische Agentien vernichtet auch die Erregbarkeit; 5) ebenso mechanische Insulte; 6) durch Temperaturschwankungen: wenn die Temperatur bis zu 45° steigt oder zu — 10° fällt, so tritt erst Steigerung, dann Herabsetzung der Erregbarkeit ein, die bei über diese Grade hinausgehenden Temperaturen in völlige Unerregbarkeit, in den Tod übergeht. Von ganz besonderem Einflusse auf die Erregbarkeit ist 7) der konstante Strom, welcher den Nerven in auf- und absteigender Richtung durchfließt. Der durch jenen im Nerven hervorgerufene Zustand, der Elektrotonus, besteht nämlich in einer Veränderung der Erregbarkeit, welche im Katelektrotonus erhöht, im Anelektrotonus herabgesetzt ist.

Letztere Veränderung der Erregbarkeit ist am größten in der Nähe der Pole, nimmt mit der Entfernung von diesen allmählich ab und ist in größerer Entfernung gar nicht vorhanden. In der intrapolaren Strecke nimmt sie ebenfalls mit der Entfernung von den Polen ab und ist im „Indifferenzpunkt" gleich Null. Mit der Zunahme der Stärke des konstanten, sog. „polarisierenden" Stromes dehnen sich die Veränderungen extrapolar aus, und der Indifferenzpunkt, welcher bei schwachen Strömen in der Nähe der Anode liegt, rückt gegen die Kathode hin. Gleichzeitig mit der Herabsetzung der Erregbarkeit wird unter dem Einflusse sehr starker Ströme die anelektronisierte Strecke in ihrer Leitungsfähigkeit herabgesetzt und kann selbst vollkommen leitungsunfähig werden (Pflüger, v. Bezold).

Wird der konstante Strom wieder geöffnet, so schlagen die beiden veränderten Zustände in ihr Gegenteil um: Die anelektrotonische Strecke wird in ihrer Erregbarkeit erhöht (positive Modifikation), die katelektrotonische Strecke wird in ihrer Erregbarkeit herabgesetzt (negative Modifikation), um erst nach dem „Abklingen" der elektrotonischen Veränderungen zur normalen Erregbarkeit zurückzukehren.

Das Verhalten des Nerven im Elektrotonus wird durch Fig. 13 veranschaulicht. Wenn *nn'* den Nerven, *A* die Anode, *K* die Kathode bedeutet, der Strom also in der Richtung des Pfeiles fließt, so bezeichnet die punktierte Kurve die Erregbarkeitsverhältnisse bei schwachem Strom, die ausgezogene Kurve die Verhältnisse bei mittelstarkem Strom und die gestrichelte Kurve die Erregbarkeitsveränderungen bei starkem Strom. Die Kurven sind dadurch gewonnen, daß die Erregbarkeitsgrößen im Katelektrotonus als positive Ordinaten auf die

Fig. 13.

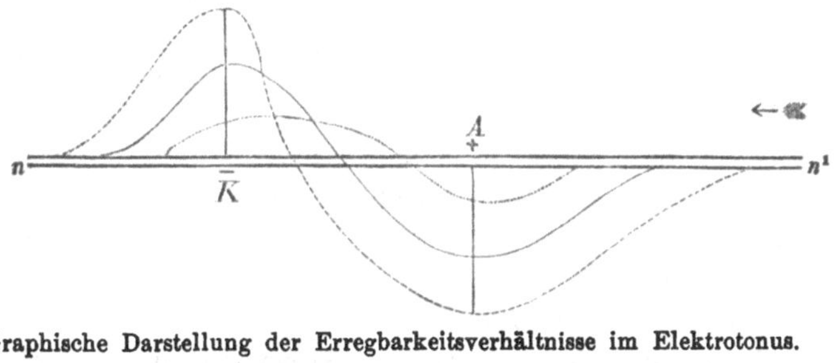

Graphische Darstellung der Erregbarkeitsverhältnisse im Elektrotonus.

Längsrichtung des Nerven aufgetragen und ihre Höhen miteinander verbunden worden sind, während die Größen im Anelektrotonus als negative Ordinaten unter diese Linie aufgetragen werden.

Die Prüfung der Erregbarkeit irgend einer Stelle des Nerven geschieht in der Weise, daß man den Nerven mit einzelnen Induktionsschlägen reizt und die Zuckungshöhen des Muskels vergleicht, oder indem man diejenige Stromstärke aufsucht, welche eben die erste Zuckung hervorruft.

Aus der Kenntnis der elektrotonischen Veränderungen, die durch den konstanten Strom erzeugt werden, erklärt sich das Zuckungsgesetz in folgender

Weise: „Schwache Ströme“ geben nur Schließungs-, keine Öffnungszuckung, weil der Strom noch so schwach ist, daß nur der stärker wirkende Katelektrotonus die Erregung hervorrufen kann; die Stärke der „mittleren Ströme“ reicht aus, um Schließungs- und Öffnungszuckung hervorzurufen; bei „starkem, aufsteigendem Strome“ fehlt die Schließungszuckung, weil die Erregung, die von der Kathode ausgeht, sich durch die leitungsunfähig gewordene Strecke des Anelektrotonus zum Muskel hin nicht fortpflanzen kann; bei der Öffnung tritt eine Zuckung ein, weil der Reiz von der Strecke, in welcher der erregende Anelektrotonus eben verschwunden ist, ungehindert zum Muskel gelangt. Bei „absteigenden, starken Strömen“ ist die Schließungszuckung aus dem gleichen Grunde vorhanden, dagegen fehlt die Öffnungszuckung, weil nach dem Öffnen eines so starken Stromes der Elektrotonus äußerst rasch in seine negative Modifikation übergeht und der Katelektrotonus zum leitungsunfähigen Anelektrotonus geworden ist, welcher der Erregung, da sie oberhalb liegt, den Weg zum Muskel versperrt hat.

Elektrische Erscheinungen an den Nerven.[1]

1. Der Nervenstrom des ruhenden Nerven.

Wenn man den Nerven mit zwei künstlichen Querschnitten versieht und an bestimmte Punkte seines Längs- und Querschnittes Elektroden anlegt, die zu einem Galvanometer führen, so findet man den Nerven elektromotorisch wirksam in derselben Weise wie den Muskel (vgl. oben S. 250).

Der Nervenstrom kommt, wie der Muskelstrom, den möglichst kleinsten Nervenstückchen, sofern sie Längs- und Querschnitt besitzen, zu und ist ebenfalls nur eine Erscheinung des lebenden Nerven; der tote Nerv giebt keinen gesetzmäßigen Strom.

Die elektromotorische Kraft des Querschnitt-Längsschnittstromes ist nach du Bois-Reymond = 0·02 Daniell.

Den Nervenstrom geben sowohl centrifugal- wie centripetalleitende Nerven, ebenso neben den Froschnerven auch die aller übrigen Tiere in derselben Gesetzmäßigkeit.

Von Einfluß auf das Verhalten des Nervenstromes ist die Temperatur, die, wenn sie beim Froschnerven von 2° C. erhöht wird, den Nervenstrom wachsen läßt, bis er bei einer Temperatur von 20° C. ein Maximum erreicht hat, über das hinaus seine elektromotorische Kraft kontinuierlich abnimmt (Steiner).

Die Träger der elektromotorischen Eigenschaften des Nerven sind den Muskelelementen ähnlich angeordnete Nervenclemente, die ihre positive Fläche dem Längsschnitt, ihre negative dem Querschnitt zukehren und in einen indifferenten Leiter versenkt sind.

2. Der Nervenstrom des thätigen Nerven.

Elektrotonus. Liegen die ableitenden Elektroden am Quer- und Längsschnitt des Nerven und wird in einiger Entfernung von diesen

[1] E. du Bois-Reymond, a. a. O.

ein konstanter Strom (der „polarisierende Strom“) der Länge nach durch den Nerven geleitet, so tritt, wenn der konstante Strom geschlossen wird, eine Veränderung des Nervenstromes ein, die in einer Zunahme oder einer Abnahme des ursprünglichen Stromes bestehen kann, je nachdem der polarisierende Strom dem Eigenstrome des Nerven gleich- oder entgegengesetzt gerichtet ist. Diese Veränderung, welche der Strom des ruhenden Nerven erfährt, nennt man nach du Bois-Reymond den „Elektrotonus“, dessen Wesen darin besteht, daß er einen Zuwachsstrom hervorruft, der sich zu dem ursprünglichen Nervenstrome algebraisch summiert; der elektrotonische Strom ist unabhängig von der Größe des Nervenstromes und erscheint auch dann noch, wenn der letztere gleich Null ist. Daß der Zuwachsstrom nicht von Stromschleifen herrührt, die aus dem polarisierenden Strome in den Galvanometerkreis einbrechen, hat du Bois-Reymond bewiesen, als er zeigte, daß nach Zerstörung der Kontinuität des Nerven zwischen den beiden Kreisen durch Zerschneiden oder Unterbinden des Nerven der Elektrotonus verschwunden war.

Die Stärke des Elektrotonus hängt ab von der Stärke des polarisierenden Stromes und der Länge der durchflossenen Nervenstrecke; er tritt am stärksten hervor in der Nähe der Elektroden und nimmt mit der Entfernung von diesen allmählich ab; er gehört nur dem lebenden Nerven an und verschwindet mit dessen Tode. Seine elektromotorische Kraft ist = 0·05 Daniell. Fließt der konstante Strom senkrecht gegen die Längenachse des Nerven, so wirkt er nicht polarisierend.

Der elektrotonische Zustand erklärt eine eigentümliche Erscheinung, welche die sekundäre Zuckung vom Nerven aus genannt wird, und welche die Richtigkeit des Gesetzes von der isolierten Leitung in der Nervenfaser in Frage zu stellen drohte. Die Thatsache ist folgende: Wenn man an den Nerven eines Nervenmuskelpräparates einen zweiten muskelfreien Nerven anlegt und durch letztern einen konstanten Strom sendet, so zuckt der zu dem andern Nerven gehörige Muskel, obgleich die Kontinuität zwischen der Reizstelle und dem Muskel nicht vorhanden ist. Die Erklärung ist die, daß der elektrotonische Strom des muskelfreien Nerven durch den Nerven des Nervmuskelpräparates, der für jenen Nerven einen ableitenden Bogen bildet, geht und ihn erregt. Eine besondere Form der sekundären Zuckung vom Nerven aus ist die paradoxe Zuckung: reizt man nämlich den einen der beiden Nerven, in die sich der Hüftnerv teilt, bevor er in die Unterschenkelmuskel eintritt, so können die Muskeln, die zu dem anscheinend nicht gereizten Nerven gehören, in Zuckung geraten. Die Erklärung ist dieselbe.

Die negative Schwankung des Nervenstromes. Ebenso wie der Muskelstrom zeigt nach du Bois-Reymond auch der Nervenstrom, wenn der Nerv an irgend einer Stelle mit tetanisierenden elektrischen, mit chemischen oder mechanischen Reizen erregt wird, eine „negative Schwankung“, die im Galvanometer ebenfalls als eine kontinuierliche Abnahme des ursprünglichen Stromes erscheint, die aber in Analogie zum Muskel auch als ein diskontinuierlicher Vorgang, welchem bei seiner Geschwindigkeit die träge Galvanometernadel nicht folgen kann, betrachtet wird. In der That hat sich nachweisen lassen, daß diese Schwankung aus periodischen Unterbrechungen des Eigenstromes zusammengesetzt ist (J. BERNSTEIN).

Die Größe der negativen Schwankung hängt ab von der Stärke des angewandten Reizes, der Größe des ursprünglichen Nervenstromes und der Erregbarkeit des Nerven, so daß sie, wenn ersterer gleich Null ist, auf denselben Wert fällt. Daß es sich hier nicht um Stromschleifen handeln kann, ist dadurch bewiesen, daß die negative Schwankung auch bei nicht elektrischen Reizen auftritt.

Wenn man zwei ausgeschnittene Froschnerven zweckmäßig aneinanderlegt und den einen mit alternierenden Induktionsströmen tetanisiert, so gerät auch der anliegende Nerv in Tetanus und zeigt die negative Schwankung (E. HERING): Das ist der „sekundäre Tetanus des Nerven", welcher wohl zu unterscheiden ist von der auf voriger Seite angeführten sekundären Zuckung vom Nerven aus.

Fortpflanzungsgeschwindigkeit der negativen Schwankung. Die Erregung des Nerven, der seines Muskels beraubt ist, kann an sich nicht beobachtet werden; setzt man aber das eine Ende des Nerven, gleichviel welches, da sich die negative Schwankung nach beiden Seiten hin fortpflanzt, in zweckentsprechender Weise mit dem Galvanometer in Verbindung, so vertritt dasselbe den Muskel (DU BOIS-REYMOND), indem die negative Schwankung den Erregungsvorgang anzeigt. Diese Analogie — unbeschadet einer gewissen Einschränkung — wurde noch erhöht, als J. BERNSTEIN zeigte, daß die negative Schwankung des Nervenstromes durch die Erregbarkeitsveränderungen im Elektrotonus (PFLÜGER) in derselben Weise, wie die Muskelzuckung, beeinflußt wird. Da man nach HELMHOLTZ weiß, daß der die Muskelzuckung auslösende Erregungsvorgang von der Reizstelle bis zum Muskel mit meßbarer Geschwindigkeit sich fortpflanzt, so war es sehr wahrscheinlich, daß der analoge Vorgang der negativen Schwankung von der Reizstelle bis zu seinem Eintritt in das Galvanometer sich gleichfalls mit meßbarer Geschwindigkeit fortpflanzen würde. In der That hat J. BERNSTEIN gezeigt, daß die negative Schwankung sich mit einer Geschwindigkeit von 27—28 m in der Sekunde fortpflanzt, also eine der Fortpflanzung der Erregung gleiche Fortpflanzungsgeschwindigkeit besitzt, so daß die „negative Schwankung" der Ausdruck des im Nerven ablaufenden Erregungsvorganges zu sein scheint. Da die Dauer der einzelnen Schwankung = 0·0005—0·0008 Sekunden beträgt und ihre Geschwindigkeit bekannt ist, so berechnet man, daß die Stromschwankung sich in einer Welle, der sogenannten „Reizwelle", die eine Länge von 18 mm hat, fortpflanzt.

Wie die Leitung der Erregung, so wird auch die Fortleitung der negativen Schwankung beeinflußt 1) durch das Curare, 2) durch die Temperatur, welche der Leitung der Schwankung bei 20° C. ihren höchsten Wert verleiht (Steiner). Ähnliches ist für die Leitung der Erregung gefunden worden (Troitzky).

Die Summe aller dieser Momente schließt den Kreis der Beweise für die Identität jener beiden Vorgänge.

Die Fortpflanzungsgeschwindigkeit der negativen Schwankung ist von J. Bernstein mit Hilfe des Differential-Rheotoms bestimmt worden, das im Prinzip folgende Einrichtung besitzt: Ein schnell rotierendes Rad veranlaßt bei seiner Umdrehung auf der einen Seite die Reizung einer bestimmten Nervenstelle, auf der gegenüberliegenden Seite (die beiden Stellen entsprechen den Endpunkten des Rad- bezw. Kreisdurchmessers) die vorübergehende Schließung des Längsschnittquerschnittstromes. Geschieht Reizung und Schließung des Stromes, wie oben angegeben, in demselben Augenblick, so ist der Nervenkreis schon geöffnet, bevor die abgeleitete Strecke die negative Schwankung begonnen hat. Da die beiden Reizstellen aber gegeneinander so verschiebbar sind, daß die Schließung des Nervenkreises kürzere oder längere Zeit nach der Reizung erfolgen kann, so findet man schließlich solche Stellungen auf, bei denen die negative Schwankung in der abgeleiteten Strecke eben entsteht, wenn der Nervenkreis geschlossen wird oder sehr kurze Zeit nachher. Die Größe dieser Verschiebung ist proportional der Entfernung der gereizten von der abgeleiteten Nervenstelle und ihre Fortpflanzungsgeschwindigkeit bei gleichzeitiger Kenntnis der Anzahl der Radumdrehungen in der Minute zu berechnen.

Der Stoffwechsel des thätigen Nerven.

Über die Veränderungen, welche der Stoffwechsel im thätigen Nerven erfährt, ist nichts bekannt. Weder konnte man bisher eine dem Muskel analoge Veränderung seiner Reaktion, noch eine Wärmeentwickelung mit Sicherheit nachweisen.

Der Tod des Nerven.

Von dem Tode des Nerven, welchem derselbe innerhalb des Körpers durch die fettige Degeneration anheimfällt, vollkommen verschieden ist der Tod des aus dem Körper herausgeschnittenen Nerven, der niemals fettig degeneriert, sondern in Fäulnis übergeht, wenn er durch Austrocknen nicht davor geschützt wird. Der tote Nerv unterscheidet sich von dem lebenden zunächst wesentlich durch den Verlust seiner Erregbarkeit, die aber nicht auf allen Punkten des Nerven gleichmäßig abnimmt, sondern nach dem Ritter-Vallischen Gesetze in centrifugaler Richtung, so daß erst das centrale Ende unerregbar wird, während mehr peripher gelegene Punkte noch erregt werden können u. s. w. Dieser Abnahme der Erregbarkeit geht an allen Punkten des Nerven eine Zunahme derselben voraus. Der ganze Vorgang verläuft schneller an centralen als an peripheren Punkten und wird in seinem Ablauf durch das Anlegen eines Querschnittes noch beschleunigt (Rosenthal).

Die Angabe, daß der Nerv beim Absterben saure Reaktion, wie der Muskel, zeigen soll, harrt noch der Bestätigung.

Anhang.

Die elektrischen Fische oder Zitterfische.[1]

Während die Elektrizitätsentwickelung in den Nerven und Muskeln nur mit sehr feinen Hilfsmitteln nachweisbar ist, kennt man einige Fische, welche die Fähigkeit besitzen, elektrische Schläge mit einer Stärke zu entladen, wie man sie nur bei den stärksten Elektrisiermaschinen erhält; es sind dies die elektrischen Fische oder Zitterfische, nämlich: 1) der Zitteraal, Gymnotus, in den Landseen von Surinam in Südamerika heimisch; 2) der Zitterwels, Malopterurus, im Nil vertreten; 3) der Zitterrochen, Torpedo, der im Mittelmeer sowie im Atlantischen Ocean in mehreren Spezies vorkommt.

Ihre elektrischen Fähigkeiten verdanken die Zitterfische dem elektrischen Organe, welches bei ihnen in verschiedener Mächtigkeit entwickelt durch in dasselbe eintretende Nerven, die elektrischen Nerven, zu elektrischen Entladungen angeregt wird. Bei dem Zitteraal liegt das elektrische Organ beiderseits der Wirbelsäule entlang bis in das Schwanzende und empfängt sehr zahlreiche Nerven aus dem Rückenmarke. Bei dem Zitterwels liegt es ebenso beiderseits an der Wirbelsäule, die Seiten des Körpers fast vollständig umfassend, und hört am Schwanze auf; das ganze Organ empfängt nur eine einzige Nervenfaser, die beiderseits aus dem Rückenmark nahe der Med. oblongata als nackter Achsencylinder aus einer sehr großen Ganglienzelle entspringt. Das elektrische Organ des Zitterrochens liegt am Vorderkörper zwischen dem Knorpelgerüst und der Brustflosse, durchsetzt die ganze Dicke des Tieres und ist auf der Rücken- und Bauchseite nur von der Haut bekleidet, durch welche das Organ, namentlich auf der Bauchseite durchscheint. Jederseits erhält das Organ mehrere Nerven, die aus einem besondern Gehirnteil, der, zwischen Vierhügel und verlängertem Mark gelegen, als Lobus electricus bezeichnet wird, entspringen.

Das Element der elektrischen Organe aller Zitterfische ist nach den Untersuchungen von A. Bilharz u. M. Schultze die „elektrische Platte“ (eine gallertartige Scheibe). Zu jeder dieser Platten tritt der Endast einer Nervenfaser, der sich vielfach teilt und sich schließlich in einem feinen Netzwerk verzweigt. Beim Zitteraal und dem Wels stehen die Platten vertikal aneinander gereiht, und der Nerv tritt bei dem erstern in die vordere Seite der Platte ein (Kopfseite), bei dem letztern in die hintere Seite (Schwanzseite); bei dem Zitterrochen, dessen Platten horizontal liegen, tritt die Nervenfaser an die untere Seite der Platte (Bauchseite). Entwickelungsgeschichtlich erscheinen die elektrischen Organe als den Muskeln homologe Bildungen (Babuchin).

Das elektrische Organ reagiert wie der Muskel im unthätigen Zustande neutral oder schwach alkalisch, während der Thätigkeit und beim Absterben sauer. Die Entladungen der Organe geschehen bei dem Aal und Wels willkürlich nnd reflektorisch, bei dem Zitterrochen scheint nur eine reflektorische Entladung einzutreten.

Im Augenblicke des Schlages wird beim Zitteraal das Kopfende des elektrischen Organes positiv, das Schwanzende negativ, so daß im ableitenden Bogen ein Strom vom Kopf zum Schwanze, in dem Fische selbst ein aufsteigender Strom fließt (Faraday, E. du Bois-Reymond). Im Wels wird das Schwanzende positiv, das Kopfende negativ; es fließt also im Fische ein absteigender Strom (E. du Bois-

[1] Vgl. E. du Bois-Reymond, Carl Sachs' Untersuchungen am Zitteraal. Leipzig 1881.

Reymond). Am Zitterrochen ist die Rückenfläche positiv, die Bauchfläche negativ, im Körper geht also der Strom von der Bauch- zur Rückenseite (Galvani).

Nach den zeitmessenden Versuchen von Marey besitzt der elektrische Schlag, wie der Muskel, ein Stadium der „latenten Reizung“ von 0·016 Sekunden und eine Dauer von 0·07 Sekunden, so daß die beiden Zustände von einerlei Ordnung mit dem Muskel zu sein scheinen, wenn nicht die schwer zu umgehende Ermüdung des elektrischen Organes diese Zeiten länger erscheinen läßt, als sie in Wirklichkeit sind.

Während eines elektrischen Schlages, von dem Stromanteile auch durch den Körper des Fisches gehen, bleiben die Muskeln beim Zitteraal und Wels unbewegt, die des Zitterrochens geraten in Zuckungen (Steiner).

§. 2. Spezielle Physiologie der Nerven.[1]

Man unterscheidet: 1) centrifugalleitende, 2) centripetalleitende und 3) intercentrale Nerven.

1) Die centrifugalleitenden Nerven, welche die Erregungen vom Centrum zur Peripherie leiten, bezeichnet man je nach dem Effekt, den sie durch ihre Erregung hervorrufen, als a) motorische Nerven, deren Erregung die Organe, in denen sie enden, die Muskeln, zur Bewegung veranlaßt; b) Drüsen- oder Sekretionsnerven, deren Thätigkeit in der mit ihnen verbundenen Drüse Sekretion derselben anregt; c) Hemmungsnerven, die eine schon bestehende Thätigkeit (Bewegung, Sekretion u. s. w.) unterdrücken bezw. aufheben, und d) vasomotorische Nerven, welche die Muskeln der Blutgefäße zur Thätigkeit veranlassen.

Hierher gehören auch die elektrischen Nerven der Zitterfische, deren Erregung die Entladung der elektrischen Organe zur Folge hat, und die sog. trophischen Nerven, deren Vorhandensein besonders pathologische Erscheinungen lebhaft fordern.

2) Die centripetalleitenden Nerven, welche die an der Peripherie aufgenommenen Erregungen nach dem Centrum, den nervösen Centralorganen, leiten und in denselben entweder Empfindungen auslösen oder ihre Erregungen auf andere Nervenelemente übertragen, die ihrerseits neue Kräfte, z. B. Bewegungen u. s. w., hervorrufen. Die ersteren nennt man: a) Empfindungsnerven, deren Erregung entweder Allgemeingefühle, wie Schmerz, Lust u. s. w., folgen, und die als eigentlich α) sensible Nerven unterschieden werden von β) den Sinnesnerven, welche „spezifische“ Empfindungen, die sogenannten Sinnesempfindungen, wie Licht-, Gehör-, Tastempfindungen u. s. w., vermitteln und in einem gesonderten Kapitel (s. unten) behandelt werden; b) Reflexnerven oder excitomotorische Nerven, welche wieder je nach der

[1] J. M. Schiff, Lehrbuch d. Muskel- u. Nervenphysiologie. Lahr 1859. Vulpian, Leçons sur la physiologie du système nerveux. Paris 1866. C. Eckhard, Experimentalphysiologie des Nervensystems. Gießen 1867.

Thätigkeit, welche die im Centrum umgesetzte Erregung hervorzurufen vermag, α) Reflexbewegungen, β) Reflexabsonderungen, γ) Reflexhemmungen vermitteln können.

3) Intercentrale Nerven, welche Nervenzellen oder Haufen von solchen (Centren) miteinander behufs Leitung oder Übertragung von Erregung in Verbindung setzen.

Die Aufgabe der folgenden Seiten besteht darin, die Funktion der im Körper vorhandenen Nerven aufzusuchen. Bei den vielfach verschlungenen Wegen, auf denen die Nerven sich bewegen, benutzt man zur ersten Orientierung die anatomische Grundlage ihres Ursprunges aus Gehirn, Rückenmark und grauem Ganglienneryensystem oder Sympathicus, nach welchem man sie abhandelt 1) als Rückenmarksnerven, 2) als Gehirnnerven und 3) als sympathische Nerven.

Die Methoden, deren man sich zur Auffindung ihrer Funktion bedient, sind folgende: 1) Man durchschneidet einen Nervenstamm und untersucht die Folgen dieser Durchschneidung an ihren Enden; ob Bewegungslosigkeit, Empfindungslosigkeit u. s. w. eingetreten ist an Punkten, die vor der Durchschneidung normal funktionierten; 2) man reizt den peripheren und centralen Teil des durchschnittenen Nervenstammes und beobachtet den Erfolg dieser Reizung; 3) man wartet nach der Durchschneidung die Degeneration ab und sucht die degenerierten Nervenfasern in dem Organe auf; dieser letzte Weg wird namentlich benutzt, um Nervenfasern, welche einem zweiten Nervenstamme von einem andern zugeführt worden sind, als solche zu rekognoscieren.

Die Thatsache des doppelsinnigen Leitungsvermögens der Nervenfaser lehrt, daß physiologisch so wenig wie anatomisch ein prinzipieller Unterschied zwischen den verschiedenen Nervenfasern besteht. Ihre funktionelle Verschiedenheit verdanken sie nur den Organen, mit denen sie im Centrum und an der Peripherie verknüpft sind, denn unter geeigneten Umständen vermag der sensible Nerv auch in centrifugaler Richtung zu leiten (s. oben S. 288). An diesem Schlusse vermag auch die Thatsache nichts zu ändern, daß gegen gewisse Reize (z. B. thermische Reize) die sensiblen Nerven sich anders verhalten als die motorischen Fasern (Grützner), denn die Ursache dieses verschiedenen Verhaltens liegt nicht in der Faser, sondern dem verschiedenen Endorgane.

1. Rückenmarksnerven.

Aus der Anatomie ist bekannt, daß die 31 Rückenmarks- oder Spinalnerven aus je zwei Wurzeln, einer vordern und einer hintern, welch letztere in ihrem Verlaufe das Ganglion spinale besitzt, entspringen, die sich noch innerhalb des Wirbelkanals miteinander vermischen und nicht mehr zu unterscheiden sind.

Charles Bell[1] kam durch Beobachtung und Induktion zu dem Schluß, daß die vorderen Wurzeln des Rückenmarks motorisch, die hinteren Wurzeln sensibel wären. Die Richtigkeit dieses Schlusses wurde erst durch Magendies Versuch (1822) zum

[1] Ch. Bell, An idea of a new anatomy of the brain. London 1811.

Gesetz erhoben, welcher die vorderen und hinteren Rückenmarkswurzeln bei Säugetieren isoliert durchschnitten hatte. Indes konnte der BELL-MAGENDIEsche Lehrsatz erst mit den fortgeschritteneren Versuchen von JOH. MÜLLER (1832) der Physiologie vollständig einverleibt werden: an Fröschen nämlich, welche diese Operation viele Tage überlebten, konnte JOH. MÜLLER vollkommen deutlich sehen, wie nach Durchschneidung der vorderen Wurzeln des Plex. ischiadicus die Hinterpfote vollständig gelähmt, aber die Sensibilität durchaus erhalten war, während Reizung des peripheren Endes Bewegung des Beines hervorrief. Umgekehrt blieb auf der andern Seite, wo die hinteren Wurzeln durchschnitten waren, die Reizung des peripheren Endes ohne Erfolg, dagegen hatte die Reizung des centralen Endes Schmerzensäußerungen (bezw. Reflexe) zur Folge.

Jener Satz blieb indes nicht ohne Widerspruch, denn schon MAGENDIE hatte bei seinen Versuchen bemerkt, daß zwar die hintere Wurzel sensibel, daß aber auch die Reizung der vordern Wurzel neben der Muskelzuckung Schmerzensäußerungen hervorrufen könne, eine Beobachtung, die CL. BERNARD bestätigen, aber gleichzeitig hinzufügen mußte, daß nach Durchschneidung der hintern Wurzel die Sensibilität auch der vordern aufgehört hatte. Diese Erscheinung rührt nämlich von Fasern her, welche ursprünglich den hinteren Wurzeln entstammend weiterhin umbiegen und sich in die vordere Wurzel begeben, weshalb man diese Erscheinung die rückläufige Empfindlichkeit, Sensibilité récurrente, genannt hat.

Wenn man die motorische Wurzel durchschneidet, so degeneriert, wie schon oben für die centrifugalen Nerven bemerkt worden ist, nur der periphere Teil des Nerven, der centrale bleibt unverändert; durchschneidet man hingegen die sensible Wurzel, und zwar zwischen ihrem Ganglion und dem Rückenmarke, so degeneriert umgekehrt das centrale Stück, das periphere bleibt intakt (WALLER). Das Spinalganglion scheint daher der Nutritionsherd für die sensible Faser zu sein, für die motorische wäre dieser Herd im Rückenmark selbst zu suchen.

Die motorischen Nerven des Rückenmarks versorgen: a) sämtliche willkürliche Muskeln des Rumpfes und der Extremitäten, wobei folgendes Verhalten befolgt wird: α) jede Rückenmarkshälfte versorgt nur die entsprechende Körperhälfte, ohne die Mittellinie zu überschreiten, β) die Nerven für funktionell zusammengehörige Muskeln, z. B. für die Atemmuskeln, für die Beuger und Strecker der Extremitäten u. s. w., entspringen aus beschränkten, aneinander liegenden Rückenmarksteilen, γ) die Nerven eines Muskels, die aus einer cirkumskripten Partie des Rückenmarks entspringen, verlassen das Rückenmark nicht durch eine Wurzel, sondern durch mehrere, so daß, wenn eine Wurzel durchschnitten wird, noch nicht vollständige Lähmung des Muskels die Folge ist; b) einige Eingeweide: die Harnblase, die Samenleiter (s. unten), den Uterus (s. unten), die erigierenden Nerven (s. unten), den Penis durch den N. pudendus communis, dessen Durchschneidung eine Erweiterung der Art. dorsalis penis zur Folge hat, während seine sensiblen Elemente reflektorisch die Nn. erigentes beeinflussen; c) die Gefäße (s. unten), d) die Schweißdrüsen, wie vorläufig für die Hinterpfoten der Katze festgestellt ist (Luchsinger).

Die sensiblen Nerven folgen in ihrer Verteilung über die Hautoberfläche ähnlichen Gesetzen wie die motorischen Nerven (Türk).

Die Funktion der einzelnen Rückenmarksnerven entspricht ihrer anatomischen Ausbreitung in den verschiedenen Organen (s. die Lehrbücher der Anatomie).

2. Hirnnerven.

Nervus oculomotorius.

Der N. oculomotorius entspringt aus der grauen Substanz, welche sich am Boden der Sylvischen Wasserleitung befindet, gelangt zum Auge und versorgt von den äußeren Augenmuskeln: a) den levator palpebrae superioris, b) die geraden und schiefen Augenmuskeln mit Ausnahme der Mm. rectus externus und obliquus superior; von den inneren Augenmuskeln: a) den M. ciliaris, und zwar durch Fasern, welche vom Ganglion ciliare kommen, c) den Sphincter pupillae. Letzterer ist es, welcher reflektorisch die Verengerung der Pupille hervorruft, wenn ein starker Lichtreiz auf die Retina einwirkt. Bei Amaurose (Zerstörung der Retina), sowie nach vorhergehender Durchschneidung des N. opticus kommt die Pupillenverengerung nicht mehr zustande, dagegen wird sie durch Reizung des centralen Opticusendes hervorgerufen, bleibt aber aus, wenn der N. oculomotorius vorher durchschnitten worden ist (Mayo). Es folgt daraus, daß Opticus und Oculomotorius im Gehirn miteinander in Verbindung stehen müssen, und zwar wahrscheinlich in den Vierhügeln, deren direkte Reizung bei Vögeln Verengerung der Pupille herbeiführt (Flourens). Die Thätigkeit des innern geraden Augenmuskels wird stets von einer Pupillenverengerung begleitet (Mitbewegung), es scheint zwischen diesen beiden Fasern eine engere Beziehung zu bestehen. Die Verengerung und Erweiterung der Pupille geschieht niemals einseitig, sondern stets doppelseitig, so daß, wenn selbst nur das eine Auge nach dem hellen Himmel sieht, während das andere bedeckt wird, eine beiderseitige Pupillenverengerung eintritt; es müssen also auch zwischen rechtem und linkem Oculomotorius anatomische Verbindungen vorhanden sein.

Wird der N. oculomotorius in der Schädelhöhle durchschnitten, so ist die Folge: a) Herabfallen des obern Augenlides (Ptosis); b) Unbeweglichkeit des Augapfels; c) Schielen nach außen; d) bei Tieren Hervortreten des Augapfels, deren M. retractor bulbi gelähmt ist; e) mäßige Erweiterung der Pupille; f) Reaktionslosigkeit derselben auf Lichtreiz; g) Lähmung der Akkomodation des Auges (s. unten): das Auge bleibt auf die Ferne eingestellt.

Nach Valentin, Schiff, Cl. Bernard hat der Oculomotorius in der Schädelhöhle rekurrente Sensibilität, welche er beigemengten Trigeminusfasern verdankt.

Nervus trochlearis.

Der N. trochlearis entspringt jederseits aus einem grauen Kerne, der unter dem Aquaeductus Sylvii liegt, und gelangt zu dem M. obliquus superior, den er motorisch versorgt.

Die Durchschneidung oder Lähmung des N. trochlearis zeigt keine besonderen Veränderungen in der Stellung des Augapfels; läßt man aber den Patienten Drehungen des Kopfes ausführen, so macht das Auge, welches im normalen Zustande frei beweglich ist und bei Kopfdrehungen seine primäre Stellung festhalten kann, die Drehung mit. Außerdem fühlt das Individuum Sehstörungen, denn es sieht Doppelbilder, welche schräg übereinander stehen, und die, wenn der Kopf auf die gesunde Seite geneigt wird, sich einander nähern, aber sich entfernen, wenn der Kopf auf die andere Seite geneigt wird. Die Gründe dafür s. unten.

Nervus abducens.

Derselbe entspringt aus einem grauen Kern der Rautengrube und verläuft zum M. rectus externus oculi, den er motorisch innerviert.

Bei Lähmung des N. abducens beobachtet man Schielen des Auges nach innen.

Nervus facialis.

Der Antlitznerv, der unter dem Boden des vierten Ventrikels aus dem Facialiskern entspringt, führt: 1) vorwiegend motorische Nerven, mit denen er besonders die mimischen Gesichtsmuskeln versorgt, nämlich a) die Muskeln der Stirn, b) den M. orbicularis des Auges und den M. corrugator supercilii, c) die Muskeln der Nase, wodurch er, da bei jeder Inspiration die Nasenlöcher erweitert werden, in indirekter Beziehung zu den Atembewegungen steht, d) die kleinen Muskeln der Wange, e) den M. orbicularis des Mundes, f) die Muskeln des Kinnes, g) die Muskeln des äußern Ohres und durch einen bald unterhalb des Ganglion geniculi abgehenden Zweig den M. stapedius, h) einige Kaumuskeln, nämlich den M. buccinator, den hintern Bauch des M. digastricus, den M. stylohyoideus und den latissimus colli, i) Muskeln des Gaumensegels, und zwar die Mm. levator palati mollis und azygos uvulae; die Fasern verlassen den N. facialis am Ganglion geniculi, gelangen durch den N. petrosus superficialis major (Teil des N. Vidianus) in das Ganglion spheno-palatinum und von hier durch die Nn. palatini descendentes zu den Muskeln des Gaumensegels. 2) Sekretorische Nerven: innerhalb des Fallopischen Kanals verläßt den N. facialis die Chorda tympani, läuft durch die Trommelhöhle und verläßt dieselbe durch die Fissura Glaseri, um sich unter spitzem Winkel in den N. lingualis (Ast des N. trigeminus) einzusenken, den sie später wieder verläßt, um in das Ganglion submaxillare und von da zu der Unterkieferspeicheldrüse zu gehen. Ihre Reizung ruft lebhafte Speichelsekretion hervor.

Sensible Nerven, welche ihm vom N. trigeminus und N. vagus zugeführt werden. Innerhalb der Schädelhöhle ist der N. facialis nicht sensibel, doch wird er es bei seinem Austritt aus dem Formen stylomastoideum, denn seine Durchschneidung an dieser Stelle ruft Schmerzensäußerungen hervor; er muß also innerhalb des Verlaufes durch den Falloppischen Kanal sensible Fasern aufgenommen haben, und zwar durch den N. petrosus superficialis major aus dem N. trigeminus; denn wird letzterer in der Schädelhöhle durchschnitten, so erregt die Durchschneidung des N. facialis bei seinem Austritt aus der Schädelhöhle keine Schmerzen mehr. Beim Durchschneiden des N. facialis im Gesicht zeigt er sich noch empfindlicher (Magendie); es müssen ihm demnach im Gesicht nochmals sensible Nerven zugeführt worden sein, und zwar vom N. vagus durch den Ramus auricularis N. vagi und vom Halsgeflecht durch den N. auricularis major.

Bei seinem langen intrakraniellen Verlaufe kommen Lähmungen des N. facialis häufig vor und werden bald erkannt, da sie sehr auffallende Erscheinungen verursachen, die nach dem Orte, wo die Lähmungsursache vorhanden ist, ob innerhalb des Schädels oder außerhalb desselben, verschieden sein müssen. Sei etwa eine einseitige, centrale Lähmung vorhanden, so treten Störungen ein a) im Gesichtsausdruck: die eine Gesichtshälfte ist vollkommen gelähmt und nach der gesunden Seite hinübergezogen: die Stirn ist glatt und faltenlos, der Schluß des Auges ist unmöglich (Lagophthalmus), ebenso ein Spitzen des Mundes, wie es zum Pfeifen erforderlich ist, Anomalien, die noch besonders hervortreten, wenn der Patient lacht; b) in der Atmung: die bei der Inspiration normalerweise eintretende Erweiterung der Nasenlöcher fällt weg, ohne aber beim Menschen zu sichtbaren Atemstörungen Veranlassung zu geben; dagegen sollen Pferde, deren Nase die Knorpel fehlen, und die nur durch die Nase atmen, nach doppelseitiger Durchschneidung des N. facialis asphyktisch zu Grunde gehen (Cl. Bernard); c) beim Kauen: da der M. buccinator ebenfalls vom N. facialis versorgt wird, geraten die Speisen beim Kauen zwischen die Zähne und die Backen, so daß die Bildung des Bissens erschwert ist; der Patient pflegt mit dem Finger nachzuhelfen; d) der Sprache, aber nicht regelmäßig: es stellt sich nämlich das Zäpfchen schief, und zwar meistenteils nach der gesunden Seite; e) der Speichelsekretion, welche vermindert ist, da der gewöhnlich von der Mundhöhle ausgelöste Reflex auf die Chorda tympani wegen Unterbrechung der motorischen Leitung nicht mehr zur Wirkung gelangen kann; f) im Gehör, namentlich eine schmerzhafte Empfindlichkeit gegen stärkere Geräusche, welche durch das Schlottern des Steigbügels, dessen Muskel gelähmt ist, hervorgerufen sein soll; g) im Geruch, welcher oft geschwächt erscheint, weil die Nasenflügel sich nicht erweitern können, um den Riechstoff ungehindert zu den Ausbreitungen des N. olfactorius gelangen zu lassen; i) im Gesichtssinn: solche können vorhanden sein, fehlen aber ebenso häufig. Wenn sie eintreten, so ist die Ursache eine indirekte und beruht auf der Schließungsunfähigkeit des Auges, dessen Cornea allen mechanischen Schädlichkeiten ausgesetzt ist, welche leicht zu Entzündungen führen.

Befindet sich der Sitz der Lähmung des N. facialis an seiner Austrittsstelle aus dem Schädel, wie sie infolge von Kompression durch Geschwülste dieser Gegend vorkommt, so fehlen alle die Lähmungserscheinungen, welche auf Rechnung der Nervenzweige zu setzen sind, die den Stamm innerhalb seines Verlaufes im Canalis Fallopiae bis zu seinem Ursprung im 4. Ventrikel verlassen.

Durchschneidet man bei Tieren, Hund, Katze, Kaninchen, auf der einen Seite den N. facialis, so erscheint die Mundspalte mit der Schnauze nach der gelähmten Seite verzogen. Dauert die Lähmung längere Zeit, so werden namentlich bei jungen Tieren die Muskeln der gelähmten Seite atrophisch und die Schädelknochen verkrümmt (Brown-Séquard). Die Verkrümmung der Knochen und die Atrophie der Muskeln wird von Brücke bestätigt, die Verzerrung des Gesichtes, sogleich nach der Durchschneidung des Nerven, findet nach Brücke, wie beim Menschen, nach der gesunden Seite hin statt; erst später, besonders bei jungen Tieren, verzieht sich das Gesicht nach der gelähmten Seite. Brücke erklärt, daß durch den weniger lebhaften Blutverkehr in den gelähmten Muskeln das Wachstum derselben zurückbleibt und dieselben so verkürzt werden, daß, wenn die Muskeln der andern Seite unthätig sind, sie das Gesicht nach ihrer Seite ziehen müssen. Derselbe Zug kann nun auch während des Wachstums auf die Knochen gewirkt und ihre Verkrümmung herbeigeführt haben.

Die Verziehung der Mundspalte beim Menschen nach einseitiger Lähmung des N. facialis ist bisher nicht anders zu erklären als durch den Wegfall des Tonus (s. unten) der Muskeln auf der gelähmten Seite, wodurch die Muskeln der andern Seite das Übergewicht bekommen und jenen Zug ausüben.

Nervus trigeminus.

Der N. trigeminus, welcher motorische und sensible Fasern führt, entspringt mit zwei Wurzeln, von denen die kleinere, die motorische in einem grauen Kerne, der am Boden des 4. Ventrikels liegt, entsteht, während die größere, die sensible, welche das Ganglion Gasseri bildet, durch die ganze Med. oblong. bis an die untere Grenze der Oliven herabsteigt und auf diesem Wege Verbindungen mit Ganglienzellen eingeht, durch welche sie mit den im verlängerten Mark gelegenen grauen Kernen der Nn. facialis, glossopharyngeus, vago-accessorius und hypoglossus in Verkehr tritt.

Die im Trigeminus verlaufenden Nerven sind:

1) der sensible; er ist Empfindungsnerv für a) die dura mater (durch den N. tentorii vom Ram. primus und die Nn. recurrentes vom r. sec.), b) das ganze Gesicht, c) die Augenhöhle und den Augapfel, d) die Nasenhöhle, e) die Mundschleimhaut, den vordern Teil der Zunge, den harten Gaumen und die Zähne, f) die Vorderfläche des äußern Ohres und den äußern Gehörgang;

2) der motorische; er versorgt a) die Kaumuskeln: die Mm. masseter, temporalis, beide pterygoidei, mylohyoideus und digastricus anterior, b) den Tensor palati mollis und c) den Tensor tympani;

3) der sekretorische, indem er beim Menschen die Thränendrüse, bei Tieren ebenso die Orbitaldrüse zur Thätigkeit anregt;

4) die Tast- und Geschmacksnerven für die Zunge; erstere Funktion wird einstimmig von allen Beobachtern dem R. lingualis n. trigemini zugeschrieben, über letztere Funktion sind die Ansichten geteilt, doch ist wahrscheinlich, daß der N. trigeminus die Geschmacksempfindung von „Süß und Sauer“ vermittelt;

5) die irisbewegenden Nerven; die allgemein anerkannte und bei jeder Trigeminusdurchschneidung zu beobachtende Thatsache ist die, daß bei Kaninchen und Hasen auf die Durchschneidung des N. trigeminus in der Schädelhöhle die Pupille sich sofort stark verengert, aber

bald zu ihrer normalen Weite zurückkehrt und auf Lichtreiz empfindlich ist. Diese Verengerung tritt bei Kaninchen nach SCHIFF auch ein, wenn die Durchschneidung vor dem GASSERschen Ganglion gemacht wird. Bei Meerschweinchen, Hunden, Katzen und Vögeln ist die Trigeminusdurchschneidung von einer Verengerung nicht begleitet (VALENTIN).

Die Verengerung der Pupille bei Kaninchen und Hasen nach der Durchschneidung des N. trigeminus kann entweder auf einer reflektorischen Erregung der im N. oculomotorius für den Sphincter pupillae vorhandenen oder auf verengernden Fasern beruhen, die im N. trigeminus selbst verlaufen. Dagegen hat GRÜNHAGEN die Verengerung noch bei atropinisiertem Auge, in welchem nachweisbar durch das Atropin der Sphincter gelähmt ist, eintreten sehen, so daß die reflektorische Erregung ausgeschlossen ist, aber auch das Vorhandensein von direkt verengernden Fasern wird sehr unverständlich, da ihre Enden doch im Sphincter zu suchen und ungelähmt waren, obgleich die Enden eines zweiten Nerven (N. oculomotorius) in demselben Muskel gelähmt sind. Eine genügende Erklärung für die Verengerung der Pupille nach der Trigeminusdurchschneidung ist deshalb vorderhand noch nicht möglich.

6) Gefäßnerven, und zwar für das Auge, das Zahnfleisch, den Unterkiefer und den Boden der Mundhöhle. Der Ramus lingualis enthält die Gefäßdilatatoren für die Zunge, welche indes aus der Chorda facialis stammen (VULPIAN).

7) Fasern, welche Reflexbewegungen auslösen, und zwar a) den Schluß der Augenlider auf Reizung des Auges, b) das Niesen durch Reizung der Nasenschleimhaut, und c) Schlingbewegung auf mechanische Reizung des weichen Gaumens, wohin Fasern vom zweiten Aste des N. trigeminus gelangen (s. S. 151).

Wenn man bei einem Kaninchen die eine Gesichtshälfte mit den Fingern kraut, richtet sich die Ohrmuschel derselben Seite auf. Wird der N. trigeminus intracraniell durchschnitten, so fällt die Ohrmuschel sogleich zurück (FILEHNE). Es handelt sich hier um einen vom N. trigeminus ausgelösten Reflextonus, welcher jenem von BRONDGEEST ganz analog ist.

Auch von den Ciliarnerven und anderen Körpergegenden her kann das Niesen hervorgerufen werden, denn nur diese Annahme erklärt das Niesen, wenn man in die Sonne sieht, oder wenn andere Ursachen auf beliebige Punkte des Körpers einwirken. Da aber dem Niesen jedesmal ein Kribbeln in der Nase vorhergeht, so ist es wahrscheinlich, daß durch Mitempfindung die zur Nasenschleimhaut verlaufenden Nervenfasern die reflektorische Bewegung des Niesens auslösen, während die primäre Ursache anderswo einwirkt (BRÜCKE).

8) Fasern, welche Reflexabsonderung hervorrufen, nämlich Speichel- und Thränenabsonderung, die im ersten Falle durch Reizung der Zungenschleimhaut, im andern Falle durch Reizung der Nasenschleimhaut und der Conjunktiva des Auges ausgelöst werden.

Die Durchschneidung des N. trigeminus in der Schädelhöhle, die von Kaninchen nur um einige Tage überlebt wird, ruft 1) sofort hervor; a) Gefühllosigkeit der ganzen Gesichtshaut, des Auges, der Nasen- und Mundhöhle, so daß die

Einwirkung von Reizen weder Lidschluß noch Niesen erzeugt und die Tiere sich in die gefühllose Zunge und Lippe beißen; b) Störungen der Kaubewegungen: bei einseitiger Durchschneidung weicht der Unterkiefer nach der gelähmten Seite hin ab, und die Zähne werden nach derselben ganz schief abgeschliffen, so daß sie an ihrer Innenseite spitz sind und leicht die unempfindliche Zungen- und Mundschleimhaut blutig reißen; c) Gefäßlähmung des Gesichtes, des Auges, der Nasen- und Mundhöhle; 2) treten späterhin, nach einigen Stunden schon beginnend, folgende Störungen auf: a) Abschuppung des Epithels der Cornea (daneben die Hyperämie), Geschwürsbildung und vollständige Vereiterung des Auges (Panophthalmie); b) Geschwürsbildung an der Mundschleimhaut (Magendie).

Die Erklärung der verheerenden Augenentzündung wurde in folgender Weise versucht: Nach Schiff entsteht die Entzündung dadurch, daß das Auge die aus der Luft anfliegenden festen Partikelchen, weil es dieselben nicht fühlt, von der Cornea durch reflektorischen Schluß der Augenlider nicht mehr abhält, und jene auf dem durch die Hyperämie sehr günstigen Boden schnell als Entzündungserreger wirken (neuroparalytische Entzündung). Dagegen ist zu erwähnen, daß andere hyperämisch gewordene Organe, z. B. das Ohr, nach Durchschneidung des Sympathicus trotz äußerer Schädlichkeiten niemals in Entzündung übergehen. Einen andern Weg betrat H. Snellen (1857), der, von der Ansicht ausgehend, daß es nur die festen an der Cornea haftenden Partikelchen sind, welche die Entzündung hervorrufen, das Ohr des Kaninchens vor das Auge der operierten Seite nähte. Die Entzündung wurde zwar verzögert, trat aber später doch noch ein. Ferner zeigte er, daß ein unter die zugenähten Augenlider gebrachter Fremdkörper die gleiche Entzündung in dem ganz gesunden Auge hervorbringe. Meissner u. Büttner wußten die Entzündung vollkommen aufzuhalten, wenn sie einen festen Schutz, der aus einer, aus steifem Leder gebildeten Kapsel bestand, vor das operierte Auge befestigten; indes sie schlossen, daß, wenn die Entzündung auch traumatischer Natur sei, doch noch eine „verminderte Widerstandsfähigkeit" des Auges durch die Lähmung von im trigeminus verlaufenden „trophischen Nerven" vorhanden wäre. Die wahre Ursache der Entzündung besteht darin (Senftleben), daß das gefühllose Auge gegen die Kanten der Behälter stößt, wodurch eine cirkumskripte Nekrose der Cornea entsteht, die als Entzündungsreiz wirkt und eben jene Entzündung, die zur Vereiterung führt, hervorruft. Wird nun ein Schutz in Gestalt eines durchbrochenen Drahtgitters (Pfeifendeckel) vor das Auge befestigt, so bleibt die Entzündung nach der Trigeminusdurchschneidung aus. Die Annahme von trophischen Nerven erscheint demnach überflüssig.

Nervus glossopharyngeus.

Er entspringt vom Boden der Rautengrube, nach aufwärts vom Vaguskern; seiner Funktion nach ist er besonders:

1) Geschmacksnerv, und zwar für den hintern Teil der Zunge, während im vordern Teil derselben der N. lingualis die Geschmacksempfindungen vermittelt, doch ist die Qualität der Empfindung bei beiden verschieden: der N. glossopharyngeus vermittelt nur den bittern Geschmack, während der N. lingualis besonders für „sauer und süß" empfindlich ist, aber dadurch, daß dem N. lingualis Fasern vom N. glossopharyngeus zufließen, vermag auch die Zungenspitze „bitter" zu schmecken;

2) Bewegungsnerv für die Mm. stylopharyngeus, constrictor pharyngis medius, levator palati mollis und azygos uvulae;

3) Empfindungsnerv für die Zungenbasis, die vordere Fläche des Kehldeckels, den Arcus glossopalatinus und den weichen Gaumen, für die Tonsillen, die Tuba Eustachii und die Trommelhöhle;

4) Absonderungsnerv für die Parotis (s. S. 108);

5) vermittelt er Reflexe; besonders führt seine Erregung zu reichlicher Speichelabsonderung sowie Reizung am Zungengrunde zu Brechbewegungen.

Die Schmeckbecher, eigentümliche Endorgane des N. glossopharyngeus an den Papillae vallatae und foliatae, sind etwa vier Monate nach der Durchschneidung des Nerven vollkommen oder fast vollkommen verschwunden, und an ihre Stelle ist gewöhnliches Plattenepithel getreten, woraus der immer noch fraglich gewesene Zusammenhang zwischen N. glossopharyngeus und Schmeckbechern faktisch erwiesen zu sein scheint (v. Vintschgau u. Hönigschmied).

Nervus hypoglossus.

Dieser Nerv ist der eigentliche Bewegungsnerv der Zunge und enthält demnach

1) motorische Fasern für sämtliche Zungenmuskeln und einige Nachbarmuskeln, nämlich die Mm. styloglossus, hyoglossus, genioglossus, lingualis, thyreohyoideus, sternohyoideus und omohyoideus (Eckhard); die drei letzteren erhalten ihre Nerven durch den Ramus descendens n. hypoglossi;

2) sensible Fasern, welche ihm selbst nicht angehören, sondern ihm durch seinen R. descendens, der mit der ersten Ansa cervicalis eine Anastomose eingeht, und aus dem N. vagus oder trigeminus (Luschka) zugeführt werden. Die Folge dieses Eintrittes sensibler Elemente in die Zunge im N. hypoglossus zeigt sich darin, daß nach Durchschneidung des N. trigeminus die Oberfläche der Zungenspitze zwar unempfindlich ist, daß aber beim Kneifen der Zungensubstanz selbst, durch eine Zange oder dergleichen, das Tier noch Schmerzensäußerungen wahrnehmen läßt;

3) vasomotorische Fasern für die Zunge.

Durchschneidung des N. hypoglossus führt a) zu Sprachstörungen, b) zu Bewegungsstörungen der Zunge; ist die Durchschneidung der Zungennerven eine doppelseitige, so hören alle willkürlichen Bewegungen der Zunge auf. Nach einseitiger Durchschneidung des Hypoglossus wendet sich die Zunge, wenn sie aus dem Munde hervorgestreckt wird, nach der gelähmten Seite, dagegen beim Zurückziehen in die Mundhöhle nach der gesunden Seite hin. Der Grund ist der, daß beim Zurückziehen der Zunge sich die Längsfasern zusammenziehen, die Zunge also auf der gesunden Seite kürzer wird, somit auch nach dieser Seite sich wenden muß; beim Herausstrecken geraten die Querfasern der Zunge in Aktion, verschmälern und verlängern die Muskeln der gesunden Seite, so daß sich die Zunge nach der gelähmten Seite wenden wird.

Der Hypoglossus als Gefäßnerv zeigt nach SCHIFF ein sehr merkwürdiges Verhalten. Seine Durchschneidung führt zur Gefäßerweiterung erst, wenn vorher der N. lingualis durchschnitten worden war, und umgekehrt. Den Grund dafür sucht SCHIFF in dem Umstande, daß die Gefäßnerven der Zunge aus zahlreichen, mikroskopischen Ganglien stammen, welche ihre Äste sowohl aus dem Hypoglossus als aus dem lingualis beziehen.

Nervus accessorius WILLISII.

Dieser Nerv entspringt zum Teil aus dem verlängerten Marke, zum größern Teile bezieht er aber seine Wurzeln aus dem Halsmark bis zum 7. Halswirbel hinunter. Noch innerhalb des Foramen jugulare teilt er sich in einen vordern (oder innern) und hintern (oder äußern) Ast; der letztere gelangt zum M. sternocleidomastoideus, den er, nachdem er ihm Äste abgegeben hat, durchbohrt, um sich endlich im M. cucullaris zu verzweigen, während der vordere Ast sich in den N. vagus einsenkt und sich mit demselben vollkommen vermischt, mit dem zusammen er auch abgehandelt werden soll.

Nervus vagus.

Der Vagus entspringt am Boden der Rautengrube in den Alae cinereae, von wo aus Verbindungen nach den verschiedenen Punkten, wie z. B. zum Atemcentrum u. a., stattfinden müssen, obgleich sie anatomisch noch nicht nachgewiesen werden konnten. Der Vagus ist von allen Hirnnerven derjenige, welcher den meisten Funktionen vorsteht, er führt

1) Bewegungsnerven für a) die Mm. constrictor pharyngis superior und inferior, b) den Oesophagus, c) die Muskeln des weichen Gaumens: levator veli palati, azygos uvulae und M. pharyngostaphylinus; d) den M. cricothyreoideus durch den N. laryngeus superior und die übrigen Kehlkopfmuskeln durch den N. recurrens (s. oben S. 276); e) für den Magen und den obern Teil des Dünndarms (s. oben S. 152 und 154), der auch von anderen Seiten motorische Nerven erhält;

2) Hemmungsnerven, und zwar den von ED. WEBER (1845) entdeckten Hemmungsnerven für das Herz (vgl. oben S. 53).

Reißt man nach CL. BERNARD den N. accessorius mit seinen Wurzeln heraus, so überzeugt man sich, daß die Nerven des Kehlkopfes wie die des Halsoesophagus und der Hemmungsnerv für das Herz aus dem innern (s. oben) Aste des N. accessorius stammen, während die übrigen motorischen Nerven des N. vagus ihm selbst angehören.

3) Sensible Nerven: a) für den Schlund, den Ösophagus und die Lungen.

4) Gefäßnerven für den Magen und Dünndarm (ROSSBACH und QUELLENHORST).

5) Fasern, welche Reflexbewegungen und Reflexhemmungen

vermitteln: a) Brechbewegungen auf Reizung der Schleimhaut des Schlundes, b) Schluckbewegungen auf Reizung des N. laryngeus superior (der N. laryngeus inferior wirkt ebenso nur bei Herbivoren), c) Reizung des centralen Stumpfes vom N. laryngeus superior führt zu Stillstand der Atembewegungen in Exspiration und zu Verschließung der Stimmbänder (Rosenthal); a) Reizung des centralen, am Halse durchschnittenen Vagusstumpfes vermehrt die Atemfrequenz, bis bei starken Reizen Stillstand in Inspiration eintritt (L. Traube); bei Hunden erfolgen gleichzeitig heftige Brechbewegungen; e) Reizung der Schleimhaut des Kehlkopfes, der Luftröhre, besonders der Bifurkationsstelle (Nothnagel) löst Husten aus, ebenso der Schleimhaut der Bronchien, doch erst wenn eine Summe von Reizen hintereinander wirken, so daß bei Anwesenheit von Fremdkörpern in den Bronchien nur periodische Hustenstöße erfolgen (Kaninchen vermögen weder zu husten noch zu brechen); f) Reizung der Zungenwurzel, besonders der beiden Falten neben dem Kehldeckel, wohin ein kleiner Ast vom N. laryngeus superior gelangt, verursacht ebenfalls Husten; g) ebenso Reizung des tiefsten Teiles des äußern Gehörganges, wo sich der N. auricularis n. vagi verbreitet; h) auf direkte Reizung des Herzens sah Goltz in den Beinen des Frosches Reflexbewegungen auftreten, die nach Durchschneidung beider Vagi nicht mehr hervorgerufen werden konnten, bei jungen Katzen wurde dieselbe Reflexbewegung nach Trennung der Vagi nicht aufgehoben; i) Reizung des Ramus auricularis n. vagi führt zu reflektorischer Erweiterung der Ohrgefäße (Snellen, Lovén).

6) Fasern, welche Reflexsekretionen anregen; durch Reizung der Vagusenden im Magen soll die Speichelsekretion vermehrt werden.

7) Der N. depressor, der zuerst am Kaninchen aufgefunden wurde, wo er mit zwei Wurzeln aus dem Winkel, den der N. laryngeus superior mit dem N. vagus bildet, von den beiden Nerven als Ramus cardiacus n. vagi entspringt, am Hals herabsteigt, vom Ganglion stellatum einige Fäden aufnimmt und zum Herzen gelangt. Reizung seines centralen Endes setzt den Blutdruck herab (s. S. 69).

Durchschneidet man beide laryngei superiores, so tritt a) geringe Abnahme der Atemfrequenz ein infolge der Lähmung des M. cricothyreoideus (Sklarek); b) sensible Lähmung des Kehlkopfes, so daß der zufällige Eintritt von Mundflüssigkeit oder Futterteilen durch reflektorischen Schluß der Stimmbänder nicht verhütet werden kann, ein Übelstand, der zu chronischer Bronchopneumonie (Kaninchen) und weiterhin zum Tode führt (Friedländer). Nach Durchschneidung beider Nn. recurrentes folgt a) Lähmung des Kehlkopfes, und diese führt zu der gleichen chronischen Bronchopneumonie (Arnsperger, Traube u. a.), wie oben, weil der reflektorische Schluß der Stimmbänder unausführbar ist; der Eintritt von Fremdkörpern in die Luftwege ist hier dadurch noch begünstigt, daß die obere Hälfte des Oesophagus, der seine Nerven aus dem N. recurrens erhält, gelähmt wird. b) Folgt Stimmlosigkeit. Durchschneidung beider Nn. vagi am Halse hat zur

Folge: a) bedeutende Herabsetzung der Atemfrequenz (oben S. 97); b) Erhöhung der Pulsfrequenz (oben S. 53); c) Erschweren des Schlingens, Lähmung des Oesophagus und Beschränkung der Magenbewegungen; d) Tod des Tieres in verschiedener Zeit nach der Lähmung: Kaninchen nach 24—30 Stunden, Hunde nach einem oder mehreren Tagen. Die Sektion zeigt ausnahmslos eine mehr oder weniger vorgeschrittene, akute Bronchopneumonie (Legallois [1812], Traube, Schiff u. a.). Diese Entzündung erklärte Schiff als „neuroparalytische" Hyperämie, hervorgerufen durch Lähmung der irrtümlich von ihm im Vagus angenommenen Vasomotoren für die Lunge, und leugnete damit vollständig den Charakter dieser Erscheinung als Entzündung, der jetzt vollkommen anerkannt ist (Traube, Friedländer). Dagegen hatte Traube erklärt, daß die Entzündung hervorgerufen sei durch die in die Luftröhre und Lunge eindringende Mundflüssigkeit (Traubes „Fremdkörperpneumonie"), und er konnte die Entzündung verhindern, wenn er durch eine in die Luftröhre eingebundene Kanüle die Mundflüssigkeit vom Atmungsapparat abhielt. Bestätigt wurde diese Erklärung noch dadurch, daß Traube nach Durchschneidung beider Nn. recurrentes und Unterbindung des Oesophagus dieselbe Pneumonie hat eintreten sehen. Ob die Pneumonie auch gleichzeitig die Ursache des stets eintretenden Todes ist, bleibt vorläufig noch unbeantwortet, doch ist sicher, daß der Tod aufgehalten wird, wenn man den Eintritt der Pneumonie verhindern kann, denn ein Kaninchen, dem beide Vagi am Halse durchschnitten waren, und das horizontal auf dem Rücken befestigt blieb, lebte nach vier Tagen noch, da auch die Pneumonie nicht eingetreten war, weil die Mundflüssigkeit durch die Nasenlöcher nach außen abfloß (Steiner).

Nn. olfactorius, opticus und acusticus.

Die Nn. olfactorius, opticus und acusticus werden bei den Sinnen speziell abgehandelt. Hier sei nur der wichtigen Thatsache Erwähnung gethan, daß Reizung der Nasenschleimhaut einen deutlichen Einfluß auf Atmung und Herzschlag ausübt, der noch lebhafter hervortritt, wenn diese Gegend sich in entzündetem Zustande befindet (Francois-Franck). Ferner wirken sowohl die adäquaten sowie künstlichen Reize, die den N. opticus oder acusticus treffen, auf die Atmung beschleunigend und verlangsamend auf die Herzthätigkeit (A. Christiani).

3. Die sympathischen Nerven.

Siehe weiter unten.

Zweites Kapitel.

Die Sinne.[1]

Allgemeines. Wie der motorische Nerv jeden ausreichenden Reiz mit einer Zuckung seines Muskels beantwortet, so folgt auf die Reizung eines sensiblen Nerven eine Empfindung, die ausschließlich im Centrum, dem Empfindungscentrum, zustande kommt.

Die Empfindungen, welche auf diese Weise im Centrum hervorgerufen werden, sind, wie auch der Reiz beschaffen sein möge, immer ein und dieselben und ändern sich nur mit dem Nerven, der von dem Reize getroffen wird. Ist es der sensible Nerv im engern Sinne des Wortes (s. unten), so entsteht auf jeden Reiz Schmerzempfindung; ist der gereizte Nerv der Sehnerv, so entsteht, mag der Reiz mechanischer, elektrischer oder anderer Natur sein, stets nur eine Lichtempfindung u. s. w.

Die Fähigkeit des Centrums, den Reiz eines sensiblen Nerven mit einer Empfindung zu beantworten, nennt man seine „spezifische Energie“.

Diese Empfindungen können zu „Vorstellungen“ oder zu „Wahrnehmungen“ führen, wenn sie durch die Thätigkeit des Großhirns zu einem „Schlusse“ verwertet werden. Dieser Schluß ist in der Regel ein unbewußter Schluß, weil er nicht ein Akt des bewußten Denkens, sondern der Erfahrung ist.

Man unterscheidet die Empfindungen in Allgemeinempfindungen (Gemeingefühl) und spezifische Empfindungen (Sinnesempfindungen). Zu den ersteren zählt der Schmerz, die Lust u. s. w.; zu den letzteren die Licht-, Schall- u. s. w. Empfindungen. Beiden Arten von Empfindungen ist aber gemeinsam, daß sie, obgleich durchaus nur im Centrum entstanden, stets nach außen, an die Peripherie oder den Ort verlegt

---

[1] J. Bernstein, Die fünf Sinne des Menschen. (Internat. wissenschaftliche Bibliothek. Bd. 12.) 1875. Derselbe, Physiologie der Sinnesorgane. (L. Hermanns Handbuch der Physiologie. Bd. 3.) 1880.

werden, wo die Ursache der Empfindung liegt. Daher empfindet man den Schmerz an irgend einer Körperstelle und sieht das Licht außerhalb im Raume, aber empfindet weder Schmerz, noch sieht Licht im Centrum selbst. Diese Thätigkeit des Centrums, die Empfindung, „peripher zu lokalisieren", erstreckt sich selbst auf den Fall, daß jener Reiz nicht mehr auf das periphere Ende des Nerven, sondern auf irgend einen Punkt im Verlaufe des Stammes einwirkt; jedesmal wird die Empfindung an die Peripherie verlegt. Man nennt diese Erscheinung das Gesetz von der „peripheren Lokalisation der Empfindung" oder das Gesetz der „excentrischen Empfindung." Die Empfindungen werden aber peripher nur dann lokalisiert, wenn sie zu Vorstellungen über den Ort geführt haben, wo die Ursache der Empfindung ihren Standort hat.

Hierin liegt aber schon die Erklärung für die Fähigkeit der peripheren Lokalisation. Durch die Erfahrung lernt nämlich das Individuum, daß die Berührung einer gewissen Hautstelle jedesmal einer ganz bestimmten Empfindung entspricht; umgekehrt ist jetzt, schließt das Individuum, eine bestimmte in ihm hervorgerufene Empfindung auf die Erregung einer ganz bestimmten Stelle der Hautoberfläche zurückzuführen, wohin dann auch die Empfindung verlegt wird. Die Macht der Gewohnheit und Erfahrung, die in dem Gesetze der excentrischen Empfindung ausgedrückt wird, ist so groß, daß selbst die Empfindungen, welche durch innere Reize (Reize, die direkt auf das Empfindungscentrum wirken) hervorgerufen sind, peripher lokalisiert zu werden pflegen. Dann entstehen Phantasmen und Halluzinationen, eingebildete Schmerzen an dieser oder jener Körperstelle, es werden Objekte gesehen oder Töne gehört, wo in Wahrheit keine vorhanden sind u. s. w.

Soviel Ähnlichkeit auch Gemeinempfindung und spezifische Empfindung, wie eben gezeigt, miteinander haben, so unterscheiden sie sich doch prinzipiell dadurch, daß die Gemeinempfindungen nur zu Vorstellungen führen können über Zustände des eigenen Körpers, während die spezifischen Empfindungen im Gegensatz nur Vorstellungen erzeugen von Vorgängen und Objekten außerhalb der Person, von den Dingen in der Außenwelt. Die Ursache dieser Verschiedenheit der Auffassung liegt darin, daß an den peripheren Enden der Sinnesnerven sich unter irgend welchen Einflüssen eigentümliche Endorgane entwickelt haben, die jedesmal nur durch einen ganz bestimmten Reiz erregt werden können, worauf dann die spezifische Empfindung des zugehörigen Centrums folgt. Man nennt diese Endorgane „Sinnesorgane" und den spezifischen Reiz, durch den sie erregt werden, ihren „adäquaten Reiz". So ist z. B. das Licht der adäquate Reiz für die Endausbreitung des Sehnerven, der Schall für die Endausbreitung des Hörnerven u. s. w.

Die Sinnesempfindungen bilden den Gemeinempfindungen gegenüber eine höhere Art von Empfindung. In ihnen spiegelt oder reflektiert sich gewissermaßen die Außenwelt, und die so entworfenen Bilder benutzt die Seele, um aus ihnen die Außenwelt zu konstruieren. So gelangt das Individuum zu einer Kenntnis der Umgebung, nicht allein wie sie wirklich sein kann, sondern wie sie sich in den Sinnescentren spiegelt, und wie diese Bilder von der Seele verwertet werden. Die Vorstellung von der Außenwelt hört auf, sobald in der Kette der Mechanismen von der Erregung bis zur Vorstellung ein Glied funktionsunfähig geworden ist.

§. 1. Der Gefühlssinn.

Der einfachste Sinn ist der Gefühlssinn, der sich aus dem Tast-, Orts-, Druck- und Temperatursinn zusammensetzt. In dem Gefühlsorgane, der Haut, besitzen die aus dem Gehirn und Rückenmark entspringenden, sensiblen Nerven verschieden geformte Enden, welche die auf die Haut wirkenden Erregungen aufzunehmen imstande sind.

Die Enden der sensiblen Nerven sind: 1) die Vater-Pacinischen Körperchen, die sich im Unterhautbindegewebe der Hohlhand und der Fußsohle, ferner an den Geschlechtsorganen und Gelenken sowie im Innern des Körpers (z. B. im Mesenterium der Katze) vorfinden. Sie sind eiförmig und bestehen aus konzentrisch angeordneten, durch einen Zwischenraum getrennten Bindegewebslamellen, von denen die innerste ein mit Flüssigkeit gefülltes Säckchen einschließt, in welchem der eintretende, vorher marklos gewordene Nerv mit einer knopfförmigen Anschwellung endet. 2) Die Nervenendkolben (Krause), welche in der Conjunctiva, in der Zunge, im weichen Gaumen, in den Lippen und in der Schleimhaut der Glans penis et clitoridis vorkommen. Sie erscheinen als kugelförmige Bläschen, deren Hülle bindegewebiger Natur ist, und in deren flüssigem Inhalt sensible Nervenfasern zugespitzt endigen. 3) Die Tastzellen (Merkel) und Tastkörperchen (Wagner und Meissner). Die Tastzellen sind blasenförmige Zellen mit blassem Kerne, ähnlich den Zellen der Spinalganglien, die der Oberfläche der Haut parallel an den tiefsten Schichten des Rete Malpighi oder dicht unter demselben in der Spitze der Hautpapillen liegen und mit je einer sensiblen Nervenfaser so verbunden sind, daß das Neurilemm in die Hülle der Zelle übergeht, während sich der Achsencylinder in die Zellsubstanz auflöst. Tritt die eine Nervenfaser in zwei benachbarte Tastzellen ein, so entsteht die Zwillingstastzelle. Sind mehr als zwei Tastzellen in einer Hülle vereinigt, so bildet sich ein einfaches Tastkörperchen mit je einer dunkelrandigen Nervenfaser, die zwischen die Zellen eindringt und in jede ein zartes Ästchen abgiebt. Mehrere einfache Tastkörperchen zusammengesetzt ergeben ein zusammengesetztes Tastkörperchen. Die Tastzellen sind bei Vögeln in der Zunge und im Schnabel gefunden worden, beim Säugetier im Schweinsrüssel. Die Tastkörperchen finden sich äußerst zahlreich an der Volarseite der Fingerspitzen, in der Hohlhand und Fußsohle. Sie erscheinen als länglich ovale Zapfen, in welche eine oder mehrere Nervenfasern eintreten, und auf denen man hell glänzende, unregelmäßige Querstreifen unterscheidet, welche wahrscheinlich als die Grenzen der Tastzellen zu betrachten sind, die aufeinanderliegend das Tastkörperchen zusammensetzen. 4) Die Nervenendknöpfchen, welche die Enden der sensiblen Corneanerven darstellen. Diese letzteren gelangen in das Epithel der Cornea, treten durch dasselbe, um auf der freien Oberfläche oder im Epithel selbst mit knopfförmigen Anschwellungen zu enden.

Der Tastsinn. Der Tastsinn bezeichnet die Fähigkeit der Haut, durch Betasten die Form eines Gegenstandes zu erkennen. Dem Tastsinne dienen die sämtlichen sensiblen Hautnerven und der Tastnerv der Zunge, der N. lingualis des Trigeminus. Den adäquaten Reiz für den Tastsinn bilden einfache Berührungen der Haut: Druck, Zug u. s. w., die eine gewisse Höhe nicht übersteigen dürfen, weil sie sonst Schmerz (Gemeingefühl, s. unten) hervorrufen. Das Tastvermögen der Haut ist an den verschiedenen Punkten sehr ungleich. Am meisten entwickelt erscheint es da, wo die Tastkörperchen am zahlreichsten vorhanden sind, also an den Fingerspitzen und der Zunge; diese Beobachtung entspricht auch der täglichen Erfahrung, die uns für feine Unterschiede des Tastens auf jene beiden Organe hinweist.

Die Tastempfindung ist keine einfache Empfindung, sondern stets mit einer Druck- und Temperaturempfindung verbunden. Bei der Betastung irgend eines Objektes hat man nicht allein die Tastempfindung, sondern empfindet auch einen Druck, den jenes Objekt auf die Haut ausübt, und in geeignetem Falle auch eine Temperaturempfindung. Dazu gesellt sich jedesmal ein Urteil über den Ort, wo jene Erregungen stattgefunden haben, infolge des Ortssinnes.

Der Ortssinn. Der Ortssinn besteht in der Fähigkeit den Ort der Berührung zu bestimmen: Wird nämlich irgend ein Punkt der Haut mit einem Stecknadelkopf oder einer Zirkelspitze leicht berührt, so empfindet die Haut nicht allein diese Berührung, sondern vermag sie auch sicher zu lokalisieren und den Ort der Berührung anzugeben.

Um die Feinheit des Ortssinnes zu prüfen, schlug E. H. Weber folgendes Verfahren ein: er setzte die beiden etwas abgestumpften Spitzen eines Zirkels in einem gewissen Abstande voneinander auf eine Hautstelle der Versuchsperson auf, die bei geschlossenen Augen anzugeben hat, ob sie die Berührung der beiden Spitzen getrennt empfindet, oder ob sie zu einer Empfindung zu verschmelzen scheinen. Bei der auf diese Weise ausgeführten Untersuchung der Haut ergab sich nun, daß 1) bei einem gewissen Abstande jedesmal die beiden Zirkelspitzen nur eine Empfindung hervorrufen, und daß 2) ihr Abstand auf verschiedenen Hautstellen verschieden groß gewählt werden muß, um zu einer Empfindung zu verschmelzen. Die Größe des Abstandes der beiden Zirkelspitzen mißt die Feinheit des Ortssinnes, der um so entwickelter erscheint, je geringer die Entfernung der beiden Zirkelspitzen gewählt werden kann, um noch gesondert empfunden zu werden. Den feinsten Ortssinn besitzt die Zungenspitze, wo schon 1 mm Entfernung der beiden Zirkelspitzen eine doppelte Empfindung giebt. Es folgt die Volarseite der Fingerspitzen mit 2 mm; nach dem Handgelenk hin nimmt der Ortssinn stetig ab, ist aber auf der Volarseite feiner als auf der Dorsalseite, wo 4—5 mm kaum eine doppelte Empfindung erzeugen. Im Gesicht ist der Ortssinn am größten auf den Lippen mit 4 mm, die übrigen Punkte der Gesichtshaut sind viel weniger empfindlich. Am geringsten ist der Ortssinn der Rückenhaut, wo 40—60 mm häufig nicht ausreichen, um eine doppelte Empfindung zu erhalten. An den Armen und Beinen nimmt der Ortssinn mit der Entfernung vom Rumpfe und der Beweglichkeit der Teile zu; endlich ist die Empfindlichkeit auf der Beugeseite größer als auf der Streckseite.

Mißt man für irgend eine Hautstelle genau die Entfernung, in welcher die beiden Zirkelspitzen eben noch zu einer Empfindung verschmelzen und führt diese Messungen nach allen Richtungen aus, so erhält man für diese Kreisstelle eine nahezu kreisförmige Figur, innerhalb welcher zwei gleichzeitig berührte Punkte stets nur eine Empfindung geben. Man nennt diese Figuren Empfindungskreise (J. Bernstein), die nach dem Obigen an den verschiedenen Hautstellen sehr verschiedene Größen werden besitzen müssen. Durch Übung werden die Empfindungskreise bedeutend verkleinert, und man findet sie daher bei Blinden, die in Ermangelung des Gesichtssinnes sich sehr viel des Tastsinnes bedienen, sehr klein.

Als einfachste Vorstellung für die Erklärung der einfachen Empfindung zweier gesonderter Erregungen innerhalb eines Empfindungskreises erscheint die Annahme, daß eine vom Hirn zur Haut gelangende sensible Nervenfaser innerhalb eines Empfindungskreises ihre gesamte Endausbreitung besitzt, die immer nur, wie viele derselben auch gleichzeitig erregt werden, eine Empfindung geben. Gegen diese einfache anatomische Erklärung spricht 1) die Thatsache, daß die Empfindungskreise durch Übung sich verkleinern, und 2) die Beobachtung, daß wenn man zwei Punkte aus zwei benachbarten Empfindungskreisen, deren Entfernung kleiner ist als der Durchmesser eines Empfindungskreises, mit zwei Zirkelspitzen berührt, auch nur eine Empfindung entsteht, obgleich die beiden Punkte in zwei verschiedenen Empfindungskreisen liegen. Daher nimmt Weber an, daß jeder dieser Empfindungskreise aus etwa sechseckigen, mosaikartig angeordneten Feldern besteht, und daß in jedem dieser Mosaikfelder („Tastfeld“) sich der Endbezirk einer Nervenfaser befindet. Damit nun zwei Eindrücke doppelt empfunden werden, müssen nach Weber zwischen den erregten Punkten eine gewisse Anzahl unerregter Tastfelder liegen, und die Zwischenlagerung dieser letzteren ist es, die im Gehirn das Bewußtsein hervorbringen, daß es sich um zwei getrennte Punkte der Haut handelt. Gleichzeitig bietet die Zahl der zwischen den beiden erregten Punkten unerregt gebliebenen Nervenfasern dem Gehirn einen Maßstab für die Entfernung der beiden berührten Punkte.

Ursprünglich waren es die Tastfelder, welche nach WEBER den Namen der Empfindungskreise führten. Diese Bezeichnung ist ihnen später genommen und von J. BERNSTEIN auf die oben bezeichneten kreisförmigen Figuren übertragen worden, innerhalb welcher zwei gleichzeitig wirkende Eindrücke zu einer Empfindung verschmelzen, während WEBERS Empfindungskreise den Namen der Tastfelder erhalten haben.

Aus der eben vorgetragenen Annahme, nach welcher die Ortsunterscheidung der Haut in das Gehirn verlegt wird, lassen sich alle bekannten Erscheinungen genügend erklären, namentlich auch die schon erwähnte Thatsache, daß die Empfindungskreise durch Übung sich verkleinern, indem nämlich das Gehirn allmählich lernt, schon zwei Punkte räumlich voneinander zu trennen, zwischen denen eine geringe Zahl unerregter Tastfelder liegt.

Der Ortssinn der Haut erklärt sich in ähnlicher Weise, wie die excentrische Empfindung. Die Erregungen werden von der Haut in isolierten Bahnen zum Gehirn geleitet, das durch Erfahrung unterscheiden lernt, auf welcher Bahn die Erregung zugeleitet wird und die ganze Empfindung in die gereizte Hautstelle versetzt. Das Gehirn erhält durch die Erfahrung gewissermaßen ein Bild von der gesamten Körperoberfläche, auf der es bestimmte „Lokalzeichen" unterscheidet, die mit entsprechenden Punkten im Gehirn in leitender Verbindung stehen. Daher wird die Orientierung auf der Haut nur so lange vollkommen sein, als jene Lokalzeichen ihre Plätze nicht verändern. Es treten aber sofort Täuschungen auf, sobald dieselben ihren Platz wechseln. Eine sehr interessante hierhergehörige Täuschung ist der „Versuch des Aristoteles". Kreuzt man den Mittelfinger über den Zeigefinger und betastet mit den so gekreuzten Fingern eine Erbse oder die Nasenspitze, so bekommt man die Vorstellung von zwei Erbsen oder zwei Nasenspitzen. Die Erklärung dieses Irrtums folgt aus den obigen Auseinandersetzungen.

Der Drucksinn. Mit Hilfe des Drucksinnes vermag die Haut die Größe des Druckes zu schätzen, welchen aufgelegte Gewichte auf sie ausüben. Den Drucksinn prüft man durch Auflegen von Gewichten auf die flache und genügend unterstützte Hand. Das kleinste Gewicht, das notwendig ist, um eben eine Druckempfindung zu erzeugen, beträgt 15 mg auf einer 9 qmm großen Fläche an der Volarseite der Finger. Je dicker die Epidermis ist, um so größer muß das drückende Gewicht sein, um jenen Eindruck hervorzurufen und umgekehrt, so daß an der Stirn schon 2 mg genügen. Ein Versuch von Meissner scheint zu lehren, daß Druckempfindung nur an der Grenze von gedrückter und nicht gedrückter Haut zustande kommt, denn taucht man die Hand in Quecksilber, so empfinden die Hautstellen innerhalb des Quecksilbers keinen Druck, sondern nur die Hautstellen, welche an der Grenze des Quecksilbers liegen.

Werden zwei Gewichte nacheinander auf die Haut gelegt, so vermag man 29 von 30 g deutlich zu unterscheiden. Um aber zwei nacheinander aufgelegte Gewichte voneinander zu unterscheiden, ist nicht stets dieselbe Differenz von 1 erforderlich, sondern es können nur solche Gewichte voneinander unterschieden werden, die sich zu einander verhalten wie 29 : 30, also 58 von 60 g, 87 von 90 g u. s. w. (Weber).

Bei eingehender Untersuchung der Haut hat man gefunden, daß es nur ganz bestimmte distinkte Punkte sind, welche auf Druck ein spezifisches Druckgefühl erzeugen, während die zwischenliegenden Punkte unter dem Einflusse eines drückenden Körpers nur eine matte Empfindung geben (Blix, Goldscheider). Jene Punkte nennt man „Druckpunkte"; sie sind anatomisch konstante Punkte und stehen in Ketten angeordnet verschieden dicht in den verschiedenen Gegenden. An den Extremitäten nimmt ihre Dichte nach den Enden hin zu. Kantige Objekte werden um so schärfer bestimmt, je mehr Druckpunkte sie berühren.

Wird in jenen Versuchen der Arm nicht unterstützt, sondern das drückende Gewicht durch Muskelkraft gehalten, so tritt zu der Druckempfindung das Muskelgefühl, welches durch das Bewußtsein des zu den Muskeln gesandten Willensimpulses ein feines Maß für die Taxierung von Gewichten bildet. Mit Hilfe des Muskelgefühles lassen sich Gewichte voneinander unterscheiden, die sich wie 39 : 40 verhalten. Bei Versuchen über Muskelgefühl werden die Gewichte in Tücher eingepackt, um so die Druckempfindung möglichst aufzuheben.

Der Temperatursinn. Der Temperatursinn bezeichnet die Fähigkeit der Haut, Temperaturveränderungen an derselben zu empfinden, davon ausgeschlossen ist die Fähigkeit, absolute Temperaturen zu empfinden. Die Nullpunktstemperatur nennt E. Hering die objektive Temperatur, welche der thermische Apparat einer Hautstelle besitzt, wenn derselbe weder Kälte noch Wärme empfindet. Steigt die Hauttemperatur, so entsteht die Empfindung von Wärme, fällt sie, so entsteht das Kältegefühl. Wie schon früher bemerkt (s. S. 232), pflegt mit der Füllung der Hautgefäße die Temperatur zu steigen, daher auch das Erröten von einer Wärmeempfindung begleitet ist und umgekehrt das Erbleichen von Kältegefühl. Am häufigsten werden diese Empfindungen aber durch Berührung von Gegenständen hervorgebracht, die wärmer oder kälter sind als die Haut. Hierbei kommt noch wesentlich in Betracht, ob dieser Körper ein guter oder schlechter Wärmeleiter ist. Ein guter Wärmeleiter nämlich (z. B. Eisen) erscheint dann kälter als ein schlechter Wärmeleiter (z. B. Holz), wenn sie auch vollkommen gleiche Temperatur besitzen, weil durch den guten Wärmeleiter der Haut sehr rasch Wärme entzogen und wesentlich der Akt der Wärmeentziehung empfunden wird, was auf die Stärke der Kälteempfindung von bedeutendem Einflusse ist. Taucht man einen Finger in Wasser von verschiedener Temperatur, so zeigt sich, daß noch Differenzen von $^1/_4{}^0$ C. unterschieden werden können (WEBER).

Die Temperaturempfindung scheint auch von der Größe der gereizten Hautfläche abzuhängen, denn beim Eintauchen der ganzen Hand in Wasser von 40^0 ist die Empfindung größer als beim Eintauchen nur eines Fingers. Die verschiedenen Hautstellen besitzen einen sehr verschiedenen Temperatursinn: die größte Empfindlichkeit besitzen die Wange, die Augenlider, der äußere Gehörgang und besonders die Zungenspitze. Alle in der Mittellinie des Gesichtes, der Brust u. s. w. befindlichen Hautpartien erscheinen empfindlicher als die seitlichen Teile.

Besonders sei hier hervorgehoben, daß alle die eben betrachteten Empfindungen ausschließlich der Haut, als dem entsprechenden Sinnesorgan, eigentümlich sind, denn von Haut entblößte Körperstellen können jene Empfindungen ebensowenig vermitteln, als sie durch direkte Reizung sensibler Nervenstämme hervorgerufen werden. In solchen Fällen entstehen keine Sinnesempfindungen, sondern Gemeingefühle, Schmerz.

Gleich den Druckpunkten hat man auch „Wärme- und Kältepunkte“ aufgefunden (BLIX, GOLDSCHEIDER), d. h. Punkte, welche nur durch warme oder nur durch kalte Objekte die spezifische Empfindung von „warm“ oder „kalt“ geben. Dieselbe Empfindung geben sie auch auf elektrische Reizung sowie auf leichten Stoß mit einem spitzen Körper. Diese Resultate nötigen zur Annahme von gesonderten Wärme- und Kältenerven sowie zur Trennung des Temperatursinnes in einen Wärme- und Kältesinn, was schon vorher auf Grund gewisser Beobachtungen verlangt worden war; so z. B. bemerkte man, daß eingeschlafene Glieder wohl Wärme, aber nicht Kälte empfinden (A. HERZEN).

Das Gemeingefühl.

Zu den Gemeingefühlen zählt man Schmerz, Kitzel, Schauder, Wollust, Hunger, Durst und Ekel. Nur der Schmerz scheint lokalisierbar zu sein, und man empfindet denselben an ganz bestimmten Körperteilen. Da er durch Reizung von sensiblen Nervenstämmen erzeugt, aber jedesmal an die Peripherie verlegt wird, so kommt es vor, daß über Schmerzen in schon lange amputierten Gliedern geklagt wird. Der Kitzel ist in seinem örtlichen Auftreten zwar ebenfalls lokalisierbar, aber die Lokalisation ist weit mehr auf die gleichzeitige Tastempfindung zu beziehen. Die übrigen Gemeingefühle sind ihrem örtlichen Auftreten nach gar nicht näher zu bestimmen.

Der Schmerz wird durch heftigen Zug und Druck, durch Elektrizität und chemische Agentien, durch Wärme und Kälte erregt, und zwar sowohl, wenn diese Ursachen auf die Haut, als auch wenn sie auf die Nervenstämme einwirken. Entsteht der Schmerz durch Einwirkung auf die Haut, so ist im Momente der Einwirkung der schmerzerregenden Ursache jedesmal mit demselben eine Tastempfindung verbunden, die aber sehr bald vom Schmerz übertönt wird; der Teil ist selbst eine Zeit lang unfähig, Empfindungen hervorzurufen.

Am besten studiert ist der Wärme- und Kälteschmerz, da sich Wärme und Kälte als Reiz ihrer Intensität nach abstufen lassen. In den entsprechenden Versuchen hat sich ergeben, daß die Haut bis zu 48° C. erhitzt werden muß, damit Schmerz (Wärmeschmerz) entsteht; umgekehrt entsteht der Kälteschmerz bei ca. 12° C. Von entschiedenem Einfluß auf die Entstehung des Schmerzes ist die Größe der erwärmten Hautfläche: während ein in 48° C. warmes Wasser eingetauchter Finger nur Temperaturempfindung besitzt, entsteht beim Eintauchen der ganzen Hand in gleich warmes Wasser sehr starker Schmerz. Ähnlich ist es bei 9° C. mit dem Kälteschmerz.

Kitzel und Schauder entstehen durch leise Berührung gewisser Hautstellen, ohne daß sich an diesen Stellen besondere Vorrichtungen zum Zwecke dieser Empfindungen nachweisen lassen. Das Wollustgefühl entsteht durch Reizung der Nerven der Wollustorgane; etwas Näheres hierüber ist nicht bekannt. Hunger und Durst treten nach kürzerer oder längerer Entziehung von Speise und Trank auf. Welche Teile des Nervensystems bei der Entstehung dieser Empfindungen beteiligt sind, ist nicht ermittelt. Ebensowenig läßt sich etwas Sicheres über das Ekelgefühl sagen, das sich mit gewissen Geruchs- und Geschmacksempfindungen verbindet und dem Erbrechen vorauszugehen pflegt.

Ob die Gemeinempfindungen und die Sinnesempfindungen in denselben oder in verschiedenen Nervenbahnen geleitet werden, ist vorläufig nicht zu entscheiden. Die verschiedene Empfindungsweise der sensiblen Hautnerven könnte für die letztere Anschauung sprechen. Einfacher erscheint aber die Annahme, daß beide Arten von Empfindungen von der Haut aus in denselben Nervenbahnen geleitet werden, und daß sich nur durch gewisse Nebenumstände zu der Sinnes- noch die Schmerzempfindung gesellt. In erster Linie kommt hierbei die Intensität der Erregung in Betracht, derart, daß schwache Erregungen nur zu Tastempfindungen, starke aber bloß zu Gemeingefühl führen. Die sehr merkwürdige Erscheinung der Analgesie, die darin besteht, daß bei gewissen Erkrankungen ein Reiz wohl eine Tastempfindung, aber trotz genügender Stärke keine Schmerzempfindung hervorruft (wie sie thatsächlich auch während der Chloroformnarkose beobachtet wird), läßt sich zu Gunsten beider Annahmen verwerten.

§. 2. Der Gesichtssinn.[1]

Mit Hilfe des Gesichtssinnes können Objekte der Außenwelt wahrgenommen werden, wenn genügendes Licht in das Sehorgan, das Auge, gelangt. Dieses Licht trifft auf die flächenartige Ausbreitung des Sehnerven, welcher von dem adäquaten Reiz erregt wird und diese Erregung, in eigentümlicher Weise umgesetzt, durch den Sehnerven dem Sehcentrum zusendet und so die Sehempfindung hervorruft, die mit Zuhilfenahme des Bewußtseins eben zur Vorstellung von äußeren Objekten führt.

Demnach ist zu betrachten:

1) die Dioptrik des Auges oder die Lehre von dem Gange des Lichtes im Auge;
2) die Gesichtsempfindungen, welche im Sehcentrum hervorgerufen werden, ohne Rücksicht darauf, daß sie zur Wahrnehmung von Objekten führen;
3) die Gesichtswahrnehmungen, welche das Bewußtsein auf Grund der Gesichtsempfindungen zu machen imstande ist.

1. Die Dioptrik des Auges.

Das Auge gleicht in seiner optischen Wirkung einer Camera obscura, in welcher die von einem leuchtenden Objekte ausgehenden Lichtstrahlen durch eine bikonvexe Linse gebrochen auf einer dahinter stehenden, matten Glastafel ein umgekehrtes, verkleinertes Bild des leuchtenden Objektes entwerfen. Ein ebensolches Bild wird auch auf der Retina des Auges entworfen, wenn man vor dasselbe ein leuchtendes Objekt bringt, wovon man sich sehr leicht an dem ausgeschnittenen Auge eines weißen Kaninchens überzeugen kann: wird dasselbe von allen ihm anhängenden Teilen, wie Fettgewebe u. s. w., gereinigt und wird vor die Cornea in geeigneter Entfernung eine brennende Kerze aufgestellt, so sieht man durch die der Cornea gegenüberliegende Wand

[1] H. Helmholtz, Handbuch d. physiologischen Optik. 1867. Artikel Optik in Hermanns Handbuch der Physiologie. Bd. III. 1879.

der Sclera das auf der Retina entworfene, umgekehrte, verkleinerte Bild der Kerzenflamme sehr deutlich hindurchschimmern.

In der That sind aber die Brechungsverhältnisse des Lichtes im Auge viel komplizierter als in der Camera obscura, in der nur zwei brechende Medien, bikonvexe Linse und Luft, vorhanden sind, während wir im Auge mit mehreren brechenden Medien zu rechnen haben. Diese sind: 1) die Cornea, 2) der Humor aqueus, 3) die Krystallline mit ihrer Kapsel und 4) der Glaskörper. Ein zur Retina strebender Lichtstrahl hätte demnach 4 brechende Medien: Cornea, Humor aqueus u. s. w., also 4 brechende Flächen: vordere und hintere Corneafläche sowie vordere und hintere Linsenfläche zu durchlaufen. Da die Cornea aus parallelen Lamellen besteht und an ihrer vordern und hintern Fläche an Medien von gleicher Brechung grenzt (Thränenflüssigkeit, — Kammerwasser), so kann man sie vernachlässigen und annehmen, daß ein brechendes Medium von der Beschaffenheit des Kammerwassers bis an die vordere Linsenfläche reicht. Wir haben es somit nur mit drei brechenden Medien: Humor aqueus, Linse und Glaskörper, also auch nur mit drei brechenden Flächen: vordere Corneafläche, vordere und hintere Linsenfläche zu thun. Da die brechenden Flächen des Auges als sphärisch gekrümmte Flächen erscheinen, deren Achsen alle in eine gerade Linie zusammenfallen, so stellt das Auge ein centriertes, optisches System dar, dessen Achse, welche mit ihrem vordern Ende etwa in den Mittelpunkt der Hornhaut fällt, während das hintere Ende zwischen dem gelben Flecke und der Opticuspapille hindurchgeht, die Augenachse genannt wird.

Die Linse ist keine einfach brechende Fläche, sondern besteht aus konzentrisch angeordneten Lamellen von zum Kern hin immer zunehmender Dichtigkeit, so daß der letztere das Licht am stärksten bricht. Die Brechung des Lichtes in diesen vielfachen, brechenden Flächen ist empirisch als absoluter Brechungsindex der Linse bestimmt worden, wobei sich ergeben hat, daß die Brechung dieser so eigentümlich zusammengesetzten Linse größer ist, als wenn sie im ganzen aus einem Material von der Brechbarkeit des Kernes bestände.

Um nun den Gang der Lichtstrahlen, welche durch das centrierte System von drei brechenden Flächen auf die Retina zielen, verfolgen zu können, muß man notwendigerweise kennen: 1) die Gestalt der brechenden Flächen; 2) ihre Entfernung voneinander und von der Netzhaut, und 3) die Brechungsexponenten der brechenden Medien (Sinus des Einfallswinkels dividiert durch den Sinus des Brechungswinkels).

Nach Listing sind die brechenden Flächen Kugelflächen; es sind:

1) Die Radien dieser Flächen

a) Hornhaut	=	8 mm
b) Vordere Linsenfläche	=	10 „
c) Hintere Linsenfläche	=	6 „

2) ihre Entfernungen

a) Vordere Hornhaut- und vordere Linsenfläche = 3,671 mm

b) Entfernung der hintern Linsenfläche . . = 7,498 „

c) Dicke der Linse . . . . = 3,827 „

d) Hintere Linsenfläche von der Retina . . = 15,021 „

3) die Brechungsexponenten (der der Luft = 1 gesetzt)

a) Humor aqueus . . . . = $\frac{103}{77}$ „

b) Krystalllinse . . . . = $\frac{16}{11}$ „

c) Glaskörper . . . . = $\frac{103}{77}$ „.

Trotz der Kenntnis dieser Zahlen wäre die Aufgabe, den Gang der Lichtstrahlen durch das Auge in den einzelnen Phasen der Brechung zu verfolgen, ein außerordentlich schwieriges Unternehmen. Nun hat aber Gauss durch Rechnung entwickelt, daß für jedes centrierte, optische System von beliebig vielen, sphärisch begrenzten brechenden Medien

Fig. 14.

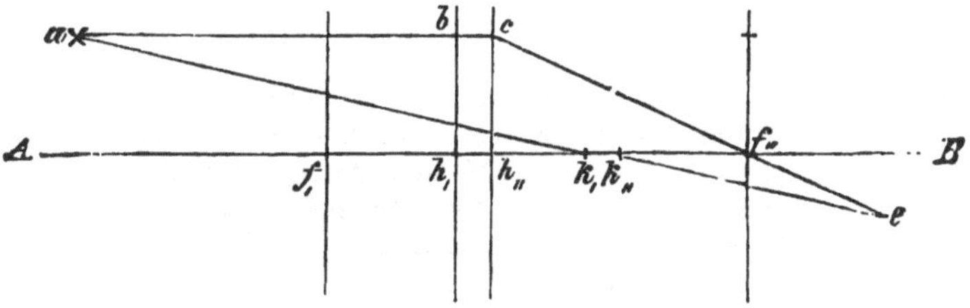

Gang der Lichtstrahlen durch ein centriertes optisches System (Gauss).

drei Paare von „Kardinalpunkten“ sich bestimmen lassen, durch welche, wenn ihre gegenseitige Lage durch die Brechungsexponenten, die Radien der Krümmungsflächen und deren Scheitelabstände gegeben ist, die Lage und Größe der optischen Bilder sowie der Gang eines jeden Lichtstrahles ermittelt werden kann, sobald die Lage des einfallenden Lichtstrahles bekannt ist. Diese vier Kardinalpunkte sind der erste und der zweite Hauptpunkt $h_,$ und $h_{,,}$ und der erste und zweite Brennpunkt $f_,$ und $f_{,,}$; die durch diese Punkte senkrecht zur optischen Achse *A B* gelegten Ebenen mögen die entsprechenden Haupt- und Brennebenen heißen. Hierzu kommen noch die beiden Knotenpunkte, welche voneinander so weit entfernt sind wie die beiden Hauptpunkte, und deren Entfernung von der hintern Brennebene so groß ist wie die der beiden Hauptebenen von der vordern Brennebene; diese beiden Punkte seien $K_,$ und $K_{,,}$ (s. Fig. 14). Die beiden Hauptebenen entsprechen den brechenden Flächen und die Knotenpunkte den Mittelpunkten der sphärischen Flächen. Die erste Brennebene, auf der linken Seite des brechenden Systems gelegen, befindet sich in einem andern brechenden Medium als die zweite rechts gelegene Brennebene. Die Gesetze, nach welchen nun die Lage und Größe des von einem leuchtenden Objekte entworfenen Bildes sich bestimmen lassen, sind folgende:

1) Jeder Strahl, welcher durch den ersten Brennpunkt geht, wird nach der Brechung parallel mit der Achse und umgekehrt: jeder Strahl, welcher im zweiten Medium durch den zweiten Brennpunkt geht, wird nach der Brechung parallel der Achse; daraus folgt:

2) Jeder Strahl, welcher im ersten Medium parallel der Achse liegt, geht nach der Brechung durch den zweiten Brennpunkt.

3) Jeder Strahl, welcher im ersten Medium nach dem ersten Knotenpunkte hin gerichtet ist, geht nach der Brechung sich selbst parallel durch den zweiten Knotenpunkt.

4) Strahlen, welche im ersten Mittel untereinander parallel sind, vereinigen sich in einem Punkte der zweiten Brennebene.

Nach diesen Regeln läßt sich nun leicht das Bild eines leuchtenden Punktes oder Objektes bestimmen, dessen Strahlen durch ein centriertes System von sphärischen Flächen gebrochen werden. Sei z. B. in Fig. 14 a der leuchtende Punkt, so genügt es, um den entsprechenden Bildpunkt zu bestimmen, den Gang zweier von a ausgehender Lichtstrahlen, die sich im zweiten Medium schneiden, zu bestimmen. Der eine Strahl ab, der im ersten Medium parallel zur Achse liegt, geht ungebrochen bis c, um im zweiten Medium durch den zweiten Brennpunkt $f_{,,}$ in der Richtung ce gebrochen zu werden; der andere Strahl $ak_{,}$, der direkt auf den Knotenpunkt gerichtet ist, geht sich selbst parallel, aber von $k_{,}$ nach $k_{,,}$ verschoben in der Richtung $k_{,,}e$ weiter, so daß e, als der Schnittpunkt jener beiden Strahlen, den zum leuchtenden Punkt gehörigen Bildpunkt darstellt. Nach den obigen Regeln lassen sich auch zwei andere Strahlenpaare zur Konstruktion des Bildpunktes verwerten.

Die optischen Kardinalpunkte müssen nun auf das centrierte dreiflächige System des Auges übertragen werden. Ihre gegenseitige Lage wird aus den oben angegebenen Daten (Krümmungshalbmesser der brechenden Flächen u. s. w.) berechnet, eine Rechnung, welche nach Listing zu einem „schematischen oder mittlern Auge" geführt hat, in welchem die auf der Augenachse gelegenen Kardinalpunkte folgende gegenseitige Lage haben (Helmholtz u. Reich):

1) der erste Brennpunkt liegt 13·557 mm vor der Hornhaut, der zweite Brennpunkt liegt 22·519 mm von der Hornhaut entfernt;

2) der erste Hauptpunkt liegt 1·744 mm, der zweite 2·070 mm hinter der Vorderfläche der Hornhaut, ihr gegenseitiger Abstand beträgt 0·326 mm;

3) der erste Knotenpunkt liegt 6·911 mm, der zweite 7·217 mm hinter der Hornhaut;

4) die erste Hauptbrennweite beträgt demnach 15·301 mm, die zweite 20·449 mm.

Diese Werte sind auf Grund von Messungen gewonnen, welche mit den vorzüglichsten Hilfsmitteln an den Augen dreier gesunder Personen ausgeführt worden sind.

Die Lage der Hauptpunkte $h_{,}$ und $h_{,,}$ der Knotenpunkte $K_{,}$ und $K_{,,}$ der Brennpunnkte $F_{,}$ und $F_{,,}$ im schematischen Auge sind in Fig. 15

Fig. 15.

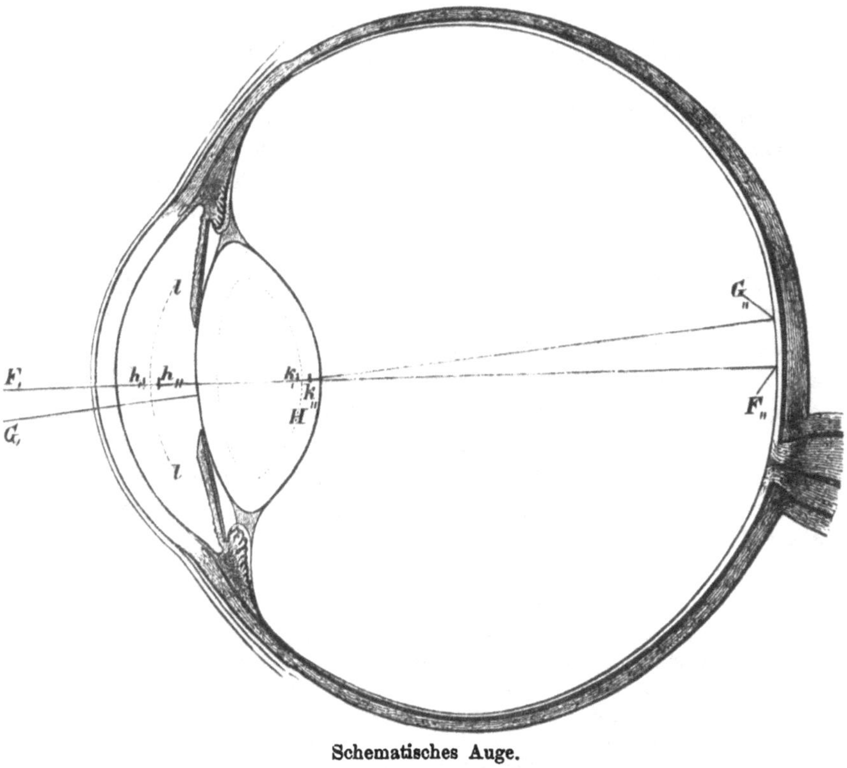

Schematisches Auge.

gegeben, welche den horizontalen Durchschnitt eines frischen rechtsseitigen Auges in vierfacher linearer Vergrößerung darstellt (Arlt).

Mit Hilfe der Kardinalpunkte des Auges läßt sich sowohl der Weg eines gegebenen einfallenden Strahles nach der letzten Brechung, als auch der Lichtpunkt jedes in der Nähe der Augenachse liegenden leuchtenden Punktes konstruieren. Da übrigens die beiden Haupt- und die beiden Knotenpunkte im Auge einander sehr nahe liegen, so kann man ohne wesentlichen Fehler die beiden Hauptpunkte in einen Punkt zusammenziehen und ebenso die beiden Knotenpunkte. So erhält man ein noch mehr vereinfachtes Schema des Auges: Listings „reduziertes Auge". In demselben liegt der einfache Hauptpunkt 1·907 mm hinter der Vorderfläche der Hornhaut, der Knotenpunkt H (Fig. 15) 0·4764 mm vor der hintern Fläche der Linse, während die Brennpunkte unverändert bleiben.

Das reduzierte Auge kommt in seiner optischen Wirkung gleich einer brechenden Kugelfläche von 5·1248 mm Radius, deren Mittelpunkt der Knotenpunkt wäre, und deren Scheitelpunkt im Hauptpunkt läge, während sich vor ihr Luft, hinter ihr der Glaskörper befinden würde. So ist in dem reduzierten Auge (Fig. 15) die brechende Kugelfläche durch den gestrichelten Bogen *l l*, ihr Mittelpunkt in H gegeben.

Für den Fall, daß es nur darauf ankommt, den Ort des Bildes auf der Netzhaut für einen bestimmten Punkt des Objektes zu finden, genügt die Kenntnis des Knotenpunktes. Man findet den Ort des Bildes, wenn man von dem leuchtenden Punkte eine gerade Linie durch den Knotenpnnkt bis zur Netzhaut zieht. Diese gerade Linie, die Richtungslinie des Sehens oder der Sehstrahl, giebt da, wo sie die Netzhaut trifft, den Ort des Bildes an. Der Knotenpunkt ist somit der Kreuzungspunkt der Richtungslinien, und der Winkel, welchen zwei Sehstrahlen miteinander machen, heißt der Sehwinkel. Derjenige Richtungsstrahl, welcher die Stelle des direkten Sehens, den gelben Fleck (macula lutea) trifft, heißt nach Helmholtz die Gesichtslinie, welche durchaus verschieden von der Augenachse ist und vor dem Auge stets nach innen von derselben liegt; in der Figur 15 ist sie durch *G, G,,* gegeben.

Die Achse des Augapfels ist von Brücke an ausgeschnittenen Augen zu 23 bis 26 mm bestimmt worden. Die Brechungsindices der brechenden Medien werden ebenfalls an ausgeschnittenen Augen nach den entsprechenden, physikalischen Methoden ausgeführt. Die Krümmungsradien können am lebenden Auge bestimmt werden, wenn man die Größe des Spiegelbildes kennt, das ein in gewisser Entfernung aufgestelltes, leuchtendes Objekt von bekannter Größe auf den brechenden Flächen der Cornea, der vordern und der hintern Linsenfläche entwirft. Es verhält sich nämlich die Größe des Objektes zur Entfernung wie die Größe des Spiegelbildes zum halben Radius der spiegelnden Fläche. Das Spiegelbild hat zuerst Helmholtz mittels seines Ophthalmometers gemessen, welches im wesentlichen ein zum Sehen auf kurze Entfernungen eingerichtetes Fernrohr ist. Vor dem Objektiv desselben steht eine planparallele Glasplatte senkrecht zur Achse des Fernrohres, welche durch einen horizontalen Schnitt in zwei gleiche Teile geteilt ist, so daß die eine Hälfte des Objektivglases durch die obere, die andere durch die untere Platte sieht: es erscheint dem Beobachter nur ein Bild des betrachteten Objektes. Die beiden Platten, welche durch eine vertikale drehbare Achse miteinander verbunden sind, können voneinander in entgegengesetzter Richtung entfernt werden, so daß sie miteinander einen Winkel bilden: in diesem Falle teilt sich das einfache Bild in zwei horizontale Bilder, deren Entfernung um so größer wird, je größer der Drehungswinkel der Glasplatten ist. Man kann nun die Platten so drehen, daß die innersten Punkte der beiden Bilder sich eben berühren, für welchen Fall jedes Bild gerade um seine halbe Länge verschoben ist. Aus der Größe des Winkels, den die Platten jetzt miteinander machen, und den man am Instrumente selbst ablesen kann, ihrer Dicke und ihrem Brechungsindex läßt sich die Größe des Bildes berechnen.

Die Entfernung der Scheitelpunkte der brechenden Flächen wurde früher ebenfalls am ausgeschnittenen Auge bestimmt; sie geschieht jetzt besser ebenfalls am lebenden Auge mit Hilfe des Ophthalmometers.

Deutliches Sehen.

Lichtstrahlen, welche von einem entfernten, leuchtenden Punkte auf das Auge fallen, werden zunächst von der Hornhaut gebrochen und gelangen in konvergenter Richtung auf die Linse, von welcher sie noch konvergenter gemacht werden, so daß sie auf der Netzhaut vereinigt werden können. Deutliches Sehen eines leuchtenden Punktes ist nur dann möglich: wenn 1) alle von dem leuchtenden Punkte ausgehenden Strahlen sich in einem Punkte der Netzhaut vereinigen, und wenn 2) der Richtungsstrahl von dem leuchtenden Punkte den Mittelpunkt des gelben Fleckes trifft, also in die Gesichtslinie fällt. In der That hat Helmholtz mit dem Augenspiegel (s. unten) beobachten können, daß derjenige Punkt des Gesichtsfeldes, den wir direkt betrachten oder mit dem Blicke fixieren, jedesmal im Mittelpunkte des gelben Fleckes abgebildet wird. Daraus folgt, daß wir im Gesichtsfelde immer nur einen Punkt deutlich sehen können, während die übrigen undeutlich gesehen werden, aber durch die Bewegungen des Auges können wir nach und nach jeden einzelnen Punkt mit der Gesichtslinie berühren und deutlich sehen (s. unten).

Zerstreuungsbilder auf der Netzhaut.

Das Licht, welches von einem leuchtenden Punkte durch die kreisförmige Pupille ins Auge gelangt, bildet hinter der Pupille einen Strahlenkegel, dessen Basis in der Pupille, dessen Spitze in der Netzhaut liegt und dem Bildpunkt entspricht. Nach der Vereinigung divergieren die Strahlen wieder. Würde nun die Netzhaut vor oder hinter dem Vereinigungspunkt der Strahlen von dem Strahlenkegel getroffen werden, so würde nicht nur ein einzelner Punkt, sondern eine dem kreisförmigen Durchschnitte des Strahlenkegels entsprechende Kreisfläche der Netzhaut erleuchtet werden, welche man einen „Zerstreuungskreis“, nennt. Dieses Sehen nennt man „Sehen in Zerstreuungskreisen“ und das Bild erscheint seiner Undeutlichkeit wegen „verwaschen“. In Figur 16 werden die von dem leuchtenden Punkte *a* ausgehenden Strahlen durch die Linse *b* gebrochen und auf der Netzhaut *n n* in *c* sämtlich vereinigt, in welchem Falle deutlich gesehen wird. Befindet sich aber die Netzhaut in *m m* oder *l l* (was einer Verschiebung des Punktes *a* in die Ferne oder Nähe entsprechen würde), so entstehen auf der Netzhaut Zerstreuungskreise, deren Durchmesser für die Netzhaut *m m* z. B. gleich *p q* ist.

Fig. 16.

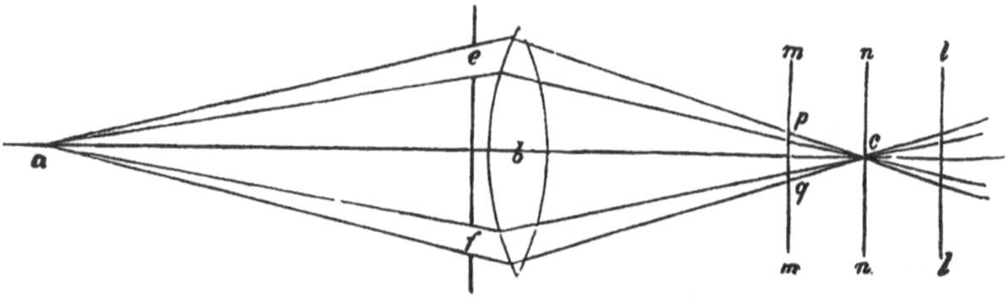

Sehen in Zerstreuungskreisen; SCHEINERscher Versuch.

Es folgt daraus, daß bei unverändertem Auge nur diejenigen Objekte deutlich gesehen werden können, welche in einer Ebene liegen, während man die nicht in derselben Ebene gelegenen Punkte des Objektes in Zerstreuungskreisen oder verwaschen sieht, oder es können verschieden weit vom Auge entfernte Gegenstände nicht gleichzeitig deutlich gesehen werden.

Die Entstehung von Zerstreuungskreisen kann man objektiv nachahmen, wenn man in einiger Entfernung von einer Sammellinse einen Schirm mit einer engen Öffnung aufstellt, durch welche ein Licht scheint, dessen Bild auf einer hinter der Linse aufgestellten weißen Papierfläche aufgefangen wird. Man sieht, daß ein scharf umschriebenes Bild der Flamme auf der Papierfläche nur dann entworfen wird, wenn das Licht sich in einer ganz bestimmten Entfernung von der Linse befindet; sobald man es aber derselben nähert oder von derselben entfernt, so dehnt sich der Lichtpunkt zu einem hellen Kreise (Zerstreuungskreis) aus.

Da die Größe der Zerstreuungskreise von der Größe des Strahlenkegels und dieser wieder von der Weite der Pupille abhängt, so kann man dieselben durch Verkleinerung der Pupille verkleinern und das Bild wieder deutlicher machen, indem man vor das Auge ein Kartenblatt mit einer runden Öffnung hält, welche kleiner als die natürliche Pupille ist. — Setzt man vor die Linse in Fig. 16 einen Schirm mit zwei Öffnungen *e* und *f*, so werden, wenn die weiße Papierfläche in *mm* steht, aus dem Zerstreuungskreise *pq* zwei gesonderte kleinere Zerstreuungskreise herausgeschnitten. Ebenso werden unter denselben Verhältnissen auf der Retina zwei Zerstreuungskreise entworfen, welche das leuchtende Objekt doppelt erscheinen lassen werden (SCHEINERscher Versuch).

Daß verschieden weit vom Auge entfernte Gegenstände gleichzeitig nicht deutlich gesehen werden können, ergiebt sich leicht, wenn man etwa 6 Zoll vor dem Auge einen Schleier, in einer Entfernung von 2 Fuß dahinter ein Buch hält und ein Auge schließt. Erscheinen die Fäden des Schleiers deutlich, so werden die Buchstaben undeutlich und umgekehrt.

Die Akkommodation.

Das schematische Auge, dessen wir uns bisher bedient haben, ist so eingerichtet, daß es nur parallel auffallende Strahlen auf seiner Netzhaut vereinigen, also nur unendlich ferne Objekte sehen kann. In der That aber können wir willkürlich verschieden weit vom Auge entfernte Gegenstände, wenn auch nicht gleichzeitig, so doch nacheinander deutlich sehen. Es muß also unser Auge die Fähigkeit besitzen, auch Strahlen, welche aus endlicher Entfernung kommend divergent auf die Cornea treffen, auf der Netzhaut in einem Punkte zu vereinigen, d. h. sich verschiedenen Entfernungen anzupassen. Diese Fähigkeit unseres Auges, bald ferne, bald nahe Gegenstände deutlich zu sehen, nennt man die Akkommodation oder Adaption des Auges für die Entfernung des Objektes.

Die Entfernungen, für welche das Auge akkommodieren kann, sind außerordentlich verschieden. Der dem Auge nächste Punkt, für den noch akkommodiert wird, heißt der Nahepunkt; der entfernteste der Fernpunkt der Akkommodation und die Entfernung dieser beiden, d. h. den Inbegriff aller der Entfernungen, für welche ein Auge durch die Akkommodation deutlich sehen kann (auf der Richtung der Sehachse gemessen), nennt man die Akkommodationsbreite, welche für ein normales Auge von 100—130 mm Abstand bis in unendliche Ferne reicht. Innerhalb der Akkommodationsbreite findet daher eine allmählich zunehmende Akkommodation statt, die, vom Fernpunkt beginnend, im Nahepunkt am größten ist.

Aus der geometrischen Konstruktion des Bildpunktes auf der Netzhaut geht hervor, daß in sehr großer Entfernung gelegene Objekte, bei einem gegebenen Akkommodationszustande, dem Auge erheblich genähert werden können, und zwar bis auf ca. 10 m, ehe merkliche Zerstreuungskreise auf der Netzhaut entstehen, so daß die Bilder von Objekten, die sehr nahe vor oder hinter dem fixierten Punkte liegen, noch deutlich gesehen werden können. Umgekehrt genügt für sehr nahe gelegene Objekte eine geringfügige Verschiebung, um schon merkliche Zerstreuungskreise auf der Netzhaut und somit undeutliches Sehen entstehen zu lassen. Man nennt den Teil der Akkommodationsbreite (oder der Gesichtslinie), in welcher bei einer gewissen Akkommodationsstellung des Auges ungleich entfernte, aber einander sehr nahe gelegene Objekte ohne merkliche Undeutlichkeit gesehen werden können, die Akkommodationslinie (J. Czermak), und es ist leicht verständlich, daß die Akkommodationslinie für ein fern gelegenes Objekt viel länger sein muß als für ein nahe gelegenes Objekt. Es folgt daraus weiter, daß beim Sehen in die Nähe, im Gegensatz zum Sehen in die Ferne, die Akkommodation fortwährend in Thätigkeit sein muß, wenn deutliche Bilder auf der Netzhaut entworfen werden sollen.

Um die Akkommodationsbreite des Auges zu bestimmen, bedient man sich der Optometer, deren Prinzip auf dem SCHEINERschen Versuche basiert. Bringt man ein Kartenblatt mit zwei sehr feinen Öffnungen vor das Auge, deren Entfernung kleiner ist als der Durchmesser der Pupille und hält davor eine feine Nadel in näherer und weiterer Ferne, so sieht man dieselbe bei einer gewissen Entfernung oder Annäherung an das Auge doppelt; die Strecke, innerhalb welcher sie einfach gesehen wird, wo also immer eine Vereinigung der Strahlen auf der Netzhaut stattfindet, ist die Akkommodationsbreite. Eins der ersten Optometer stammt von TH. YOUNG, das, von STAMPFER verbessert, an Stelle einer Nadel einen engen Spalt hat, der statt durch zwei Löcher durch parallele Spalten betrachtet werden kann. — Indes sind die Optometer für den angegebenen Zweck jetzt außer Gebrauch, vielmehr bedient man sich des einfachen Mittels, Schriftzeichen verschiedener Größe in verschiedenen Entfernungen lesen zu lassen, welche, von SNELLEN aus Quadraten zusammengesetzt, bestimmte Nummern (nach der Größe) erhalten haben, um untereinander vergleichbar sein zu können, da das Erkennen eines Objektes auch von der Größe des Gesichtswinkels abhängig ist. Als Maß für die Akkommodationsbreite gilt die Differenz der reciproken Werte der Entfernung des Nahe- und Fernpunktes $\left(\frac{1}{n} - \frac{1}{f} = \frac{1}{a}\right)$.

Mechanismus der Akkommodation.

Die Veränderungen, welche bei der Akkommodation am Auge eintreten, zuerst von CRAMER und HELMHOLTZ beobachtet, sind folgende: 1) Die Pupille wird enger, 2) der Pupillarand der Iris rückt vor und nähert sich der Cornea, während der Ciliarrand zurückweicht, 3) die Vorderfläche der Krystalllinse wird stärker gekrümmt und rückt nach vorn, 4) die hintere Fläche der Linse krümmt sich ebenfalls und rückt nach hinten; beides aber in viel geringerem Grade als in der Vorderfläche.

Die Veränderungen, welche in dem dioptrischen Apparate des Auges bei der Akkommodation hervorgerufen werden, giebt die Figur 18 auf der mit *N* bezeichneten Seite, während bei *F* der Ruhezustand wiedergegeben ist.

Die Veränderungen der Linse bei der Akkommodation haben CRAMER und HELMHOLTZ unabhängig voneinander mittels der PURKINJE-SANSONschen Bildchen ermittelt und die Größe dieser Veränderungen gemessen. Es sind dies drei Reflexbildchen (*a*, *b*, *c*), welche durch Spiegelung einer Kerzenflamme von der Cornea, der vordern und hintern Linsenfläche entworfen werden (s. Fig. 17). Dieselben können deutlich beobachtet werden, wenn man seitlich von dem Auge der Versuchsperson die Kerzenflamme aufstellt und von der andern Seite her das Auge beobachtet: man sieht am weitesten nach innen das sehr lichtstarke, aufrechte Bild der Kerzenflamme (*a*); mehr nach außen ebenfalls ein aufrechtes Bildchen der Flamme, etwas größer als das andere, aber sehr lichtschwach und verwaschen (*b*); am meisten nach außen erscheint das dritte Bildchen, welches viel kleiner als die beiden vorigen ist, aber umgekehrt und deutlich begrenzt erscheint (*c*). Das erste Bild ist das Corneabild, das mittlere entspricht der Vorderfläche der Linse — erstes Linsenbild —, das dritte gehört der Hinterfläche der Linse an — zweites Linsenbild.

Fig. 17.

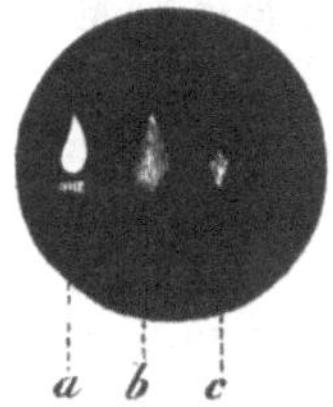

Wenn das Auge aus der Fernstellung in eine Nahestellung übergeht, so verkleinert sich das erste Linsenbild und nähert sich der Mitte der Pupille, das zweite Linsenbild wird etwas kleiner, während das Corneabild vollkommen unverändert bleibt. Da nun ein konvexer Spiegel unter sonst gleichen Umständen desto kleinere Bilder entwirft, je kleiner sein Radius, so folgt aus dieser Beobachtung, daß die vordere Fläche der Krystalllinse bei der Akkommodation für die Nähe sich stärker wölbst. Die Unveränderlichkeit des Corneabildes weist hingegen darauf hin, daß die Cornea bei der Akkommodation unthätig bleibt.

Fig. 18.

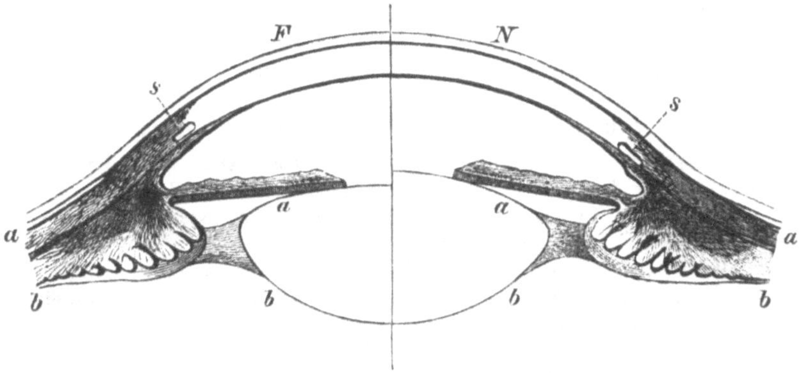

Akkommodation des Auges.

Die Größe dieser Veränderungen bei der Akkommodation sind folgende:

	Akkommodation für Ferne	Akkommodation für Nähe
Ort der vordern Linsenfläche . .	3·671	3·325
„ „ hintern . „	7·498	7·584
Dicke der Linse	3·827	4·259

Dieselben reichen, wie durch Rechnung nachgewiesen worden ist, vollkommen aus, um die bei der Akkommodation auftretenden Veränderungen zu erklären.

Wodurch wird die Formveränderung der Linse bei der Akkommodation hervorgebracht? Helmholtz lehrt, daß die Linse im ruhenden Zustande des Auges durch die an ihren Rand befestigte Zonula Zinnii gedehnt und über ihre Gleichgewichtslage durch radialen Zug nach außen gespannt wird, womit ihr Durchmesser sich verringern muß.

Von dem Ansatz der Zonula an der Linsenkapsel nach außen und hinten laufen halskrausenartige Falten, in welche die Proc. ciliares eingreifen und dadurch die Zonula in ihrer Spannung erhalten. Wenn sich der M. ciliaris, der sein Punctum fixum am Canalis Schlemmii (Fig. 18 bei *s*) hat, kontrahiert, so nähert sich das hintere Ende der Zonula dem Linsenrande, die Zonula selbst wird entspannt und mit ihr die Linse, welche sich verdickt und verwölbt.

Die Akkommodationsveränderung für die Nähe hat Cramer zuerst auf Reizung eines ausgeschnittenen Seehundsauges mit Induktionsströmen beobachtet; später haben Hensen und Völckers den Akkommodationsapparat durch Reizung der Nn. ciliares in Thätigkeit versetzt; die Nerven für den Akkommodationsmuskel stammen aus dem N. oculomotorius.

Der Akkommodationsapparat kann durch gewisse Alkaloide auf einige Zeit außer Funktion gesetzt werden; das Atropin z. B. lähmt ihn und stellt das Auge für die Zeit der Lähmung auf den Fernpunkt ein (bei gleichzeitiger Erweiterung der Pupille); Calabar (Physostigmin), das Alkaloid von Physostigma venenosum, erzeugt einen Krampf des Akkommodationsapparates und stellt das Auge auf den Nahepunkt ein (bei gleichzeitiger Verengerung der Pupille).

Emmetropie, Myopie, Hypermetropie.

Emmetropie oder Normalsichtigkeit nennt man den Zustand, bei welchem der Fernpunkt des Auges in unendlicher Entfernung vor dem Auge gelegen ist, und parallele Lichtstrahlen auf das Auge fallen, welche sich genau in einem Punkte der Netzhaut vereinigen.

Solche Augen, bei denen diese Bedingungen nicht zutreffen, stellen denjenigen Refraktionszustand dar, welchen man als Ammetropie bezeichnet, welcher als Gruppen die Myopie und Hypermetropie enthält.

Als Myopie bezeichnet man den Zustand des Auges, bei welchem der Fernpunkt in endlicher Entfernung liegt und die Vereinigung der Strahlen vor der Netzhaut stattfindet. Der myopische Augapfel ist in der Richtung seiner Achse zu lang.

Fig. 19.

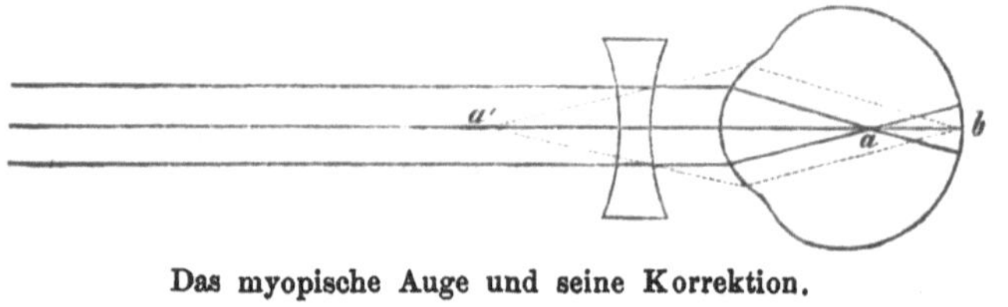

Das myopische Auge und seine Korrektion.

Zur Verbesserung des myopischen Auges wird demselben eine Brille mit bikonkaver oder Zerstreuungslinse vorgesetzt, durch welche parallele Strahlen so divergent gemacht werden, als ob sie aus dem Fernpunkte ebendieses myopischen Auges kämen.

Die Figur 19 erläutert das kurzsichtige Auge und seine Korrektion durch das bikonkave Glas: die parallel auf das Auge fallenden Strahlen vereinigen sich vor der Netzhaut bei *a*; durch die Zerstreuungslinse werden sie divergent auf das Auge gerichtet, scheinen aus dem Fernpunkt *a'* zu kommen und werden in der Netzhaut bei *b* vereinigt.

Hypermetropie oder Weitsichtigkeit ist der Zustand, bei welchem der Fernpunkt des Auges gewissermaßen in überunendlicher Entfernung liegt und die Vereinigung der Lichtstrahlen erst hinter der Netzhaut stattfindet. Das hypermetropische Auge ist also in der Richtung seiner Achse zu kurz. Zur Korrektur erhält das hypermetropische Auge eine bikonvexe oder Sammellinse vorgesetzt, durch welche die Strahlen stärker gebrochen schon auf der Netzhaut zur Vereinigung gelangen können.

Die Figur 20 erläutert diese Verhältnisse: die Strahlen, welche parallel auf das Auge auffallen und erst hinter der Netzhaut bei a zur Vereinigung kommen, werden durch die vorgesetzte Sammellinse so stark gebrochen, daß sie schon in der Netzhaut bei a' vereinigt werden können.

Fig. 20.

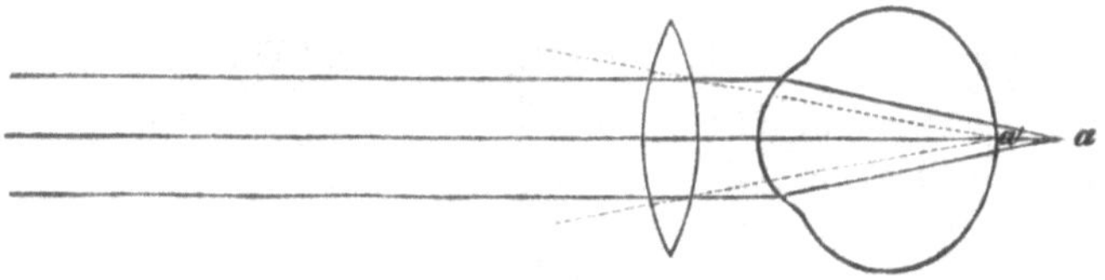

Das hypermetropische. Auge und seine Korrektion.

Presbyopie ist ein Fehler des Auges bei alten Leuten, der darin besteht, daß ihr Nahepunkt sich vom Auge entfernt und die ganze Akkommodationsbreite sich verkürzt hat: sie werden „weitsichtig" und müssen beim Lesen das Buch sehr weit vom Gesicht entfernen, um deutlich sehen zu können. Dieser Fehler ist wahrscheinlich dadurch bedingt, daß die Linse im Alter starr wird und sich nur wenig für die Akkommodation krümmen kann. Man verbessert den Fehler ebenfalls durch Vorsetzen einer bikonvexen Linse, die natürlich nur für die Nähe ihren Zweck erfüllen kann.

Mängel des Auges.

Wir haben bisher unserem Auge eine Vollkommenheit zugeschrieben, die es in der That in diesem Maße nicht besitzt; es ist jetzt an der Zeit, diese Mängel im dioptrischen Apparate unseres Auges zu betrachten.

Chromatische Abweichung.

Das Sonnenlicht ist kein einfaches, homogenes, sondern ein aus verschiedenfarbigen Strahlen zusammengesetztes Licht, in welche zerlegt wir es im Sonnenspektrum wiederfinden. Die verschiedenfarbigen Lichtstrahlen sind aber verschieden brechbar, und zwar ist rot am wenigsten, violett am stärksten brechbar, d. h. ein und dieselbe Linse, z. B. eine Sammellinse vereinigt die violetten Strahlen in einem der Linse nähern Punkte als die weniger brechbaren roten Strahlen, so daß man streng genommen durch eine einfache Linse niemals ein scharf umschriebenes Bild eines leuchtenden Objektes, sondern stets ein Bild mit Zerstreuungskreisen erhält, deren Ränder farbig erscheinen müßten. Man nennt diese Erscheinung die „chromatische Abweichung". Da dieselbe bei der Beobachtung durch Fernröhre und Operngläser sehr störend sein könnte, so werden durch Kombination verschiedenartig brechender Mittel „achromatische" Linsen hergestellt, welche von jenem Fehler frei sind. Man erhält achromatische Linsen durch Kombination einer Sammellinse von Crownglas und einer Zerstreuungslinse von Flintglas.

Das Auge besitzt ebenfalls den Fehler der chromatischen Abweichung, der aber so gering ist, daß wir von demselben für gewöhnlich nichts wahrnehmen. Die Farben des Spektrums werden in unserem Auge nicht vollständig voneinander getrennt, sondern es treffen bei guter Akkommodation die verschiedenfarbigen Strahlen, welche auf der Netzhaut konzentrische Zerstreuungskreise bilden, so auf die Netzhaut, daß auf den beiden Seiten der Augenachse verschiedenfarbige Zerstreuungskreise zum großen Teil aufeinander fallen und wieder weiß geben (s. unten). Die Fig. 21 zeigt deutlich den Sachverhalt: auf die Linse *ab* fallen zwei parallele Lichtstrahlen, welche konvergent gebrochen werden; *ar* und *br'* sind zwei rote Strahlen, deren Vereinigungspunkt in *R* sein mag; *av* und *bv'* sind

Fig. 21.

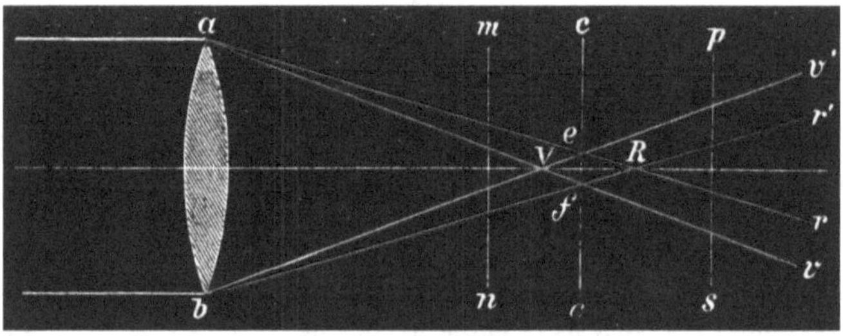

Darstellung der chromatischen Abweichung des Auges.

zwei violette Strahlen mit ihrem Vereinigungspunkt in *V*, während die Retina in *cc* steht; es werden in diesem Falle beiderseits der Augenachse in *e* und *f* je ein roter Zerstreuungskreis der einen Seite auf den violetten der andern Seite fallen; in der Strecke *ef* geschieht ein gleiches mit den zwischen rot und violett liegenden Strahlen, so daß der Gesamteindruck wieder ziemlich rein weiß ist.

Um die Chromasie des Auges wahrzunehmen, müssen besondere Bedingungen eintreten, die wir aus unserer Figur ableiten können. Wird nämlich in Fig. 21 eine matte Glastafel nach *mn* gerückt, so entsteht auf derselben ein Bild, dessen Centrum violett, dessen Peripherie rot ist; umgekehrt in dem Centrum rot und die Peripherie violett, wenn die matte Glastafel nach *ps* rückt. In dem einen Falle, wo ein Objekt betrachtet wird, dessen Bild näher als in *cc*, nämlich in *V* entworfen wird, scheint es an seinen Rändern rot gefärbt; im andern Falle, wenn das Objekt näher liegt und sein Bild nach *R* fällt, erscheint es mit violetten Rändern. Wir sehen demnach die Chromasie unseres Auges, wenn wir gleichzeitig zwei leuchtende Objekte betrachten, von denen wir bekanntlich nur auf das eine genau akkommodieren können. Ebenso folgt aus der Figur 21, daß wir chromatisch sehen, wenn die Hälfte der Pupille bedeckt wird.

Monochromatische (sphärische) Abweichung.

Lichtstrahlen, welche auf eine sphärische Fläche treffen, vereinigen sich in **einem** Punkte nur dann, wenn die Strahlen der Achse sehr nahe liegen (Achsenstrahlen); diejenigen Strahlen, welche näher dem Rande auffallen, werden bedeutend stärker als die Achsenstrahlen gebrochen, so daß selbst im möglich günstigsten Falle keine scharfen Bilder durch Glaslinsen mit sphärischen Flächen entworfen werden, eine Abweichung, welche als sphärische oder, weil sie auch einfarbigen Lichtstrahlen zukommt, als monochromatische Abweichung (HELMHOLTZ) bezeichnet wird (Flächen, welche diesen Fehler nicht besitzen, heißen aplanatische Flächen). Die Folgen dieses Fehlers für ein gut centriertes optisches System sind nur sehr geringe, da der Zerstreuungskreis des durch das System von einem leuchtenden Punkte entworfenen Bildes rings um die Achse symmetrisch liegt, so daß der Bildpunkt vom Centrum nach der Peripherie an Lichtstärke sehr rasch abnimmt.

Die monochromatischen Abweichungen unseres Auges erscheinen aber nicht symmetrisch um die Augenachse, sondern, da das optische System brechender Flächen in unserem Auge (entgegen unserer frühern Annahme) nicht genau centriert ist, unsymmetrisch zur Achse, so daß leuchtende Punkte nicht kreisförmig, sondern sternförmig erscheinen müssen. Davon kann man sich überzeugen, wenn man einen sehr kleinen leuchtenden Punkt (eine sehr feine Öffnung in einem schwarzen Kartenblatt, durch welche Licht fällt) in so große Entfernung vom Auge bringt, daß er über die Akkommodationsbreite hinausreichend eben einen kleinen Zerstreuungskreis auf der Netzhaut bildet; man sieht denselben, nicht, wie es bei einem gut centrierten optischen Systeme der Fall sein müßte, als kreisförmige Fläche, sondern als 4—8 strahligen Stern.

In gleicher Weise erklärt sich die strahlige Gestalt der Sterne.

Wären diese beiden Fehler in unserem Auge gleich stark entwickelt, so müßten wir alle Gegenstände strahlig sehen; da dies aber nur dann der Fall ist, wenn wir in Zerstreuungskreisen sehen, so scheint die monochromatische Abweichung kaum vorhanden zu sein, weil, wie BRÜCKE angiebt, die brechenden Flächen des Auges nicht genau sphärisch sind; dagegen erscheint die mangelhafte Centrierung der brechenden Flächen unseres Auges ganz deutlich.

Astigmatismus.

Ein weiterer Fehler unseres Auges ist der Astigmatismus, der physiologisch in jedem Auge vorkommt und darauf beruht, daß die Cornea nicht in allen ihren Meridianen eine gleichmäßige Krümmung besitzt, sondern daß sie im Vertikalmeridian stärker gekrümmt erscheint als im horizontalen Meridian. Die Folge davon ist die, daß die Strahlen, welche auf den vertikalen Meridian der Cornea auftreffen, früher vereinigt werden als die im horizontalen Meridian und ein homocentrisches Strahlenbündel, das auf unser Auge auffällt, nicht mehr in einem Punkte vereinigt werden kann. Man überzeugt sich davon, wenn man auf ein weißes Papier acht feine schwarze Linien zieht, die sich in einem Punkte schneiden. Betrachtet man diesen Stern mit einem Auge, so nimmt man wahr, daß bei derselben Entfernung stets nur eine Linie deutlich gesehen wird, während die anderen ein wenig verwaschen, d. h. weniger schwarz erscheinen. — Pathologisch kann der Astigmatismus zu erheblichen Sehstörungen führen, die durch eine Cylinderbrille korrigiert werden.

Die obige Erscheinung der sternförmigen Bilder, welche wir aus der mangelhaften Centrierung des optischen Systems abgeleitet haben, wird auch nach DONDERS als „unregelmäßiger" Astigmatismus gegenüber dem „regelmäßigen" bezeichnet, der aus der verschiedenen Krümmung seiner Meridiane folgt. Den unregelmäßigen Astigmatismus bezeichnet DONDERS als „eine Abweichung, die sich auf die Strahlen bezieht, welche in einem und demselben Meridiane gebrochen werden", den regelmäßigen als „eine Abweichung, welche von Unterschieden in der Brennweite verschiedener Meridiane des lichtbrechenden Apparates abhängt".

Die entoptischen Erscheinungen.

Dieselben bestehen in eigentümlichen, schwarzen Punkten (mouches volantes), Streifen u. s. w., welche unter Umständen vor dem Auge gesehen werden und den Augenbewegungen folgen, aber auch eigene Bewegungen machen. Sie beruhen auf den Schatten, welche von undurchsichtigen Körperchen des Glaskörpers (Reste der embryonalen Gefäße des Glaskörpers) auf die Netzhaut geworfen werden, und welche nach dem Gesetz der excentrischen Empfindung nach außen projiziert werden. Man beobachtet sie am besten, wenn man gegen eine helle Fläche, den bedeckten Himmel, in ein Mikroskop oder durch eine feine Öffnung in einem schwarzen dem Auge sehr genäherten Schirme sieht.

Als entoptische Erscheinung sieht man auch die „PURKINJEsche Aderfigur“. Wenn man nämlich des Abends in einem dunklen Zimmer gegen eine schwarze Wand sieht und eine Kerzenflamme mit der Hand seitwärts am Auge hin und her bewegt, so bemerkt man nach einiger Übung auf der schwarzen Wand baumförmig verzweigte Adergeflechte, welche von den Blutgefäßen im Innern des Auges, denen der Retina, herrühren, die jedenfalls vor den empfindenden Teilen der Netzhaut gelegen auf diese ihren Schatten entwerfen. Wenn die Kerzenflamme hin und her bewegt wird, so bewegt sich auch der Gefäßbaum, und zwar in derselben Richtung mit der Flamme. — Wenn wir für gewöhnlich die Aderfigur nicht wahrnehmen, so ist der Grund der, daß beim gewöhnlichen Sehen kein scharfer Schatten entsteht, da von allen Punkten der Pupille aus Licht auf die Netzhaut fällt, und daß nur Veränderungen auf unserer Netzhaut wahrgenommen werden, während dieser Schatten für gewöhnlich immer an dieselbe Stelle fällt.

Das Augenleuchten und der Augenspiegel.

Trotz der großen Menge von Licht, welche in das Auge fällt, erscheint die Pupille schwarz, so daß der Augenhintergrund unsichtbar ist. Die Pupille erscheint aber dunkel, weil 1) der größte Teil des Lichtes im Auge absorbiert wird und die Beleuchtung durch den Rest von Licht, der aus dem Auge herauskommt, nicht genügt, um es hinreichend zu erhellen, und weil 2) selbst bei hinreichender Beleuchtung das Auge des Beobachters, um die Lichtstrahlen auffangen zu können, die von dem Netzhautbilde als leuchtendem Objekte kommen und zur Lichtquelle, ihrem Ausgangspunkt, wieder zurückkehren, zwischen die Lichtquelle und das beobachtende Auge gebracht werden müßte, wodurch aber wieder das Licht von dem beobachtenden Auge abgeblendet wird.

Die ausreichende Beleuchtung resp. Erhellung des Augenhintergrundes läßt sich durch eine starke Lichtquelle (direktes Sonnenlicht oder Lampenlicht) erreichen. Daß in der That nicht alles Licht im Auge absorbiert wird, beweist das Augenleuchten einiger Tiere im Halbdunkel, z. B. des Hundes, der Katze, sowie aller der Tiere, bei denen das schwarze Pigment eines Teiles der Choroidea durch eine hellglänzende, stark reflektierende Membran, das sog. Tapetum, ersetzt ist. Diese Augen sind, wie BRÜCKE gezeigt hat, nicht selbstleuchtend, sondern sie werfen soviel von dem empfangenen Licht nach der Lichtquelle wieder zurück, daß sie dem Beobachter leuchtend erscheinen. Am besten beobachtet man das Augenleuchten, wenn das Tier in einem dunklen Zimmer sich befindet, in welches durch einen breiten Thürspalt reichlich Licht einfällt und man selbst an der Thür stehen bleibt. Auch das menschliche Auge reflektiert einen Teil des Lichtes, obgleich freilich der größere Teil von dem schwarzen Pigment der Choroidea absorbiert wird; indes bei einer starken Lichtquelle könnte immerhin soviel Licht reflektiert werden, daß der Augenhintergrund sichtbar würde. Um nun weiter wenigstens einen Teil der aus dem Auge zurückkehrenden Lichtstrahlen auffangen zu können, stellt Brücke vor das zu beobachtende Auge eine Flamme, in welche das Auge sieht, aber gleichzeitig auf einen entfernten Gegenstande akkommodiert. Die aus dem Auge kommenden Strahlen werden jetzt nicht mehr in der Flamme vereinigt, sondern gehen nahe derselben vorbei; bringt man das eigene Auge in die Richtung des beobachteten Auges und der Flamme und einen Schirm, um nicht geblendet zu werden, zwischen das beobachtende Auge und die Flamme, so kann man jene an der Flamme vorbeigehenden Lichtstrahlen auffangen und den Augenhintergrund in diffusem roten Licht erleuchtet sehen. Nach Helmholtz ist der Versuch auch ohne Berücksichtigung der Akkommodation ausführbar, wenn der Beobachter selbst weit entfernt ist, weil die meisten Augen auf größere Entfernungen nicht scharf akkommodieren können, oder wenn der Beobachtete seitwärts sieht, weil dann das Bild des Lichtes an den Seitenteilen der Netzhaut entworfen wird, wo die Bilder niemals scharf sind. Immerhin kann man aber den Hintergrund des Auges nur diffus erleuchtet sehen.

Noch besser beobachtete Helmholtz das Augenleuchten, wenn er die Flamme seitlich vom Auge und an die Stelle des Schirmes eine planparallele Glasplatte so aufstellte, daß das Licht in das beobachtete Auge geworfen wurde. Die aus dem Auge zurückkehrenden Strahlen gelangen wieder zur Glasplatte zurück, werden hier teils in die Flamme reflektiert, teils aber durch die Platte in ein hinter derselben befindliches Auge gebrochen, so daß der Beobachter ein vollständiges Bild des beobachteten Auges erhält. Statt der Glasplatte benutzt man besser einen kreisrunden Metallspiegel, der im Centrum eine enge Öffnung besitzt, durch welche der Beobachter sieht. Um den Augenhintergrund nicht allein leuchtend, sondern auch deutlich zu sehen und einzelne Punkte der Netzhaut unterscheiden zu können, müssen zwischen das beobachtende Auge und den Beleuchtungsspiegel (aufrechtes Bild) oder zwischen das beobachtete Auge und den Beleuchtungsspiegel (umgekehrtes Bild) Glaslinsen eingeschalten werden. Eine solche Kombination nennt man nach Helmholtz den „Augenspiegel“.

Bei der Betrachtung des Augenhintergrundes durch den Augenspiegel kehrt sich das bisherige Verhältnis von Bild und Objektpunkt um. Das Netzhautbild, das von einem leuchtenden Gegenstand entworfen wird, wird jetzt zum leuchtenden Objekte, von welchem Strahlen ausgehen, die durch die brechenden Medien des Auges gebrochen werden und nach außen gelangen, um dort ein Bild zu entwerfen in einem Punkte, der durch den jeweiligen Zustand des Akkommodationsapparates bezw. die geringere oder größere Krümmung der Linse bestimmt ist. Das Auge des Beobachters hat dieses Bild aufzufassen. Der einfachste Fall bei der Benutzung des Augenspiegels ist der, daß das beobachtete und das beobachtende Auge emmetropisch sind und sich in akkommodationslosem Zustande befinden. Die Strahlen, welche aus dem beobachteten Auge parallel austreten, müssen, da sie parallel auf das beobachtende Auge gelangen, genau auf dessen Netzhaut vereinigt werden und dort ein Bild des Hintergrundes des beobachteten Auges

Fig. 22.

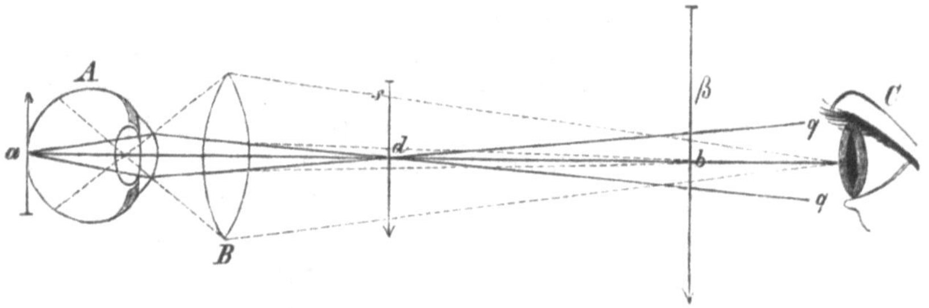

Betrachtung des Augenhintergrundes im Augenspiegel.

entwerfen. Dieser einfachste Fall trifft aber in Wirklichkeit höchst selten oder niemals zu, sondern es ist wenigstens in einem Auge eine der oben erwähnten Refraktionsanomalien vorhanden, oder das Auge ist nicht akkommodationslos, wovon die notwendige Folge die ist, daß wie durch eine Loupe ein umgekehrtes und vergrößertes Bild des Augenhintergrundes in irgend einem Punkte außerhalb entworfen wird, z. B. in Fig. 22 ist so der Pfeil bei *b*, das Bild des Pfeiles bei *a*. Befindet sich das Auge des Beobachters *C* in Sehweite, so wird es den Augenhintergrund zwar erleuchtet sehen, aber auf demselben nichts zu erkennen vermögen, weil infolge der starken Vergrößerung des Pfeiles in *b* das durch die Pupille begrenzte Gesichtsfeld des Auges *C* zu klein ist. Setzt man vor das beobachtete Auge *A* eine Sammellinse *B* von kurzer Brennweite (1—3 Zoll), so wird ein kleineres und näheres Bild, als *b* ist, in *d* entworfen. Das Auge *C* befindet sich in solcher Entfernung von *d*, daß es auf *d* genügend akkommodieren kann und dann hinreichend deutlich sieht. Benutzt man eine Zerstreuungslinie (bikonkav), so beobachtet man den Augenhintergrund in ähnlicher Weise, aber im aufrechten und virtuellen Bilde.

Die Iris.

Die Iris dient dem Auge als Blendung, wie solche Einrichtungen auch in den optischen Instrumenten angebracht sind, um die der Achse der brechenden Fläche entfernten Randstrahlen abzublenden und die monochromatische Abweichung, soweit sie im Auge überhaupt in Betracht kommt, zu beschränken.

Die Iris, welche durch ihre beiden Muskeln den Sphincter und Dilatator iridis erweitert und verengert werden kann, erscheint uns nicht in ihrer wirklichen Lage, sondern die Hornhaut entwirft durch Brechung ein ihr genähertes und vergrößertes Bild der Iris. Mit ihrem Pupillarrande liegt die Iris auf der Linse auf und rückt, wenn sie sich verengert, nach vorn vor, während sie bei der Erweiterung zurückweicht; eine Ortsveränderung, welche durch die Konvexität der vordern Linsenfläche bedingt ist. Die wirkliche Lage und die Lageveränderungen der Regenbogenhaut lassen sich durch J. Czermaks „Orthoskop“ deutlich nachweisen.

Das Orthoskop ist ein sechsseitiges Kästchen, dessen obere und hintere Seite offen und dessen vordere Seite durch eine Glasplatte geschlossen ist. Nachdem die hintere Seite vor dem Auge wasserdicht befestigt ist, wird das Kästchen mit lauwarmem Wasser gefüllt und durch die vordere Wand das Auge beobachtet. Der Einfluß der Hornhaut ist dadurch beseitigt, daß das Wasser mit dem Kammerwasser ziemlich gleiches Brechungsvermögen besitzt.

Von den beiden Muskeln der Iris läuft der Sphincter cirkulär um die Pupille, der Dilatator hat radiale Fasern. Die alleinige Thätigkeit des erstern verengert, die des letztern erweitert die Pupille; für gewöhnlich erscheinen beide in mäßigem Grade thätig, denn die Lähmung des einen läßt sofort die volle Funktion des andern hervortreten. Werden beide gleichzeitig durch starke elektrische Schläge gereizt, so verengert sich die Pupille (Ed. Weber); somit erscheint während des Lebens der Sphincter der kräftigern Wirkung fähig; kurze Zeit nach dem Tode kehrt sich unter den gleichen Bedingungen das Verhältnis um.

Der Sphincter wird vom N. oculomotorius versorgt durch Fasern, die durch das Ganglion ciliare zum Auge verlaufen (das Nähere sowie den Einfluß des N. trigeminus auf die Pupille s. S. 305 und 306); der Dilatator wird vom N. sympathicus versorgt, dessen Durchschneidung am Halse zu dauernder Verengerung der Pupille führt. Die Pupillarfasern des Sympathicus haben ein eigenes Centrum, das nach Budge im Rückenmark in der Höhe der drei ersten Brustwirbel liegt, aus welchen sie durch die vorderen Wurzeln der beiden ersten Brustnerven in die Rami communicantes treten. Das Centrum wird das Centrum ciliospinale genannt.

Die Weite der Pupille verändert sich unter folgenden Bedingungen:

1) Bei starkem Lichtreiz verengert sich die Pupille beiderseitig, auch wenn der Reiz nur einseitig gewirkt hat, durch reflektorische Erregung des N. oculomotorius (s. S. 302).

2) Die Pupille verengert sich bei Reizung der sensiblen Trigeminusäste der Nase und des Auges.

3) Die Pupille verengert sich bei der Akkommodation in die Nähe (s. S. 330), wahrscheinlich eine Mitbewegung.

4) Eine Verengerung der Pupille begleitet die Bewegung des Auges nach innen, die ebenfalls als Mitbewegung zu deuten ist.

5) Im Schlafe ist die Pupille verengert; da die meisten Menschen während des Schlafes die Augen nach oben und innen richten, so würde sich diese Verengerung aus 4) erklären, wenn nicht Rüte Fälle gesehen hätte, in denen Personen mit gerade gestellten Augen und verengerten Pupillen schliefen.

6) Die Pupille verengert sich bei Anämie des Gehirns (Kussmaul), wenn die Carotiden oder der Truncus anonymus komprimiert werden; nach einiger Zeit erfolgt Erweiterung: Stauung des venösen Blutes im Kopfe durch Kompression der Jugularvenen bewirkt nur zuweilen Verengerung.

7) Die Pupille erweitert sich während der Asphyxie durch Reizung des Centrum cilio-spinale.

8) Erweiterung der Pupille erfolgt auf Reizung irgend einer Hautpartie der Körperfläche.

9) Die Pupille erweitert sich bei jeder tiefen In- und Exspiration (Vigouroux), wahrscheinlich durch Mitbewegung, welche durch Übergang der Erregung des Atmungscentrums auf das benachbarte ciliospinale Centrum hervorgerufen wird; auch bei starken Muskelanstrengungen ist Pupillenerweiterung beobachtet worden.

10) Die Pupille verändert sich unter dem Einflusse verschiedener Gifte: a) Atropin erweitert die Pupille (Mydriasis) durch Lähmung des Sphincter, denn Reizung desselben in der Schädelhöhle vermag die Pupille nicht mehr zu verengern; b) Calabar, Nicotin und Morphium verengern die Pupille (Myosis) entweder durch Lähmung des Dilatator oder durch Reizung des Sphincter.

2. Die Gesichtsempfindungen.

Der adäquate Reiz für das Sehorgan ist das Licht, dessen Einwirkung auf die Netzhaut das Sehcentrum vermöge seiner spezifischen Energie mit einer Lichtempfindung beantwortet. Welche Teile der Netzhaut sind aber durch Licht erregbar?

Der Ort der Erregung in der Netzhaut.

Bekanntlich besteht die Netzhaut, abgesehen von den beiden Begrenzungsmembranen, aus sieben verschiedenen Schichten, von denen die innerste die Nervenfaserschicht, die Ausbreitung der Sehnervenfasern, die äußerste die Stäbchen und Zapfenschicht (Sehepithel) darstellt. Aber nur die Erregung der äußersten Schicht, der Stäbchen und Zapfen, durch das

Licht führt zu einer Lichtempfindung, während die anderen Schichten sich unempfindlich gegen den Lichtreiz erweisen. Also nur die Stäbchen und Zapfen sind lichtempfindlich und bilden den Ort der Erregung durch das Licht. Der Beweis dafür wird durch folgende Thatsachen gegeben: 1) Die Eintrittsstelle des Sehnerven, die Papilla optica, welche nur aus Nervenfasern besteht, ist blind und ohne Lichtempfindung (Mariottes blinder Fleck). Schließt man das linke Auge und fixiert mit dem rechten Auge das Kreuz in Figur 23, indem man aus mäßiger

Fig. 23.

Demonstration des blinden Fleckes im Auge.

Entfernung immer näher heranrückt, so verschwindet der Kreis in einer gewissen Entfernung, um bei noch größerer Annäherung wieder zu erscheinen. Wenn wir für gewöhnlich bei monokularem Sehen keine Lücke im Gesichtsfelde bemerken, so kommt dies daher, weil wir von Jugend auf gelernt haben, diesen Defekt zu übersehen; 2) der gelbe Fleck, welcher nur aus Stäbchen und Zapfen besteht, ist auf der Netzhaut der Punkt des schärfsten Sehens (s. oben S. 327), und 3) das Sichtbarwerden der Purkinjeschen Aderfigur, da die Gefäße der Retina hinter der Nervenfaserschicht, aber vor der Stäbchen- und Zapfenschicht liegen.

Das Unterscheidungsvermögen der Netzhaut.

Wie bei entsprechender Anordnung jeder leuchtende Punkt einem Bildpunkte auf der Netzhaut entspricht, so kann man sich das Bild eines leuchtenden Objektes entstanden denken, aus einer sehr großen Anzahl nebeneinander gelegener Bildpunkte, die alle den ebenfalls nebeneinander liegenden leuchtenden Punkten entsprechen. Um aber die einzelnen Punkte des Bildes (bezw. des Objektes) in seiner flächenhaften Ausdehnung unterscheiden zu können, müssen sie räumlich voneinander getrennt sein, und zwar genügt eine Trennung insoweit, daß ein deutlich zu unterscheidender Punkt auf je einen Zapfen in der Netzhaut fällt, der einen Durchmesser von 0·002—0·003 mm besitzt. (Man übersieht leicht, daß das Unterscheidungsvermögen der Netzhaut dieselbe Bedeutung hat wie der Ortssinn der Haut; das Verhältnis des ganzen Vorganges ist hier ein höheres, da für die Empfindungskreise der Netzhaut auch schon das anatomische Substrat in den Zapfen gefunden ist, was man bei der Haut noch nicht erreicht hat.) Der Versuch hat seinerseits nun auch ergeben, daß zwei Bildpunkte, die voneinander unterscheidbar sein sollen, wenigstens 0·002 mm auseinander liegen müssen. Da das Unterscheidungsvermögen der Netzhaut auf den Zapfen basiert, und da dieselben in der Netzhaut sehr verschieden dicht stehen, so folgt daraus, daß das Unterscheidungsvermögen der Netzhaut an verschiedenen Punkten durchaus verschieden sein muß. In der That gelten jene Bestimmungen nur für den gelben Fleck, wo dichtgedrängt Zapfen an Zapfen stehen. Weiter entfernt davon wird das Unterscheidungsvermögen immer geringer, und es werden daher wirklich scharf nur diejenigen Punkte gesehen, welche sich auf dem gelben Flecke abbilden: „direktes Sehen“, während die übrigen Punkte der Netzhaut viel weniger scharf unterscheiden und demnach weniger deutlich sehen: „indirektes Sehen“. Um nun alle Punkte eines Objektes deutlich sehen zu können, wird das Auge so bewegt, daß die Gesichtslinie das ganze Objekt nach und nach gewissermaßen abtastet.

Die Art der Erregung der Netzhaut.

Es ist mit Sicherheit nicht auszuschließen, daß die Lichtwellen selbst mechanisch erregend auf die Netzhaut wirken. Dagegen ist es gewiß, daß die Erregung in der Netzhaut durch das Licht von chemischen Prozessen begleitet ist. Dafür spricht die Entdeckung von Fr. Boll, daß die Retina während des Lebens purpurrot ist, im ausgeschnittenen Auge unter dem Einflusse des Lichtes schnell bleicht und gelblich-weiß wird, welche Farbe bisher auch der lebenden Retina zugeschrieben worden war. Diese rote Farbe verdankt die Retina dem „Sehrot“ (Boll) oder „Sehpurpur“ (Kühne), einem Farbstoffe, welcher durch das Licht fortwährend zerstört und immer wieder durch den Stoffwechsel hergestellt wird. Es würde also in der Retina, wie auf einer photographischen Platte, ein substanzielles Bildchen entworfen, das während des Lebens immer wieder verschwindet, und an dessen Stelle bald wieder ein Ersatz des Sehpurpurs stattfindet. In der That ist es Kühne gelungen, auf der Retina eines eben ausgeschnittenen Kaninchenauges ein solches substantielles Bildchen des leuchtenden Objektes, Optogramm genannt, zu fixieren, indem er ein eben ausgeschnittenes Kaninchenauge mit der Cornea gegen das helle Fenster richtete und es nach einiger Zeit der Lichteinwirkung in 5% Alaunlösung legte: auf der Retina zeigte sich eine Photographie des Fensters, die Scheiben hell, das Fensterkreuz dunkelrot. Jener Farbstoff befindet sich indes nur innerhalb der Stäbchen, nicht in den Zapfen, so daß der gelbe Fleck, bekanntlich nur aus Zapfen zusammengesetzt und zugleich der Punkt des schärfsten Sehens, davon frei ist. Man muß deshalb annehmen, daß die Retina noch andere Sehstoffe enthält, welche aber farblos sind.

Zur Übertragung der Erregung von Zapfen und Stäbchen auf den Opticus müssen die Fasern desselben mit jenen Elementen in direkter Verbindung stehen.

Unter dem Einflusse des Lichtes findet ferner in der Netzhaut eine Bewegung der Zapfen und der Pigmentzellen des Pigmentepithels gegen das Licht hin statt. In der Dunkelheit weichen diese Elemente wieder zurück (Engelmann).

Endlich ist der Erregungsvorgang in der Retina auch mit elektromotorischen Vorgängen verbunden, insofern bei Eintritt und Entfernung des Lichtes eine elektrische Stromesschwankung auftritt (Holmgren, Kühne u. Steiner).

Zeitlicher Verlauf der Netzhauterregung.

Dauert ein Lichteindruck von gleicher Intensität längere Zeit, so nimmt die Wirkung allmählich ab: die Netzhaut „ermüdet"; einige Zeit der Ruhe stellt die Erregbarkeit der Netzhaut wieder her.

Licht von bestimmter Intensität, das auf die Netzhaut einwirkt, muß, um Lichtempfindung hervorzurufen, eine bestimmte Dauer haben die aber sehr kurz sein kann, da wir den elektrischen Funken wahrnehmen; andererseits aber vermag die Empfindung den Reiz zu überdauern, so daß der Reiz nachwirkt; die Dauer der Nachwirkung ist um so größer, je stärker das einwirkende Licht gewesen, und je weniger ermüdet das Auge ist („Abklingen der Lichtempfindung"). Die Folge davon ist, daß intermittierende Lichtreize, wenn sie in gewissen Intervallen aufeinander folgen, sich zu einer gemeinsamen Empfindung summieren und dieselbe Wirkung auf das Auge ausüben wie eine stetige Beleuchtung: eine feurige Kohle, welche mit einer gewissen Geschwindigkeit im Kreise herumbewegt wird, erscheint als feuriger Kreis.

Aus den beiden Beobachtungen des „Abklingens" und der „Ermüdung" geht hervor, daß intermittierende Lichtreize wirksamer sein müssen als kontinuierliche Beleuchtung.

Nachbilder. Wenn man einen sehr hellen Gegenstand, z. B. die Sonne, ansieht und plötzlich die Augen schließt, so schwebt vor den Augen ein deutliches Bild der Sonne: positives Nachbild, welches dadurch hervorgerufen ist, daß die Empfindung die Erregung überdauert. — Nach einiger Zeit erscheinen in dem Nachbilde alle hellen Stellen dunkel und umgekehrt; oder wenn man ein helles Bild auf dunklem Hintergrunde betrachtet und den letztern plötzlich gegen einen hellen vertauscht, dann sieht man beim Schließen der Augen ein dunkles Bild auf hellem Hintergrunde: negatives Nachbild, welches seine Entstehung der Ermüdung verdankt, die an den erst beleuchteten Netzhautstellen eingetreten ist, während die anderen Teile der Netzhaut unerregt geblieben waren. Farbige Nachbilder s. unten.

Quantität und Qualität der Lichtempfindung.

Das Licht entsteht durch wellenförmige Schwingungen des Äthers, an denen man, wie an den Wellen, die Länge und die Elongation (Oscillationsamplitude) der Schwingungen zu unterscheiden hat. Die Größe der Elongation bestimmt die Quantität oder Intensität der Lichtempfindung, so daß Ätherwellen gleicher Länge, aber ungleicher Elongation, welche die Retina in den Erregungszustand versetzen, die Empfindung eines Lichtes von größerer oder geringerer Intensität hervorrufen. Die verschiedene Wellenlänge dagegen bestimmt die Qualität der Lichtempfindung, die das Auge als verschiedene Farben unterscheidet.

Die Intensität der Lichtempfindung ist bei gleicher Elongation der erregenden Ätherwellen abhängig: 1) von dem Erregbarkeitszustand der Retina: ein wohlausgeruhtes Auge, das sich längere Zeit im Dunkeln befunden hat, wird schon von einer geringern Lichtquantität erregt als ein anderes Auge (Aubert); 2) von der Größe des Gesichtswinkels (Aubert); 3) von dem Hintergrunde, indem Licht von geringerer Intensität auf dunklem Hintergrunde empfunden wird, auf hellem noch nicht. Die Differenzen von Lichtintensität, welche wir zu unterscheiden vermögen, sind bei verschiedener absoluter Lichtintensität verschieden groß, am kleinsten bei der Lichtstärke, die wir gewöhnlich beim Lesen, Schreiben, Arbeiten u. s. w. gebrauchen (Helmholtz). Die Stärke der Lichtempfindung ist nicht proportional dem Reize, sondern folgt Fechners psychophysischem Gesetz (s. unten).

Die Irradiation. Die Irradiation umfaßt eine Reihe von Erscheinungen, die das Gemeinsame haben, daß stark beleuchtete Flächen größer erscheinen, als sie wirklich sind, während die benachbarten dunklen Flächen um gleich viel kleiner aussehen. So erscheinen helle Flächen auf dunklem Grunde vergrößert, z. B. ein weißes Quadrat in der Mitte eines größern, dunklen Quadrates, oder enge Löcher und Spalten erscheinen, wenn Licht durch sie fällt, größer als sie wirklich sind, u. dgl. m. Die Irradiation ist besonders stark ausgesprochen, wenn nicht scharf akkommodiert wird. Diese Erscheinung erklärt sich dadurch, daß die Ränder der hellen Flächen über die der benachbarten, dunkleren Flächen gewissermaßen übergreifen, umsomehr, je größer die Zerstreuungskreise sind, welche von den lichten Flächen im Auge entworfen werden. Diese Zerstreuungskreise bewirken nun, daß am Rande des Netzhautbildes einer hellen Fläche Licht sich weiter verbreitet, als das Bild selbst auf der Netzhaut reicht.

Die verschiedenen **Qualitäten** des Lichtes, **einfaches Licht**, welche wir empfinden können, sind fast sämtlich im Sonnenspektrum enthalten, welches man darstellt, indem man Sonnenlicht, das, wie alle uns bekannten Lichtquellen, gleichzeitig Licht von verschiedener Schwingungsdauer, **gemischtes Licht**, aussendet, durch ein Prisma leitet, durch welches das gemischte weiße Licht infolge der verschiedenen Brechbarkeit der Lichtwellen verschiedener Länge in seine einfachen Bestandteile, die einzelnen Farben, zerlegt wird (außerdem befinden sich im Spektrum dunkle Streifen, die FRAUENHOFERschen Linien, welche, dem Sonnenlichte eigentümlich, von der Absorption der an der Sonnenoberfläche vorhandenen Gase herrühren und zur Orientierung in den einzelnen Farben mit den Buchstaben *A*, *B* u. s. w. bezeichnet worden sind). Das Spektrum beginnt mit dem am wenigsten brechbaren **Rot**, welches in **Orange**, d. i. **Gelbrot** übergeht, darauf folgt ein schmaler Streifen von reinem **Gelb**, dann **Grün**, **Cyanblau**, **Indigoblau** und am andern Ende des Spektrums **Violett**, dessen Strahlen am stärksten brechbar sind. Als ganz reine Farben sind aber nur **Rot**, **Grün**, Violett zu unterscheiden, deren jede eine von der andern durchaus verschiedene Empfindung erzeugt, während die dazwischen liegenden allmählich ineinander übergehen, so daß zwei Farben einander um so verwandter zu sein scheinen, je näher sie im Spektrum aneinander liegen.

Die Farbenempfindung ist neben der Wellenlänge der Ätherschwingungen noch abhängig: 1) von der Größe des Gesichtswinkels; bei einer gewissen Kleinheit desselben sind Farben gar nicht zu unterscheiden. Für die verschiedenen Farben ist dieser Gesichtswinkel von verschiedener Größe: des kleinsten Gesichtswinkels bedarf Gelb, des größten Blau; 2) von der Intensität der Beleuchtung, welche für die verschiedenen Farben ebenfalls verschieden groß ist, und zwar muß sie um so stärker sein, je näher die Farben dem brechbaren Ende des Spektrums liegen; andererseits nähern sich bei zunehmender Intensität der Beleuchtung die einfachen Farben dem Weiß oder Weißgelb; 3) von dem Hintergrunde: auf dunklem Hintergrunde sind Farben leichter zu unterscheiden als auf hellem.

Das Gesetz der Ermüdung gilt für farbiges Licht ebenso wie für weißes Licht.

Das Spektrum enthält außer den eben angegebenen noch ultrarote und ultraviolette Strahlen, die nicht wahrnehmbar sind, entweder weil sie von den brechenden Medien des Auges absorbiert werden, oder weil nur Strahlen von einer gewissen Länge eine Lichtempfindung zu erzeugen vermögen. Das erstere ist bei den ultraroten Strahlen der Fall, welche, nur durch empfindliche Thermosäulen nachweisbar, wegen ihrer erwärmenden Wirkung als Wärmestrahlen des Spektrums bezeichnet werden. Der andere Fall trifft für die ultravioletten Strahlen zu, welche wesentlich nur durch ihre chemischen Wirkungen erkennbar, unsichtbare chemische Strahlen des Spektrums genannt werden (eine praktische Anwendung von ihnen macht die Photographie). Nach Helmholtz sind die ultravioletten Strahlen nicht unsichtbar, wenn sie auch das Auge viel schwächer affizieren als die anderen Strahlen. Sie werden nämlich sichtbar, wenn man die leuchtenden Strahlen des Spektrums (wie der mittlere deutlich sichtbare Teil des Spektrums auch bezeichnet wird) durch geeignete Apparate vollständig entfernt oder noch besser durch Fluorescenz, indem man mit ultraviolettem Lichte eine Chininlösung beleuchtet, welche dann weißbläulich leuchtend wird.

Farbenmischung.

Wenn zwei Farben des Spektrums miteinander gemischt werden, so erhält man:

1) Farbenempfindungen, welche im Spektrum noch nicht vorhanden sind, nämlich:

a) Purpurrot, das durch Mischung der beiden äußersten Farben des Spektrums, des Rot und des Violett, entsteht.

b) Weiß, das durch Zusammensetzung verschiedener Paare von einfachen Farben entsteht; man nennt die Farben, welche, in einem bestimmten Verhältnis miteinander gemischt, Weiß geben, Komplementärfarben. Unter den Spektralfarben sind komplementär:

Rot und Grünlich-blau,
Orange und Cyanblau,
Gelb und Indigblau,
Grünlich-gelb und Violett.

2) Farbenempfindungen, welche im Spektrum schon vorhanden sind und Mischfarben genannt werden; dieselben unterscheiden sich von den homogenen Spektralfarben nur durch ihre geringere Sättigung, d. h. sie erscheinen mit einem Anflug von Weiß. Es gelten für sie folgende Regeln (Helmholtz): a) Mischt man zwei einfache Farben, die im Spektrum weniger voneinander entfernt sind, als Komplementärfarben, so erhält man als Mischfarbe eine Farbe, die zwischen den beiden Farben liegt, welche umsoweniger gesättigt ist, je größer der Abstand der gemischten Farben in der Spektralreihe ist, um so gesättigter, je geringer er ist. b) Werden dagegen zwei Farben gemischt, die im Spektrum weiter voneinander abstehen, als Komplementärfarben, so erhält man Purpur oder solche Farben, die zwischen einer der gemischten und dem entsprechenden Ende des Spektrums liegen. Die Mischfarbe ist in diesem Falle um so gesättigter, je größer der Abstand der gemischten Farben ist, und umsoweniger gesättigt, je geringer er ist.

Werden Mischfarben selbst wiederum miteinander gemischt, so gehen daraus keine neuen Farben mehr hervor, sondern nur solche, wie sie die gleichen Spektralfarben liefern, nur erscheinen sie mehr oder weniger gesättigt als Mischfarben.

Die Erscheinungen, welche bei der Lehre von den Mischfarben hervortreten, lassen sich in drei Grundsätze zusammenfassen:

1) Jede beliebig zusammengesetzte Mischung muß gleich aussehen wie die Mischung einer bestimmten gesättigten Farbe mit Weiß.

2) Wenn von zwei zu vermischenden Lichtern das eine sich stetig ändert, ändert sich auch das Aussehen der Mischung stetig.

3) Gleich aussehende Farben gemischt geben gleich aussehende Mischungen.

Die Qualität eines jeden Farbeneindruckes ist vollständig bestimmt durch die Lichtstärke, den Farbenton und den Sättigungsgrad.

Der Ruhezustand der Retina erregt uns die Empfindung der Dunkelheit.

Methoden der Farbenmischung. Zur Mischung von Farben bedient man sich folgender drei Methoden: 1) Man kreuzt Spectra übereinander in der Weise, daß entweder einzelne oder mehrere derselben sich decken; 2) man legt zwei farbige Quadrate vor sich hin auf den Tisch und hält eine Glasplatte so vor sein Auge, daß man das eine Quadrat direkt und das andere im Spiegelbilde sieht: die beiden Bilder decken und ihre Farben mischen sich; 3) die Methode des Farbenkreisels, auf dem man Scheiben schnell rotieren läßt, welche mit verschiedenfarbigen Sektoren versehen sind (Maxwell). Da die Empfindung den Reiz überdauert, so werden sich bei genügend schneller Rotation die Farben der einzelnen Sektoren mischen (diese Farbenmischung ist nicht zu verwechseln mit der Mischung farbiger Pigmente, bei der nur Mischfarben zum Vorschein kommen können, welche beide Farbstoffe durchlassen oder reflektieren).

Theorien der Farbenempfindung.

Man würde gegen das Gesetz von den spezifischen Energien verstoßen, wollte man annehmen, daß die Netzhaut in allen ihren Teilen von den verschiedenen Farben in verschiedener spezifischer Weise erregt werden könnte, um die vielen Farbenempfindungen, die wir auffassen, hervorzurufen. Daher nimmt die Theorie von Young-Helmholtz in weiterer Ausführung der Lehre von den spezifischen Energien an, daß es in der Netzhaut drei verschiedene Arten von Nervenfasern giebt, von denen Reizung der ersten die Empfindung von Rot, Reizung der zweiten die von Grün, Reizung der dritten die von Violett hervorruft. Diese drei Arten von Fasern werden durch objektives homogenes Rot, Grün und Violett verschieden stark erregt, und zwar die ersten am stärksten durch Rot, die zweiten durch Grün, die dritten durch Violett, wie es die Fig. 24 wiedergiebt, wo in horizontaler Richtung die Spektralfarben in ihrer natürlichen Reihenfolge aufgetragen zu denken sind, während die farbigen Kurven die Erregungsstärke der entsprechenden Faserart bezeichnen. Wir gelangen damit zu drei Grundempfindungen, durch

Fig. 24.

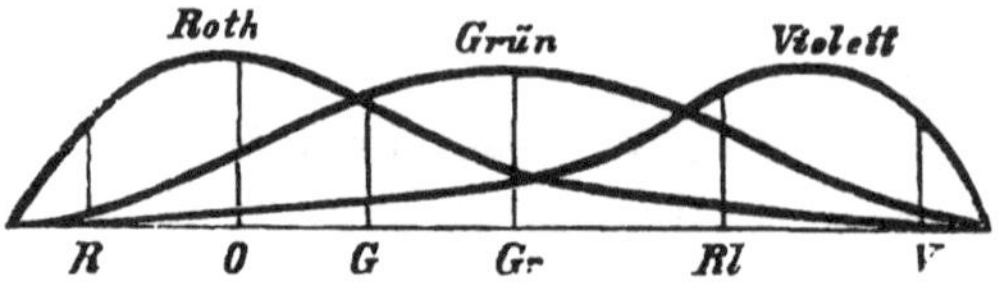

Graphische Darstellung der YOUNG-HELMHOLTZschen Farbentheorie.

deren Mischung bei ungleich starker Erregung sich alle Farbenempfindungen hervorrufen lassen; nur Weiß würde bei gleich starker Erregung aller drei Empfindungen entstehen können.

Diese Hypothese wird gestützt: 1) durch die Beobachtung, daß die Peripherie der Netzhaut für die rote Farbe unempfindlich zu sein scheint; wenn man eine Stange roten Siegellacks von hinter dem Gesichtsfelde her, während das Auge geradeaus sieht, nach vorn bewegt, bis sie eben am Rande des Gesichtsfeldes wahrgenommen wird, so erscheint sie nicht rot, sondern grau; plötzlich wird sie rot, wenn sie noch weiter vorwärts bewegt wird; 2) durch die Farbenblindheit, die darin besteht, daß einzelne Personen gewisse Farben nie empfinden können; am häufigsten wird Rot nicht empfunden: Rotblindheit; solche Individuen sehen im Spektrum nur zwei Farben, die sie Blau und Gelb nennen. Für eine solche Person lassen sich alle von ihr empfundenen Farben aus Grün und Violett ableiten. Neben vollständigem Mangel an Rot kommen verschiedene Grade von Rotblindheit vor, wo die Empfindlichkeit von Rot mehr oder weniger erhalten ist.

Farbige Nachbilder. Wenn man längere Zeit ein farbiges Objekt betrachtet und dann das Auge auf eine weiße Fläche wendet, so sieht man farbige Nachbilder, die positiv sind, wenn sie mit dem Objekte gleich gefärbt erscheinen, negativ, wenn sie komplementär zu dem Objekte gefärbt sind. Das positiv farbige Nachbild beruht auf der Nachwirkung des Reizes; das negative ist dadurch hervorgerufen, daß die Fasern, welche durch die Farbe des Objektes ganz besonders erregt werden, ermüden und durch das auf sie fallende weiße Licht am schwächsten erregt werden, während die anderen Elemente der Netzhaut in normaler Weise gereizt werden, worauf dann die komplementäre Farbe hervortritt. Auch weiße Objekte geben farbige Nachbilder, in denen die Farben vielfach wechseln: farbiges Abklingen der Nachbilder, indem das Nachbild für alle Farben nicht gleichmäßig und gleichzeitig schwindet, woraus sich immer neue Farbenkombinationen ergeben müssen.

Da die Komplementärfarben auch Kontrastfarben genannt worden sind, so werden die farbigen negativen Bilder auch als successiver Kontrast bezeichnet, im Gegensatz zum simultanen Kontrast, der entsteht, wenn zwei verschiedene Helligkeiten oder Farben im Gesichtsfelde nicht nacheinander, sondern nebeneinander gleichzeitig erscheinen. Der wesentliche Unterschied dieses Kontrastes gegen den successiven besteht darin, daß hier zwei differente Netzhautstellen nebeneinander von verschiedenen Farben getroffen worden, dort dieselbe Netzhautstelle nacheinander von zwei Farben beleuchtet wird. Am deutlichsten tritt dieselbe bei Betrachtung der farbigen Schatten hervor. Entwirft man auf weißem Grunde durch einen vertikalen Stab von entgegengesetzten Seiten her den Schatten des Tageslichtes und den einer Kerzenflamme, so erscheint der erstere, der von dem weißen Tageslichte sein Licht erhält, nicht weiß, sondern blau, komplementär zur Farbe des Grundes, welche weißliches Rotgelb ist, da der Grund von dem weißen Tageslicht und dem rotgelben Kerzenlichte beschienen ist.

Ferner erscheint weißes Licht grün, wenn gleichzeitig rot auffällt; es erscheint violett, wenn gleichzeitig gelb auffällt u. s. w.

Es scheint, daß die verschiedenen Qualitäten der Empfindung im Centrum aufeinander induzierend wirken, wenn zwei Qualitäten nebeneinander entstehen.

Eingehenderes Studium der „Farbenblindheit“ hat zur Kenntnis einer Reihe von Thatsachen geführt, welche der Young-Helmholtzschen Farbentheorie gewisse Schwierigkeiten bereiten. Um diese zu überwinden, hat E. Hering eine andere Theorie folgenden Inhalts aufgestellt. Nach diesem Autor giebt es sechs einfache oder Grundempfindungen, und zwar weiß und schwarz, rot und grün sowie gelb und blau, durch deren Mischung alle vorhandenen Empfindungen gewonnen werden können. Schwarz und Weiß in verschiedenen Verhältnissen gemischt geben alle Übergänge vom reinsten Weiß bis zum tiefsten Schwarz. Wenn die Grundfarben rot und grün oder blau und gelb paarweise gemischt werden, so enthält die Mischung keine der ursprünglichen Farben mehr, sondern diese beiden Paare von Farben heben sich auf, vernichten einander, und niemals sind beide Farben nebeneinander darin deutlich zu erkennen. Zwei solche Farben, die niemals beide zugleich in einer Gesichtsempfindung deutlich sind, nennt Hering Gegenfarben. Dazu kommt, daß jede farbige Gesichtsempfindung immer zugleich noch mehr oder weniger deutliches Weiß, Schwarz oder Grau enthält, so daß bei der Mischung von Gegenfarben nicht Empfindungslosigkeit, sondern eine weißliche Lichtempfindung entsteht.

Als Substrat dieser Empfindungen läßt Hering die „Sehsubstanz“ aus einem Gemisch chemisch verschiedener Substanz bestehen, welche als schwarz-weiße, rot-grüne und blau-gelbe Sehsubstanz bezeichnet werden und die in fortwährender Zerstörung („Dissimilierung“) und Regeneration („Assimilierung“) begriffen sind. Der Verbrauch der entsprechenden Sehsubstanz ruft die eine, die Regeneration die andere Farbenempfindung hervor; z. B. die Dissimilierung der schwarz-weißen Sehsubstanz ruft „weiß“, die Assimilierung ruft „schwarz“ hervor. Fehlen der Rotempfindung bedingt eo ipso auch den Ausfall von Grün (Rot-Grünblindheit); ebenso verhält es sich für Blau und Gelb (Gelb-Blaublindheit). Endlich muß ein total farbenblindes Auge alles in Grau sehen.

3. Die Gesichtswahrnehmungen.

Die Gesichtsempfindungen benutzen wir, um durch gewisse psychische Thätigkeit uns eine Vorstellung von der Existenz, Form und Lage äußerer Objekte zu machen. Eine solche Vorstellung nennen wir eine Gesichtswahrnehmung. Dieselbe setzt sich demnach aus drei Akten zusammen, welche an drei anatomisch gesonderten Stationen sich abspielen, nämlich der photochemischen Entstehung des Bildes in der Netzhaut, der durch die Erregung hervorgerufenen Gesichtsempfindung im Sehcentrum und der hinzutretenden psychischen Thätigkeit in der Großhirnrinde. Diese psychische Thätigkeit besteht in einem Schlusse, der ein unbewußter Schluß ist, weil er nicht ein Akt des bewußten Denkens, sondern der Erfahrung ist.

Folge dieser Erfahrung ist es, daß wir im Sinne des Gesetzes von der exzentrischen Empfindung die Wahrnehmungen nach außen verlegen, und zwar jedesmal in die Verlängerung der Richtungslinien des Netzhautbildes, so daß wir die Objekte aufrecht sehen, trotz der verkehrten Netzhautbilder, von denen wir ja keine Kenntnis haben.

Die Fläche, in die wir alle die durch die Erregung der Netzhaut hervorgerufenen Empfindungen hineinverlegen, projizieren, nennt man das „Gesichtsfeld", welches wir fortwährend sehen, solange von demselben Erregungen ausgehen, welches aber „schwarz" erscheint, wenn solche fehlen.

Auf diesem Erfahrungsgesetze, der Projektion der Empfindungen in das Gesichtsfeld, beruhen eine Reihe von optischen Täuschungen, wie das objektive Sehen der Nachbilder, die objektiven Lichterscheinungen auf irgend welche Reizung des N. opticus, sowie phantastische Gesichtserscheinungen, Hallucinationen u. s. w., die durch innere, auf die lichtempfindenden Elemente wirkende Ursachen, wie im Fieber u. s. w., hervorgerufen werden können; in allen diesen Fällen werden subjektive Empfindungen durch Projektion ins Gesichtsfeld objektiviert.

Die Augenbewegungen.

Da die Augenbewegungen für die Gesichtswahrnehmungen eine wesentliche Bedeutung besitzen, so müssen sie hier schon ihren Platz finden.

Die folgenden Bezeichnungen, denen wir uns weiterhin noch bedienen werden, sollen zunächst definiert werden: Wir betrachten das Auge als eine Kugel, welche den einen ihrer Pole, der im Scheitel der Cornea liegt, nach vorn kehrt, während der andere in entgegengesetzter Richtung nach hinten gelegen ist. Die beiden senkrecht zu einander durch die Pole in vertikaler und horizontaler Richtung gelegten größten Kreise heißen die vertikalen bezw. horizontalen Meridiane, welche das Auge, also auch die Retina in vier Quadraten trennen und deshalb auch vertikale und horizontale Trennungslinien genannt werden. Der senkrecht zu den Meridianen durch die Querachse des Auges gelegte größte Kreis heißt der Äquator. Die durch die bezeichneten größten Kreise gelegten Ebenen erhalten die entsprechenden Bezeichnungen. Der vertikale Durchmesser des Äquators heißt die Höhenachse, wie der horizontale Durchmesser die Querachse des Auges heißt.

Das Auge kann in der Augenhöhle, wie der Gelenkkopf eines Gelenkes in der Pfanne, nach sehr vielen Richtungen bewegt werden. Diese Bewegungen, bei welchen eine Seite des Augapfels in die Augenhöhle zurücktritt, während eine andere heraustritt, werden um den Drehpunkt des Auges ausgeführt, der, in der Augenachse gelegen, nach den Bestimmungen von Donders 10·957 mm vom Scheitel der Hornhaut entfernt ist. Man nennt Blicklinie die Verbindungslinie des Drehpunktes mit dem fixierten Punkte (Blickpunkt), und die „Primärstellung" der Blicklinie ist diejenige, bei welcher unter den verschiedenen Augenstellungen eine derartige ausfindig gemacht wird, daß, wenn von ihr aus der Blick gerade nach oben oder gerade nach unten, gerade nach rechts oder nach links gewendet wird, keine Raddrehung des Auges erfolgt. Blickebene heißt die durch die beiden Blicklinien gelegte Ebene und die Verbindungslinie der beiden Drehpunkte ihre Grundlinie. Die Medianebene des Kopfes schneidet die Blickebene in der Medianlinie der Blickebene.

Der Blickpunkt kann gehoben und gesenkt werden; das von ihm durchlaufene Feld, das Blickfeld, kann man sich als Teil einer Kugeloberfläche denken, deren Mittelpunkt im Drehpunkt liegt. Der Grad der Erhebung oder Senkung der Blickebene wird gemessen durch den Winkel, den sie jedesmal mit ihrer Primärstellung macht; derselbe wird positiv gerechnet, wenn die Blickebene nach oben, und negativ, wenn sie nach unten verschoben ist.

Die Blicklinien können in der Blickebene lateral- oder medianwärts abweichen; die Größe dieser Abweichung wird durch den Winkel gemessen, welchen die Blicklinie mit der Medianlinie der Blickebene bildet (Seitenwendungswinkel); der Wert desselben ist positiv, wenn die Abweichungen des hintern Teiles nach rechts, negativ, wenn sie nach links geschehen (man nennt die Erhebung oder Senkung und die seitliche Abweichung die „Sekundärstellung der Augen"). Durch diese beiden Winkel ist jedesmal wohl die Lage der Blicklinie, aber noch nicht die Stellung des Auges gegeben, indem der Augapfel noch beliebig viele Drehungen um die Blicklinie als Achse ausführen könnte, ohne daß diese ihre Lage verändert. Solche Drehungen werden Raddrehungen genannt, weil die Iris sich dabei wie ein Rad dreht. Dieselben werden durch den Raddrehungswinkel bestimmt, welcher durch den Netzhauthorizont in seiner jeweiligen Augenstellung gegen die Blickebene in ihrer Primärlage gegeben ist (der Netzhauthorizont ist eine Ebene, gelegt durch den Meridianschnitt des Auges, welcher letztere mit der Blickebene in ihrer Primärstellung zusammenfällt); der Wert des Raddrehungswinkels ist positiv, wenn die Raddrehung von vorn gesehen in der Richtung des Zeigers der Uhr geschieht, negativ bei umgekehrter Richtung. (Durch die Raddrehungen gelangen die Augen in die „Tertiärstellung".)

Diese drei Winkel bestimmen nun die jedesmalige Stellung des Auges vollständig, doch vereinfacht sich das Verhältnis noch dadurch, daß bei der von uns angegebenen Primärstellung nach Donders der Raddrehungswinkel eine Funktion der beiden anderen Winkel, also mit diesen auch schon selbst gegeben ist. Nach Helmholtz sind alle Augenstellungen aus folgenden Gesetzen abzuleiten: 1) „Reine Erhebung oder Senkung des Auges ohne Seitenabweichung oder reine Seitenabweichung ohne Erhebung und ohne Senkung bringt keine Raddrehung hervor"; 2) „wenn der Erhebungs- und Seitenwendungswinkel dasselbe Vorzeichen haben, ist die Drehung negativ, wenn jene ungleiches Vorzeichen haben, ist die Drehung positiv". Die beiden Sätze besagen also, daß bei bloßer Erhebung oder Senkung des Blickes sowie bei seitlicher Wendung des Blickes aus der Primärstellung der Netzhauthorizont in der Blickebene bleibt; dagegen neigt sich bei den Raddrehungen der Netzhauthorizont unter die Blickebene.

Die Größe der Raddrehung ist abhängig von der Summe der Hebung und Abweichung, durch deren Zunahme sie ebenfalls wächst.

Um sich von der Richtigkeit dieser Thatsachen zu überzeugen, bedient man sich nach Rüte am besten der Nachbilder. Man stelle sich einer Wand gegenüber, die mit einer Tapete überzogen ist, auf welcher sich horizontale und vertikale Linien unterscheiden lassen; die Farbe der Tapete sei etwa matt blaßgrau, damit man unschwer auf derselben Nachbilder erkennen kann. In der Höhe der Augen des Beobachters wird auf die Tapete ein farbiges Band, etwa grell rot, von 2 bis 3 Fuß Länge in horizontaler Richtung ausgespannt, dessen Mitte der Beobachter eine kurze Zeit fixiert, um dann, ohne den Kopf zu bewegen, die Augen nach einer andern Stelle der Wand zu wenden. Er sieht dort ein Nachbild des Bandes, das entweder horizontal oder gegen die Horizontale geneigt ist, wie sich durch Vergleichung mit den horizontalen Linien der Tapete bestimmen läßt. Das Nachbild ist horizontal, wenn der Beobachter gerade nach oben und unten oder nach rechts und links gesehen hat; es erscheint gegen die Horizontale geneigt, wenn die Augen Raddrehungen ausgeführt haben, und zwar, wenn er nach rechts und oben oder nach links und unten sieht, so ist das Nachbild nach unten gedreht, d. h. sein linkes Ende steht tiefer als das rechte verglichen mit den horizontalen Tapetenlinien; blickt er nach links oben oder nach rechts unten, so ist das Nachbild umgekehrt.

Die Erklärung ist folgende: das Nachbild entwickelt sich auf den Punkten der Netzhaut, die dem Netzhauthorizont angehören, und bezeichnet somit diejenigen Teile im Gesichtsfelde, auf denen bei Bewegungen des Auges sich der Netzhauthorizont projiziert. Dagegen geben die horizontalen Linien der Tapete, als Schnittlinien der Blickebene mit der Wand, die Projektion der Blickebene auf die Tapete, so daß die Lage des Nachbildes gegen diese Linien, auch die Stellung des Netzhauthorizontes gegen die Blickebene wiedergiebt.

Die Wirkung der Augenmuskeln.

Die Bewegungen des Auges werden durch sechs Muskeln ausgeführt, welche mit Ausnahme des untern schiefen Muskels um das Sehloch herum entspringen und zu dem Bulbus hinziehen, um sich an der Sclera zu inserieren. Die vier geraden gelangen in gerader Richtung dort hin und befestigen sich hier 2—3‴ vom Hornhautrande entfernt; von den beiden schiefen Muskeln läuft der obere über die Rolle und kommt schief

Fig. 25.

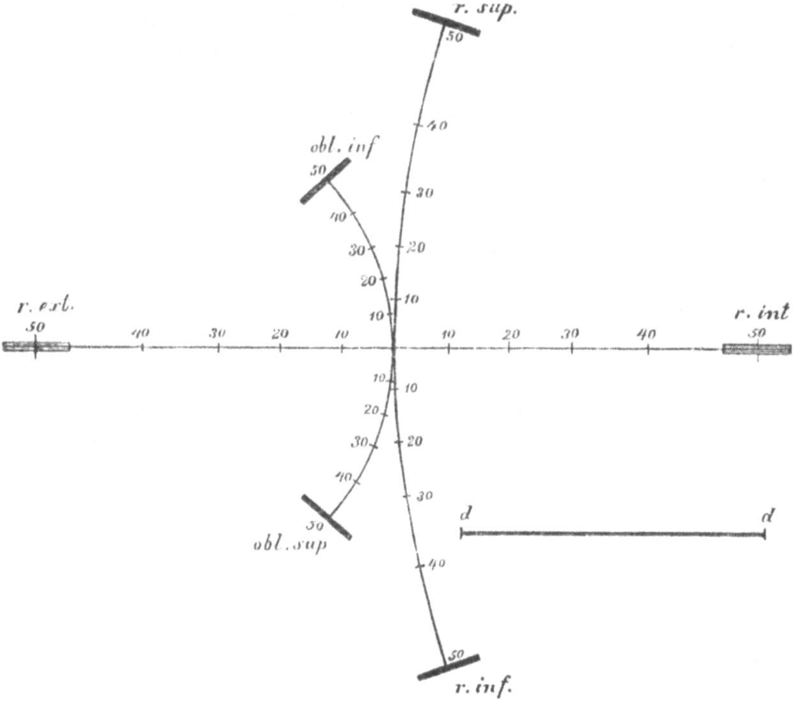

Wirkung der Augenmuskeln.

nach hinten und außen verlaufend zur Sclera, während der untere schiefe am innern Augenhöhlenrande entspringt und nach außen, oben und hinten verläuft, um sich gegenüber dem vorigen an der Sclera zu befestigen. Diese sechs Muskeln stellen drei Antagonistenpaare dar, welche von den Mm. rectus externus und internus, Mm. superior und inferior, Mm. obliquus superior und inferior gebildet werden. Den Weg, welchen ihre Insertionspunkte in einer zur Primärstellung senkrechten Ebene zurücklegen würden, wenn das Auge dem Zuge des einzelnen Muskels folgen würde, ist in Fig. 25 wiedergegeben. Der Drehpunkt des Auges befindet sich senkrecht über dem Mittelpunkt der Figur in der Entfernung der nebengezeichneten Linie *dd*. Die starken Striche am Ende des zurückgelegten Weges zeigen die Linie, deren Bild bei der betreffenden Lage des Auges auf den Netzhauthorizont fallen würde. Die Zahlen bedeuten die Winkelgrade, um welche das Auge bis zu dem betreffenden Punkte durch den entsprechenden Muskel gedreht worden ist.

Es folgt direkt aus der Figur, daß zu einer senkrechten Erhebung der Blickrichtung die beiden Muskeln, der M. rectus superior und der M. obliquus inferior, notwendig sind, ebenso wie zur senkrechten Senkung der M. rect. inf. und der M. obliq. superior eintreten müssen. Nur für die Bewegung nach außen oder innen genügt die Thätigkeit des M. rect. externus resp. internus. Ebenso ist deutlich, daß zur Diagonalstellung des Auges jedesmal drei Muskeln nötig sind, z. B. für die Erhebung nach außen und oben: die Mm. rect. externus, obliq. inferior, rect. superior, u. s. w.

Während jedes Auge allein eine sehr große Zahl von verschiedenen Stellungen einnehmen kann, ist dasselbe für gleichzeitige Bewegungen beider Augen nicht der Fall, sondern dieselben sind auf eine bestimmte Anzahl beschränkt. So sind ausgeschlossen: 1) gleichzeitige Erhebung des einen und Senkung des andern Auges, 2) gleichzeitige Divergenz beider Sehachsen, 3) gleichzeitige Raddrehung nach entgegengesetzten Seiten. Außerdem besteht eine enge Beziehung zwischen der Konvergenz der Sehachsen und dem Akkommodationsapparate, die sich darin ausspricht, daß mit der Zunahme der Konvergenz der ersteren die Thätigkeit des letzteren ebenfalls wächst. Demnach besteht eine bestimmte Kombination von Innervationsvorgängen nicht allein bei der Bewegung des einen, sondern vorzüglich bei der beider Augen, die aber nicht angeboren, sondern anerzogen ist, dadurch, daß wir gelernt haben, unseren Augen eine solche Stellung zu geben, daß sie gleichzeitig auf einen Punkt gerichtet sind.

Der Beweis für die letzte Behauptung liegt darin, daß man umgekehrt jene abnormen Augenstellungen durch Übung erlernen kann oder jederzeit dadurch hervorbringen kann, daß man zwei gleiche schwach brechende Glasprismen so vor beide Augen nimmt, daß die brechenden Winkel (die dünnsten Stellen der Prismen) nach unten sehen und durch sie entfernte Gegenstände betrachtet werden können.

Bei einzelnen Personen kommen solche abnorme Augenstellungen vor; man nennt diese Art des Sehens: Schielen, Strabismus.

Die Wahrnehmung der Tiefendimension.

Die Betrachtung mit einem Auge giebt uns immer nur flächenhafte Ansichten von den Objekten des Gesichtsfeldes, an denen man eine Ausdehnung in die Höhe und Breite unterscheidet, und deren Richtung durch die Visierlinie bestimmt ist. Sobald wir aber auch den Abstand jedes gesehenen Punktes im Gesichtsfelde bestimmen können, tritt zu der Erkenntnis der Flächendimension noch die Kenntnis der dritten, der Tiefendimension, also auch die des Raumes. Die Schätzung des Abstandes oder der Entfernung geschieht nun in folgender Weise: 1) Solange die gesehenen Gegenstände uns von anderwärts her bekannt sind, kann ihr Abstand aus der Größe des Netzhautbildes geschätzt werden, denn dasselbe ist um so größer, je näher der Gegenstand dem Auge liegt; bei uns unbekannten Gegenständen läßt uns dies Hilfsmittel im Stich. 2) Innerhalb mäßiger Entfernung, wo jede Verschiebung eines Objektes im Gesichtsfelde eine Akkommodationsthätigkeit verlangt, um das Objekt immer wieder deutlich sehen zu können (s. oben S. 329), kann man aus der Größe der Anstrengung, welche der Akkommodationsmuskel (Muskelgefühl) machen muß, erkennen, daß ein Punkt dem Auge näher liegt als ein anderer und dadurch erfahren, daß zwei oder mehrere Punkte in verschiedener Entfernung vom Auge liegen, worauf hin auf die Tiefendimension geschlossen werden kann. 3) Betrachtet man denselben Gegenstand mit einem Auge von zwei verschiedenen Standpunkten aus, so wird er jedesmal in einer andern Richtung erscheinen, und der Durchschnittspunkt der beiden Richtungslinien bestimmt dann seine Lage im Raume vollständig. Auf diese Weise läßt sich durch successive Betrachtung auch sein Abstand vom Auge erkennen. 4) Das Sehen mit beiden Augen, das im Prinzip gleichwertig ist mit der monokularen Betrachtung von verschiedenen Standpunkten aus, da jedes der beiden Augen thatsächlich von einem andern Orte aus denselben Gegenstand betrachtet. Doch übertrifft die Leistung beider Augen die des einen um vieles.

Sehen mit beiden Augen.

Beim Sehen mit beiden Augen verlegen wir den Ort des leuchtenden Punktes in den Durchschnittspunkt der beiden Gesichtslinien. Aus der Größe des Gesichtswinkels (des Winkels, den die beiden Gesichtslinien miteinander bilden) oder vielmehr aus der Größe der Anstrengung, welche die Augenmuskeln machen müssen, um die notwendige Konvergenz der Sehachsen (oder Gesichtslinien) zu erzeugen, machen wir einen unbewußten Schluß auf die absolute Entfernung des leuchtenden Punktes. Auf diese Weise gelangt man sehr sicher zur Wahrnehmung der Tiefendimension und damit auch zu der des Raumes.

Der Beweis für die Richtigkeit dieser Anschauung liegt darin, 1) daß leuchtende Objekte, welche in unendlicher Entfernung liegen, so daß die Sehachsen sich nicht schneiden können, sondern parallel verlaufen, wie z. B. die Sterne nicht räumlich oder körperlich, sondern flächenhaft erscheinen; 2) daß die Unterscheidung der Entfernung im allgemeinen umsoweniger genau ist, je entfernter die Gegenstände liegen und umgekehrt, weil die Konvergenz der Sehachsen, wenn sehr entfernte Objekte gemustert werden, nur sehr geringe Veränderungen erfährt, während bei der successiven Betrachtung naher Objekte die Konvergenz rasch wechselt.

Um nun die Gegenstände im Gesichtsfelde selbst räumlich oder körperlich zu sehen, wird das Objekt nach allen drei Dimensionen (Höhe, Breite und Tiefe) vermittelst der Gesichtslinien nach und nach abgetastet. Da man aber selbst bei der äußerst kurzen Beleuchtung eines Objektes durch den elektrischen Funken denselben räumlich aufzufassen vermag (Dove), obgleich dies Herumführen der Gesichtslinien an dem Objekte einige Zeit in Anspruch nimmt, so müssen wohl noch andere Hilfsmittel für die räumliche Auffassung vorhanden sein.

Dieses Hilfsmittel besteht darin, daß die beiden Augen bei dem verschiedenen Standpunkte, den sie im Kopfe einnehmen, verschiedene perspektivische Bilder desselben Objektes sehen, welche in gesetzmäßiger Weise gegeneinander verschoben erscheinen, und zwar wird im allge-

Fig. 26.

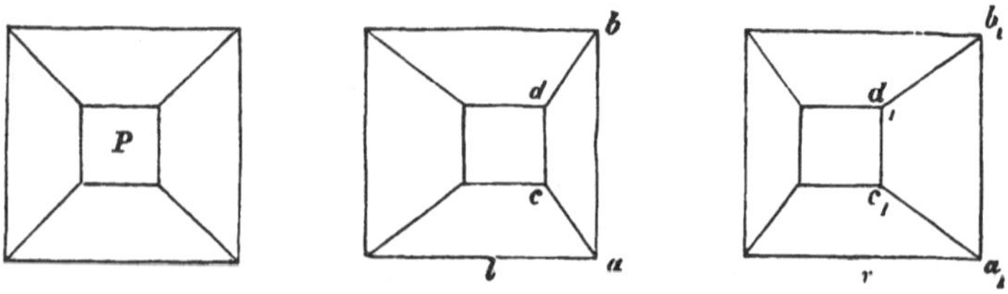

Perspektivische Betrachtung der Pyramide P.

meinen von zwei hintereinander befindlichen Objekten das nähere gegen das entferntere vom rechten Auge mehr nach links, vom linken mehr nach rechts verlegt. Betrachtet man z. B. von obenher die abgestumpfte vierseitige Pyramide *P* Fig. 26, so wird, wenn die Medianebene des Kopfes genau die Mitte der Pyramide schneidet und das linke Auge geschlossen ist, das obere Quadrat wie in *r* nach links verschoben sein; betrachten wir sie mit dem linken Auge, so erscheint es, wie in *l*, nach rechts verschoben.

Bei Betrachtung der Pyramide *P* mit beiden Augen sieht demnach das rechte Auge ein Bild der Pyramide wie in *r*, das linke wie in *l*; aus dieser scheinbaren Verschiebung des kleinen gegen das große Quadrat schließen wir, daß sie sich in einem gegenseitigen Abstand voneinander befinden, und kommen damit zu einer körperlichen Ansicht der Pyramide, indem gleichzeitig beide Bilder zu einem einzigen verschmelzen (über die Verschmelzung zweier Bilder s. unten: Einfachsehen).

Das Stereoskop.

Das Stereoskop zeigt nun in der That, daß zwei flächenhafte Bilder den Eindruck eines körperlichen Objektes hervorrufen, wenn sie stereoskopisch gezeichnet sind, d. h. Bilder, von denen je zwei zusammengehörige die beiden Ansichten darstellen, welche das rechte und linke Auge desselben Beobachters von einem Objekte haben.

Wheatstone, der Erfinder des Stereoskopes, konstruierte sein Spiegelstereoskop, indem er zwei Spiegel schräg unter rechtem Winkel gegeneinander aufstellte, in welchen die beiden Augen die zu beiden Seiten der Spiegel senkrecht in genügender Entfernung aufgestellten stereoskopischen Bilder betrachten und ein körperliches Objekt wahrnehmen. Das Wheatstonesche Stereoskop ist von dem Brewsterschen vollständig verdrängt, in welchem statt der beiden Spiegel zwei Glasprismen sich befinden, durch welche beide Augen die stereoskopischen Bilder betrachten, wie Figur 27 lehrt.

Fig. 27.

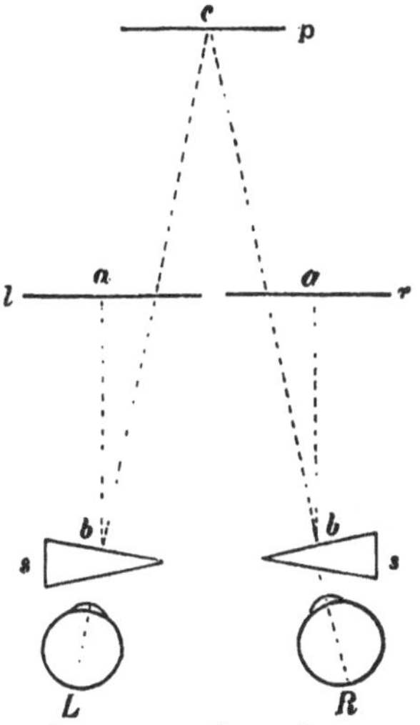

Brewsters Stereoskop.

In Fig. 27 werden die beiden Strahlen *ab*, die von den Objekten *l* und *r* kommen, durch die Prismen *s* und *s* gebrochen, daß sie den beiden Augen *L* und *R* von *c* her zu kommen scheinen. Beide Bilder werden daher in *p* vereinigt, wo jedes Auge das ihm entsprechende Bild zu erblicken glaubt, und so verschmelzen beide zu einem körperlichen Bilde.

Bei der Schätzung der Entfernung werden auch gewisse Erfahrungen über die Größe von Personen, Tieren u. s. w. benutzt; wir kennen ihre natürliche Größe und wissen, daß sie klein erscheinen, wenn sie sich in größerer Entfernung befinden. Wir schließen jetzt umgekehrt, daß wenn sie uns klein erscheinen, sie in großer Entfernung sich befinden müssen.

Schätzung der Größe. Die Größe eines gesehenen Gegenstandes hängt vornehmlich von der Größe des Netzhautbildes ab: es erscheinen daher verschieden große Objekte unter verschiedenem Gesichtswinkel. Da derselbe aber nicht allein von der Größe des Gegenstandes, sondern auch von seiner Entfernung abhängt, so verbinden wir mit jeder Messung der Entfernung auch die der Größe. Aus dem schon angegebenen Grunde werden die Größenmessungen für entfernte Objekte viel unsicherer ausfallen als für solche, die nahe liegen.

Optische Täuschungen. Die Schätzung von Lage, Größe und Entfernung eines Gegenstandes ist größtenteils eine erworbene Eigenschaft und kann deshalb durch Übung bedeutend erhöht werden, wie denn auch Jäger, Militärs u. s. w.

eine große Fertigkeit darin gewinnen. Andererseits unterliegen wir vielfachen Täuschungen. Eine sehr interessante optische Täuschung ist die, daß der Mond, wenn er tief am Horizont steht, um viel größer erscheint, als wenn er sich hoch am Himmel befindet. Dafür lassen sich zwei Ursachen anführen. Die eine ist die, daß uns der Himmel wie eine ellipsoide Glocke erscheint und wir deshalb den Stand des Mondes am Horizont für entfernter halten als seinen höchsten Stand im Zenith. Da nun trotz dieser größern Entfernung die scheinbare Größe des Mondes dieselbe bleibt, so schätzen wir ihn am Horizonte für größer als im Zenith. Die zweite Ursache liegt darin, daß wir ihn am Horizonte mit irdischen Gegen-

Fig. 28.

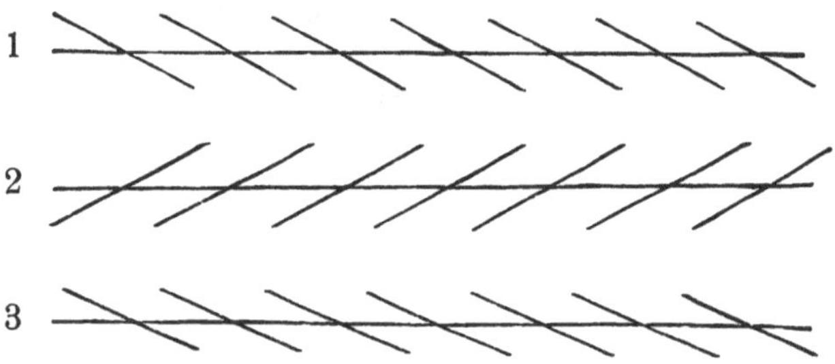

ZÖLLNERs Liniensystem (optische Täuschung).

ständen, denen er sehr nahe zu liegen scheint, vergleichen können. Infolgedessen bemessen wir ihn nach der Größe dieser Objekte, im Vergleich zu denen, da sie uns selbst sehr fern am Horizont stehen, er uns von bedeutender Größe zu sein scheint, während er im Zenith sich nur gegen die Himmelsfläche vergleichen läßt, der gegenüber er uns sehr klein vorkommen muß.

Über die Lage von Objekten täuschen wir uns oft in sehr merkwürdiger Weise. Während wir für gewöhnlich den Parallelismus zweier Linien ziemlich genau schätzen, unterliegen wir sofort einer Täuschung, wenn die parallelen Linien, wie ZÖLLNER aufmerksam macht, von kleineren, schrägen Linien durchkreuzt werden, die sich einander zuneigen, wie in Fig. 28. Trotzdem alle drei Linien vollkommen parallel sind, so scheinen die Linien 1 und 2 nach links, 2 und 3 nach rechts zu konvergieren.

Einfachsehen.

Obgleich, wie wir wissen, beim Sehen mit beiden Augen auf jeder Netzhaut ein Bild des gesehenen Objektes entworfen wird, sehen wir größtenteils doch nicht doppelt, sondern einfach. Die Ursache des Einfachsehens mit beiden Augen liegt darin, daß die auf bestimmten Netzhautpunkten entworfenen Bilder an denselben Ort des Gesichtsfeldes verlegt werden und wir gelernt haben, dieselben in unserem Bewußtsein zu einem Bilde zu verschmelzen. Solche Punkte der beiden Netzhäute, deren Bilder einfach gesehen werden, nennt man nach HELMHOLTZ „korrespondierende" oder „identische" Punkte, und der Inbegriff aller der Punkte im Raume, welche bei einer bestimmten Augenstellung einfach gesehen werden, heißt der „Horopter".

Der letztere läßt sich bei Kenntnis der Lage der korrespondierenden Netzhautpunkte durch Rechnung finden, da das zu einem Bildpunkt gehörige Objekt in der Richtungslinie liegt.

Lage der identischen Netzhautpunkte und der Horopter.

Identische Netzhautpunkte sind: 1) die beiden Netzhautgruben, die Punkte des direkten Sehens; 2) die entsprechenden Punkte der beiden Meridiane sind korrespondierend; 3) die entsprechenden Quadranten, in welche die Netzhäute durch die Trennungslinien (Meridiane) geteilt werden; 4) alle diejenigen Netzhautpunkte, welche sich decken,

Fig. 29.

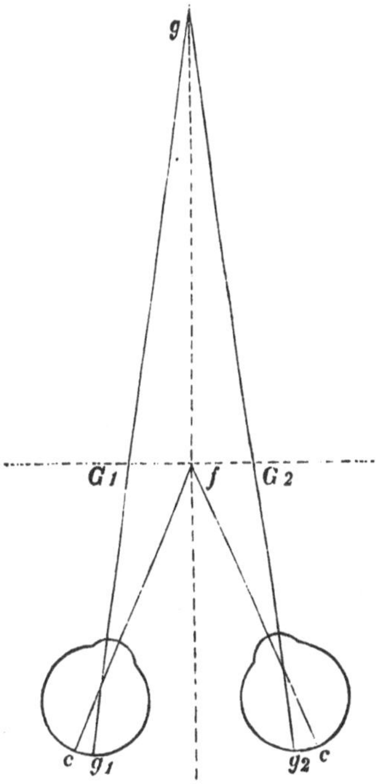

Fig. 30.

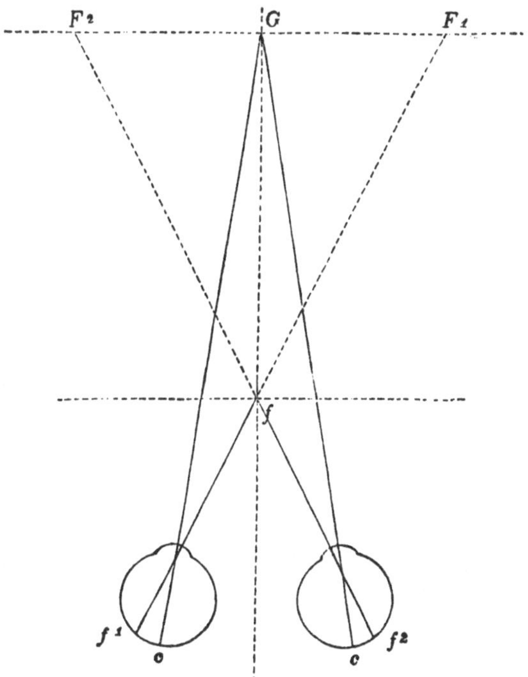

Entstehung von Doppelbildern.

wenn die beiden Netzhäute mit den korrespondierenden Trennungslinien aufeinander gelegt werden.

Sobald die beiden Bilder des Gegenstandes nicht auf identische Netzhautpunkte zu liegen kommen, werden sie doppelt gesehen, wie in Fig. 29, wo in G^1 und G^2 Doppelbilder des Gegenstandes g wahrgenommen werden, wenn ein davor gelegenes Objekt f fixiert wird, weil g^1 und g^2 nicht auf identische Netzhautpunkte fallen. Wird umgekehrt, wie in Figur 30, *G* fixiert, so erscheinen zwei Doppelbilder F^2 und F^1 vor einem davor gelegenen Objekte *f*, weil jetzt f^1 und f^2 nicht auf identische Netzhautpunkte fallen.

Wir werden demnach stets bei gleichzeitiger Betrachtung zweier Gegenstände den einen doppelt sehen. Eine scheinbare Ausnahme hiervon machen die Gegenstände, welche sich in unendlicher Entfernung von unserem Auge befinden, wie die Sterne, deren Licht in parallelen Strahlen in unser Auge fällt. Betrachten wir, wie in Fig. 31, den Stern 1, so erhalten wir Parallelstrahlen 1 *c*, die auf identische Netzhautpunkte fallen; von dem Nachbarstern 2 erhalten wir gleichzeitig die Parallelstrahlen 2 *a*, die von *c* nach derselben Richtung gleich weit entfernt liegen und auf identische Punkte *a a* fallen, so daß wir auch diesen einfach sehen.

Was die Lehre vom Horopter betrifft, so seien hier nur die beiden folgenden Fälle betrachtet: 1) Der Fixationspunkt liegt in endlicher

Fig. 31.

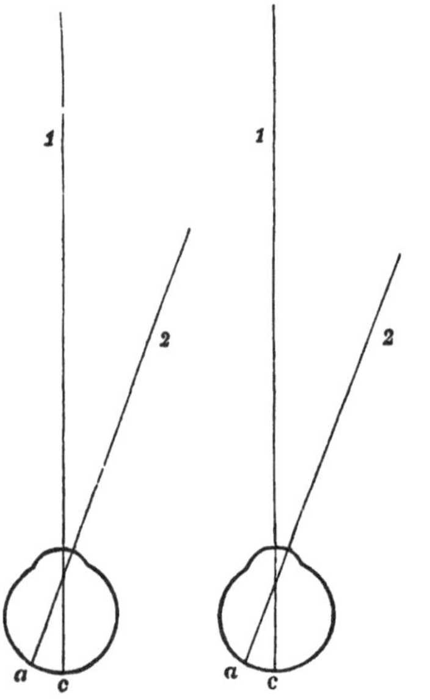

Betrachtung der Sternbilder.

Fig. 32.

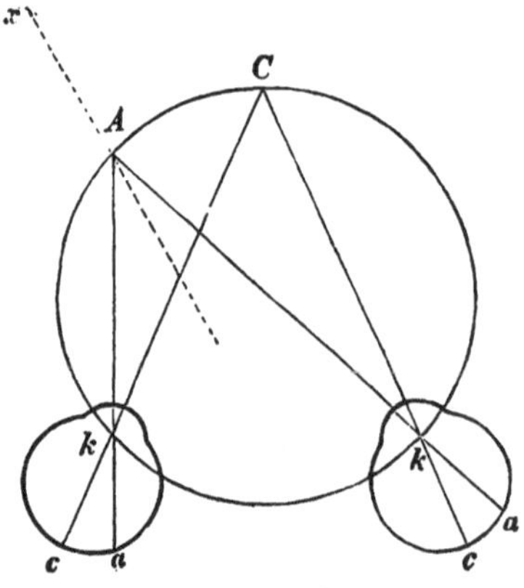

Joh. Müllerscher Horopterkreis.

Entfernung, so daß die Sehachsen konvergieren, und die Blickebene liegt horizontal: dann ist der Horopter ein Kreis (sog. Müllerscher Kreis nach Joh. Müller), dessen Peripherie durch den Fixationspunkt und die Knotenpunkte beider Augen läuft; alle in dieser Kreislinie liegenden Punkte fallen auf identische Netzhautstellen und werden einfach gesehen. Wird nämlich nach dem Punkte *C* (Fig. 32), dessen Richtungslinien durch die Augenachsen dargestellt werden, demnach auf identische Netzhautpunkte fallen, noch ein zweiter in der Kreislinie gelegener Punkt *A* fixiert, so läßt sich beweisen, daß auch dessen Richtungs-

linien *Aa* und *Aa* identische Netzhautpunkte treffen, denn die beiden Winkel *cka* und *cka* sind gleich als Scheitelwinkel der auf demselben Kreisbogen stehenden Peripheriewinkel *AkC* und *AkC*, also muß *a* von *c* und *a* von *c* in beiden Augen nach derselben Seite gleich weit entfernt sein. Dasselbe läßt sich von jedem andern Punkte der Kreislinie beweisen. Zu dieser Kreislinie kommt noch eine gerade Linie hinzu, welche in der Fig. 32 durch den fixierten Punkt *C* senkrecht durch die Kreisfläche zu ziehen ist. 2) Der Fixationspunkt liegt in unendlicher Entfernung, so daß die Sehachsen in Primär- und Sekundärstellung einander parallel und geradaus gerichtet sind; dann wird der Horopter durch die Fläche des Fußbodens dargestellt (Helmholtz).

Vernachlässigung der Doppelbilder.

Da der Horopter nur beschränkte Ausdehnung hat und gleichzeitig mehrere Objekte auf nicht identischen Netzhautpunkten abgebildet werden, so müssen wir neben den einfachen Bildern im Raume auch sehr viele Doppelbilder zu sehen bekommen. Wenn das thatsächlich nicht der Fall ist, so müssen Gründe vorhanden sein, die es bedingen, daß wir die Doppelbilder vernachlässigen. Diese Gründe liegen darin: daß 1) im Gesichtsfelde immer Objekte vorhanden sind, welche auf identische Netzhautpunkte fallen und deshalb einfach gesehen werden; daß 2) die Bilder dieser einfach gesehenen Objekte uns einen stärkern Eindruck hervorrufen als die anderen, so daß 3) unsere psychische Thätigkeit, die ja das Endglied für die Gesichtswahrnehmung bildet, sich besonders diesen Bildern zuwendet und ganz besonders auf diese ihre Aufmerksamkeit richtet, während die daneben liegenden, doppelt zu sehenden Bilder vernachlässigt werden. Diese durch Gewohnheit geübte Vernachlässigung der Doppelbilder bildet sich schließlich so weit aus, daß wenn später aus irgend welchen Gründen Doppelbilder gesehen werden sollen, wir erst gewisse Kunstgriffe dazu anwenden und dieses neuerdings einüben müssen.

Gegenseitige Unterstützung beider Augen.

Den Defekt im Gesichtsfelde, welcher durch den blinden Fleck in demselben vorhanden ist, haben wir beim monokularen Sehen mit Hilfe unserer Einbildungskraft zu ergänzen gelernt. Wenn mit beiden Augen gesehen wird, so werden die durch die blinden Flecke hervorgerufenen Lücken im Gesichtsfelde durch ihnen entsprechende empfindliche Netzhautteile im andern Auge ersetzt, weil die blinden Flecke nicht identische Netzhautpunkte sind.

Das gleiche kann bei pathologischen Fällen eintreten, wenn kleine Defekte in der Retina vorhanden sind, welche sich in beiden Netzhäuten nicht decken.

Der Wettstreit der Sehfelder.

Liegen im gemeinschaftlichen Gesichtsfelde beider Augen Gegenstände von ganz verschiedenartigen Formen, welche keine Kombination zu dem Bilde eines Körpers zulassen, so werden beide Bilder im Gesichtsfelde gleichzeitig gesehen, oder es herrscht bald das eine, bald das andere Bild vor, oder sie verdrängen sich nacheinander. Dieser Wechsel, in welchem die Bilder sich gegenseitig neben oder nacheinander verdrängen, nennt man den Wettstreit der Sehfelder.

Wir wollen davon nur zwei der einfachsten Fälle anführen: 1) Das eine Sehfeld ist in ganzer Ausdehnung gleichmäßig erleuchtet, wenn man z. B. ein Auge schließt und mit dem andern das bedruckte Blatt ansieht, so sieht man Buchstaben und Papier vollkommen deutlich mit gleicher Helligkeit wie vorher, ohne das Dunkel des andern Gesichtsfeldes zu empfinden. 2) Beide Augen sehen durch verschiedenfarbige Gläser von lebhaften Farben, so daß beiden Augen verschiedenfarbige Sehfelder dargeboten werden, z. B. ein rotes dem rechten und ein blaues dem linken Auge; man sieht die betrachteten Objekte bald fleckig rot und blau bei fortwährendem Wechsel der Farben, bis sich die Empfindlichkeit für die Farben abstumpft und das Aussehen unbestimmt grau wird.

Die Erscheinung des Wettstreites der Sehfelder ist von Bedeutung, weil sie lehrt, daß die beiden Gesichtsfelder unabhängig voneinander wahrgenommen werden können, und daß ihre Verschmelzung zu einem gemeinsamen Gesichtsfelde ein psychischer Akt ist.

Der stereoskopische Glanz. Wenn man von zwei stereoskopischen Bildern das eine schwarz, das andere weiß färbt, so erscheint uns das Objekt bei stereoskopischem Sehen, glänzend, weil keine Vereinigung der beiden Farben zu grau, sondern ein Wettstreit der Sehfelder eintritt, so daß stellenweise bald hell, bald dunkel hervortritt; diese abwechselnde Wahrnehmung von hell und dunkel in beiden Augen führt nun zur Empfindung des Glanzes. Derselbe entsteht im allgemeinen auf solchen Oberflächen, welche spiegeln, aber nicht ganz glatt und gleichartig sind. Sind die stereoskopischen Bilder z. B. rot und blau, so wird aus demselben Grunde das Bild glänzend erscheinen.

Die Schutzorgane des Auges.

Der Teil des Augapfels, welcher nicht durch die knöchernen Wände der Orbita geschützt ist, liegt frei zu Tage und kann durch den Schluß der Augenlider bedeckt und vor äußeren, schädlichen Einflüssen bewahrt werden. Der Schluß der Augenlider erfolgt auf Kontraktion des M. orbicularis oculi, der vom N. facialis innerviert wird; die Öffnung der Augenlider geschieht dadurch, daß das obere Augenlid durch den M. levator palpebrae superioris wie ein Vorhang in die Höhe gezogen wird, während das untere Augenlid durch seine eigene Schwere heruntersinkt. Die Innervation des M. levator geht vom obern Aste des N. oculomotorius aus.

Der Schluß der Augenlider erfolgt: 1) willkürlich, 2) unwillkürlich wie im Schlaf, 3) reflektorisch bei Berührung des Augapfels, der Wimperhaare oder bei Lichtreiz.

Die Thränenflüssigkeit erhält die freie Oberfläche des Auges feucht und rein; sie gelangt, wenn sie nicht zu reichlich wie beim Weinen ist, besonders durch den Lidschluß zum innern Augenwinkel, wo sie vom „Thränensee“ aufgenommen wird. Derselbe steht durch die beiden feinen Thränenkanälchen mit dem Thränensack in Verbindung, der sich beim Schluß der Augenlider erweitert, weil seine vordere Wand mit dem Lig. palpebrale internum, welches beim Lidschlusse angespannt wird, verwachsen ist. Auf die Erweiterung des Thränensackes erfolgt durch die Thränenröhrchen eine Ansaugung der Thränen aus dem Thränensee, welche weiter durch den Thränennasenkanal in die Nasenhöhle geschafft werden. Die Augenbrauen sollen das Auge vor dem von der Stirn herabfließenden Schweiße schützen.

§. 3. Der Gehörsinn.[1]

Der Nerv, welcher dem Gehörsinn dient, ist der N. acusticus, welcher einerseits im Gehirn in dem Gehörcentrum endet, andererseits an seinem peripheren Ende einen Endapparat, das Gehörorgan, besitzt, welches bestimmt ist, den adäquaten Reiz, den Schall, aufzunehmen und dem Gehörcentrum zu übermitteln, um dort die Gehörempfindung hervorzurufen. Das „innere Ohr", das in der Tiefe des Felsenbeines liegt, erhält seine Erregungen von außen durch das äußere und Mittelohr zugeleitet. Wir haben demnach hier ebenfalls zu behandeln:

1) die Leitung bis zu den im innern Ohre gelegenen Endausbreitungen des Gehörnerven;

2) die Gehörempfindungen, welche durch die Erregung des Gehörnerven erzeugt werden;

3) die Gehörwahrnehmungen.

1. Die Schallleitung.

Der Schall, welcher durch die Schwingungen elastischer Körper entsteht, wird zu dem Gehörgang hin durch die Luft fortgepflanzt, dadurch, daß diese selbst in Schwingungen versetzt wird, welche in abwechselnden Verdichtungen und Verdünnungen der Luft selbst bestehen. Befindet sich der schwingende Körper im luftleeren Raume, so werden von demselben niemals Schallwellen zu unserem Gehörorgane gelangen können.

Leitung durch das äußere Ohr.

Die durch die Luft fortgepflanzten Schallwellen gelangen an unser äußeres Ohr, das aus der Ohrmuschel und dem äußern Gehörgang besteht. Der Ohrmuschel mit ihrer Konkavität hat man nach Boerhave die Aufgabe zugeschrieben, wie der Eingang eines Trichters die auf sie gelangenden Schallwellen in den äußern Gehörgang zu reflektieren, gleichsam zu sammeln, womit eine Verstärkung des Schalles gegeben wäre. Diese Funktion kommt der Ohrmuschel sicher auch bei vielen Tieren, z. B.

[1] S. oben Helmholtz, Tonempfindungen u. s. w. V. Hensen, Akustik in Hermanns Handbuch der Physiologie. Bd. III. 1879.

den Pferden, zu, bei denen sie mit dem äußern Gehörgang zusammen gewissermaßen ein trichterförmiges Hörrohr bildet, das durch die ausgiebige Beweglichkeit seines Trichters nach den verschiedenen Seiten hin bewegt werden kann. Beim Menschen kann die Ohrmuschel diese Aufgabe nicht erfüllen, denn 1) ist ihre Beweglichkeit eine sehr geringe, 2) kann man die ganze Ohrmuschel, nachdem man ein kurzes Röhrchen in den äußern Gehörgang eingesenkt hat, mit einer teigigen Masse ausfüllen, 3) kann die Ohrmuschel ganz fehlen, ohne daß die Schärfe des Hörens merklich abnimmt.

Doch scheint die Ohrmuschel nicht ganz ohne Einfluß zu sein, denn wir können die Wirkung eines Schalles verstärken, wenn wir durch Anlegen der Hohlhand die Ohrmuschel vergrößern, in welcher Weise namentlich Schwerhörige ihrem Gehör nachzuhelfen versuchen.

Der Gehörgang, welcher aus dem knorpeligen und knöchernen Teile besteht, ist ein gewundener Kanal, dessen Dimensionen nicht überall gleich weit sind; am engsten ist er an seinem Eingang, um sich zum Trommelfell hin zu erweitern. In dem Gehörgang werden die Schallwellen nach mehrmaliger Reflexion an dessen Wänden nach innen fortgepflanzt, ohne daß seine Krümmungen die Zuleitung wesentlich beeinflussen.

Nach Helmholtz wird im äußern Gehörgang der Schall durch Resonanz verstärkt, indem die in demselben vorhandene Luftsäule, wie jeder eingeschlossene Luftraum, wenn er angeblasen wird, in Mitschwingungen gerät. Dieser Eigenton ist wegen der Kürze des Kanals (3 cm lang) sehr hoch, so daß Töne von derselben Höhe infolge starker Resonanz uns unangenehm vorkommen, wie z. B. die sehr hohen Violintöne. Der Eigenton des Gehörganges kann beliebig vertieft werden, wenn man kleine Röhrchen von Papier in den Gehörgang steckt.

Der äußere Gehörgang, dessen Epithel eine Fortsetzung der äußern Haut ist, besitzt reichlich entwickelte Talgdrüsen, die sog. Ohrenschmalzdrüsen, die das Ohrenschmalz absondern, welches die Wände und vielleicht auch das Trommelfell geschmeidig erhält und vor Trockenheit schützt.

Leitung durch das Trommelfell.

Der äußere Gehörgang ist nach innen durch das Trommelfell geschlossen, dessen Stellung nicht genau vertikal, sondern etwas schräg von außen und oben nach innen und unten ist, so daß die Trommelfelle der beiden Seiten in ihrer Verlängerung nach innen und unten konvergieren. Die Fläche des Trommelfelles ist nicht eben, sondern vom äußern Gehörgang aus gesehen konkav; die tiefste Stelle dieser Konkavität heißt der Nabel. Derselbe ist dadurch entstanden, daß an der innern Wand des Trommelfelles eines der drei Gehörknöchelchen, nämlich der Stiel des Hammers, in seiner ganzen Länge festgewachsen ist und mit seinem Ende das Trommelfell trichterförmig nach innen gezogen hat.

Die Schallwellen treffen am Ende des äußern Gehörganges auf das Trommelfell, das wie jede andere Membran beim Anschlagen oder wenn in der Nähe ihr Eigenton erklingt, im erstern Fall in Schwingungen, im letztern in Mitschwingungen gerät und einen Ton giebt, welcher der Umgebung, in diesem Falle der Kette der Gehörknöchelchen, mitgeteilt wird. Die Höhe dieses Tones ist aber für jede Membran ein ganz bestimmter, ihr Eigenton, der nur von der Stärke der Spannung abhängig ist; nimmt die Spannung der Membran zu, so gewinnt er an Höhe und umgekehrt. Demnach hätte auch das Trommelfell seinen Eigenton, der allein, welche Schwingungszahl auch immer die erregenden Schallwellen besäßen, stark gehört werden würde, während die übrigen Töne nur sehr schwach oder gar nicht wahrgenommen würden. Doch ist bekanntlich unser Ohr imstande, Töne von beliebiger Höhe innerhalb einer Schwingungszahl von 60—4000 in der Sekunde (s. unten) aufzufassen. Daher müssen Einrichtungen vorhanden sein, welche das Trommelfell befähigen, durch eine so große Skala von Tönen in Schwingungen versetzt zu werden, um sie weiter den Gehörknöchelchen mitzuteilen. Diese Einrichtungen sind: 1) die trichterförmige Gestalt des Trommelfelles und 2) die Belastung des Trommelfelles durch die Kette der Gehörknöchelchen. Eine solche trichterförmig gestaltete Membran hat nach Helmholtz an verschiedenen Punkten eine sehr verschiedene Spannung, die am größten in der Mitte ist und nach der Peripherie hin stetig abnimmt. Die Folge davon ist, daß dieselbe, da sie keine gleichmäßige Spannung hat, keinen gemeinsamen Eigenton besitzt, vielmehr fähig ist, Schwingungen von verschiedener Zahl fortzupflanzen. Die gleiche Fähigkeit besitzt nun das Trommelfell infolge seiner trichterförmigen Gestalt.

Die Belastung durch die Masse der Gehörknöchelchen hat zur Folge: a) dem Trommelfell wird jeder Rest von Eigenschwingung genommen, so daß es sich allen Schwingungen gleich gut akkommodiert, b) jede Nachschwingung des Trommelfelles wird aufgehoben, so daß die verschiedenen Schwingungen nicht aufeinander treffen und sich gegenseitig stören, vielmehr genau getrennt nacheinander folgen; die Gehörknöchelchen wirken also wie Dämpfer, die, wenn sie den schwingenden Körper treffen, dessen Schwingungen sofort unterbrechen. — Die trichterförmige Vertiefung des Trommelfelles hat noch die weitere Bedeutung, daß die Kraft der Schwingungen von allen Seiten sich im Nabel sammelt und dazu verwendet wird, die Gehörknöchelchen in Schwingungen zu versetzen. Dadurch aber nehmen die Schwingungen an

Höhe ab, was hier von Bedeutung ist, insofern als die Membran des ovalen Fensters, zu welcher sich die Schwingungen fortpflanzen, keine so großen Schwingungen, wie das zwanzig mal größere Trommelfell, machen kann.

Das Trommelfell kann durch einen Muskel, den M. tensor tympani, dessen Sehne sich am Stiele des Hammers nahe seinem Halse ansetzt, und dessen Zug senkrecht gegen das Trommelfell gerichtet ist, in verschiedene Spannung versetzt werden. Man hat früher geglaubt, daß dieser Muskel das Trommelfell in sehr verschiedene Spannungen versetzen könne, um es für alle Schwingungen zu akkommodieren; das erscheint aber unmöglich, weil der Muskel den raschen Veränderungen der Schwingungen gar nicht folgen kann. Dagegen ist es möglich, daß er beim aufmerksamen Hören auf einen lang dauernden Ton in Thätigkeit gerät und dann die Spannung vermehrt, um namentlich hohe Töne zu vermitteln. Auch als Dämpfer sollte der Muskel thätig sein; das mag der Fall sein, wenn das Trommelfell plötzlich in heftige Schwingungen versetzt wird, z. B. durch einen Kanonenschlag. Diese selbst vermag er, da er sich nicht schnell genug kontrahieren kann, freilich nicht zu dämpfen, aber umsomehr die nicht unbedeutenden Nachschwingungen des Trommelfelles.

Leitung durch die Paukenhöhle.

Die Leitung der Schallschwingungen durch die Paukenhöhle geschieht durch das System der Gehörknöchelchen, welche einerseits mit dem Trommelfell, andererseits mit der Membran des ovalen Fensters, der Membrana secundaria, in Verbindung stehen.

Die Gehörknöchelchen sind der Hammer, der Amboß und der Steigbügel. Der Hammer besitzt den Stiel, der mit dem Trommelfell verwachsen ist, den Kopf, der über den obern Rand des Trommelfells reicht und in die Paukenhöhle hineinragt; an demselben befindet sich eine Gelenkfläche *h* (Fig. 33) zur Verbindung mit dem Körper des Amboß. Außerdem besitzt der Hammer noch den langen und kurzen Fortsatz, welche zusammen mit dem Hammerhalse durch Bandmassen, das Achsenband, mit Knochenpunkten verbunden sind; das Achsenband geht von vorn nach hinten durch den Hals des Hammers und ist in Fig. 33 in *a* zu denken. Der Amboß hat die Gestalt eines zweiwurzeligen Backzahnes, dessen Kaufläche mit der Gelenkfläche des Hammerkopfes ein Gelenk, und zwar ein Sperrgelenk bildet, welches in seiner Wirkung mit Sperrzähnen verglichen werden kann (Helmholtz). Vom Körper des Amboßes gehen wurzelartig zwei Fortsätze ab, von denen der kürzere gegen die hintere Paukenhöhlenwand gerichtet ist, an die er durch Bänder befestigt erscheint; der längere ragt frei in das Innere der Paukenhöhle und endet mit einem kleinen Gelenk zur Verbindung mit dem Steigbügel. Der Steigbügel stößt mit seiner ovalen Fußplatte nach innen gegen das ovale Fenster.

Die Gehörknöchelchen, welche durch die Schwingungen des Trommelfelles in Bewegung versetzt werden, schwingen als ein leicht bewegliches Hebelwerk in folgender Weise: Alle Punkte des Hammers, welche sich unterhalb des Achsenbandes befinden, schwingen bei der Einwärtsbewegung des Trommelfelles nach innen, wie die Pfeile in Fig. 33

zeigen; währenddessen schwingt der Hammerkopf nach außen und zwingt dabei den Amboß durch seine Sperrzähne die Schwingungen mitzumachen, und zwar so, daß der Körper des Ambosses mit dem Hammerkopf nach hinten, der lange Fortsatz aber wie der Hammerstiel nach oben und innen gedreht wird. Dadurch wird auch die ovale Platte des Steigbügels in Bewegung versetzt, stößt gegen das ovale Fenster und überträgt die Schwingungen auf das Labyrinthwasser.

Fig. 33.

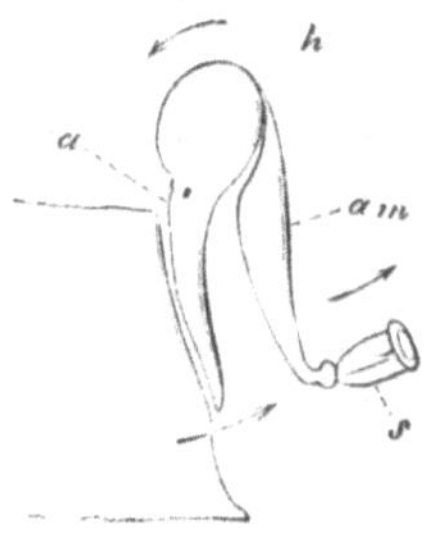

Beim Rückschwung geschehen alle Bewegungen in umgekehrter Richtung, nur ist zu bemerken, daß die Sperrzähne des Hammer-Amboßgelenkes nicht ineinander greifen. Dadurch wird verhütet, daß der Steigbügel aus dem ovalen Fenster springt, wenn ein hoher Luftdruck in der Paukenhöhle den Hammerstiel nach außen treibt und den Kopf nach innen bewegt.

Das System der Gehörknöchelchen macht also eine gemeinsame Bewegung um eine Achse, das Achsenband, und schwingt demnach wie ein zweiarmiger Hebel; den einen Arm bildet der Hammerstiel, den andern der Hammerkopf mit dem Amboß und dem Steigbügel.

Senkrecht gegen die Achse des Steigbügels greift an dessen Köpfchen ein Muskel, der M. stapedius, an, der die Schallschwingungen zu dämpfen vermag, indem ein senkrechter Zug gegen den Steigbügel die Exkursionen desselben verkleinert. Bei den Vögeln sind die Gehörknöchelchen durch einen festen Stab, die Columella, vertreten.

Leitung durch das Labyrinth.

Die Schallschwingungen werden dem Labyrinth durch die Bewegungen der Gehörknöchelchen zugeführt, indem die Steigbügelplatte ihre Bewegungen der Membran des ovalen Fensters mitteilt, welche Transversalschwingungen ausführt und dadurch das Labyrinthwasser, die Endolymphe, in Bewegung versetzt. Da die Endolymphe, wie jede Flüssigkeit, inkompressibel ist, so muß sie nach einer andern Seite hin ausweichen können, wie es in der That der Fall ist, indem die Membran des runden Fensters jedesmal, wenn der Steigbügel nach innen schwingt, nach außen (in die Paukenhöhle) sich vorwölbt, so daß das runde Fenster dem ovalen gegenüber sich wie eine Gegenöffnung verhält. Durch die Stöße des Steigbügels entstehen in der Endolymphe Wellen, welche die Endausbreitungen des Gehörnerven mechanisch erregen.

Um die Art dieser Erregung zu verstehen, müssen wir näher auf die Endigungen des Gehörnerven eingehen.

Das knöcherne Labyrinth, tief im Felsenbein gelegen, besteht aus der Schnecke, den drei halbzirkelförmigen Kanälen und dem zwischen ihnen liegenden Vorhof, in den man vom Mittelrohr aus durch das ovale und runde Fenster gelangt. Die Schnecke hat die Gestalt eines gewöhnlichen Schneckenhauses und besteht aus zwei und einer halben Windung, welche einen Hohlgang bildet. Dieser Kanal wird in seiner ganzen Länge durch eine Scheidewand, die Spiralwand, deren innerer Teil knöchern (Lamina spiralis ossea), deren äußerer Teil membranös ist (Lamina spiralis membranacea), in zwei Abteilungen geteilt; die obere heißt die Vorhofsstreppe (Scala vestibuli) und mündet direkt in den Vorhof, die untere heißt die Paukentreppe (Scala tympani) und führt zum runden Fenster, das nach der Paukenhöhle sieht.

Die drei halbzirkelförmigen Kanäle oder Bogengänge stehen so gegeneinander, daß ihre Ebenen rechte Winkel miteinander bilden. Man unterscheidet danach einen horizontalen und zwei vertikale Bogengänge, welche mit flaschenförmigen Erweiterungen, den Ampullen, entspringen.

Das ganze knöcherne Labyrinth ist mit einer Membran ausgekleidet, welche das häutige Labyrinth darstellt und im Vorhof zwei Säckchen bildet, den Sacculus hemisphaericus, der mit der Schnecke, und den Sacculus hemiellipticus, der mit den Bogengängen in Verbindung steht. Der Inhalt des häutigen Labyrinthes ist das Labyrinthwasser oder die Endolymphe.

In dem häutigen Labyrinth breitet sich nun der Gehörnerv in folgender Weise aus: er teilt sich in den N. vestibuli und den N. cochleae; der letztere gelangt in das runde Säckchen und die Ampullen der Bogengänge, niemals in die Bogengänge selbst. In den Vorhofssäckchen zeigt sich ein kleiner Vorsprung, die macula acustica, die mit Zellen besetzt ist, zu denen nach M. Schultze feinste Nervenendigungen treten. An der Nervenausbreitung sieht man einen weißen Fleck, der aus Plättchen besteht, die sechsseitig prismatische Kalkkrystalle darstellen. Wegen ihrer bedeutenden Größe werden dieselben bei den Fischen Gehörsteinchen oder Otolithen genannt. Es ist wahrscheinlich, daß die Otolithen, wenn sie in Bewegung geraten, die Zellen erschüttern und so die Nervenenden mechanisch reizen. In den Ampullen sind die Hervorragungen viel stärker zur Crista acustica entwickelt (Steifensand, M. Schultze), die ebenfalls Epithelzellen trägt, welche mit feinen Härchen besetzt sind, und in welchen feinste Nervenfasern enden. Diese Härchen werden wahrscheinlich durch die Wellen der Endolymphe in Schwingungen versetzt.

Am kompliziertesten ist die Nervenendigung in der Schnecke, als deren wesentlichsten Teil wir den Schneckenkanal, Canalis cochleae, zu betrachten haben, der auch, weil er zwischen die Vorhofs- und Paukentreppe eingeschaltet ist, die Scala media genannt wird. Dieselbe wird dadurch gebildet, daß die schon oben erwähnte Lamina spiralis membranacea aus zwei Blättern besteht, von denen das eine, nach seinem Entdecker die Reissnersche Membran genannt, gegen die horizontale Lamina ossea sich im Winkel erhebt und zur Außenwand der Schnecke zieht. Das andere Blatt, welches sich horizontal der Lamina ossea anschließt und ebenfalls die äußere Schneckenwand erreicht, heißt die Membrana basilaris und trägt das Cortische Organ, in welchem der Schneckennerv sich ausbreitet. Das Cortische Organ besteht aus den Cortischen Bögen und mehreren Zellenaggregaten. Jeder Cortische Bogen erscheint gestreckt S-förmig gekrümmt und besteht aus dem innern und äußern Pfeiler; der innere steigt unmittelbar am Anfange der Basilarmembran mit einem breitern Fuß in die Höhe, der äußere endet ebenfalls auf der Membran, die fein gestreift aus feinen Fasern zusammengesetzt zu sein scheint (Waldeyer). Oben sind die Pfeiler gelenkartig ineinander gefügt, und man sieht ein kurzes horizontales Stäbchen als Fortsetzung des innern Pfeilers den äußern überragen. Nach innen von dem innern Pfeiler schließt sich eine einfache Reihe von Haarzellen an, welche cylinderförmig und mit borstenähnlichen Haaren besetzt sind; noch weiter nach innen von diesen liegen abermals einige Reihen von cylindrischen Epithelzellen. Nach außen von dem äußern Pfeiler des Cortischen Bogens folgen die äußeren Haarzellen, die bei den meisten Säugetieren in drei Reihen angeordnet sind, nur der Mensch hat deren vier bis fünf Reihen (Cortische Zellen). Nach außen von diesen bis zur Wand der Schnecke hin liegen wieder Epithelzellen.

Fig. 34.

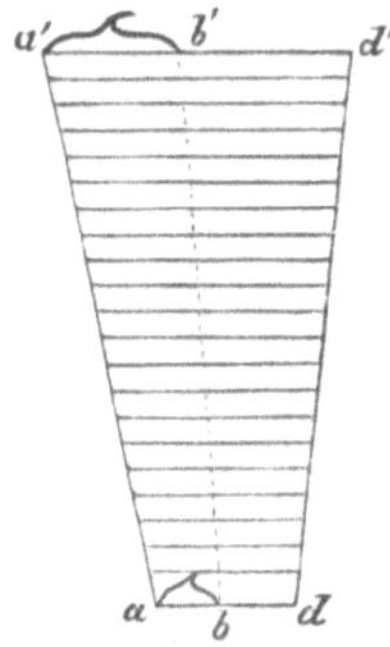

Größenzunahme der Cortischen Bögen und der Basalmembran.

Die Oberfläche des Cortischen Organes ist nach Kölliker von der Lamina reticularis bedeckt, die eine besondere Struktur besitzt. Dieselbe erscheint netzförmig und läßt eine regelmäßig angeordnete, dreifache Löcherreihe sowie regelmäßig gelagerte Zwischenglieder und schließlich quadratische Endstücke unterscheiden. Diese ganze Bildung scheint vorzüglich zum Rahmen und zu Stützen für die Haarzellen zu dienen, die zwischen Lamina reticularis und basilaris ausgespannt sind.

Von oben gesehen macht das Organ mit der Lamina reticularis den Eindruck einer sehr genau gearbeiteten Klaviatur, wie Fig. 36 *B* zeigt (s. folg. Seite).

Nach Kölliker enthält die Schnecke beim Menschen bis 3000 Cortische Bögen, deren Größe von der Basis der Schnecke bis zu ihrer Spitze wechselt, so zwar, daß sie, wie in Fig. 34, an der Basis höher und schmäler (s. in der Fig. *a b*), an der Spitze niedriger und breiter (in Fig. *a' b'*) erscheinen; Formen, welche allmählich ineinander übergehen. Auch die Ausdehnung der Basalmembran ändert sich gegen die Spitze hin; sie wird von unten nach oben allmählich breiter. Würde man sie auf eine gerade Ebene abrollen, so hätte sie die Gestalt der Fig. 34. Die Endigungen des Schneckennerven sind mit großer Wahrscheinlichkeit in den Haarzellen zu suchen, wenigstens konnte Hasse in der Schnecke der Vögel, in der nur Haarzellen, keine Cortischen Bögen vorhanden sind, den Übergang von marklosgewordenen Nervenfasern in die Haarzellen beobachten.

In Figur 35 ist das Cortische Organ abgebildet (Kölliker) in seiner Stellung auf der Basalmembran *o*; *a c d e f* bildet den Cortischen

Fig. 35.

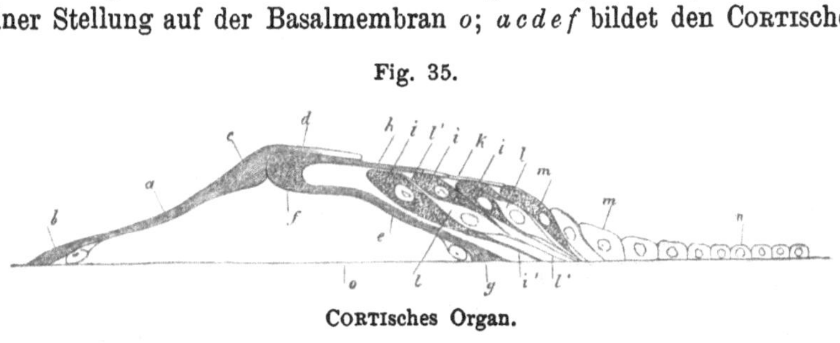

Cortisches Organ.

Bogen; die rechte Seite der Figur liegt nach außen, wo zwischen der Basalmembran und der Deckenmembran *h* die Zellen ausgespannt sind. In Figur 36 *A* ist ein einzelner Cortischer Bogen abgebildet mit dem

Außengliede *i* und dem Innengliede *e*; in Figur 36 *B* sieht man die Struktur der Deckenmembran und die Zusammensetzung der Basalmembran aus nebeneinander liegenden Saiten.

Der Gang der Wellen des Labyrinthwassers ist nun der, daß sie sich im Vorhof ausbreiten, in der Vorhofstreppe der Schnecke aufsteigen und hier die Cortischen Organe in Schwingungen versetzen. Diese

Fig. 36.

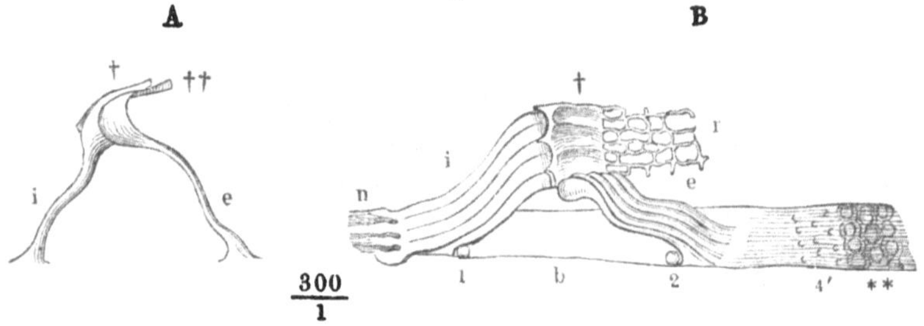

A. Einzelner Cortischer Bogen. B. Struktur der Decken-und Basalmembran.

Schwingung teilt sich durch die membranöse Scheidewand auch dem Wasser der Paukentreppe mit, welches nun gegen seinen Ausgang zum runden Fenster hin gedrängt wird (Helmholtz).

Die Erregungen, die den Acusticusenden mitgeteilt werden, pflanzen sich zum Gehörcentrum fort und rufen die Gehörempfindung hervor. Bevor wir auf diese eingehen, soll noch eine zweite Leitung zu den Acusticusenden, nämlich durch die Kopfknochen, und die Funktion der Eustachischen Trompete behandelt werden.

Leitung durch die Kopfknochen.

Wiewohl die Zuleitung der Schallwellen zu unserem Labyrinthe in der dargestellten Weise die gewöhnliche ist, so findet noch eine zweite Leitung zum Labyrinth statt, nämlich durch die Kopfknochen, die gegenüber jener Leitung freilich nur gering ist, von deren Anwesenheit man sich aber leicht überzeugen kann. Schlägt man nämlich eine Stimmgabel so schwach an, daß sie durch die Luft nicht hörbar ist, so kann man sie hörbar machen, wenn man sie auf den Kopf setzt, indem ihre Schwingungen durch die Kopfknochen an das Labyrinth übertragen werden.

Um dieselbe Erscheinung handelt es sich, wenn man eine Uhr so in die Mundhöhle steckt, daß sie deren Wände, namentlich die Zähne nicht berührt; man hört ihren Schlag dann entweder gar nicht oder nur sehr schwach. Er wird aber sofort laut vernehmbar, wenn die Uhr mit den Zähnen in Berührung kommt.

Die Leitung durch die Kopfknochen leistet den Ohrenärzten Dienste bei der Diagnose, um zu entscheiden, ob eine vorhandene Gehörsstörung durch Anomalien im Schallleitungsapparat oder im Labyrinth in den Acusticusenden bedingt ist;

im letzteren Falle hört der Patient die auf den Kopf gesetzte, in Schwingungen versetzte Stimmgabel oder den Schlag der mit den Zähnen festgehaltenen Uhr nicht mehr.

Funktion der Eustachischen Trompete.

Die Paukenhöhle ist kein vollkommen abgeschlossener Raum, sondern es führt ein Kanal in der Richtung nach innen, unten und vorn aus der Paukenhöhle nach dem Rachen, wo er sich frei öffnet und als Ohr- oder Eustachische Trompete einen Verkehr zwischen der Paukenhöhle und der Luft vermittelt. Für gewöhnlich liegen die Wände des Kanals so aneinander, daß die Ohrtrompete als geschlossen betrachtet werden kann, dagegen öffnet sie sich bei jeder Schlingbewegung, wie die folgenden Versuche von Valsalva lehren. Schließt man nämlich Nase und Mund nach einer kräftigen Exspiration und macht eine Schlingbewegung, so hört man im Ohr ein eigentümliches Knacken (positiver Valsalvascher Versuch), das dadurch hervorgerufen ist, daß Luft aus der Mundhöhle durch die geöffnete Trompete in die Paukenhöhle eingedrungen ist, ihren Druck erhöht und das Trommelfell nach außen gedrängt hat. Man kann die Luft in der Paukenhöhle auch verdünnen, wenn man nach einer Inspiration Nase und Mund zuhält und darauf eine Schlingbewegung macht; man hört ebenfalls ein Knacken, das dadurch entsteht, daß das Trommelfell nach innen gedrängt ist, weil Luft aus der Paukenhöhle nach der Mundhöhle angesaugt worden und dadurch der Luftdruck in der erstern unter den atmosphärischen gesunken ist (negativer Valsalvascher Versuch). Die Ohrtrompete hat offenbar die Funktion, den Luftaustausch zwischen der Paukenhöhle und der atmosphärischen Luft zu unterhalten, um den Druck in der Paukenhöhle gegen den atmosphärischen auszugleichen.

Daß die Ohrtrompete nicht fortwährend offen steht, hat wohl seinen Grund darin: daß 1) durch sie eine Schallleitung stattfinden könnte, so daß wir unsere eigene Sprache mit lästigem Dröhnen hören würden; daß 2) durch die Ein- und Ausatmung eine Bewegung der Paukenluft und eine Änderung der Trommelfellspannung eintreten könnte, welche den erwähnten Nachteil mit sich führte.

Die Ohrtrompete ist endlich auch der Weg, auf welchem die Absonderungen der Schleimhaut der Paukenhöhle fortgeschafft werden.

Ist die Trompete z. B. durch einen Katarrh, der sich vom Rachen in sie fortgepflanzt hat, geschlossen, so treten Gehörstörungen ein, die bedingt sind einmal durch die Folgen, welche die Abnahme des Luftdruckes in der Paukenhöhle, deren Blutgefäße die Luft nach und nach resorbieren, mit sich führt und andererseits durch die Anhäufung von Schleim. Durch Einführen von elastischen Kathedern wird die Trompete wieder wegsam.

2. Die Gehörsempfindungen.

Die Erregungen der Enden des Gehörnerven rufen, wenn sie zum Gehörcentrum fortgeleitet werden, die Gehörsempfindung hervor, die wir nach ihrer Quantität und Qualität unterscheiden können.

Die Quantität der Gehörsempfindung oder ihre Intensität beruht auf der Größe der Elongation (Oscillationsamplitude) der Schallwellen; nimmt dieselbe zu, so wächst auch die Intensität der Empfindung und umgekehrt, denn je größer die Luftschwingungen sind, um so stärker werden auch die den Nervenenden mitgeteilten Bewegungen sein müssen.

Qualitäten der Gehörsempfindung.

Die Qualitäten von Gehörsempfindungen, die unser Ohr auffaßt, sind (neben den einfachen Tönen) die Klänge und die Geräusche. Physikalisch unterscheiden sich die beiden Qualitäten dadurch, daß Klänge entstehen durch regelmäßige (sog. periodische) Schwingungen elastischer Körper, Geräusche durch unregelmäßige Schwingungen.

Man unterscheidet die Klänge:

1) nach ihrer Stärke,
2) nach ihrer Höhe,
3) nach ihrer Klangfarbe.

Über Intensität und Höhe des Klanges ist schon oben gesprochen worden. Die Klangfarbe bezeichnet diejenige Eigentümlichkeit, wodurch sich der Klang einer Violine von dem einer Flöte, kurz der Klang der verschiedenen Instrumente voneinander unterscheidet (siehe unten), wenn alle dieselbe Note in derselben Tonhöhe hervorbringen.

Wir haben nun zu untersuchen: 1) die namentlich in der Musik gebräuchlichen Töne und Klänge, 2) diejenige Anzahl derselben, welche unser Ohr auffassen kann, und 3) die Vorrichtungen, durch welche das Ohr zu dieser Auffassung befähigt ist oder die Theorie der Tonempfindungen.

Töne und Klänge, worüber oben S. 273 nachzusehen ist.

Zwei Töne, deren Schwingungszahl in dem einfachen Verhältnis von 1:2 zu einander steht, nennt man Oktaven, und zwar den Ton von der Schwingungszahl 2 die höhere Oktave zu der tiefern Oktave von der Schwingungszahl 1. Auch physiologisch sind diese Oktaven in gewisser Weise charakterisiert, nämlich dadurch, daß sie auf unser Ohr einen angenehmen und einander sehr ähnlichen Eindruck machen. Wir können die Länge der schwingenden Saite, welche die Töne giebt, auf $^1/_4$, $^1/_8$, $^1/_{16}$, $^1/_{32}$ u. s. w. verkürzen und erhalten immer wieder angenehme und ähnliche Töne. Alle diese Töne sind also um das Intervall (unter Intervall versteht man das Verhältnis der Schwingungszahlen zweier Töne zu einander) einer Oktave voneinander unterschieden, und ihre Schwingungszahlen verhalten sich zu einander, wie 1 : 2 : 4 : 8 : 16 : 32 u. s. w. In der Musik sind sieben Oktaven gebräuchlich, von denen die tiefste mit C_1 (Contraoktave), die nächsten mit C, c, c', c'', c''', c'''' bezeichnet werden.

Die Musik hat die Reihe der Töne innerhalb einer Oktave in sieben Intervalle eingeteilt und auf diese Weise die Tonleiter gebildet, in welcher der erste und letzte (8.) Ton durch die beiden Oktaven dargestellt werden. Die Bezeichnungen für die Töne sind: *C*, *D*, *E*, *F*, *G*, *A*, *H*, *C*. Das Intervall zwischen *E* und *F* sowie zwischen *H* und *C* ist im Verhältnis ungefähr halb so groß als das zwischen den übrigen Tönen. Die Intervalle zwischen den letzteren heißen deshalb ganze Töne, zwischen *EF* und *HC* halbe Töne.

Die Schwingungsverhältnisse der Tonleiter sind namentlich mit Hilfe der Sirene genau ermittelt; es verhalten sich nämlich die Schwingungszahlen von

$$C : D : E : \quad F : G : \quad A : H : C$$
$$\text{wie } 1 : {}^9/_8 : {}^5/_4 : \quad {}^4/_3 : {}^3/_2 : \quad {}^5/_3 : {}^{15}/_8 : 2$$
$$\text{oder wie } 8 : \quad 9 : 10 : 10^2/_3 : 12 : 13^1/_3 : \quad 15 : 16,$$

d. h. während der Ton *C* 8 Schwingungen macht, macht *D* 9 Schwingungen u. s. w. Man nennt das Intervall zwischen dem ersten und zweiten Tone eine Sekunde, zwischen dem ersten und dritten eine Terz u. s. f. bis zum achten eine Oktave. Während wir bisher nur die Verhältnisse der Schwingungszahlen der Töne zu einander angegeben haben, giebt die folgende von Helmholtz entworfene Tabelle die absoluten Schwingungszahlen aller Töne innerhalb der sieben gebräuchlichen Oktaven an, welche mit Hilfe der Sirene und des Savartschen Zahnrades bestimmt worden sind:

Noten	Contra Oktave C_I—H_I	Große Oktave *C*—*H*	Ungestrichene Oktave *c*—*h*	Eingestrichene Oktave *c'*—*h'*	Zweigestrichene Oktave *c''*—*h''*	Dreigestrichene Oktave *c'''*—*h'''*	Viergestrichene Oktave *c''''*—*h''''*
C	33	66	132	264	528	1056	2112
D	37·125	74·25	148·5	297	594	1188	2376
E	41·25	82·5	165	330	660	1320	2640
F	44	88	176	352	704	1408	2816
G	49·5	99	198	396	792	1584	3168
A	56	110	220	440	880	1760	3520
H	61·875	123·75	247·5	495	990	1980	3960

Alle die Gehörsempfindungen, welche durch die verschiedensten Instrumente hervorgebracht werden, sind Klänge; Töne erzeugen nur die Schwingungen des Pendels und der Stimmgabeln (Ohm). Die Klangfarbe, das Timbre, beruht auf der Zahl und Stärke der Obertöne, welche bei den verschiedenen Instrumenten den Grundton begleiten.

Wir wollen hier noch betrachten, wie man sich die Entstehung einer so komplizierten, periodischen Bewegung, durch welche der Klang erzeugt wird, vorzustellen hat. Wird eine Violinsaite durch den Bogen angestrichen, so kann dieselbe in ihrer ganzen Länge schwingen; gleichzeitig aber hat die Saite auch die Neigung, sich in zwei Hälften zu teilen, deren jede für sich schwingt. Es ist nun verständlich, daß, während die ganze Saite ihre Schwingung ausführt, zugleich auch jede Hälfte ihre Schwingungen machen kann, und so gesellt sich zu der Schwingung des Grundtones der Saiten ein zweiter, leiserer Ton, der erste Oberton, hinzu. Diese Schwingung kann sich noch weiter komplizieren, indem nämlich gleichzeitig die Saite auch noch in drei gleichen Teilen schwingt; in diesem Falle klingt dann noch der zweite Oberton mit u. s. f.

Das Ohr des Menschen besitzt die Fähigkeit, alle die Töne, welche durch 33—3960 Schwingungen hervorgerufen werden, aufzufassen. Doch ist das nicht die Grenze der Wahrnehmbarkeit, denn Savart will noch Töne wahrgenommen haben, die durch 7—8 Stöße erzeugt worden sind, indes meint Helmholtz, daß die von Savart gehörten Töne Obertöne des Grundtones von 7—8 Schwingungen gewesen seien. Jedenfalls beginnt nach Helmholtz der musikalische Charakter der Töne erst bei 28—30 Schwingungen in der Sekunde; die tieferen Töne erzeugen nur ein Schwirren und Dröhnen im Ohr.

Umgekehrt waren die höchsten Töne, die Savart wahrnehmen konnte, durch 24 000 Stöße in der Sekunde erzeugt, und Despretz hat durch kleine Stimmgabeln einen Ton von 38 016 Schwingungen erhalten. Indes verlieren die Töne, welche über die siebente Oktave hinausreichen, ihren angenehmen, musikalischen Charakter, erregen eine schmerzhafte Empfindung und sind ihrer Höhe nach nur sehr unsicher zu unterscheiden.

Im allgemeinen kann eine Tonempfindung niemals durch eine Schwingung erzeugt werden, zum wenigsten müssen deren zwei mit hinreichender Geschwindigkeit in periodischer Wiederkehr aufeinander folgen; denn hält man gegen ein schnell rotierendes Savartsches Zahnrad ein Kartenblatt, so hört man einen Ton, der immer tiefer und dumpfer wird, je mehr Zähne man aus dem Rade entfernt; bei zwei Zähnen ist ein Ton zwar vernehmbar, aber sehr dumpf; ist nur noch ein Zahn am Rade geblieben, so hört man keinen Ton mehr, sondern nur einen Stoß.

Die Geräusche entstehen durch unregelmäßige, nichtperiodische Schwingungen; man kann sie als reibende, knarrende, zischende Geräusche unterscheiden. Diese Charaktere hängen zum Teil von der Stärke und der Geschwindigkeit der Stöße ab, zum Teil auch davon, daß dem Geräusch wirkliche Töne von verschiedener Höhe beigemischt sind; in diesem Falle können wir die Geräusche auch nach ihrer Höhe unterscheiden. So sind z. B. Reibgeräusche mit tiefen, zischende Geräusche mit hohen Tönen verbunden.

Theorie der Tonempfindungen.

Die Perzeption einer so großen Anzahl von Tönen durch unser Ohr ist dadurch möglich, daß die radial gefaserte Basilarmembran des Cortischen Organes, die wir als aneinander gereihte Saiten von verschiedener Länge betrachtet haben, in ihren einzelnen Teilen in Mitschwingung versetzt werden kann durch die Töne, welche ihrem Eigentone entsprechen. Durch diese Schwingungen werden die auf der Basilarmembran liegenden Teile, namentlich die Härchenzellen ebenfalls in oscillierende Bewegungen und damit auch die in sie eintretenden Nerven in Erregung versetzt, so daß die Empfindung verschieden hoher Töne (in weiterer Entwicklung der Lehre von der spezifischen

Energie) als durch die Erregung verschiedener Fasern des Gehörnerven hervorgerufen zu betrachten ist. Der ganze akustische Apparat der Schnecke stellt sich demnach wie eine Klaviatur dar, welche durch die verschiedensten Töne, auf die sie abgestimmt ist, in Schwingungen versetzt wird (HELMHOLTZ).

Das Ohr besitzt aber noch die weitere Fähigkeit, bei gehöriger Aufmerksamkeit neben dem am stärksten erklingenden Grundton eines Klanges auch einen oder mehrere der schwächer klingenden Obertöne zu unterscheiden, also die Fähigkeit einen Klang zu analysieren (das Auge besitzt diese Fähigkeit für das Licht nicht, s. oben), und es analysiert also das Ohr gleichsam nach dem FOURIERschen Lehrsatz periodische Schwingungen von komplizierter Form in einfache Schwingungen. Diese Erscheinung läßt sich nach derselben oben gegebenen Theorie erklären. Ein Klang nämlich erregt die akustischen Apparate in der Schnecke in der Weise, daß durch die in demselben enthaltenen Töne alle Apparate in der Schnecke in Schwingungen versetzt werden, welche auf die entsprechenden Töne abgestimmt sind, mit dem Unterschiede aber, daß der Grundton die stärksten Schwingungen hervorruft, die Obertöne um so schwächer, je weiter sie sich in ihrer Schwingungszahl von der des Grundtones entfernen. Dadurch werden gleichzeitig eine Anzahl von Nervenfasern erregt, welche die Impulse zum Gehörcentrum leiten, wo die Klangempfindung hervorgerufen wird. Die Empfindung eines Klanges entsteht also dadurch, daß zu der Erregung bestimmter Nervenfasern des Schneckennerven, die durch den Grundton hervorgerufen wird, eine mehr oder weniger schwache Erregung bestimmter anderer Nervenfasern hinzutritt, deren Enden durch die Obertöne erregt werden.

Einen Beweis für diese Theorie hat HELMHOLTZ durch folgenden Versuch geliefert: er ließ eine Reihe von Stimmgabeln, welche die zu einem Grundton gehörigen Obertöne erzeugten, gleichzeitig ertönen; es entstand ein Klang, der einem bestimmten, komplizierten Wellensystem entsprach. Er ließ nun die Stimmgabeln nicht alle gleichzeitig ertönen, sondern es folgten die einzelnen in kurzen Intervallen aufeinander; es entstand jetzt offenbar ein Wellensystem von ganz anderer komplizierter Form, welches, wenn es als solches die Schneckenapparate in Schwingungen versetzen würde, einen ganz andern Klang erzeugen müßte. Das ist aber niemals der Fall, sondern es entsteht jedesmal derselbe Klang, woraus offenbar hervorgeht, daß das Ohr die Klänge analysiert, in seine Komponenten zerlegt.

Aus der geringern Breite der Basilarmembran an der Basis gegenüber der Breite an der Spitze folgert man, daß die Fasern der erstern durch die hohen, die der letztern durch die tiefen Töne angesprochen werden. Eine Folgerung, welche durch klinische und experimentelle Beobachtungen bestätigt wird (MOOS u. STEINBRÜGGE, B. BAGINSKY).

Früher hatte HELMHOLTZ die CORTIschen Bögen als diejenigen Apparate angesehen, welche durch die Wellen des Labyrinthwassers in Mitschwingungen versetzt würden, doch mußte diese Annahme aufgegeben werden angesichts der von Hasse entdeckten Thatsache, daß in der Schnecke der Vögel, die sicher musikalisches Gehör besitzen, die Cortischen Bögen vollständig fehlen. Die ganze Theorie ist wesentlich nur eine weitere Entwickelung der Lehre von der spezifischen Energie, welche, wie die Theorie der Farbenempfindung durch die Farbenblindheit, eine ähnliche Stütze dadurch erhält, daß Gehörsstörungen vorkommen, bei denen aus der Tonskala einige Töne nicht perzipiert werden können.

Die Empfindung von Geräuschen wird durch die Annahme verständlich, daß die unregelmäßigen Schwingungen auch sehr unregelmäßige Bewegungen der Basilarmembran hervorrufen, welche eine verworrene Empfindung, wie wir sie eben beim Geräusch haben, erzeugen.

Die Bogengänge. Zerstörung der Bogengänge verursachte bei Tauben Störungen des Gleichgewichtes (Flourens), weshalb man sie als Organe des Gleichgewichtes betrachten wollte. Indes kann man besonders bei Haifischen die Bogengänge nach Belieben so entfernen, daß Störungen fehlen oder noch vorhanden sind (Steiner), wodurch erwiesen ist, daß die Bogengänge nicht durchaus notwendig sind für die Erhaltung des Gleichgewichtes. Überdies läßt sich zeigen, daß in den Fällen von Gleichgewichtsstörungen jedesmal an dem centralen Ursprunge des N. acusticus gezerrt worden ist, wodurch sehr leicht Bewegungsstörungen hervorgerufen werden, welche nichts anderes sind als sog. „Zwangsbewegungen" (s. weiter unten), deren Form vollständig zusammenfällt mit den Gleichgewichtsstörungen nach Entfernung der Bogengänge. Es liegt endlich kein Grund vor anzunehmen, daß die übrigen Wirbeltiere sich anders verhalten als die Fische.

Harmonie der Klänge.

Wenn zwei Töne oder Klänge gleichzeitig erklingen, so rufen uns dieselben eine angenehme oder unangenehme Empfindung hervor. Die angenehmen Zusammenklänge bezeichnet man als Konsonanz und die unangenehmen als Dissonanz. Im allgemeinen sind diejenigen Töne konsonant, deren Schwingungen in einem einfachen Zahlenverhältnis zu einander stehen; so ist die Oktave *c* und *c'* (wie 1 : 2) die beste Konsonanz; ferner ist die Quinte *c* und *g* (wie 2 : 3) konsonant, ebenso die Terz *c* und *e* (wie 4 : 5); zwei näherliegende Töne wie *c* und *d* (8 : 9) sind dagegen dissonant. Helmholtz hat nun gezeigt, daß die Konsonanz auf kontinuierlicher, die Dissonanz auf diskontinuierlicher Tonempfindung beruhe. Der Sachverhalt ist folgender: Wenn zwei Töne, welche um ein oder ein halbes oder noch geringeres Intervall voneinander entfernt sind, gleichzeitig ertönen, so hört man einzelne Stöße, welche um so langsamer auftreten, je geringer das Intervall der beiden Töne ist. Man nennt diese Stöße Schwebungen. Diese Schwebungen sind nichts anderes als Interferenzen der Schallwellen, indem Wellenberge mit Wellenthälern zusammenfallen und ihre Bewegungen gegenseitig aufheben. So entstehen abwechselnde Verstärkungen und Schwächungen der Töne, welche eine diskontinuierliche Tonempfindung und damit eine Dissonanz geben. Die Dissonanz ist also Folge der Schwebungen, die um so langsamer eintreten werden, je näher die beiden Töne einander liegen, weil es um so länger dauert, bis der höhere Ton dem tiefern um einen ganzen Wellenberg vorangeschritten ist, und umgekehrt; bei einer gewissen, großen Differenz der Schwingungszahlen der beiden Töne entschwinden die Schwebungen dem Ohre vollständig.

Die Anzahl der Schwebungen, die zwischen Tönen von gleichem Intervall in der Sekunde entstehen, ist gleich der Differenz ihrer Schwingungszahlen. Die Dissonanz ist um so größer, je größer die Anzahl der Schwebungen ist und erreicht bei 33 Schwebungen ihr Maximum, wie z. B. h' bis c'' = 528—495 = 33 Schwebungen; in den tieferen Tönen z. B. H—C = 62—66 = 4 Schwebungen ist die Dissonanz viel geringer wie im allgemeinen in den tiefen Tonlagen, während sie in den mittleren am stärksten ist und in den hohen Tonlagen verschwindet.

Kombinationstöne. Klingen zwei Töne von verschiedener Höhe gleichzeitig kräftig und gleichmäßig anhaltend zusammen, so entstehen neue Töne, welche Kombinationstöne genannt werden. Dieselben zerfallen in zwei Klassen, von denen die ersten Differenztöne (auch Tartinische Töne) heißen und dadurch charakterisiert sind, daß ihre Schwingungszahl gleich ist der Differenz der Schwingungszahl der primären Töne. Die Summationstöne (Helmholtz), welche die zweite Klasse bilden, sind ihrer Schwingungszahl nach gleich der Summe der Schwingungszahlen der primären Töne. Die Entstehung dieser Töne ist von Helmholtz darauf zurückgeführt worden, daß die Schwingungen der tönenden Körper nicht mehr als unendlich klein betrachtet werden und nicht genaue Pendelschwingungen sind, umsoweniger, je größer ihre Amplitude ist. So geben stark anhaltende Klänge, wie die einer Orgel, starke Kombinationstöne.

Wie die Grundtöne, so können auch die Obertöne und endlich auch die Kombinationstöne Veranlassungen zu Schwebungen und damit zu Dissonanzen geben, doch sind die durch Kombinationstöne hervorgerufenen Schwebungen von geringerer Bedeutung als die der Obertöne.

Der Akkord. Klingen mehr als zwei Töne zusammen, so entsteht der Akkord. Derselbe ist konsonant, wenn jeder Ton desselben mit jedem andern konsonant ist, wenn also die Töne des Akkordes miteinander keine Schwebungen erzeugen. So ist der bekannte Dreiklang *CEG* ein konsonierender Akkord; die Musik kennt deren noch eine ganze Reihe.

Man unterscheidet in der Musik die Akkorde als Dur-Akkorde und als Moll-Akkorde. Der Dreiklang *CEG* bildet für die ersteren den Grundakkord, für die letzteren der Dreiklang *CEsG*. Beide Akkorde klingen für unser Ohr durchaus verschieden. Der Dur-Akkord hat etwas Bestimmtes, Klares und Abgeschlossenes, wodurch er das Gefühl der Befriedigung zu erwecken vermag, während der Moll-Akkord den Charakter des Unklaren und Verhüllten an sich trägt, so daß er sich zum Ausdruck von unbestimmten und trüben Stimmungen eignet. Akustisch unterscheiden sie sich nach Helmholtz dadurch, daß im Dur-Akkord die entstehenden Kombinationstöne konsonieren, dagegen im Moll-Akkord dissonieren.

3. Die Gehörswahrnehmungen.

Tritt zu einer Gehörsempfindung der psychische Akt, welcher zu einem unbewußten Schlusse führt, so entsteht in gleicher Weise eine Gehörswahrnehmung, wie wir es in ausgedehntem Maße bei den Gesichtswahrnehmungen gesehen haben. In derselben Weise werden die Tonempfindungen auf Grund der gemachten Erfahrung im Sinne des Gesetzes der exzentrischen Empfindung nach außen, bezw. an den Ort der Ursache der Empfindung verlegt.

Beurteilung der Richtung und Entfernung des Schalles.

Man pflegt die Richtung, aus der ein Schall kommt, im allgemeinen aus seiner Intensität zu erschließen, wobei die Ohrmuschel gewisse Dienste leistet. Bei gleicher Entfernung der Schallquelle nämlich wird die Intensität des Schalles für uns am größten sein, wenn das Ohr der Schallquelle gerade zugewendet wird, so daß die Ohrmuschel die günstigste Stellung einnimmt, um Schallwellen in den äußern Gehörgang zu reflektieren. Weniger günstig steht sie, wenn der Schall von vorn kommt und am ungünstigsten, wenn der Schall von hinten kommt. Auf diese Weise ist eine Orientierung über die Richtung des Schalles möglich, namentlich wenn durch Kopfbewegungen Vergleiche angestellt werden. Die folgenden Versuche von Ed. Weber unterstützen diese Ansicht: Achtet man auf einen von vorn kommenden Schall und setzt beide Hohlhände, nach hinten gerichtet, so vor das Ohr, daß sie künstliche Ohrmuscheln bilden, so scheint der Schall von rückwärts zu kommen. Ferner hat Weber beobachtet, daß wir die Richtung des Schalles sehr schlecht unterscheiden, wenn die Ohrmuschel platt an den Kopf angedrückt wird.

Nach der Intensität des Schalles pflegen wir auch die Entfernung der Schallquelle zu beurteilen in der Weise, daß wir die Quelle eines schwachen Schalles in große, die eines starken Schalles in geringe Entfernung verlegen. Doch sind wir, sowohl was die Richtung als die Entfernung der Schallquelle betrifft, noch weit größeren Täuschungen ausgesetzt, als es beim Gesicht der Fall ist.

Hören mit beiden Ohren.

Wir benutzen das Hören mit beiden Ohren zur Unterstützung unseres Orientierungsvermögens über Richtung und Entfernung der Schallquelle, indem wir durch die Bewegung des Kopfes bald das eine, bald das andere Ohr in die Stellung bringen, bei der wir den Schall am stärksten hören.

Obgleich wir einen Schall mit beiden Ohren nur einfach hören, so ist doch nicht zu entscheiden, ob, wie bei den beiden Netzhäuten, auch eine „Identität“ der beiden Hörnervenenden vorhanden ist. Gegen die Identität spricht folgender Versuch von Dove: Wenn man zwei gleich gestimmte Stimmgabeln vor den beiden Ohren ertönen läßt und die eine um ihre Achse so dreht, daß ihr Ton abwechselnd verschwindet und wieder erscheint, so scheinen beide Stimmgabeln abwechselnd zu tönen, und zwar hören wir die feststehende nur dann, wenn die andere nicht gehört wird. Es nimmt nämlich die Erregbarkeit des Ohres ab, auf der kontinuierlich gereizten Seite mehr als auf der andern, die intermittierend gereizt wird, und ein Ton wird bei gleich starker Erregung nur von dem höher erregbaren Ohre wahrgenommen. Gegen die Identität spricht ferner eine Beobachtung von Fessel und Fechner, nach welcher eine Anzahl Individuen schon normal, noch häufiger in krankhaften Zuständen (v. Wittich), denselben Ton auf der einen Seite höher als auf der andern empfinden.

§. 4. Der Geruchssinn.

Wenn die Enden des Riechnerven, des N. olfactorius in der Nase, durch gewisse Stoffe, die man Riechstoffe nennt, erregt werden, so entsteht eine Geruchsempfindung. Die Enden dieses Nerven breiten sich in der Schleimhaut des obern Abschnittes der Nasenhöhle, der Regio olfactoria aus, welche sich über den obern und zum Teil den mittlern Nasengang erstreckt. Dieselbe zeichnet sich deutlich durch ihre gelbe Farbe von der übrigen Schleimhaut der Nase aus und dadurch, daß sie nicht flimmert, sondern besondere Epithelzellenbildungen trägt, die zum Teil als Endorgane des Riechnerven zu betrachten sind. In der Schleimhaut der Regio olfactoria kennt man Cylinderzellen und Riechzellen (M. Schultze); die letzteren unterscheiden sich von den Cylinderzellen durch ihren schlankern Bau, besonders durch ein verschmälertes oberes Stück, und dadurch, daß sie mit den Fasern des N. olfactorius in direkter Verbindung stehen. An ihren freien Enden tragen die Riechzellen öfters haarförmige Gebilde.

Nach S. Exner sollen beide Zellenarten der Regio olfactoria nur in indirekter Verbindung mit dem Riechnerven stehen, indem sie beide in ein Maschenwerk übergehen, in das auch die Olfactoriusenden eintreten.

Die Riechstoffe, welche wahrscheinlich auf die Riechzellen wirken, können (entgegen der alten WEBERschen Lehre) nicht nur in gasförmigem, sondern auch in flüssigem Zustande zur Perzeption gelangen. Zur Untersuchung von Riechstoffen in flüssigem Zustande eignet sich als vollkommen indifferent eine Kochsalzlösung von 0·6 °/₀. Der Geruchssinn des Menschen ist von außerordentlicher Feinheit; es liegen die Grenzwerte folgendermaßen:

für	Kampher	bei	0·01	ccm auf 1 l 0·6 °/₀ NaCl
„	Nelkenöl	„	0·0001	„ „ „ „ „
„	Eau de Cologne	„	1·0	„ „ „ „ „

Man erhält auch eine Geruchsempfindung bei Schließung und Öffnung eines konstanten Stromes, dessen Kathode oder Anode sich in der Nase befinden, während die indifferente Elektrode auf der Glabella steht.

Der Geruchssinn ermüdet nach 2—3 Minuten und erholt sich nach einer Minute. Ist die Nase für einen Riechstoff ermüdet, so kann sie für einen andern noch riechtüchtig sein.

Um eine Geruchsempfindung zu erzeugen, können die Riechstoffe sowohl im Inspirationsstrome als auch im Exspirationsstrome enthalten sein. Sie kommen besser zur Empfindung, wenn sie über 37·5° C. temperiert sind, als wenn ihre Temperatur darunter bleibt (ED. ARONSOHN).

Die Geruchsqualitäten sind so verschieden und so zahlreich als die Riechstoffe selbst, und es giebt kaum zwei Riechstoffe, welche dieselbe Geruchsempfindung hervorrufen. Man kann nur im allgemeinen die Gerüche in Wohlgerüche, die uns angenehm sind, und in üble Gerüche, die uns unangenehm sind, unterscheiden, ohne daß sich indes sagen ließe, wodurch dieser Unterschied physiologisch begründet sei. Eine sehr große Zahl von anderen Gerüchen lassen sich in keine der beiden Arten einreihen.

Die Geruchsempfindungen sind häufig von Tastempfindungen begleitet, da in der Nasenschleimhaut auch noch zahlreiche Gefühlsnerven (N. trigeminus) enden, und zwar in den Fällen, wenn die Riechtoffe neben dem Riechnerven auch die Gefühlsnerven zu erregen imstande sind. Dies gilt namentlich von starken flüchtigen Säuren und Basen, wo man dann neben der Geruchsempfindung auch stechende (Ammoniak) und prickelnde Gefühlsempfindungen hat.

§. 5. Der Geschmackssinn.

Eine ganze Reihe von Substanzen erregt, wenn eine derselben auf die Zunge gebracht wird, eine Empfindung, welche man als Geschmacksempfindung bezeichnet. Im allgemeinen werden vier Geschmacksqualitäten unterschieden, nämlich süß, sauer, bitter und salzig. Diese Qualitäten entsprechen einigermaßen dem chemischen Charakter der Stoffe, durch welche sie verursacht werden. Sauer schmecken die

Säuren, süß die von der Chemie als mehratomige Alkohole bezeichneten Körper, z. B. Glycerin, Traubenzucker u. a.; salzig die leicht löslichen Neutrasalze der Alkalien und bitter die Alkaloide, doch kommen davon Ausnahmen vor, so z. B. schmeckt neutrales essigsaures Bleioxyd süß (Bleizucker).

Unter den einzelnen Teilen der Mundhöhlenschleimhaut liegt die ausgedehnteste Geschmacksempfindung in der Zunge, deren Spitze, Ränder, sowie deren hinterstes Drittel des Rückens zu schmecken vermögen. Ferner sollen Geschmacksempfindung besitzen die vorderen Gaumenbögen und ein schmaler Streif des weichen Gaumens dicht hinter dem harten Gaumen.

Die Geschmacksnerven sind vorzüglich der N. glossopharyngeus und der N. lingualis des Trigeminus; der letztere vermittelt wahrscheinlich die Empfindung von süß und sauer (das Nähere s. S. 305 u. 307).

Die peripherischen Endapparate des Geschmacksnerven sind die Schmeckbecher (SCHWALBE) oder Geschmacksknospen (LOVÉN), welche sich namentlich in den Papillae circumvallatae, aber auch in den Papillae fungiformes und filiformes in geringerer Anzahl finden, und zwar liegen sie vorwiegend in dem geschichteten Pflasterepithel der seitlichen Abhänge der Papillae circumvallatae. Die Schmeckbecher sind flaschenförmige Gebilde mit einem auf die Oberfläche führenden Ausführungsgange; ihr Inneres enthält Zellen, in denen die Fasern des N. glossopharyngeus enden, denn nach Durchschneidung dieses Nerven waren die Schmeckbecher auf der operierten Seite innerhalb fünf Monaten bei jungen Kaninchen vollständig verschwunden (v. VINTSCHGAU u. HÖNIGSCHMIED).

Die Art der Erregung dieser Endorgane ist wahrscheinlich eine chemische, denn die Substanzen, welche Geschmacksempfindungen erregen, müssen entweder schon gelöst oder auf der Zunge löslich sein.

Um die verschiedenen Geschmacksqualitäten zu erklären, muß man annehmen, daß es verschiedene Arten von Geschmacksfasern giebt, welche die Erregungen zum Centrum leiten, das jedesmal mit seiner entsprechenden Energie reagiert.

Der elektrische Geschmack. Leitet man einen konstanten Strom durch die Zunge, indem man den positiven Pol an die Zungenspitze und den negativen Pol an den Nacken setzt, so daß der Strom von der Zungenspitze zur Zungenwurzel fließt, so empfindet man an der Zungenspitze einen deutlich sauren Geschmack: wechselt man die Pole, so daß der negative Pol an der Zungenspitze liegt, so hat man einen alkalischen (laugenartigen) Geschmack. Die ganze Erscheinung nennt man den elektrischen Geschmack. Derselbe kann nicht davon herrühren, daß der konstante Strom die in der Mundhöhle befindlichen Salze in Säure und Alkali zerlegt, die sich am negativen bezw. positiven Pole abscheiden und ihrerseits auf die Geschmacksnerven wirken; denn bringt man die Pole nicht direkt an die Zungenspitze, sondern an einen indifferenten feuchten Leiter, den man mit der Zungenspitze in Verbindung setzt, so pflegt der elektrische Geschmack durchaus nicht zu fehlen (Rosenthal).

Anhang.

Das psychophysische Gesetz. Als Maß für die Größe der Empfindung, die durch einen sensiblen Eindruck erzeugt wird, dient der kleinste durch die Empfindung noch wahrnehmbare Erregungszuwachs (s. oben S. 317). Dieser letztere ist nun der Größe des schon vorhandenen Reizes proportional, so daß ein Reiz umsomehr verstärkt werden muß, um noch einen Empfindungszuwachs hervorzurufen, je größer die Empfindung selbst schon ist (E. H. Weber). Aus diesem Gesetz hat Fechner abgeleitet, daß die Empfindungen proportional dem Logarithmus der Reizgröße zunehmen: Fechners psychophysisches Gesetz. Diejenige Reizgröße, die eben eine Empfindung hervorzurufen vermag, heißt der „Schwellenwert" des Reizes.

Auf Grund der Annahme eines Leitungswiderstandes in den Ganglienzellen (s. unten) hat Bernstein mit Hilfe einiger Voraussetzungen das Fechnersche Gesetz dahin vereinfacht, daß die Stärke der Empfindung direkt proportional der Zahl der im Centrum erregten Elemente (Ganglienzellen) ist. Die Voraussetzungen sind: 1) Die Erregung erleidet bei ihrer Ausbreitung im Centrum einen Verlust ihrer Intensität, der immer einen gleichen Bruchteil ihrer eigenen Größe beträgt; 2) der schließlich unmerkliche Wert des Reizes ist gleich dem Schwellenwert der Erregung; 3) die Intensität der Empfindung ist proportional der Größe des Ausbreitungsbezirkes des irradiierenden Reizes.

Drittes Kapitel.

Die nervösen Centralorgane.[1]

Die nervösen Centralorgane, Gehirn, Nackenmark und Rückenmark, setzen sich aus nervösen und nicht nervösen Elementen zusammen. Die nervösen Elemente sind die Nerven- oder Ganglienzellen und die Nervenfasern. Auf einem Durchschnitt durch Gehirn oder Rückenmark unterscheidet man die graue und die weiße Substanz: die graue enthält die Nervenzellen und freie Achsencylinder, die weiße besteht aus markhaltigen Nervenfasern und verdankt ihre Farbe der starken Lichtreflexion durch das Nervenmark. Die Nervenzellen sind die eigentlich spezifischen Elemente der nervösen Centralorgane, deren besonderen Funktionen sie auch vorstehen, während die Nervenfasern (intercentrale Fasern) hier, wie an der Peripherie, nur der Leitung dienen. Die nicht nervösen Elemente bestehen aus einem eigenartigen Bindegewebe (Neuroglia), welches den nervösen Elementen zur Stütze dient. Den Balken der Grundsubstanz dieses Gewebes sitzen eigentümliche, mit spärlichem Protoplasma versehene Kerne auf, welche Gliazellen genannt werden. Die Neuroglia enthält Neurokeratin (s. S. 284).

Chemie der Centralorgane.

Die weiße Substanz des Gehirns und Rückenmarks reagiert während des Lebens und im Ruhezustand schwach alkalisch oder neutral: die graue Substanz zeigt stets eine saure Reaktion, deren Stärke nach dem Absterben zunimmt (Gscheidlen). Ihrer chemischen Zusammensetzung nach bestehen die Centralorgane aus Wasser, organischen und anorganischen Bestandteilen; die organischen sind: 1) Eiweißkörper, 2) Glutin, 3) Cerebrin, Nuclëin und Lecithin, 4) Fette

---

[1] Flourens, Recherches expérim. sur les propriétés et les fonctions du syst. nerv. 2. édit. Paris 1842; Longet, Anatomie und Physiologie des Nervensystems. 1849; M. Schiff u. Vulpian, S. oben S. 209; C. Eckhard, Artikel Physiologie des Rückenmarks und Gehirns, in Hermanns Handbuch der Physiologie. 1879.

und Cholestearin, 5) Inosit, 6) Hypoxanthin, Xanthin und Kreatin, 7) Milchsäure, 8) flüchtige Fettsäuren, 9) Harnsäure; die anorganischen sind: 1) freie Phosphorsäure, 2) phosphorsaure Alkalien, 3) Magnesium, Eisenoxyd, Kieselerde, 4) schwefelsaure Alkalien und Chlornatrium.

Die quantitativen Verhältnisse der Zusammensetzung giebt die folgende Tabelle. PETROWSKY fand in 1000 Teilen

	der grauen Substanz:	der weißen Substanz:
Wasser.	816·032	683·509,
feste Stoffe	183·958	316·492:

in 100 g des trockenen Rückstandes

	graue Substanz:	weiße Substanz:
Albumin und Glutin	55·3	24·7
Lecithin	17·2	8·9
Cholestearin und Fette . . .	18·6	51·9
Cerebrin	0·5	9·5
in Äther unlösliche Extraktst.	6·7	3·3
Salze	1·4	0·5

Die Ganglienzellen.

Die Ganglien- oder Nervenzellen bestehen aus dem Protoplasma, dem Kern und Kernkörperchen. Das Protoplasma, welches in der ganzen Dicke der Zelle feinkörnig und fibrillär erscheint, sendet Fortsätze aus, nach denen die Ganglienzellen als unipolare, bipolare und multipolare benannt werden. Unter diesen Fortsätzen tritt einer besonders hervor, der unverästelt ist und sich mit Mark umgiebt, der Achsencylinderfortsatz; im Gegensatz zu diesem sind die anderen Fortsätze vielfach verästelt, von zarter Beschaffenheit, marklos und erscheinen als direkte Fortsetzungen des Protoplasma der Zelle, die Protoplasmafortsätze (DEITERS).

Der bisherigen Lehre von der Beschaffenheit der Ganglienzellen droht in neuester Zeit ein vollkommener Umsturz. Auf Grund eingehender Untersuchungen lehrt C. GOLGI (1886), daß die Protoplasmafortsätze stets blind endigen und niemals anastomosieren. Die Ganglienzelle hat nur einen Fortsatz, das ist der Achsencylinderfortsatz, der immer verzweigt ist. Es giebt demnach nur unipolare Ganglienzellen.

Die Ganglienzellen besitzen Eigenschaften, die von denen der Nervenfasern durchaus verschieden und ihnen eigentümlich sind. Diese sind:

1) Der Reflex. Der Reflex besteht darin, daß ein auf centripetaler Leitungsbahn zur Ganglienzelle gelangter Reiz („centripetale Erregung") in derselben auf eine centrifugale Bahn („centrifugale Erregung") übertragen wird, um an der Peripherie eine Thätigkeitsäußerung (z. B. Muskelbewegung, Drüsensekretion) hervorzurufen (Reflexbewegung etc.).

2) Die Automatie. In den Ganglienzellen entstehen scheinbar selbständige Erregungen, d. h. ohne nachweisbare Ursache, die eben-

falls von Kraftäußerungen an der Peripherie gefolgt sind (z. B. die Atembewegungen unter dem Einflusse des Atemcentrums). Die Automatie unterscheidet man als kontinuierliche (Tonus) oder rhythmische, je nachdem die periphere Kraftäußerung kontinuierlich oder rhythmisch auftritt.

3) Die Seelenthätigkeit. Man begreift darunter das Denken, Wollen, Empfinden und das Gedächtnis. Die Entwicklung dieser Thätigkeit kann durch eine äußere, periphere Erregung veranlaßt oder selbständig entstanden sein, ebenso wie eine sichtbare Kraftäußerung folgen oder fehlen kann.

Diese Funktionen, welche den Ganglienzellen zukommen, sind aber nicht allen Nervenzellen in der Weise eigen, daß eine jede bald zu der einen, bald zu der andern befähigt sein könnte, vielmehr dient jede einzelne Nervenzelle einer besondern Funktion, kann also nur Reflexe, Automatie u. s. w. erregen.

Die Ganglienzellen liegen in den nervösen Centralorganen niemals einzeln, sondern in Gruppen nebeneinander und beherrschen in der Regel eine Vielheit von organischen Kräften, deren Zusammenwirken eine bestimmte, komplizierte Funktion bezweckt; ein solcher Ganglienzellenhaufe wird ein „Centrum" genannt (wie z. B. das Atmungscentrum, welches die Gruppe der Atemmuskeln für die regelmäßigen Atembewegungen gemeinsam innerviert).

Entsprechend ihrer Zusammensetzung aus Centren und Leitungsbahnen sind die nervösen Centralorgane zu untersuchen: 1) als Centralapparate, 2) als Leitungsapparate.

I. Das Rückenmark.

1. Das Rückenmark als Centralorgan.

Reflexe. Wenn man den sensiblen Nerven eines geköpften Frosches reizt, so treten unwillkürliche Muskelbewegungen auf, die Reflexbewegungen genannt werden. Dieselben können entweder die verschiedensten Muskeln des Rumpfes und der Extremitäten sowohl auf der gereizten (einseitiger Reflex), wie gleichzeitig die der andern Seite (doppelseitiger Reflex) betreffen, oder bestimmte Muskelgruppen und durch ihre Zweckmäßigkeit den Anschein bewußter Thätigkeitsäußerungen erregen. Man nennt die ersteren ungeordnete, die letzteren geordnete Reflexbewegungen.

Die geordneten Reflexbewegungen erhält man am geköpften Frosche am leichtesten bei mäßiger, kurzdauernder Reizung der Haut oder eines sensiblen Nervenstammes: dieselben bestehen in der Regel in zweckmäßigen Bewegungen. Wenn man die untere Extremität reizt, so erfolgen Beugebewegungen des einen oder beider Beine, oder

der Frosch macht, wenn man seine Haut mit einer Pincette kneift, Abwehrbewegungen und versucht das quälende Instrument fortzustoßen.

Die ungeordneten Reflexbewegungen treten als Reflexzuckungen oder Reflexkrämpfe auf und erscheinen als klonische und tonische Kontraktionen von ganzen Muskelgruppen oder selbst sämtlicher Körpermuskeln. Dieselben treten auf: a) bei starker, sensibler Reizung, b) bei Vergiftung mit Strychnin, c) in gewissen pathologischen Fällen (Epilepsie, Hydrophobie, Wurmkrämpfe bei Kindern). Die Ausbreitung der Reflexbewegungen auf die verschiedenen Muskeln ist von der Größe des Reizes und der Erregbarkeit des Rückenmarkes abhängig (bei gleicher Erregbarkeit der Muskeln); sie geschieht nach PFLÜGER in folgender, stets gesetzmäßiger Weise: 1) Wenn der Reiz eine nur einseitige Reflexbewegung auslöst, wie es bei schwächeren Reizen stets der Fall ist, so geschieht die Bewegung auf der Seite der Reizung. 2) Erstreckt sich die Bewegung auch auf die andere Seite, wie nach stärkeren Reizen, so treten dort nur dieselben Muskeln in Thätigkeit, die auf der gereizten Seite schon thätig sind (eine Ausnahme hiervon bilden die „gekreuzten Reflexe“, z. B. die Bewegung des diagonalen Hinterbeines auf Reizung eines Vorderbeines; man findet diese Reflexe bei Tritonen, Eidechsen, Schildkröten u. a., dagegen nicht bei Frosch und Kaninchen. Dies hängt, wie es scheint, mit der trabförmigen Lokomotion jener Tiere zusammen — LUCHSINGER). 3) Sind die Bewegungen auf beiden Seiten verschieden stark, so finden die stärkeren Bewegungen auf der gereizten Seite statt. 4) Wird irgend ein Punkt der Haut gereizt, so treten zunächst solche Muskeln in Aktion, deren Ursprung sich in gleicher Höhe mit dem gereizten, sensiblen Nerven befindet; breitet sich die Erregung auf weitere Bahnen aus, so sind es zunächst diejenigen Nerven, welche näher dem verlängerten Marke entspringen, niemals zuerst die ferneren.

Ganz schwache Reize, die einzeln unwirksam sind, können bei häufiger Aufeinanderfolge Reflexe auslösen; es findet also im Rückenmark eine „Summation“ aufeinander folgender sensibler Eindrücke statt, und zwar reichen schon drei Reize in der Sekunde aus, um diese Summation zu erzeugen und zu einer kontinuierlichen Wirkung zu verschmelzen. Das Maximum der Wirkung erzielt man bei 16 Reizen in der Sekunde, darüber hinaus findet eine Steigerung der Wirkung nicht mehr statt (ROSENTHAL).

Die Abhängigkeit der Reflexbewegungen vom Rückenmark hat zuerst der Engländer ROBERT WHYTT dargethan, indem er zeigte, daß sie nach der Zerstörung desselben ausbleiben. Später (1800) gab PROCHASKA die Wege an, auf welchen die Reflexe geleitet werden. LEGALLOIS zeigte weiter, daß zur Entstehung eines Reflexes nicht das ganze Rückenmark nötig sei, sondern schon ein Teil ausreiche. Erst seit dem Jahre 1830, wo JOH. MÜLLER und MARSHALL HALL von neuem das Studium der Reflexe belebten, ist die Kenntnis derselben namentlich durch LONGET und BROWN-SÉQUARD gefördert worden.

Die Reflexbewegungen können durch gewisse Einflüsse gehemmt oder in ihrer Thätigkeit erhöht werden. Sie werden gehemmt: 1) Vom Gehirn aus; durch den Willen können Reflexe unterdrückt werden. So z. B. treten die oben beschriebenen Reflexbewegungen am nicht enthaupteten Frosche nur sehr unsicher auf. Andererseits ist es eine bekannte Erfahrung, daß während des Schlafes, wo der Wille ausgeschlossen ist, Reflexe sehr prompt eintreten. 2) Durch Hemmungsvorrichtungen, welche in den hinter dem Großhirn liegenden Hirnabteilungen vorhanden sein sollen (SETSCHENOW). 3) Durch gleichzeitige Reizung von zwei sensiblen Nerven wird die Reflexbewegung gehemmt, wenn die Reflexe antagonistische Bewegungen erzeugen (SCHLÖSSER). (Auf demselben Prinzip beruht wahrscheinlich die willkürliche Hemmung von Reflexen, wie des Niesens, des Lachens u. a., durch Erzeugung antagonistischer Stellungen oder Bewegungen.) 4) Während der Apnoë (s. S. 95) ist das Zustandekommen der Reflexe erschwert. 5) Einige Gifte, wie Morphium, Chloroform, Digitalin und Chloralhydrat, setzen die Reflexerregbarkeit herab (Die Reflexerregbarkeit wird durch die Zeitdauer bestimmt, welche zwischen der Reizung und der darauf folgenden Bewegung verfließt. Als Reiz dient in der Regel verdünnte Schwefelsäure, zur Zeitbestimmung benutzt man das Metronom [TÜRCK]).

Erhöht wird die Reflexerregbarkeit durch das Strychnin in dem Maße, daß schon die leiseste Berührung der Haut, selbst schon ein Aufklopfen auf die Unterlage, auf welcher das vergiftete Tier, z. B. der Frosch, liegt, genügend ist, um allgemeine Streckkrämpfe hervorzurufen.

Die Wirkung des Strychnins ist eine rein centrale, durch welche namentlich die Rückenmarksganglien in einen Zustand erhöhter Erregbarkeit versetzt werden. Das Gift wirkt tödlich durch den Krampf der Atemmuskeln, das Herz schlägt ruhig fort und bleibt nur im Augenblick des Krampfanfalles durch Reizung des Vaguscentrums in Diastole stehen. Reichliche Sauerstoffzufuhr, die zur Apnoë führt, hindert den Ausbruch der Krämpfe oder sistiert dieselben (LEUBE u. ROSENTHAL); auf Hühner wirkt Strychnin in den gebräuchlichen Dosen gar nicht. Frösche können sich, da sie von der Lungenatmung großenteils unabhängig sind, von kleinen Dosen wieder erholen; größere Dosen wirken durch Lähmung des Rückenmarks ebenfalls tödlich.

Übereinstimmend ist beobachtet worden, daß durch Reizung der Hautenden von centripetalen Nerven Reflexe leichter ausgelöst werden als durch Reizung ihrer Stämme, obgleich in dem Stamme sämtliche Nerven einer Hautpartie gemeinschaftlich gereizt werden, während bei Reizung der Haut immer nur ein Teil zur Erregung kommt.

Die Entstehung einer Reflexbewegung ist an die Integrität der Reflexbahn gebunden. Dieselbe besteht (schematisch) aus der centripetalleitenden Nervenfaser, welche durch die hintere Rückenmarkswurzel in eine Ganglienzelle des Hinterhornes der grauen Substanz eintritt; aus dieser Ganglienzelle führt eine Bahn zu einer Ganglienzelle im Vorderhorn, welche ihre Impulse durch die vordere Wurzel dem Muskel zusendet. In der That ist aber die im Hinterhorn gelegene Ganglienzelle durch das von ihr ausgehende Fasernetz mit den Ganglienzellen der Vorderhörner derselben und der andern Seite, sowie mit zahlreichen anderen, höher und tiefer gelegenen, motorischen Ganglienzellen in Verbindung, so daß der Übertragung des Reizes auf die motorischen Nerven und deren Bewegungsorgane zahlreiche Bahnen offen stehen. Danach wäre zu erwarten, daß jeder periphere Reiz reflektorisch fast sämtliche Muskeln in Thätigkeit versetzen müßte. Da dies aber in Wirklichkeit nicht der Fall ist, so muß man annehmen, daß die Fortleitung der Erregung in den Ganglienzellen einen Widerstand zu überwinden hat und dadurch einen Verlust ihrer Intensität erleidet, welcher der Intensität der Erregung selbst proportional angenommen werden kann (J. Bernstein). Hieraus folgt, daß sich die Erregung im Rückenmark um so weiter ausdehnen wird, je stärker der Reiz ist; es wird also ein schwacher Reiz nur eine beschränkte, der Erregungsstelle nahe gelegene Gruppe von Ganglienzellen erreichen und demnach nur eine gewisse, geringe Anzahl von motorischen Fasern erregen; erst bei zunehmender Größe des Reizes werden auch entferntere und schließlich sämtliche motorische Fasern erregt und deren Muskeln zur Thätigkeit veranlaßt werden (Krämpfe). Es liegt weiter auf der Hand, daß der Erregungsbezirk sich um so weiter wird ausdehnen können, wenn bei gleicher Reizgröße der spezifische Widerstand der Nervenzellen sich verringert hat, wie solches bei der Strychninwirkung vermutet wird und in den pathologischen Fällen von sogenannter „reizbarer Schwäche“ und „Hysterie“, in denen außerordentlich leicht Krämpfe eintreten: die Reflexkrämpfe sind dann die Folge einer erhöhten Erregbarkeit der Ganglienzellen.

Die Hypothese von dem Widerstande in den Nervenzellen reicht indes noch nicht aus, um das Zustandekommen der geordneten zweckmäßigen Reflexbewegungen zu erklären. Von diesen kann man sich vorstellen, daß das Tier den Gebrauch der hierfür notwendigen Muskeln im Interesse seiner Existenz von früh an durch Erfahrung erlernt und auf seine Nachkommen vererbt hat. Die Ganglienzellengruppe ist also jedesmal für einen bestimmten Zweck gleichzeitig erregt worden und hat sich auf diese Weise zu einem einheitlichen Mechanismus entwickelt, auf dessen Bahn der Widerstand für den Reiz geringer ist als in den anderen Nervenzellen. Daher wird ein peripherer Reiz, der in diese Bahn eintritt, stets den ganzen Mechanismus und damit jene zusammengehörige Muskelgruppe erregen. So kommt es bei mäßig starken Reizen zu geordneten, zweckmäßigen Reflexbewegungen, die in allgemeine Krämpfe übergehen, wenn der Reiz so stark wird, daß er über jene Ganglienzellengruppe hinauszugreifen vermag.

Die reflektorische Übertragung eines sensiblen Reizes auf eine motorische Faser bedarf einer meßbaren Zeit, die nach HELMHOLTZ $^1/_{30}$ bis $^1/_{10}$ Sekunde beträgt. Die Zeit, welche beim einseitigen Reflex („Reflexzeit") zwischen Erregung und Bewegung verfließt, ist geringer als die Zeit bei dem doppelseitigen Reflex („Zeit der Querleitung"). Diese beiden Zeiten nehmen mit zunehmender Reizstärke ab und erreichen ein Minimum, wo sie unmerklich werden können. Durch Ermüdung und Abkühlung wird die Reflexzeit und die Zeit der Querleitung verlängert (ROSENTHAL).

Im Rückenmark liegen eine Anzahl von Centren für geordnete Reflexbewegungen, die im Tierleben eine wesentliche Bedeutung besitzen und deshalb hier angereiht werden sollen:

1) Ein Centrum für die Defäkation (Centrum ano-spinale), das bei Hunden in der Höhe des 5. Lendenwirbels (BUDGE), bei Kaninchen zwischen dem 6. und 7. Lendenwirbel gelegen ist; die centripetalen Nervenfasern kommen aus dem Plex. haemorrhoidalis superior, medius und inferior, sowie dem Plex. mesentericus inferior; die centrifugale Bahn bilden Nervenfasern aus dem Plex. pudendus; die Muskeln sind die Sphincteres ani, die in ihrer Thätigkeit nachlassen (Reflexhemmung), und die Bauchpresse (Zwerchfell und Bauchmuskeln). Der Sphincter ani externus macht, wenn nach Durchschneidung des Rückenmarkes der Finger ins Rectum eingeführt wird, rhythmische Bewegungen (GOLTZ). Beim Menschen findet sich das Centrum ano-vesicale im untersten, unterhalb der Lendenanschwellung gelegenen, Rückenmarksabschnitte gegenüber dem ersten Lendenwirbel (KIRCHHOFF, OPPENHEIM).

2) Ein Centrum für das Harnlassen (Centrum vesico-spinale) liegt unterhalb des vorigen. Centripetale Bahn: Nn. vesicales; centrifugale Bahn: Nn. vesicales; Muskeln: M. detrusor urinae. Die Thätigkeit dieser beiden Centren kann durch den Willen eine Zeit lang gehemmt werden.

3) Ein Centrum für die Ejakulation des Samens. Centripetale Bahn: N. dorsalis penis; centrifugale Bahn: Nn. perinei; Muskel: M. bulbo-cavernosus.

4) Ein Centrum für den Geburtsakt. Centripetale Bahn: Fasern aus dem Plex. uterinus; centrifugale Bahn: motorische Nerven des Uterus; Muskel: Uterusmuskulatur.

5) Centren für Sehnenreflexe, mit denen es folgende Bewandt-

nis hat: Wenn man auf das Ligamentum patellare (Sehne des Quadriceps) schnelle Schläge appliziert, so entstehen Zuckungen im M. quadriceps (Patellarsehnenreflex); ebenso im Triceps surae, wenn man die Achillessehne trifft (Achillessehnenreflex) (ERB, WESTPHAL). Für den Patellarsehnenreflex liegt beim Menschen der Reflexbogen in der Höhe der dritten und vierten Wurzel des N. cruralis (WESTPHAL). Diese Reflexe werden vornehmlich durch mechanischen Reiz ausgelöst, indes ist es gelungen, sie auch durch Erregung mit dem induzierten Strome zu erzeugen. Es handelt sich offenbar um Reizung der sensiblen Nerven der Sehne.

6) Das Begattungscentrum (Frosch); von hier aus wird beim Männchen jene Muskelgruppe innerviert, durch welche die während des Begattungsaktes notwendige Umarmung besorgt wird.

Automatie. Die automatischen Bewegungen sind ausschließlich koordinierte Bewegungen, die ihre Entstehung den Erregungen verdanken, welche in einer bestimmten Gruppe von Ganglienzellen, dem sog. automatischen Centrum, entstehen. Sie zeichnen sich dadurch aus, 1) daß sie unaufhörlich während des ganzen Lebens thätig sind (z. B. Herz- und Atembewegung); 2) daß sie vom Willen gar nicht oder nur äußerst geringfügig beeinflußt werden können; und 3) daß ihre Thätigkeit durch Reizung sensibler Nerven erhöht oder herabgesetzt werden kann.

Von den beiden Arten der automatischen Centren, dem rhythmisch automatischen und kontinuierlich automatischen, sind im Rückenmark der Säugetiere nur letztere vertreten. Solche sind:

1) Vasomotorische Centren, deren mehrere im Rückenmark vorhanden sein dürften (SCHIFF, VULPIAN, GOLTZ), aber nur die Lage des Centrums für die hinteren Extremitäten ist bisher genauer bestimmt worden. Dasselbe befindet sich nach OSTROUMOFF im obern Teile des Lenden- und untern Teile des Brustmarkes. (Vgl. S. 69.)

2) Tonus glatter Muskeln. Die tonische Erregung, in welcher sich der Dilatator pupillae befindet, geht vom Centrum cilio-spinale aus, das nach BUDGE in der Gegend der untersten Hals- und obersten Brustwirbel liegt.

3) Schwitzcentrum, welches nach LUCHSINGER in derselben Gegend des Rückenmarks gelegen ist, in welcher sich das vasomotorische Centrum befindet. (Vgl. S. 138.)

4) Tonus quergestreifter Muskeln, der darin bestehen soll, daß vom Rückenmark aus eine geringe stetige Erregung auf sämtliche quergestreifte Muskeln ausgeht, durch welche dieselben in einem geringen Grade von Spannung erhalten werden. Wird indes der N. ischiadicus eines frei aufgehängten Frosches durchschnitten, so tritt

trotzdem keine Verlängerung des operierten Beines ein (Auerbach, Heidenhain u. a.), so daß ein automatischer Muskeltonus nicht vorhanden sein kann. Nach der Durchschneidung der hintern (sensiblen) Rückenmarkswurzel erfolgt sofort eine geringe Verlängerung des Beins (Brondgeest), die den Muskeltonus als Reflexakt erscheinen läßt. Vielleicht sind es dieselben Nerveneinrichtungen, welche bei den Sehnenreflexen erwähnt worden sind, deren geringere Erregung Ursache des Muskeltonus ist.

5) Rhythmisch automatische Centren finden sich im Rückenmark für die Lymphherzen der Amphibien, der Reptilien und das Caudalherz des Aales (s. S. 176). Die rhythmischen Bewegungen, welche sie ausführen, werden vom Rückenmark aus unterhalten; nach der Zerstörung desselben hören die Pulsationen auf (Volkmann). Das Centrum für die vorderen Lymphherzen des Frosches liegt in der Höhe des zweiten Brustwirbels, das für die hinteren Lymphherzen in der Höhe des neunten Brustwirbels (Volkmann, Heidenhain).

Dasselbe Verhalten zeigt das Caudalherz des Aales (Eckhard).

Seelenthätigkeit. Dem Rückenmark Seelenthätigkeit zuzuschreiben ist man berechtigt, wenn sich nachweisen läßt, daß ein enthauptetes Individuum, dessen nervöses Centralorgan allein nur das Rückenmark bildet, einen Willen und bewußte Empfindung besitzt, so daß es einerseits willkürlich ohne äußern Antrieb Bewegungen ausführt und andererseits durch die Reizung eines sensiblen Nerven die Empfindung von Schmerz erhält.

Die ausgedehntesten Untersuchungen hierüber sind von Flourens namentlich an Tauben angestellt worden, bei denen er nach der Exstirpation des Großhirns jede willkürliche Bewegung ausbleiben sah. Er schloß aus seinen zahlreichen Versuchen, daß Wille und Empfindung dem Rückenmark nicht eigen seien.

Wenn man einen dekapitierten Frosch auf den Tisch legt, so zieht er die Beine an den Leib und nimmt die Stellung eines vollkommen normalen Frosches ein. Aber dieser enthauptete Frosch macht niemals selbständig, aus freiem Willen eine Bewegung, dagegen eine Reihe von höchst zweckmäßigen Bewegungen, wenn er gereizt wird. Betupft man nämlich den einen Schenkel mit einer starken Säure, so versucht er durch eine Wischbewegung mit dem Fuß derselben Seite den Reiz zu entfernen; schneidet man den Fuß dieses Schenkels ab, so macht er denselben Versuch mit dem Fuße der andern Seite. Ein enthaupteter Aal wendet seinen Schwanz, dem man eine Flamme nähert, von derselben ab (E. Pflüger). Auf Grund dieser und weiterer, ähnlicher Versuche kam Pflüger zu dem Schlusse, den niederen Wirbeltieren eine Rückenmarksseele zuzuschreiben. Aber eine dekapitierte Schlange ringelt sich um einen glühenden Stab, was sehr unzweckmäßig ist (Tiegel), und ein enthaupteter Haifisch wendet seinen

Schwanz zuerst von der Flamme ab, dann aber derselben zu, was ebensowenig zweckmäßig erscheint (STEINER). Alle diese Bewegungen lassen sich der Kategorie jener geordneten Reflexbewegungen anreihen, deren Deutung oben gegeben worden ist. Demnach äußert das Rückenmark der niederen Wirbeltiere keine seelische Funktion; für die höheren Wirbeltiere ist es niemals behauptet worden. Beobachtungen, welche in pathologischen Fällen beim Menschen gemacht werden konnten, deuten mit aller Bestimmtheit an, daß das Rückenmark weder Willen noch Empfindung besitzt.

2. Das Rückenmark als Leitungsorgan.

Die Erregungen, welche die Hautoberfläche treffen, werden auf Nervenbahnen geleitet, die ins Rückenmark eintreten, um dort entweder eine Reflexbewegung auszulösen oder durch die Länge des Rückenmarkes hindurch ins Gehirn aufzusteigen und lokalisierte oder allgemeine Empfindungen (Tast-, Wärme-, Schmerzensempfindung) hervorzurufen. Andererseits treten vom Gehirn aus Fasern durch das Rückenmark, welche die Impulse für die willkürlichen Bewegungen leiten. Die letzteren können entweder einen einzelnen Muskel oder eine zusammengehörige Muskelgruppe innervieren, worauf gewisse geordnete sog. „koordinierte“ Bewegungen erfolgen, die den geordneten Reflexbewegungen vollkommen gleichen und ihre Entstehung der Erregung derselben Ganglienzellengruppen verdanken, mit dem Unterschiede, daß sie in diesem Falle durch Nervenfasern erregt werden, die vom Gehirn herabsteigen, während sie in dem obigen Falle durch eine centripetale Erregung zur Thätigkeit veranlaßt worden sind. Die centrifugale Nervenfaser tritt durch die Ganglienzellen des Vorderhorns und verläßt durch die vordere Wurzel das Rückenmark.

Beim Frosche konnte durch Zählungen nachgewiesen werden, daß jeder motorischen Wurzelfaser eine Ganglienzelle des Vorderhorns entspricht, d. h. daß die motorischen Nerven sämtlich durch die Vorderhornganglien gegangen sein müssen (BIRGE). Reizung der Vorderhornganglien giebt stets Tetanus.

Um die Bahnen zu ermitteln, auf welchen die Impulse im Rückenmark geleitet werden, bedient man sich: 1) der anatomischen Untersuchung: man verfolgt die Rückenmarkswurzeln in das Rückenmark hinein; und 2) der physiologischen Untersuchung, indem man partielle Durchschneidungen des Rückenmarkes ausführt und die eintretenden Lähmungserscheinungen beobachtet. Die anatomische und physiologische Untersuchung wird endlich 3) durch die pathologischen Beobachtungen ergänzt.

Die anatomische Untersuchung hat folgendes ermittelt: 1) Die vorderen Rückenmarkswurzeln treten, nachdem sie die weiße Substanz schräg und ohne mit derselben eine Verbindung eingegangen zu sein, durchsetzt haben, direkt in die Nervenzellen der Vorderhörner der grauen Substanz ein, die demnach die Ursprungsstellen der vorderen Rückenmarkswurzeln darstellen. Die Protoplasmafortsätze der Nervenzellen, die das feine Nervenfasernetz der grauen Substanz bilden, entwickeln weiterhin breitere Nervenfasern, welche die graue Substanz auf zwei verschiedenen Wegen verlassen, um in die weiße Substanz einzutreten. Man unterscheidet diese beiden Nervenfaserzüge als mediale und laterale, von welchen a) die medialen in dem Vorderstrang derselben Rückenmarkshälfte nach oben aufsteigen (Pyramidenvorderstrangbahnen), b) die lateralen in die Seitenstränge übergehen, in denen sie nach oben aufsteigen, um sich erst in der Pyramidenkreuzung des verlängerten Marks zu kreuzen (Pyramidenseitenstrangbahnen). 2) Die hinteren Wurzeln treten in horizontaler Richtung durch die weiße Substanz hindurch zum Teil in die graue Substanz ein, zum Teil aber direkt in die Hinterstränge (Hinterstrangsfasern). Die ersteren gehen in das graue Fasernetz der grauen Substanz über; die letzteren steigen kürzere oder längere Zeit in den Hintersträngen in die Höhe, um dann in die Clarkeschen Säulen der grauen Substanz umzubiegen, oder aber sie steigen direkt zum Gehirn auf (Entsprechend den neuen Untersuchungen von Golgi [s. S. 384] wird auch die anatomische Darstellung des Rückenmarkes, insbesondere die Beziehung der Ganglienzellen zu dem grauen Fasernetze, eine Änderung erfahren müssen, die wir aber erst nach weiterer Konsolidierung dieser Arbeiten hier eintreten lassen können.)

Im übrigen zeigt ein Rückenmarksdurchschnitt folgende Konfiguration (Flechsig, s. Fig. 37): Es sind zu unterscheiden: I. Im Bezirk der Vorderseitenstränge: a) die Pyramidenbahnen *pv* und *ps*, sie sind Verbindungsbahnen zwischen der grauen Substanz der Vorderhörner des Rückenmarkes und den Centralwindungen der Großhirnrinde; b) direkte Kleinhirn-Seitenstrangbahnen *dk*, sie verbinden die graue Rückenmarksubstanz (Clarkesche Säulen) *Cl* mit dem Kleinhirn; c) die seitliche Grenzschicht der grauen Substanz *a*; ihre Verbindung mit der grauen Substanz ist ähnlich jener der Pyramiden: d) vordere gemischte Seitenstrangzone *sr*; ihre Fasern kommen direkt aus den Vorderhörnern; e) Grundbündel der Vorderstränge *vg*; ihre Fasern stammen teils aus dem Vorderhorn derselben Seite, teils durch Vermittlung der vordern Kommissur aus dem Vorderhorn der gegenüberliegenden Seite. II. Im Bezirk der Hinterstränge: a) die Gollschen Stränge *Go*, Verbindungen von hinteren Wurzeln mit den grauen Kernen der zarten Stränge in der Oblongata, sie kommen teils aus den Clarkeschen Säulen, teils aus der hintern Kommissur; b) die Grundbündel *gr*, Verbindungen zwischen hinteren Wurzeln und grauer Substanz, bezw. zwischen diesen Teilen und der Oblongata.

Die physiologische Untersuchung als Resultat der Durchschneidungsversuche (Hund) von LONGET, BROWN-SÉQUARD, SCHIFF u. a. lehrt folgendes: 1) In den weißen Hintersträngen werden die Sinnesempfindungen der Haut, das Tast-, Temperatur- und Muskelgefühl geleitet; ihre isolierte Durchschneidung führt zur Empfindungslosigkeit für diese Eindrücke in der Gegend unterhalb der Durchschneidungsstelle (Anaesthesie). Indes bezieht sich diese Angabe nur auf

Fig. 37.

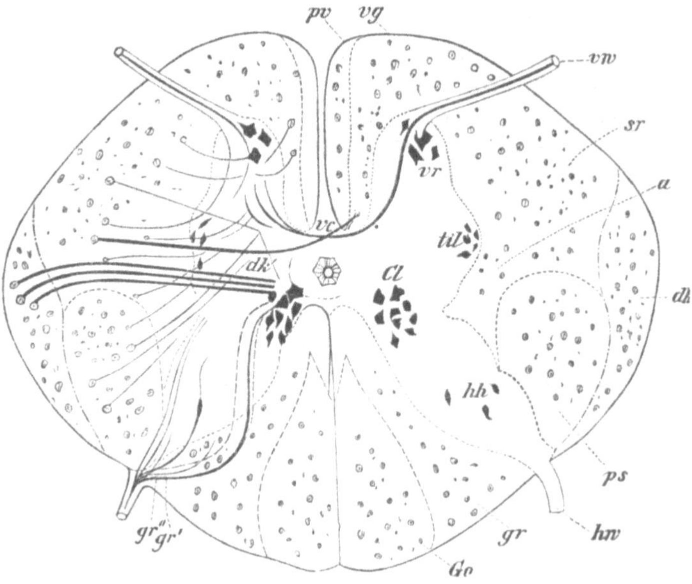

Querschnitt durch das Dorsalmark nach FLECHSIG.

den Hals- und Brustteil, denn in den Hintersträngen des Lendenteiles werden nur die Tasteindrücke für die Beckenorgane, die Geschlechts- und Aftergegend geleitet, während die Tasteindrücke für die Haut der Hinterextremitäten, ebenso wie die motorischen Impulse in den Seitensträngen des Lendenmarkes verlaufen (SANDERS, SCHIFF). Dasselbe lehren auch Versuche von WOROSCHILOFF, in denen Störungen der Sensibilität und Motilität in den Hinterextremitäten nach Zerstörung der Seitenstränge des Lendenmarkes beobachtet wurden, aber nicht nach Zerstörung der ganzen mittlern Partie des Lendenmarkes. Wird nur ein Teil der Hinterstränge durchschnitten, so bleibt ein entsprechender Teil der Haut ohne Hautsinnesempfindungen, so daß der Sinneseindruck von einer bestimmten Hautstelle nur durch eine bestimmte Faser zum Gehirn aufsteigt. 2) In der grauen Substanz werden geleitet: a) Die Schmerzensempfindungen, und zwar durch ihre ganze Breite hindurch, so daß unterhalb der Durchschneidungsstelle noch Schmerzen erzeugt werden können, wenn nur eine kleine Brücke von grauer Substanz an der Durchschneidungsstelle stehen geblieben ist. Für diesen letztern Fall soll nach SCHIFF die Leitung nur verlangsamt sein. Totale Unempfindlichkeit tritt erst nach vollständiger Durchschneidung der grauen Substanz ein. Es geht daraus hervor, daß die sensiblen Eindrücke auf vielen Bahnen in der grauen Substanz zum Gehirn geleitet werden können. Sind die Hinterstränge unversehrt, so tritt ein sehr interessanter Zustand auf, „Analgesie" genannt, der darin besteht, daß zwar die Sinnesempfindungen, aber nicht die Schmerzensempfindungen, welche durch Hautreizung hervorgerufen werden, zum Bewußtsein kommen. Dieser Zustand kommt nicht selten beim Erwachen aus der Chloroformnarkose zur Beobachtung: der Patient fühlt wohl den Druck des schneidenden Instrumentes, empfindet aber noch keinen Schmerz. b) Die reflektorischen Bewegungen, so daß nach der totalen Durchschneidung der grauen Substanz trotz der stärksten sensiblen Reize Muskeln, deren Nerven auf der durch den Schnitt von der Reizstelle getrennten Körperhälfte liegen, nicht in reflektorische Bewegung werden geraten können. 3) In den weißen Vorder- und Seitensträngen werden die motorischen Impulse, die vom Gehirn zu den motorischen Nerven gehen, geleitet. Da aber nach der Durchschneidung der Vorder- und Seitenstränge die Lähmung wieder einer vollen Bewegungsfähigkeit weicht (SCHIFF), so müssen auch in der grauen Substanz Bewegungsimpulse geleitet werden können. Die Leitungsbahnen der einen Seite treten nicht in die andere über, bleiben also ungekreuzt. 4) In den Seitensträngen steigen ferner die Atemnerven und Gefäßnerven herab, ohne in Rückenmarksganglien einzutreten. Außerdem befinden sich in den Seitensträngen noch die Bahnen für die reflektorische Erregung des Gefäßnervencentrums; diese letzteren Bahnen erfahren eine unvollkommene Kreuzung (LUDWIG u. MIESCHER).

Zur Ergänzung über die Leitungsbahnen dienen noch folgende Versuche: 1) Einseitige Durchschneidung des Rückenmarkes verursacht Hyperästhesie der operierten Seite unterhalb des Schnittes, die bis drei Wochen anhalten kann, bis sie dann normal oder subnormal wird; die entgegengesetzte Seite zeigt eine bedeutende Herabsetzung der Empfindlichkeit, welche längere Zeit anhält. 2) Durchschneidung beider Markhälften in verschiedener Höhe der Brustwirbel hebt weder Sensibilität noch Motilität der Hinterextremitäten dauernd auf. 3) Dreimalige wechselständige Hemisektion des Dorsalmarkes stört Motilität und

Sensibilität der Hinterbeine bedeutend (GOLTZ u. OSAWA). 4) Nach Längsteilung des Rückenmarkes und des verlängerten Markes treten beim enthaupteten Tiere auf Reizung der Haut nur einseitige Reflexe auf (SCHIFF).

Die Pathologie des menschlichen Rückenmarks ergänzt die anatomische und physiologische Untersuchung in folgender bemerkenswerten Weise: 1) Bei der Tabes dorsalis findet man regelmäßig eine Degeneration der Hinterstränge sowie der grauen Hinterhörner, aus denen jene Fasern stammen; die klinische Untersuchung weist neben der Koordinationsstörung (Ataxie) in den meisten Fällen Störungen der Hautempfindungen nach. 2) Bei der amyotrophen Lateralsklerose findet man eine Degeneration beider Pyramidenbahnen und Atrophie der zugehörigen Ganglienzellen der Vorderhörner; das klinische Bild zeigt motorische Störungen mit Muskelatrophie. 3) Ähnlich erscheint die primäre Seitenstrangsklerose: motorische Störungen ohne Muskelatrophie neben wesentlich anatomischen Veränderungen in den Seitensträngen. 4) Wenn eine Affektion vorliegt, welche mehr oder weniger den ganzen Querschnitt des Rückenmarkes umfaßt, so tritt eine sekundäre absteigende Degeneration der Pyramidenbahnen unterhalb der lädierten Stelle ein; die Pyramidenbahnen müssen also ihren Ausgang und ihr Ernährungscentrum oberhalb des Rückenmarkes haben. b) Eine sekundäre aufsteigende Degeneration oberhalb der Läsion, welche die GOLLschen Stränge und die Kleinhirnseitenstrangbahn trifft, die sicher aus den Clarkeschen Säulen stammen, deren isolierte Zerstörung dieselbe aufsteigende Degeneration im Gefolge hat. (Das Studium der sekundären Degeneration ist eines der vorzüglichsten Hilfsmittel, um Leitungsbahnen verfolgen und zusammengehörige Fasersysteme auffinden zu können.) 5) Halbseitige Läsionen des Rückenmarkes geben Motilitätsstörungen auf derselben Seite und Sensibilitätsstörungen auf der unverletzten Seite: die sensiblen Bahnen kreuzen sich gleich nach ihrem Eintritt in das Rückenmark mit Ausnahme jener für den Muskelsinn, welche ungekreuzt zum Gehirn aufsteigen, so daß der Muskelsinn der verletzten Seite verschwindet (BROWN-SÉQUARD).

Auf diese Weise konstruiert man die Leitungsbahnen im Rückenmark, wie sie in Fig. 38 schematisch wiedergegeben sind. *A*, *B* und *C* sind drei undurchsichtig gedachte Querschnitte des Rückenmarks mit den Rückenmarkswurzeln. Die inneren Kontouren geben die Ausdehnung der grauen Substanz an, in welche die Ganglienzellen als schwarze Punkte eingezeichnet sind. In die unterste Querschicht *C* tritt eine sensible Nervenfaser *a* (Richtung des Pfeiles), und zwar in eine Ganglienzelle des Hinterhornes ein, von der zunächst ein kurzer Ausläufer in den weißen Hinterstrang biegt, um hier direkt zum Hirn aufzusteigen (der dicke schwarze, mit *b* bezeichnete und mit einem nach aufwärts gerichteten Pfeile versehene Strich). Dieser Weg wird betreten, wenn die durch *a* ins Rückenmark eintretende centripetale Erregung eben ausreicht, um den Widerstand der einen Ganglienzelle zu überwinden. Die Impulse, die hier geleitet werden, sind die Sinnesempfindungen der Haut. Ist die centripetale Erregung so stark, daß sie den Widerstand einer Anzahl von Ganglienzellen zu überwinden vermag, die mit jener ersten Ganglienzelle in Verbindung stehen, so pflanzt sie sich auf vielen Wegen (die feinen schwarzen Striche mit aufwärts gerichteten Pfeilen, die oberhalb *A* enden) zum Gehirn fort. Auf dieser Bahn werden die Schmerzempfindungen geleitet. (Die Kreuzung der Empfindungsbahnen fehlt in dem Schema.) Es ist hierbei deutlich, daß partielle Durchschneidungen der grauen Substanz in *B* oder *A* immer noch Wege übrig lassen, um Erregungen von *a* aus zum Gehirn führen zu können. Die mit *a* verbundene Ganglienzelle steht aber auch zu einer im Vorderhorn gelegenen Ganglienzelle in Beziehung, von der die motorische Faser *d* ausgeht. Wird dieser Weg von dem Reize betreten, so tritt die Reflexaktion ein. Die Ganglienzelle, welche mit der motorischen Faser *d* verknüpft ist, steht auch mit dem Gehirn derart in Verbindung, daß ihr von demselben Erregungen zugeleitet werden auf einer Bahn, die im weißen Vorderstrang herunterkommt und durch den dicken schwarzen Strich *c* mit abwärts gerichtetem Pfeile angedeutet ist. Wird diese Bahn von der centrifugalen Erregung betreten, so kommt es zu willkürlichen koordinierten Bewegungen. Neben dieser einen Bahn führen noch eine Reihe von anderen Wegen durch die graue Substanz vom Gehirn (die feinen schwarzen, mit abwärts gerichteten Pfeilen versehenen Striche) zu *d*; werden diese im Falle starker Erregungen betreten, so kommt es zu ungeordneten, weit verbreiteten Bewegungen, zu Krämpfen (die Bahnen für die Leitung der Reflexhemmungen sind im Interesse der Deutlichkeit der Figur fortgelassen).

Fig. 38.

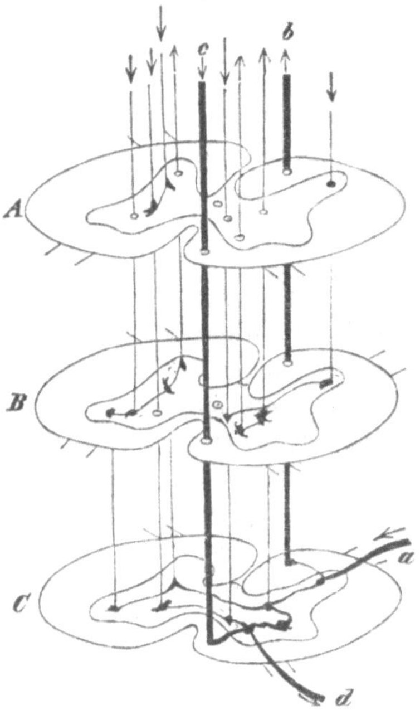

Leitungsbahnen im Rückenmark.

II. Das verlängerte Mark (Nackenmark).

Das Nackenmark bildet die Fortsetzung des Rückenmarkes zum Gehirn hin und enthält demnach die Elemente des Rückenmarkes, daneben aber treten in demselben neue Elemente auf, welche das Verhältnis der weißen und grauen Substanz zu einander verschoben und dem verlängerten Marke eine von dem Rückenmarke verschiedene Konfiguration der Teile gegeben haben. Von physiologischer Seite beansprucht das Nackenmark in bezug auf die Existenz des Individuums eine hervorragende Wichtigkeit, durch welche es das Rückenmark und selbst das Gehirn übertrifft, denn in ihm liegen Elemente, deren Zerstörung unabweislich sofortigen Tod herbeiführt, während Rückenmark (mit Ausnahme des Halsteiles, in dem die Atemnerven verlaufen) und Gehirn für den Bestand des Lebens eine Zeit lang durchaus entbehrt werden können.

1. Das Nackenmark als Centralorgan.

Reflexe. Im Nackenmark liegen wie im Rückenmarke Centren, die auf dem Wege der in sie ein- und austretenden Nerven geordnete Reflexbewegungen auszulösen vermögen, von denen einige besondere Wichtigkeit beanspruchen. Es sind dies:

1) Das Centrum für die Kaubewegungen; die centripetale Bahn bilden Nervenfasern vom zweiten und dritten Aste des N. trigeminus, sowie vom N. glossopharyngeus; die centrifugale Bahn: die motorischen Äste des N. trigeminus, welche zu den Kaumuskeln gehen. Das Centrum verlegt man in das Nackenmark, weil gewisse Reizungszustände, die auf die Oblongata hinweisen, auch von Krämpfen der Kaumuskeln begleitet sind.

Man bezeichnet die tonischen Krämpfe der Kaumuskeln als „Trismus".

2) Das Centrum für den Schlingakt; die sensiblen Nervenausbreitungen in der Mund- und Schlundhöhle (Nn. trigeminus und vagus) bilden die centripetale Bahn, in den Nerven der Schlingmuskeln findet die centrifugale Leitung statt. Aus ähnlichen Gründen, wie oben, verlegt man das Centrum in das Nackenmark.

3) Das Centrum für den Schluß der Augenlider; die Nn. infraorbitalis und lacrymalis vom ersten Trigeminusast leiten die Erregung zum Centrum, der N. zygomaticus des Gesichtsnerven die Impulse zu dem Muskel: M. orbicularis oculi; der Lidschluß erfolgt reflektorisch auf Reizung der Conjunctiva bulbi und der Wimperhaare der Augenlider und schützt den Augapfel vor Schädlichkeiten. Dasselbe vermag auch der Wille.

4) Das Centrum für das Niesen; die sensible Bahn bildet der N. nasalis anterior, die motorische Bahn die motorischen Nerven der Ex-

spirationsmuskeln; der ganze Akt besteht in einer kräftigen reflektorischen Exspiration.

5) Das Centrum für das Husten; der N. laryngeus superior ist die sensible, der N. laryngeus inferior und die Exspirationsnerven die motorische Bahn.

Die beiden letzteren Reflexvorgänge, Niesen und Husten, bestehen in stoßweise erfolgenden Exspirationen, die mit einem Schalle verbunden sind. Dieser kommt dadurch zustande, daß jedesmal ein Verschluß gesprengt wird, und zwar beim Niesen der Verschluß zwischen Nasen- und Rachenhöhle, den das Gaumensegel bildet, und beim Husten die geschlossene Stimmritze. Diese explosiven Stöße vermögen fremde Körper aus den Luftwegen herauszuschleudern, die den Reiz zu dem Reflexakt abzugeben pflegen.

Automatie. Das Nackenmark der Wirbeltiere besitzt ein rhythmisch automatisches und zwei kontinuierlich automatische Centren.

1) Das Atmungscentrum; Legallois und Flourens haben im Nackenmarke eine umschriebene Stelle ausfindig gemacht, deren Zerstörung bei Warmblütern augenblicklichen Tod zur Folge hat; Flourens nannte diesen Punkt den „point oder noeud vital". Der Lebenspunkt liegt in der Spitze des Calamus scriptorius und ist das Centrum für die Atembewegungen. Dasselbe kann wesentlich durch drei Momente beeinflußt werden, nämlich a) durch den Willen, b) durch den Gasgehalt des Blutes und c) durch Reizung centripetaler Nerven.

Die Atembewegungen können willkürlich beschleunigt oder verlangsamt werden, selbst bis zum Stillstand, der indes nur von geringer Dauer sein kann, weil die Änderung des Gasgehaltes einen so starken Reiz auf das Centrum ausübt, daß derselbe die vom Willen ausgehende Hemmung durchbricht.

Über den Einfluß des Gasgehaltes des Blutes s. S. 96.

Von den bezeichneten (centripetalen) Nerven hat der N. vagus den größten Einfluß auf die Atembewegungen (s. S. 97). Nach einem Längsschnitt durch das Nackenmark wirken die Nn. vagi nur auf das Atmungscentrum derselben Seite. Weshalb die Atembewegungen rhythmisch sind, obgleich der Reiz stetig wirkt, erklärt man mit der allgemeinsten Annahme, nach welcher kontinuierlich wirkende Ursachen nur periodische Effekte hervorbringen, so, daß jener in den Ganglienzellen postulierte Leitungswiderstand im Atemcentrum so bedeutend ist, daß eine Reihe von Erregungen sich summieren müssen, bevor der Reiz die Größe erreicht hat, um jenen Widerstand zu überwinden. Auf diese Weise können trotz des stetigen Reizes doch rhythmische Bewegungen entstehen. Wie man sich den Einfluß vorstellen soll, welchen der N. vagus und seine Äste auf jenes Centrum ausüben, läßt sich zur Zeit nicht sicher angeben. (Rosenthal nimmt an, daß der N. vagus und der N. laryngeus superior im Sinne einer Verminderung oder Verstärkung jenes Widerstandes einwirken.)

Nimmt der Sauerstoffmangel, also die Größe des Reizes, noch weiter zu, so geraten nicht allein die accessorischen Atemmuskeln, sondern nach und nach die gesamte Körpermuskulatur in Thätigkeit; es entstehen allgemeine Krämpfe (KUSSMAUL u. TENNER).

2) Das Gefäßcentrum befindet sich an einer umschriebenen, nicht näher angegebenen Stelle am Boden der Rautengrube (s. S. 68).

Dasselbe kann neben den dort angegebenen Mitteln auch reflektorisch in Thätigkeit versetzt werden, in welchem Falle Veränderungen in der Blutfülle solcher Organe auftreten, die mit dem gereizten Nerven in keiner direkten Beziehung stehen. Solche Reflexe, welche man als Gefäßreflexe bezeichnet, treten auf nach Reizung sensibler Nerven, nach Reizung von Muskel- und sympathischen Nerven sowie endlich nach Reizung gewisser Stellen des Centralnervensystems. Die Erregung sensibler Nerven ruft meistenteils Verengerung, in einigen Fällen aber auch Erweiterung der Blutgefäße hervor (einen solchen Fall bietet die Erweiterung der Ohrgefäße auf Reizung des centralen N. auricularis oder des N. infraorbitalis [LOVÉN]; ferner die Erweiterung der Gefäße der Rute des Hundes, wenn man die Oberfläche der Eichel sanft reibt [ECKHARD]). Von Einfluß auf den Effekt ist auch die Art der Reizung: während elektrische und chemische Reizung der Haut häufig ohne Erfolg auf die Gefäßweite ist, genügt das leichte Anblasen einer Hautstelle, um Gefäßverengerung bezw. Drucksteigerung zu bewirken (GRÜTZNER u. HEIDENHAIN). Die Wirkung der Muskelnerven auf Gefäßreflexe besteht darin, daß Reizung der centralen Stümpfe der Muskeläste des N. ischiadicus Blutdrucksteigerung verursacht (ASP). Unter den sympathischen Nerven ist es besonders die Reizung des centralen Endes vom N. splanchnicus, welche bedeutende Blutdrucksteigerung zur Folge hat. Gefäßreflexe, vom Gehirn aus vermittelt, rufen, wie allgemein bekannt, Erröten oder Arblassen vor Freude oder Schreck hervor. Ferner hat man beobachtet, daß auf Zerstörung gewisser Partien in der Großhirnrinde des Hundes Gefäßerweiterungen in den kontralateralen Extremitäten gefolgt sind (EULENBURG u. LANDOIS). Endlich verursacht die Reizung des N. depressor eine allgemeine Gefäßerweiterung und Blutdruckherabsetzung (s. S. 67).

Wie oben (S. 67) erwähnt, sind neben dem Centrum in der Med. oblongata auch im Rückenmarke Gefäßcentren vorhanden, welche ebenfalls auf reflektorischer Bahn erregt werden können (spinale Gefäßreflexe).

Ob man die spinalen Gefäßcentren in ständiger Abhängigkeit von dem cerebralen Gefäßcentrum zu denken hat, ist vorläufig nicht zu entscheiden, so wenig wie die Frage, ob der N. depressor lähmend auf das Centrum der gefäßverengernden Nerven wirkt oder erregend auf ein Centrum, in welchem die gefäßerweiternden Nerven zusammenfließen.

3) Das Herzhemmungscentrum; von ihm aus kann in der Bahn des N. vagus nach der Entdeckung von Ed. Weber die Herzthätigkeit gehemmt werden. Das Centrum übt einen Tonus aus, der bei verschiedenen Tieren verschieden groß ist und durch verschiedene Momente verändert werden kann (s. S. 52).

Nach Versuchen von v. Bezold genügt eine rhythmische Reizung des peripheren Vagusstumpfes, um die Hemmung auf das Herz hervorzurufen. Bernstein sah nach Durchschneidung jener sympathischen Nerven den Tonus dieses Centrums völlig aufhören. Aus der ersten Beobachtung hatte man geschlossen, daß das Vaguscentrum ein rhythmisch-automatisches Centrum wäre, nach der letztern Beobachtung würde es überhaupt kein automatisches, sondern ein reflektorisches Centrum sein.

4) Das Diabetescentrum (s. S. 186).

Cl. Bernard hat angegeben, daß Verwundung einer begrenzten Stelle unterhalb des Diabetescentrums Polyurie ohne Zuckerausscheidung bewirke, ähnlich einer Krankheitsform, die als Diabetes insipidus bezeichnet wird.

Seelenthätigkeit entwickelt das Nackenmark so wenig wie das Rückenmark.

2. Die Leitung im Nackenmarke.

Das Nackenmark bildet die Fortsetzung des Rückenmarkes zum Gehirn hin und enthält demnach Fortsetzungen einzelner Rückenmarksteile, daneben aber neu eingetretene Elemente. Zunächst verändert sich beim Übergange in das Nackenmark die bisherige Konfiguration der Teile in der Weise, daß die graue Substanz nicht mehr von dem Markmantel (der weißen Substanz) eingeschlossen ist, sondern sich, indem gleichzeitig der Centralkanal in den vierten Hirnventrikel nach hinten sich öffnet, flächenhaft ausbreitet und offen daliegt: die den Vorderhörnern entsprechende Masse grauer Substanz ist mehr nach innen gedrängt und zum Teil in diskrete graue Massen getrennt, von der Masse der grauen Hinterhörner seitlich umgeben. Die weißen Hinterstränge des Rückenmarkes gehen zum Teil (die Fasciculi graciles seu Gollii) durch die Pedunculi cerebelli inferiores zum Kleinhirn, ein anderer Teil durch die Pedunculi cerebri zum Gehirn. Die Vorder- und Seitenstränge gehen teils durch die Pyramiden und die Pedunculi cerebri zum Mittel- und Großhirn, teils durch die Corpora restiformia (Pedunculi cerebelli inferiores) zum Kleinhirn. Am untern Ende der Pyramiden findet eine Kreuzung der Pyramiden-Seitenstrangbahnen statt; deren Folgen s. unten.

Neue Elemente des Nackenmarkes sind die Seitenstrangkerne, die

„Kerne der Fasciculi graciles und cuneati", in denen die Hinterstränge vorläufig enden; ebenso die Oliven, deren graue Substanz einerseits durch die Corpora restiformia mit dem Kleinhirn, andererseits durch die „centrale Haubenbahn" (Bechterew) mit dem Linsenkern Verbindungen eingeht. Endlich enthält das Nackenmark zahlreiche Querfasern, die beide Markhälften sehr innig verbinden, so daß die von hier ausgehenden Bewegungen, z. B. Atembewegungen, auf beiden Seiten des Körpers gleichzeitig mit gleicher Kraft erfolgen (im übrigen vgl. unten die Leitungsbahnen im Gehirn).

Fig. 39.

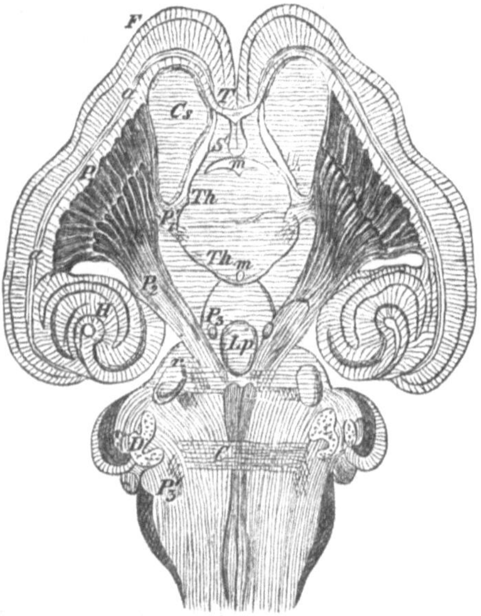

Horizontaler Durchschnitt durch das Gehirn einer Fledermaus.

III. Das Gehirn.

Die graue Substanz des Centralnervensystems, in der allein die spezifischen Elemente, die Ganglienzellen, liegen, teilen wir mit Th. Meynert in vier Kategorieen ein, nämlich 1. die Großhirnrinde, 2. die sogenannten Hirnganglien (das Gangliengrau; Vierhügel, Sehhügel u. s. w.); 3. das Kleinhirngrau und 4. das centrale Höhlengrau, d. i. die graue Substanz, welche den bleibenden Ausdruck der embryonalen Anlage des Gehirns darstellt und vom Tuber cinereum bis zum Conus medullaris des Rückenmarkes die Innenfläche des Centralorgans ausmacht (in Fig. 39 [horizontaler Durchschnitt durch das Gehirn einer Fledermaus] bezeichnet *F* die Großhirnrinde, *Cs*, *Th* u. s. w. die Hirnganglien, *H* das Kleinhirngrau; das centrale Höhlengrau läßt sich im Zusammenhang nicht darstellen).

Von der gesamten Großhirnrinde strahlt nun ein Fasersystem aus, das in konvergenter Richtung auf das Hinterhauptloch gerichtet in das centrale Höhlengrau übergeht, um, nachdem dieses letztere durchsetzt ist, in divergenter Richtung als pheripheres Nervensystem an die Körperoberfläche zu gelangen. Wenn man die Gesamtheit dieser Fasern aus später einleuchtenden Gründen als Projektionsfasern bezeichnet, so findet man, daß diese Fasern wiederholt durch graue

Massen unterbrochen werden, wodurch sie in mehrere Glieder zerfallen. Das erste oder innere Glied P_1 (Fig. 39) reicht von der Großhirnrinde bis zum Gangliengrau (wo es sich in so viele, besondere Massen teilt, als besondere graue Herde des Gangliengrau vorhanden sind), das zweite oder mittlere Glied P_2 reicht vom Gangliengrau bis zum centralen Höhlengrau, und das dritte oder äußere Glied P_3 bilden die aus dem centralen Höhlengrau entspringenden peripheren Nerven. Innerhalb des innern Projektionsgliedes sind noch drei Faserarten vorhanden, welche für die Verbindung der einzelnen Punkte der Rindenfläche der einen Seite, der beiden Seiten und der des Kleinhirns mit dem Großhirn sorgen, nämlich 1) Fasern, welche die einzelnen Punkte derselben Rindenseite miteinander verbinden *aa* (Associationsfasern), 2) Fasern, welche die identischen Rindengebiete beider Rindenseiten verbinden *T* (Balkenfasern) und 3) Fasern, welche die Großhirnrinde mit der Kleinhirnrinde verbinden und sich im Bindearm zu einer besondern, in der Brückenregion oberflächlich gelegenen Formation sammeln.

1. Das Großhirn.[1]

Ausgehend von der später zu beweisenden Annahme, daß die Rinde des Großhirns das Organ des Bewußtseins ist, folgert Meynert, daß die einzelnen Teile der gesamten Sinnesoberfläche (Haut, Auge u. s. w.) auf die Hirnrinde projiziert würden, bezw. daß ihnen korrespondierende Punkte auf der Oberfläche des Gehirns vorhanden sein müssen, welche durch das Experiment und die Beobachtung aufzufinden wären. Das Fasersystem, welches in diesem Sinne Rinde und Peripherie verbindet, würde demnach den Namen eines wahren Projektionssystemes verdienen, und diesem müßte ein System von Fasern entsprechen, welches die Hirnrinde mit den willkürlichen Muskeln in Verbindung setzt, so daß letztere von der empfindlichen Oberfläche der Rinde willkürlich in Bewegung gesetzt werden können.

Aus dieser Hypothese folgt, daß die einzelnen Abteilungen der Rinde verschiedene funktionelle Bedeutung haben müssen, entgegen der alten Lehre von Flourens, welche auf Grund von anscheinend eindeutigen Versuchen die Gleichwertigkeit der ganzen Hirnrinde gelehrt hatte.

In der That fanden Fritsch u. Hitzig, in Übereinstimmung mit der Meynertschen Lehre, an der bisher als unerregbar gehaltenen

[1] Fritsch u. Hitzig, Über die elektrische Erregbarkeit des Großhirns, Reicherts u. du Bois-Reymonds Archiv 1870; D. Ferrier, Functions of the brain. 1876; H. Munk, Über die Funktionen der Großhirnrinde. Berlin 1881; Fr. Goltz, Die Funktionen des Großhirns. Bonn 1881. C. Wernicke, Lehrbuch der Gehirnkrankheiten. Bd. I. Kassel 1881; Th. Meynert, Psychiatrie. Bd. I. Wien 1884.

Hinrinde, daß auf elektrische Reizung gewisser scharf begrenzter Partien des Scheitellappens Muskelbewegungen auftreten, während dieselben Muskelgruppen leichte Bewegungsstörungen zeigten, wenn man jene Partien der Rinde bis zu einer Tiefe von wenigen Millimetern exstirpiert hatte. Am meisten nach vorn (Hund) fanden diese Autoren eine Stelle, von der aus sie Bewegung der Nackenmuskeln der andern Seite erhielten, eine zweite dahinter gelegene Stelle beherrscht die Dreher und Beuger des Vorderbeines, eine dritte die Adduktoren und Flexoren desselben Beines; von einer andern Stelle aus Kontraktionen der vom N. facialis versorgten Muskeln u. s. w. Auf stärkere Reizung beteiligen sich aueh Muskeln der korrespondierenden Körperhälfte.

Fig. 40.

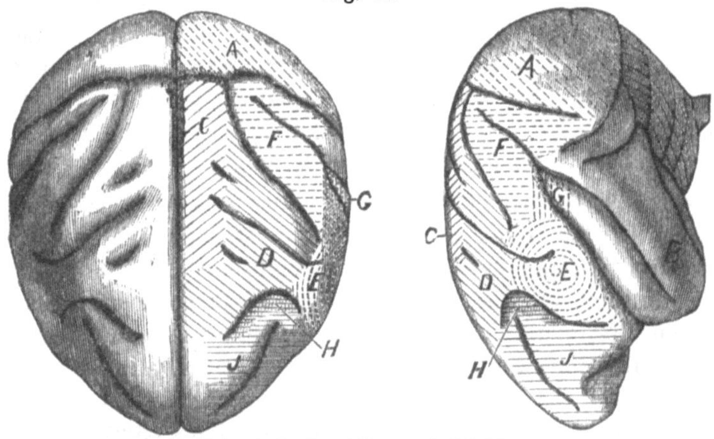

Großhirnrinde des Affen nach H. Munk.

A. Sehsphäre; *B*. Hörsphäre; *C—J*. Fühlsphäre; *D*. Vorderbeinregion; *C*. Hinterbeinregion; *E*. Kopfregion; *F*. Augenregion; *G*. Ohrregion; *H*. Nackenregion; *J*. Rumpfregion.

Diese durch Rindenreizung erzielten Effekte auf die Muskeln unterscheiden sich sehr wesentlich von den durch Reizung peripherer Nerven erzeugten Bewegungen dadurch, daß stets bestimmt begrenzte Muskelgruppen, ähnlich wie bei den willkürlichen Bewegungen, in Thätigkeit geraten, und daß bei jeder Bewegung Zweige von verschiedenen peripheren Nerven zusammenwirken.

Diese Region der Großhirnrinde nannte man die motorische Zone.

Hat man die Reizung in der motorischen Zone so stark genommen, daß auch Muskeln derselben Seite in Thätigkeit geraten, so erfolgt zeitlich der Eintritt der gleichseitigen Bewegungen später als jene der gekreuzten Bewegungen (Franck u. Pitres).

Weiterhin fand H. Munk, daß die Stelle *A* des Hinterhauptlappens (s. Fig. 40) zum Gesichtssinn (Sehsphäre), die Stelle *B* im Schläfenlappen zum Gehörsinn (Hörsphäre) in der Weise in Beziehung stehen, daß nach beiderseitiger totaler Exstirpation dieser Stellen die Tiere dauernd (Affe, Hund u. a.) vollständig blind bezw. taub werden. Diesen Ausfall bezeichnet Munk als Rindenblindheit oder Rindentaubheit und erklärt ihre Entstehung durch den Ausfall der optischen oder akustischen Erinnerungsbilder, welche bisher an jenen Stellen deponiert worden waren. Wird nur ein Teil dieser Lokalitäten abgetragen, so ist die Störung vorübergehend (Seelenblindheit und Seelentaubheit), indem die durch Erfahrung gewonnenen Erinnerungsbilder von den restierenden Teilen in *A* und *B* wieder aufgenommen werden. An die untere Fläche der Hemisphären, in den Gyrus Hippocampi, verlegt man die Riechsphäre. Die Sehsphäre ist hierbei der Retina gegenüber in sehr bestimmter Weise angeordnet, und zwar so, daß die äußerste laterale Partie der Netzhaut des einen Auges mit der lateralen Partie der Sehsphäre derselben Seite in Verbindung steht, während der mittlere und innere Teil der Netzhaut zu dem korrespondierenden mittlern und innern Abschnitte der Sehsphäre der andern Seite hinführt. Danach sind die beiden Nn. optici im Chiasma teilweise gekreuzt und die Folge einer einseitigen Zerstörung der Sehsphäre ist eine doppelseitige Hemiopie. Das gleiche Verhältnis trifft auch für den Menschen zu, wo man in pathologischen Fällen dieselben Störungen des Gesichtssinnes beobachtet.

Als bei der erneuten Untersuchung der motorischen Zone regelmäßig eine Herabsetzung der Hautsensibilität gefunden wurde (Schiff), erklärte Munk, daß es sich auch in dieser Region um den Ausfall von Erinnerungsbildern der Berührungs-, Druck- und Muskelempfindungen handelt, welche man als Erinnerungsbilder der Berührungs- und Druckvorstellungen bezeichnen kann. Durch Kombination dieser beiden entstehen die Lagevorstellungen der Glieder. Dazu kommen die Innervationsgefühle, entstanden bei der willkürlichen oder reflektorischen Bewegung der Glieder. „Für jede geordnete und dem Zwecke angepaßte Bewegung stehen die dreierlei Gefühle in einer bestimmten festen Beziehung; und sie lassen vereint entstehen einmal die Bewegungsvorstellungen, die Vorstellungen von den aktiven Bewegungen der Körperteile und zweitens die Tastvorstellungen, die Vorstellungen von der Form, der Ausdehnung u. s. w. der Objekte, welche die in Bewegung begriffenen Körperteile berühren. Weitere Gefühle hat das normale Tier nicht.“ Die motorische Zone ist also in Wahrheit ebenfalls eine sensorische Region, welche Munk deshalb die Fühlsphäre nennt, die aus einer größern Anzahl einzelner Felder zusammengesetzt ist (Fig. 40. *C—J*). Und die in der Fühlsphäre entstehenden Empfindungen werden die nächste Ursache zu den sogenannten willkürlichen Bewegungen.

Auf derselben theoretischen Grundlage ruht die Erklärung einer pathologischen Störung, welche man als Aphasie bezeichnet, und die darin besteht, daß Patienten trotz vollen Bewußtseins und voller Beweglichkeit der Zunge doch nicht zu sprechen vermögen, da sie die Wortsymbole für viele oder alle Objekte vergessen haben; dieselben aber erkennen, wenn sie ihnen genannt werden. Diese Störung pflegte im allgemeinen dann aufzutreten, wenn ein Defekt in der dritten Stirnwindung oder der Insel, namentlich der linken Seite, vorhanden war (Broca). Die Aphasie giebt in der That ein vielgestaltetes klinisches Bild; hier mögen nur die beiden hauptsächlichsten Formen erwähnt werden, die theoretisch darauf zurückzuführen sind, daß den Individuen die Vorstellungen der Sprachbewegungen oder der Klangbilder der Sprache verloren gegangen sind.

Das Großhirn als Organ des Bewußtseins.

Der Beweis, daß das Großhirn das Organ des Bewußtseins ist, baut sich auf folgenden Thatsachen auf: 1) Nach Abtragung der Großhirnlappen verfallen die Tiere (Frosch, Taube, Hund) in einen schlafsuchtartigen oder passiven Zustand, in welchem keine Bewegung ohne äußern Antrieb ausgeführt wird; selbst der Hunger kann das Tier zu keiner Bewegung veranlassen, und es stirbt vor der gefüllten Schüssel den Hungertod. 2) Zufällige Verletzungen oder Kompressionen des Gehirns sowie Erkrankungen desselben führen in der Regel zu sehr ähnlichen Zuständen, namentlich sind die sogenannten geistigen Funktionen, der Denkprozeß, erheblich gestört. 3) Störungen des Hirnwachstums während des Embryonallebens aus unbekannten Gründen oder infolge reichlicher Wasseransammlung (Mikrocephalie und Hydrocephalus) beeinträchtigen die geistigen Fähigkeiten außerordentlich (Blödsinn). 4) In der Tierreihe nimmt mit der Entwickelung des Großhirns (Zunahme seiner Windungen und seines Gewichtes gegen das des Körpers) die geistige Entwickelung der Individuen zu. Aus diesen Beobachtungen folgert man, daß die Großhirnrinde das Centralorgan für die Seelenthätigkeiten, das Empfinden und Wollen bezw. für das Bewußtsein und weiterhin die Intelligenz ist, welche „ihren Sitz überall in der Großhirnrinde hat und nirgends im besondern" (Munk).

Die Außenwelt ist nur insoweit für uns vorhanden, als die Objekte derselben durch unsere Sinnesorgane in der Großhirnrinde gewissermaßen gespiegelt oder projiziert werden. Der „Wille" erscheint nicht mehr als freier Wille, sondern er ist die notwendige Folge der Eindrücke und Anregungen, welche das Großhirn von außen erhält.

Nach Abtragung der Großhirnlappen (Hund, Taube, Frosch) hört jede spontane Bewegung auf. Doch werden von Säugetieren regelmäßige und koordinierte

Bewegungen ausgeführt, sobald die Tiere angestoßen werden; sie laufen ganz normal und setzen diese Bewegungen sogar eine Zeit lang regelmäßig fort. Indes bemerkt man gegen normale Tiere einen deutlichen Unterschied, der darin gegeben ist, daß jene beim Betreten eines glatten Bodens häufig ausgleiten, sowie beim Steigen einer Treppe leicht herunterstürzen und sonst ungewohnte Lagerungen ihrer Gliedmaßen unbeanstandet dulden. Die Sensibilität der Haut ist herabgesetzt. Andererseits stoßen sie gegen alle auf ihrem Wege stehenden Objekte an, erscheinen demnach vollkommen blind (obgleich die Pupille auf Licht sich verengert wie beim normalen Tiere), ebenso vollkommen taub und ohne Geruchsvermögen (Munk). Sämtliche vegetative Funktionen sind unversehrt, nur müssen die Tiere gefüttert werden, weil sie selbständig kein Futter nehmen. Anders verhalten sich in vieler Beziehung die Individuen der übrigen Wirbeltierklassen. Ein enthirntes Huhn schreitet angestossen ganz sicher einher und weiß auf der Stange seines Käfigs sehr gut sein Gleichgewicht zu behaupten; ebenso wenn man es auf der Hand balancieren läßt. Wirft man es in die Luft, so breitet es sofort die Flügel aus und erreicht in vollständig normalem Fluge den Boden. Aber wie die Säugetiere stößt es gegen alle auf seinem Wege liegenden Objekte an und erweist sich als blind (Munk). Das Betragen von enthirnten Fröschen ist noch viel auffallender: ein Hindernis, das man ihnen in den Weg setzt, wird entweder umgangen oder übersprungen, wenn es nicht zu hoch ist, sie sind also vollkommen sehend (Renzi). Ins Wasser gesetzt, suchen sie gleich den Ort, wo sie ans Land springen können. Sie hüpfen und schwimmen wie normale Frösche, steigen mit größter Geschicklichkeit eine schiefe Ebene hinauf, übersteigen gewandt die hohe Kante und quacken regelmäßig, wenn man die Rückenhaut streicht (Goltz). Ganz abweichend verhalten sich enthirnte Fische, denn indem sie abwechselnd schwimmen und ruhig stehen, ist ihre Bewegung eine willkürliche, und überdies zeigen sie die Fähigkeit, spontan ihre Nahrung zu suchen, d. h. sie verhalten sich insoweit vollkommen wie normale Fische (Steiner).

2. Die Funktion der Hirnganglien.

Man unterscheidet Vorder-, Zwischen- und Mittelhirnganglien. Zu dem ersten zählt der Streifenhügel mit seinen zwei Abteilungen, dem Nucleus caudatus und dem Nucleus lentiformis. Dem Zwischenhirn gehört der Sehhügel, und dem Mittelhirn gehören die Vierhügel an.

Was die Funktion des Streifenhügels betrifft, so lehrte das Tierexperiment, daß nach Zerstörung desselben eine Lähmung der gegenüberliegenden Seite (Ausfall der willkürlichen Bewegung) auftrete (Nothnagel); dasselbe bestätigt die pathologische Beobachtung, wonach die Lähmung besonders die obere Extremität trifft (Meynert). Andererseits aber wird angegeben, daß im Nucl. caudatus und lentiformis Erweichungen vorkommen können, ohne daß im Leben die geringsten hemiplegischen Störungen beobachtet worden waren (Charcot).

Die Sehhügel stehen nach übereinstimmenden Erfahrungen zu dem Sehakt in näherer Beziehung, denn nach ihrer Zerstörung wie auch in pathologischen Fällen sind Störungen im Gesichtssinne beobachtet worden. Ferner fand man, daß Kaninchen nach Zerstörung der

Sehhügel ihre Vorderpfoten nach vorn ziehen lassen, ohne sie wieder zurückzuziehen (NOTHNAGEL). Im allgemeinen sollen die Sehhügel in ähnlicher Beziehung zu den sensorischen, wie die Streifenhügel zu der motorischen Sphäre stehen. (Eine volle Würdigung dieser beiden Ganglien kann erst bei Darstellung der Leitungsbahnen im Gehirn eintreten.)

Die Vierhügel stehen in direkter Beziehung zu dem N. opticus und oculomotorius. Nach ihrer Zerstörung sind die Tiere durchaus blind, und der bekannte Reflex von seiten der Retina auf die Pupille, wenn Licht in das Auge fällt, hat aufgehört. Die Vierhügel sind demnach vom Auge aus die erste centrale Sehstation. Ferner fand FLOURENS auf Reizung der Vierhügel Verengerung der Pupillen in beiden Augen; wird nur das vordere Vierhügelpaar gereizt, so treten Drehungen beider Augen nach entgegengesetzten Seiten ein (ADAMÜK). Wie nahe der Zusammenhang der Vierhügel mit dem Sehorgan ist, geht aus der Thatsache hervor, daß Zerstörung eines Auges Atrophie der Vierhügel auf der andern Seite bedingt (MAGENDIE).

Ein Frosch, dessen Thalami optici beiderseits abgetragen werden, springt noch anscheinend ganz normal, nur daß er die Vorderhände öfter mit der Rückenfläche aufsetzt; er vermag vollkommen koordiniert zu schwimmen und quackt, wenn man seine Rückenhaut streicht, doch macht er keinen Versuch mehr, die schief geneigte Ebene in die Höhe zu steigen. Nach mechanischer Reizung der Vierhügel treten Bewegungen der beiden Augen auf, während nach ihrer Zerstörung der Frosch vollkommen blind ist (Fische zeigen hierin das gleiche Verhalten). Zerstört man den Hirnteil, auf welchem die Vierhügel aufsitzen (Basis der Vierhügel), so werden die Sprungbewegungen etwas unbeholfener, die Fähigkeit des normalen koordinierten Schwimmens hat aufgehört, und der Quackversuch bleibt aus (STEINER).

3. Das Kleinhirn.

Während bei Fischen und Amphibien (Frosch) die vollständige Abtragung des Kleinhirns keine nachweisbaren Störungen der Bewegungen erzeugt (STEINER), treten deutliche Störungen ein bei Vögeln und Säugetieren, die um so intensiver sind, je tiefer die Zerstörung in das Kleinhirn eindringt. Sie besteht darin, daß die Tiere wie trunken herumstolpern. In dieser Richtung am Menschen angestellte Beobachtungen führen zu dem übereinstimmenden Resultate, daß als Folge von Kleinhirnstörungen, namentlich des Wurmes, Ataxie beobachtet wird, welche sich namentlich auf den Rumpf und die Hinterextremitäten erstreckt, während die Oberextremitäten frei bleiben können. Man nennt diese Ataxie zum Unterschiede von der spinalen (s. S. 395) die cerebellare Ataxie. Mit dieser Störung verbindet sich bei den Patienten das Gefühl des Versinkens in eine Grube oder daß ihnen der Boden unter den Füßen schwinde (LUSSANA). Man schließt daraus, daß das Kleinhirn eine Centralstation für den Muskelsinn sei (MEYNERT).

4. Die Lehre von den Zwangsbewegungen.

Man versteht unter Zwangsbewegungen solche anomale Bewegungen, welche nach einseitiger Verletzung gewisser Hirnteile auftreten. Es sind davon drei Formen deutlich zu unterscheiden, nämlich:

1. Die Kreis- oder Manègebewegung: das Tier bewegt sich in der Peripherie eines Kreises.

2. Die Rollbewegung oder Schraubenbewegung: das Tier rollt um seine Längenachse unter gleichzeitiger Translation.

3. Die Uhrzeigerbewegung: das Tier bewegt seinen Vorderteil um seinen feststehenden Hinterteil.

Die drei Formen unterscheiden sich dadurch, daß die dritte vergänglich ist, während die beiden anderen Formen dauernd sind. Wenn man so verletzte Tiere vor jedem Reize schützt, so treten die Zwangsbewegungen nicht auf; sie beginnen immer erst auf Einwirkung eines Reizes und hinterlassen als Nachwirkung eine mehr oder weniger ausgeprägte Zwangsstellung, die sich allmählich ebenfalls verliert (Schiff). Der Wille hat auf die Erzeugung dieser Bewegungen nur insofern Einfluß, als er eine Reizquelle darstellt, von der aus Erregungen eingeleitet werden können.

Die Richtung, in welcher die Zwangsbewegungen erfolgen, ist wechselnd nach der Lokalität, wo die Verwundung angebracht worden ist. Im allgemeinen erfolgen die Kreisbewegungen nach der zur verwundeten Seite entgegengesetzten Richtung, die Rollbewegung nach der Seite der Verwundung; die Uhrzeigerbewegung je nach dem Orte der Verletzung nach derselben oder der entgegengesetzten Seite.

Die Organe, nach deren einseitiger Verletzung Zwangsbewegungen auftreten, sind die Fühlsphäre der Hirnrinde, der Pedunculus cerebri, der Streifenhügel, der Sehhügel, das Nackenmark und das Kleinhirn. Im allgemeinen kommen Zwangsbewegungen durch einseitige Verletzung solcher Teile des Gehirns und Nackenmarkes zustande, welche in unmittelbarer Beziehung zur Lokomotion stehen (Steiner).

Die wahre Ursache der Zwangsbewegungen liegt in dem Ausfall der centralen direkten (motorischen) oder indirekten (reflektorischen) Innervation der einen Seite, welcher infolge der bilateral symmetrischen Anordnung des Wirbeltierleibes notwendig die normalen geradlinigen in krummlinige Bewegungen umwandeln muß.

Auch bei Menschen sind ähnliche Zwangsbewegungen beobachtet worden, und aus ihren Aussagen hat man erfahren, daß diese Personen in der Regel eine falsche Vorstellung von der Stellung ihres Körpers gegenüber den Außendingen erhalten haben und diese Bewegungen ausführen in der Meinung, die richtige Beziehung wieder herzustellen.

5. Die Leitungsbahnen des Gehirns.[1]

Im Anschluß an die obige Auffassung von der Funktion der grauen Hirnrinde müssen in der unter ihr gelegenen weißen Fasermasse alle Leitungsbahnen in Gestalt von markhaltigen Nervenfasern vorhanden sein, in denen die Impulse von sämtlichen Gefühlsnerven zur Hirnrinde getragen werden, und andererseits, in denen die centrifugalen Willensimpulse zu den willkürlichen Muskeln fließen. Man nennt die Gesamtheit dieser Fasern, welche, rein morphologisch betrachtet, von der gesamten Hirnrinde fächerförmig ausstrahlend, nach dem Hirnstamm und weiterhin zur Brücke zu konvergieren, den Stabkranz (Corona radiata). Die nächste Aufgabe besteht nun darin, die angegebenen Bahnen in ihrem Verlaufe genauer zu verfolgen, d. h. die oben angedeutete Verbindung in Wahrheit herzustellen.

Zur Lösung dieser schwierigen Aufgabe benutzt man heut wesentlich die folgenden drei Methoden: 1) Die sekundäre Degeneration (Türck), welche darauf beruht, daß nach Erkrankungen von gewissen Teilen des Centralnervensystems bestimmte Fasersysteme in ihrem ganzen Verlaufe degenerieren und sich auf diese Weise deutlich auf größere oder kleinere Strecken verfolgen lassen. 2) Man benutzt die Erfahrung, daß die operative Entfernung peripherer oder centraler Nervenabteilungen die weitere Entwickelung entfernter mit jenen zusammenhängender Systeme unterbricht (v. Gudden). 3) Man beobachtet, daß zu verschiedenen Systemen gehörige Fasern zu verschiedenen Zeiten des embryonalen und postembryonalen Lebens ihr Mark erhalten, so daß man die zu einem System gehörigen Fasern durch Untersuchung immer älterer Embryonen auffinden kann (Meynert, Flechsig).

Fig. 41.

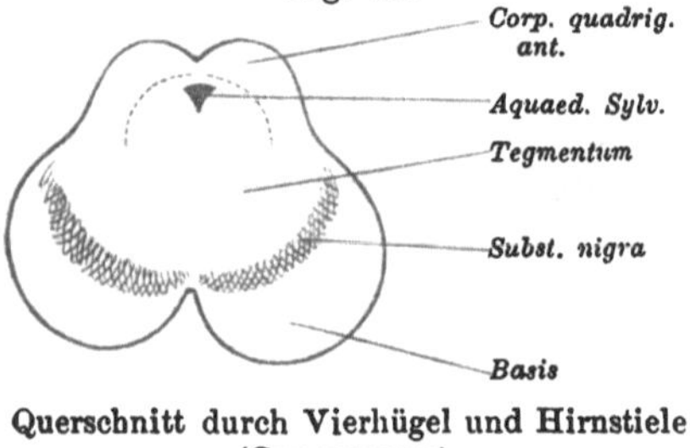

Querschnitt durch Vierhügel und Hirnstiele (Gegenbaur).

Die Gesamtheit der Fasern, welche im Stabkranze des Vorderhirns auf einen großen Raum ausgebreitet ist, erscheint in den Großhirnstielen, den Pedunculi cerebri, in eine enge Bahn zusammengedrängt. Schon anatomisch teilen sich die Hirnstiele in die durch die Substantia nigra getrennte Basis (Pes) und die Decke (Tegmentum), welche als Großhirnschenkelfuß und -Haube unterschieden werden (s. Fig. 41). Diese beiden Teile unterscheiden sich auch physiologisch in der Weise, daß im allgemeinen der Fuß die motorischen, die Haube die sensiblen Bahnen der gesamten Sinnesoberfläche enthält bis auf die Nn. olfactorius und opticus: „Ein Querschnitt des Hirnschen-

[1] P. Flechsig, Die Leitungsbahnen im Gehirn u. Rückenmark d. Menschen. 1876. Derselbe, Plan des menschlichen Gehirns. 1883. L. Edinger, Zehn Vorlesungen über den Bau der nervösen Centralorgane. Zweite Auflage, 1889.

kels umfaßt somit den ganzen Organismus, der nur riechunfähig und blind wäre" (MEYNERT).

Wenn wir mit den centrifugalen oder motorischen Leitungen beginnen, so können wir als eine der feststehendsten Thatsachen den Verlauf der „Pyramidenbahnen" registrieren, in welchen zweifellos die Übertragung von Willensimpulsen auf vordere Rückenmarkswurzeln stattfindet. Sie stellen demnach eine direkte Verbindung der Hirnrinde mit den motorischen Nervenwurzeln des Rückenmarkes dar. Die Pyramidenbahnen nehmen ihren Ursprung aus der Rinde der Centralwindungen und dem Paracentrallappen, gelangen innerhalb des Stabkranzes in die innere Kapsel, von da zum Großhirnschenkelfuß, weiter durch die Brücke zum Nackenmark, wo sie am vordern Umfange gelegen eine unvollständige Kreuzung erfahren, durch welche der größere Teil der Fasern auf die entgegengesetzte Seite in die Pyramidenseitenstrangbahn des Rückenmarkes eintreten, während der kleinere Teil ungekreuzt auf derselben Seite als Pyramidenvorderstrangbahn weiter zieht. Beide treten von da in die grauen Vorderhörner (s. oben S. 393).

Fig. 42.

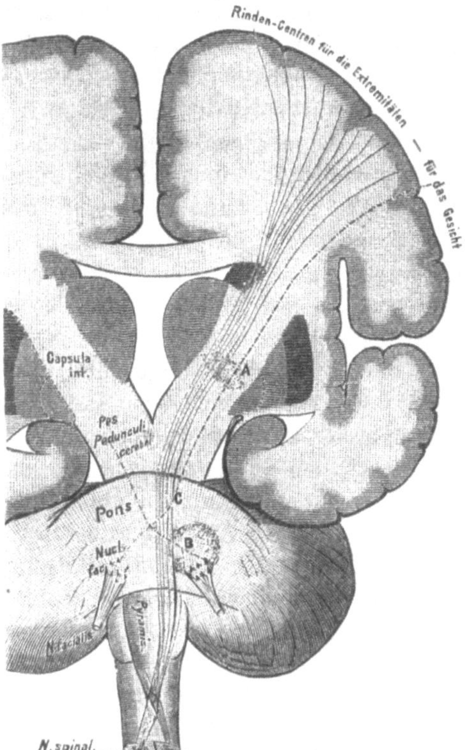

Schema der motorischen Innervationsbahn für den Facialis und die Extremitätennerven. Frontalschnitt durch Großhirn, Hirnschenkel, Brücke, Nacken- und Rückenmark (nach EDINGER).
A und *B* zwei Erweichungsherde.

Es ist besonders hervorzuheben, daß die Pyramidenbahnen auf diesem ganzen Wege weder mit den Ganglien des Vorderhirns, noch mit denen der Brücke in Verbindung treten (FLECHSIG).

Unterbrechung dieser Bahn an irgend einer Stelle ihres Verlaufes durch das Gehirn giebt jedesmal Lähmung der gegenüberliegenden Seite, welche eine vollständige (Hemiplegie) sein wird, wenn die Unterbrechung da stattfindet, wo die Bahn dichtgedrängt zusammensteht (Capsula interna), während Läsionen weiter oben, z. B. in der Hirnrinde selbst, je nach der ergriffenen Lokalität, Lähmungen einzelner Glieder (Monoplegien), des Beines, des Armes u. a. geben wird.

Da, wie die klinische Erfahrung lehrt, bei Herderkrankungen in der Hirnrinde oder der innern Kapsel zu den Lähmungen in den Rückenmarksnerven sich häufig auch Lähmungen in den Nn. facialis und hypoglossus gesellen, so ist es wahrscheinlich, daß die Pyramidenbahnen ein weit umfassenderes Leitungssystem darstellen, welches sämtliche motorische Nervenkerne mit der Großhirnrinde verbindet.

Die Bestimmung der Bahnen in der Haube ist noch wenig sicher. Als Haubenstrahlung im engern Sinne bezeichnet man einen Faserzug, der, aus der Haube kommend, in das letzte Drittel des hintern Abschnittes der innern Kapsel eindringt und von da durch den Stabkranz zum obern Paracentrallappen gelangt. Nimmt man dazu Faserzüge, welche aus den Vierhügeln in die Rinde eintreten (Vierhügelstrahlung), und Fasern, welche vom roten Kerne her in den Sehhügel und von da zum Scheitellappen fließen, so hat man die Haubenstrahlung im weitern Sinne. Die Haubenstrahlung enthält zweifellos die Bahnen für die Haut- und Muskelsensibilität sowie für die Gehör- und Geschmacksnerven (Haubenbahnen). Nach unten gelangen sie durch die Brücke zum Rückenmark, wo sie mit den weißen Strängen, namentlich den Hintersträngen und Seitenstrangresten, also auch mit den sensiblen Wurzeln in Verbindung stehen.

Als Sehstrahlung bezeichnet man Fasern, welche aus dem Hinterhautlappen zu dem hintersten Teil der innern Kapsel gelangen und von da in den Sehhügel und die Vierhügel verfolgt werden. Sie unterhalten die Verbindung des ersten Sehcentrums in Seh- und Vierhügel mit der Sehsphäre.

Der Sehhügel steht in direkter Verbindung mit der Großhirnrinde bezw. dem Streifenkörper und mit dem Großhirnschenkel. Die Verbindung mit der Großhirnrinde bezieht sich auf sämtliche Lappen, so daß der Hauptteil des Stabkranzes aus diesen Verbindungen besteht. Die Verbindungen mit dem Großhirnschenkel, unter denen das Vicq d'Azyrsche und das Meynertsche Bündel hervorgehoben werden mögen, gelangen wesentlich zur Haube, besonders zum roten Kern und zu den Bindearmen des Kleinhirns.

Der Streifenhügel, welcher allem Anschein nach einen der Rinde analogen Centralteil darstellt (Wernicke), entsendet reichlich Fasern zum Hirnschenkelfuß. Der Linsenkern nimmt durch die Linsenkernschlinge Bahnen auf, welche aus der Haube stammen, aber centripetal leiten.

Im allgemeinen ist die Stellung dieser beiden Ganglien insofern wesentlich verschieden, als die vom Streifenkörper ausgehenden Fasern ihn besonders mit dem Hirnschenkelfuß verbinden, während die den Sehhügel verlassenden Bahnen namentlich die Verbindung mit der Großhirnrinde anstreben. Dieser Auffassung entspricht die Erfahrung, daß bei angeborenen Defekten der Hirnrinde die Sehhügel atrophieren, die Streifenhügel aber intakt bleiben, während umgekehrt bei angeborener Verkümmerung des Kleinhirns die Streifenhügel atrophieren, die Sehhügel aber unversehrt bleiben (vgl. oben). Ob der Streifenhügel Verbindungen mit der Hirnrinde eingeht, ist zum wenigsten sehr unwahrscheinlich.

Das Kleinhirn steht in vielfacher Verbindung mit dem Großhirn 1) durch die vordere Großhirnrinden-Brückenbahn, welche aus der Rinde des Stirnlappens entspringt, durch die innere Kapsel in den Großhirnschenkelfuß und von da zur Brücke gelangt, bis wohin ihre Fasern absteigend degenerieren. Aber sie scheinen weiter durch die Brückenarme zur Rinde des Kleinhirns zu gelangen, denn bei angeborenem Kleinhirndefekt fand man diese Bahn atrophiert (Flechsig). 2) Die hintere Großhirnrinden-Brückenbahn, welche von der Rinde des Schläfen- und Hinterhauptlappens entspringt, gelangt durch den basalen Teil der innern Kapsel ebenfalls in den Hirnschenkelfuß und von hier zur Brücke. Auch diese Fasern scheinen in das Kleinhirn, namentlich in die mittleren Teile desselben einzutreten, denn bei einem Neugeborenen mit totalem Kleinhirnmangel waren sie nicht nachzuweisen. 3) Die Streifenhügel-Brückenbahn entspringt aus dem Nucl. caudatus und dem äußern Gliede des Linsenkernes, zieht durch die innere Kapsel zu dem Großhirnschenkelfuß, gelangt teilweise (Stratum intermedium n. Meynert) in die Brücke und weiter in das Kleinhirn. Die Fasern dieser Bahn degenerieren nur absteigend. Die Bindearme des Kleinhirns stammen zum größten Teile aus den Nucl. dentati des Kleinhirns und münden großenteils in den roten Kernen der Haube, was dadurch bewiesen wird, daß Bindearme und rote Kerne in dem Falle von angeborenem Mangel des Kleinhirns vollkommen fehlen. Die Verbindung des Kleinhirns zum Nackenmark bilden: 1) die Kleinhirnseitenstrangbahn, welche aus der Rinde des Wurmes zum Strickkörper zieht, dessen Hauptmasse sie bildet. Von da gehen sie in den Seitenstrang und in die Zellen der Clarkeschen Säulen. Sie verbinden das Kleinhirn mit den hinteren Wurzeln des Rumpfes. 2) Fasern vom Kleinhirn zu den großen Oliven, deren Zusammenhang dadurch festgestellt ist, daß bei kongenitaler Atrophie des Kleinhirns jene ebenfalls atrophisch sind.

Die Formatio reticularis des Nackenmarkes geht zum Teil aus den Seitenstrangresten hervor, deren Fasern teilweise aus hinteren, zum Teil aus vorderen Rückenmarkswurzeln zu stammen scheinen. Sie treten auch in Verbindung mit Kernen des Nackenmarkes, der Brücke und der Großhirnschenkel. Die Fasern dieser Formation gehen centralwärts über in das um den dritten Ventrikel gelegene Höhlengrau und von da zur Großhirnschenkelhaube. Andere Züge gelangen zu den Vierhügeln.

6. Der Plan des Centralnervensystems der Wirbeltiere.[1]

Wenn man den Plan des Centralnervensystems verstehen lernen will, so muß man von den verwickelten Verhältnissen der höheren Wirbeltiere absehen und sich zunächst an die niederen und primitiven Wirbeltiere wenden, wo man einfache Verhältnisse voraussetzen kann.

Die primitivsten Wirbeltiere sind die Haifische (Gegenbaur). Zunächst sehen wir, wie alle animalen Muskeln in den Ganglienzellen der Vorderhörner der grauen Substanz ihr primäres Innervationscentrum haben. Zerstörung dieser Zellen oder Unterbrechung der Leitung zu den Muskeln durch Unterbindung des motorischen Nerven führt ausnahmslos zur Lähmung dieser Muskeln. Treten jene Ganglienzellen in Beziehung zu den von der Haut kommenden centripetalen Nervenfasern, so ist der Reflexbogen gegeben, in welchem alle jene Reflexbewegungen ablaufen, für welche die graue Substanz des Rückenmarkes das Centralorgan, und durch welche das Rückenmark charakterisiert ist. Jede Rückenmarksmetamere bildet einen solchen Centralherd, welche alle prinzipiell gleichwertig sind: keine Metamere herrscht über die andere, sie sind sämtlich koordiniert thätig.

An seinem Vorderende geht das Rückenmark in das Gehirn über, in dessen mittlerem Teile (Mittelhirn) die sämtlichen animalen Muskeln, auf einen kleinen Umkreis vereinigt, ihr sekundäres Innervationscentrum haben. Wo auch immer dieses Centrum verletzt wird, niemals werden animale Muskeln gelähmt werden, denn die Glieder können noch reflektorisch bewegt werden, obgleich sie dem Willenseinfluß des Tieres entzogen sind. Treten in das sekundäre Centrum die von der Haut kommenden, das Rückenmark seiner ganzen Länge nach durchsetzenden Fasern ein, in denen Tast-, Druck-, Wärme- etc. Empfindungen geleitet werden, so entsteht das allgemeine Bewegungscentrum, welches alle animalen Bewegungen beherrscht, also führend wird, und dem das Rückenmark durchaus subordiniert ist. Letzteres ist dadurch zu beweisen, daß die einseitige Verletzung des allgemeinen Bewegungscentrums (d. i. des Mittelhirns) Kreisbewegungen erzeugt, d. h. eine gesetzmäßige Änderung in der Richtung der Bewegung des Tieres, welche man niemals durch einseitige Verletzung irgend einer Metamere des Rückenmarks hervorzurufen vermag.

Neben dem allgemeinen Bewegungscentrum finden wir im Gehirn noch die Centren für die höheren Sinnesnerven, den Geruch-, Gesichts- und Gehörnerven, welche neben ihrer spezifischen Sinnesempfindung

---

[1] Vgl. J. Steiner, Die Funktionen des Centralnervensystems und ihre Phylogenese. Braunschweig 1885—88.

auch auf das allgemeine Bewegungscentrum zu wirken vermögen durch Vermittlung von intercentralen Nervenfasern, welche die Centren miteinander verbinden. Hiermit ist aber das Gehirn gegeben, welches definiert ist durch das allgemeine Bewegungscentrum in Verbindung mit den Leistungen der höheren Sinnesnerven, wovon indes die Anwesenheit eines allein schon genügen kann. (Es giebt niedere Wirbeltiere, bei denen nur der Riechapparat vorhanden ist, während die anderen höheren Sinne untergegangen sind.) Fügt man hinzu, daß auch die vegetativen Funktionen von gewissen, aber nicht so regelmäßig im Centralnervensystem verteilten Centren abhängig sind, so ist das Nervensystem des Haifisches analysiert, unter dessen Leitung er den Kampf ums Dasein erfolgreich kämpft und für die Fortpflanzung seiner Art zu sorgen imstande ist.

Während der Stamm der Wirbeltiere sich allmählich immer höher durch die Säugetiere bis hinauf zum Menschen entwickelt, gehen im Centralnervensysteme wesentlich zwei Veränderungen vor sich, nämlich 1) die Bildung eines Großhirns aus dem vorhandenen Gehirn und 2) die allmählich wachsende Ausbildung des Großhirns dadurch, daß alle Funktionen der Bewegung und Empfindung nach und nach auf der Oberfläche des Großhirns gesammelt (projiziert), dort in bestimmter Weise angeordnet und zu beliebiger gemeinsamer Thätigkeit miteinander verbunden werden.

Die Bildung des Großhirns geschieht durch Differenzierung aus einem Sinnescentrum, nämlich dem Riechcentrum, so daß also das Großhirn der Wirbeltiere sich phylogenetisch aus dem Riechcentrum entwickelt hat. Die Vereinigung aller Funktionen auf der Rinde dieses Großhirns eröffnet uns einen Einblick in das Gewirr von Bahnen, welches seinen Weg hin und her nimmt, unter denen die langen Pyramidenbahnen beim Menschen die am besten gekannten sind.

Das zeitliche Verhalten psychischer Impulse.[1]

Man versteht unter „Reaktionszeit“ oder „physiologischer Zeit“ die Zeit, welche verfließt von dem Moment, in welchem eine Person irgend einen Sinneseindruck, z. B. eine Licht-, Gehör- oder Tastempfindung erhält bis zu dem Moment, wo sie darauf durch ein bestimmt verabredetes Signal mit Hand oder Fuß reagiert.

Die folgende Tabelle, in welcher mit der rechten Hand reagiert worden ist, giebt eine Anzahl von Versuchen, welche in dieser Richtung an mehreren Sinnen ausgeführt worden sind.

---

[1] S. Exner, Physiologie d. Großhirnrinde, Hermanns Handbuch d. Physiologie Bd. II. 1879.

Reizungsstelle und Art.	Reaktionszeiten.
	Sek.
Lichtempfindung, hervorgerufen durch direkte elektrische Reizung der Netzhaut	0·1139
Elektrischer Schlag in die linke Hand	0·1276 0·1283
Plötzliche Schallempfindung	0·1360
Elektrischer Schlag in die Stirnhaut	0·1374
„ „ „ „ rechte Hand	0·1390
„ Funke in gewöhnlicher Weise gesehen	0·1506
„ Schlag in die Zehen des linken Fußes	0·1749

Die Reaktionszeit ändert sich unter verschiedenen Umständen; sie wechselt mit der Individualität: verschiedene Personen, selbst von gleichem Alter, können sehr verschiedene Reaktionszeit zeigen. Sie verringert sich mit der Übung, mit der Intensität des Reizes, nach dem Genuß von Kaffee, und wenig Alkohol, sowie bei angestrengter Aufmerksamkeit; sie vergrößert sich durch Ermüdung, nach reichlichem Alkoholgenuß und nach Aufnahme von Morphium.

Die Reaktionszeit umfaßt eine ganze Reihe von physiologischen Akten, welche uns zum Teil selbst numerisch, wie Ausbreitung der Erregung im Rückenmark sowie in den motorischen Nerven, aus früheren Untersuchungen bekannt sind.

Die „kleinste Differenz“ nennt man das Zeitintervall, welches verfließen darf, damit zwei schnell aufeinander folgende Sinneseindrücke ihrer zeitlichen Lage nach noch richtig erkannt werden (Exner). Die Kenntnis dieser Zeit interessierte vor allem die Astronomen, welche bei der Bestimmung der Sternzeiten, welche von mehreren Beobachtern auf derselbenSternwarte gemacht worden waren, regelmäßige Differenzen untereinander konstatierten. Die Beobachtung geschah so, daß der Beobachter einerseits auf den Sekundenschlag einer astronomischen Uhr zu hören und andererseits zu beobachten hat, wenn der Stern durch den Faden des Fernrohrs tritt. Auf diese Weise konnte die Zeit, in welcher der Stern den Faden passiert, auf Zehntelsekunden bestimmt werden. Als Beispiel werde hier nur angegeben die kleinste Differenz für Gesichtsempfindung und Gehörsempfindung (erstere nachfolgend) gleich 0·06 Sekunden. Analoge Beobachtungen, welche entweder mit Hilfe der Reaktionsmethode (bezw. Reaktionszeit) oder mit Hilfe der kleinsten Differenz ausgeführt wurden, führen regelmäßig zu Differenzen zwischen zwei Beobachtern A und B, welche in der Weise registriert werden $A - B = 0{\cdot}0\ldots\ldots x$ Sekunden. Diese Gleichung nennen die Astronomen die „persönliche Gleichung“, welche in der That der Ausdruck einer physiologischen Erscheinung ist.

Mitbewegung. Als Mitbewegung bezeichnet man eine Bewegung, die ohne vom Willen beabsichtigt zu sein, neben einer andern beabsichtigten Bewegung auftritt, wie z. B. die Kontraktion der Gesichtsmuskeln, bei schwerer Arbeit.

Mitempfindung. Die Mitempfindung oder Irradiation der Empfindung ist eine Erscheinung, bei der eine Empfindung über die Punkte hinausgreift, welche direkt erregt worden sind (z. B. Schmerz der ganzen Gesichtshälfte bei einfachem Zahnschmerz).

In beiden Fällen handelt es sich nicht etwa um Miterregung von Nachbarfasern durch Querleitung, sondern es breitet sich die Erregung infolge ihrer Intensität über eine größere Gruppe von Ganglienzellen, die alle miteinander in Verbindung stehen (s. oben), aus.

Der Schlaf.

Das Centralnervensystem des Menschen und der höheren Tiere ist nicht ununterbrochen während des ganzen Lebens thätig, sondern es treten tägliche Unterbrechungen, namentlich der Thätigkeit des Großhirns, ein, welche man „Schlaf“ nennt, im Gegensatz zu dem thätigen, dem wachen Zustande. Der Schlaf, welcher in der Regel in die Nachtzeit fällt und kürzer oder länger anhält, versetzt das Individuum in einen Zustand, der völlig demjenigen gleicht, den wir an den des Großhirns beraubten Tieren beobachtet haben: es ist ausschließlich die Seelenthätigkeit, welche aufhört, während geordnete Reflexbewegungen sowie die vegetativen Funktionen ihren normalen Fortgang nehmen. Die Atmung wird etwas verlangsamt, und die Atemzüge werden vertieft; die Pulsfrequenz ist verringert, und eine Anzahl von Sekretionen, darunter die Harnsekretion, ist vermindert; die Augen sind nach ein- und aufwärts gerichtet, die Pupille verengt. Das Gehirn selbst scheint etwas anämisch. Der Schlaf kann sehr fest oder „tief“ sein, oder er kann nur schwach oder „leise“ sein; in letzterem Falle ruht das Seelenorgan nicht vollständig, sondern es können eigenartige Vorstellungen, „Träume“, entstehen, die ihren Ursprung ebenso wie die Vorstellungen des wachen Zustandes peripheren Erregungen verdanken, deren Eigenartigkeit darin liegt, daß sie ins Unbegrenzte reichen und unabsehbare Phantasie- und Trugbilder entrollen.

Was die Ursache des Schlafes betrifft, so ist dieselbe wahrscheinlich in einer Ermüdung der grauen Substanz des Großhirns zu suchen, die, da sie während des Tages unausgesetzt thätig ist, ebenso ermüdet wie der Muskel nach angestrengter Thätigkeit. Die weitere Analogie zur Muskelermüdung, daß es sich beim Schlaf ebenfalls um die Wirkung von im Laufe der Thätigkeit gebildeter Milchsäure handelt (Preyer), und daß man ein ausgeruhtes Gehirn durch Injektion von Milchsäure ermüden, in Schlaf versetzen kann, hat sich bisher wenig Anerkennung verschaffen können. Andererseits soll jedesmal Schlaf eintreten, wenn von dem Individuum alle centripetalen Erregungen ferngehalten werden (PFLÜGER, HEUBEL). Einen sehr interessanten hierhergehörigen pathologischen Fall beschreibt STRÜMPELL: ein 16 jähriger junger Mensch hatte seine ganzen Empfindungsorgane bis auf das rechte Auge und das linke Ohr eingebüßt. Wurde das Auge zugebunden und das Ohr verstopft, so verfiel das Individuum nach fünf Minuten in tiefen Schlaf.

Das Wahrscheinlichste ist, daß in erster Linie die Ermüdung des Seelenorganes den Schlaf induziert, und daß die Fernhaltung von centripetalen Erregungen, da das Seelenorgan vielleicht niemals oder doch nur höchst selten vollständig unerregbar ist, dem Eintritt des Schlafes durchaus förderlich sein muß.

Anhang.

Das sympathische Nervensystem (N. sympathicus).

Neben dem cerebrospinalen besitzt der Körper noch das sog. sympathische Nervensystem, das vielfach in jenes erstere hineinragt und aus den beiden symmetrischen Grenzsträngen und den Nervengeflechten besteht. Die Elemente des Sympathicus sind Ganglienzellen und Nerven; die ersteren sind in kleinen Gruppen, als Ganglien, überall im Körper, vorzüglich in den Eingeweiden zerstreut, die letzteren sind marklose Nervenfasern. Bei dieser Zusammensetzung besitzt der Sympathicus voraussichtlich die Funktionen eines Central- und eines Leitungsorganes.

Der Sympathicus als Centralorgan. Bewußte Empfindung vermittelt der Sympathicus nicht, und die geringe Empfindlichkeit der Eingeweideorgane ist auf die Nervenfasern zu beziehen, die vom cerebrospinalen System dorthin gelangen. Ebensowenig vermittelt es sog. willkürliche Bewegung, dagegen mit voller Sicherheit automatische Bewegung, und zwar: 1) in den Herzganglien (s. S. 51), 2) in den Ganglien des Magens und Darmes (s. S. 152 u. 154), 3) in den Ganglien der Ureteren (s. S. 134) und 4) in den Ganglien des Uterus (s. unten). Alle diese Centren können auch von Nerven des cerebrospinalen Systems beeinflußt werden (s. an den entsprechenden Stellen). Reflexaktionen von seiten des Sympathicus sind mit Sicherheit nicht beobachtet worden.

Der Sympathicus als Leitungsorgan.[1] Im Halsteil des Sympathicus verlaufen; 1) Fasern, für die Pupille (s. S. 392), 2) vasomotorische Nerven für die Gefäße des Ohres, der Zunge, der Epiglottis,

[1] VULPIAN, Leçons s. l'appareil vasomoteur. Paris 1875; DASTRE u. MORAT, Rech. expériment. s. l. système nerveux vasomoteur. Paris 1884.

der Mandeln, 3) vasodilatatorische Nerven für die Lippen, das Zahnfleisch, die Backen. die Gaumenschleimhaut, die Nasenschleimhaut und die entsprechenden Hautpartien des Gesichtes (diese Nerven gelangen im Trigeminus zu ihrem Bestimmungsgebiete), 4) Sekretionsfasern für die Speicheldrüsen (s. S. 108), 5) centripetale Nerven, die das Vaguscentrum erregen (s. S. 53), 6) durch das unterste Halsganglion beschleunigende Fasern zum Herzen und endlich vom Herzen Fasern, die im N. depressor zum Gehirn aufsteigen und das vasomotorische Centrum beeinflussen (s. S. 54 u. 68). Im Brustteile treten durch das oberste Brustganglion die vasomotorischen Nerven für die Armgefäße (sie kommen aus dem untersten Teile des Hals- und obersten Teile des Brustmarkes). Aus dem untern Teile des Rückensympathicus entspringen sowohl Konstriktoren als Dilatatoren für die Gefäße der untern Extremität. Aus dem Brustteil entspringen der N. splanchnicus major et minor (sie stammen eigentlich aus dem Rückenmark, dem sie ihre Fasern durch den 2.—12. Brust- und den 1.—2. Lendennerven entnehmen); sie enthalten 1) Hemmungs- und Beschleunigungsfasern für die Darmbewegung (s. S. 155), 2) vasomotorische Nerven für den Magen, die Leber und den ganzen Dünndarm und 3) centripetale Nervenfasern, die auf das Vaguscentrum wirken (S. 53). Im Bauchteil des Grenzstranges und dem Unterleibsplexus sind sowohl bewegende als vasomotorische Nerven für die übrigen Unterleibsorgane (Dickdarm, Milz, Blase, Uterus u. s. w.) enthalten, denn Reizungen dieser Nervenpartien rufen verstärkte Bewegungen und Durchschneidungen, Cirkulationsstörungen, hervor.

Reizung des Halssympathicus macht den Druck in den Hirngefäßen steigen, doch ist dieser Einfluß bei verschiedenen Tieren verschieden groß. Dyspnoë, Choroform und Leuchtgas erweitern die Hirngefäße. Vagus und Depressor sowie faradische Reizung sensibler Nerven sind ohne Einfluß auf die Hirngefäße (Hürthle).

Vierter Abschnitt.

Zeugung und Entwickelung.

Das Individuum geht nach kürzerer oder längerer Lebensdauer, entsprechend dem allgemeinen Gesetze von dem stetigen Wechsel alles Lebens, unter, es stirbt; für die Fortpflanzung der Art aber ist gesorgt durch die Zeugung neuer, entwickelungsfähiger Organismen (Embryonen), aus denen sich unter günstigen Bedingungen der Organismus bis zu seiner Vollendung aufbaut.

§. 1. Zeugung.[1]

Man unterscheidet zwei Arten von Zeugung:

1. Die Zeugung durch Teilung. Sie besteht darin, daß der mütterliche Organismus sich in zwei gleichwertige Stücke teilt, welche dauernd in diesem Zustande fortleben, da sie damit auch die Höhe ihrer Entwickelung erreicht haben.

Durch Teilung pflanzen sich fort: a) einzellige Organismen, wie Amöben u. s. w.; b) die Elementarorganismen der höheren Tiere, die Zellen, z. B. weiße Blutzellen, Knorpelzellen u. s. w.

2. Die Zeugung durch Abspaltung eines entwickelungsfähigen Teiles vom mütterlichen Organismus. Ist dieser abgespaltete Teil, der sich an einer Stelle des mütterlichen Organismus gebildet hat, ein Zellenhaufe, so nennt man diese Art der Zeugung die „Zeugung durch Knospung". Ist die Knospe aber nur eine Zelle, so bezeichnet man diese Zelle als „Eizelle" und die Art der Zeugung als „Zeugung durch Eibildung".

Die Zeugung durch Knospung eines sich später ablösenden Zellenhaufens kommt namentlich bei den Pflanzentieren (woher auch der Name stammt), aber

---

[1] V. Hensen, Physiologie d. Zeugung, Hermanns Handbuch d. Physiologie. Bd. VI. 1881.

auch bei einzelnen anderen niederen Tieren vor. Bei den übrigen Tieren bis hinauf zum Menschen geschieht die Zeugung durch Eibildung.

Die Eizelle kann ohne jeden weitern äußern Einfluß ihre Entwickelung beenden (Parthenogenesis), oder sie bedarf dazu eines äußern Einflusses, der darin besteht, daß die Samenzelle mit der Eizelle eine direkte Verschmelzung (Konjugation) eingeht (Bütschli, Fol, Hertwig u. a.), durch welche ein neues entwickelungsfähiges Zellindividuum entsteht. Man nennt diesen Akt die „Befruchtung" und die Art der Zeugung die „geschlechtliche Zeugung" im Gegensatz zu den übrigen Zeugungsformen, welche man als „ungeschlechtliche Zeugung" bezeichnet.

Der Befruchtungsakt geschieht durch zwei Individuen, von welchen dasjenige, welches das Ei liefert, das weibliche, das andere, welches die Samenzelle liefert, das männliche Individuum ist. Geschieht die Befruchtung durch ein Individuum, das zugleich Ei und Samen liefert, so nennt man dasselbe hermaphroditisch (verschiedene wirbellose Tiere, namentlich Schnecken).

Die Parthenogenesis kommt nur neben geschlechtlicher Zeugung vor, bildet immer nur Individuen eines Geschlechtes, nämlich nur männliche oder nur weibliche, und ist überhaupt sehr wenig verbreitet, bisher nur bei den Bienen, Wespen und einigen anderen Tieren sicher festgestellt. Das bekannteste Beispiel der Parthenogenesis ist das der Bienen: Bei den Ausflügen aus dem Bienenstock wird die Königin von den männlichen Bienen (Drohnen) befruchtet und kehrt mit gefüllter Samentasche (Receptaculum seminis) in den Stock zurück. Die Eier, die sie in die Zellen (Honigwaben) legt, sind entweder befruchtet oder unbefruchtet; aus diesen entwickeln sich Drohnen, aus jenen aber Arbeiter (zeugungsunfähige Weibchen). Einige von den befruchteten Eiern geben auch, indem ihre Larven besonderer Pflege seitens der übrigen Bienen unterliegen, zeugungsfähige Weibchen, welches künftige Königinnen sind.

Zeugung beim Menschen.

Menstruation, Bildung und Ablösung des Eies.

Zur Zeit der Geschlechtsreife (in unserer gemäßigten Zone etwa mit 14 Jahren) tritt beim weiblichen Individuum die Menstruation ein, die darin besteht, daß 2—8 Tage lang reichlich mit Schleim gemischtes Blut aus den Genitalien fließt. Die Menstruation, die sich ca. alle vier Wochen wiederholt und zwischen dem 45.—50. Jahre vollkommen verschwindet (klimakterische Jahre), ist nur ein äußeres Zeichen für einen innern, sehr wichtigen Vorgang, die Ablösung eines Eies aus dem Eierstock. Der Eierstock enthält nämlich in seiner Substanz eingebettet die Graafschen Follikel, kugelförmige Blasen, die zur Zeit der Reife etwa erbsengroß sind. Die Hülle des Graafschen Follikels besteht aus einer gefäßhaltigen, bindegewebigen Membran, deren

Innenfläche mit einem mehrschichtigen Epithel ausgekleidet ist, das die Membrana granulosa bildet. Diese ist durch Wucherung zu einer scheibenförmigen Verdickung, dem Discus oophorus, gewachsen, in welcher sich das Ei, Ovulum, eingebettet befindet. Der übrige Raum des Follikels ist mit einer eiweißhaltigen Flüssigkeit erfüllt, die fortwährend zunimmt, so daß die entstehende Spannung in dem Follikel die Cirkulation des Blutes in den Gefäßen hindert. Die Folge davon ist, daß die Follikelwand atrophisch wird, eine Zerreißung des Follikels eintritt und das Ei ausgestoßen wird. Die Eiablösung erfolgt alle vier Wochen und ist von einer Kongestion der Genitalorgane, namentlich des Uterus und seiner Schleimhaut begleitet, als deren Folge eben die Menstrualblutung auftritt, entweder durch Zerreißung kleiner Uterinschleimhautgefäße oder durch reichlichen Durchtritt von roten Blutkörperchen durch die unversehrte Gefäßwand. Das losgelöste Ei gelangt in die Tuben dadurch, daß das Tubenende zur Zeit der Berstung des Follikels den Eierstock mit seinen Fransen umfaßt. Von dort gelangt es durch die Flimmerbewegung der Tubenschleimhaut nach dem Uterus, wo es entweder unbefruchtet untergeht oder befruchtet zur Entwickelung gelangt.

Bei den Säugetieren geschieht die Eilösung nur ein- oder mehrere-mal während des Jahres zur Brunstzeit und ist ebenfalls von einer Blutung aus den Genitalien begleitet.

Die Eiablösung ist gewöhnlich mit einer Menstrualblutung verbunden, dieselbe kann aber auch fehlen, wie die Thatsache einer neuen Schwangerschaft innerhalb der Säugezeit, wo die Menstruation gewöhnlich nicht vorhanden ist, beweist.

Der geborstene Graafsche Follikel bildet sich zum Corpus luteum um, indem er sich durch reichliche Wucherung der Membrana granulosa zu einer kompakten Masse von gelber Farbe verwandelt (die gelbe Farbe verdankt das Corpus luteum dem Hämatoidin, das sich aus dem bei der Berstung in den Follikel gelangten Blutfarbstoff gebildet hat). Man unterscheidet das Corp. lut. verum und spurium; das erstere bildet sich, wenn auf die Eilösung eine Schwangerschaft gefolgt ist, das letztere, wenn eine solche nicht eingetreten ist. Das Corp. lut. spur. ist viel kleiner und schon nach 1—2 Monaten wieder völlig verschwunden, das Corp. lut. ver. wird sehr groß, ragt hoch über die Fläche des Eierstockes hervor und kann noch gegen das Ende der Schwangerschaft vorhanden sein. Später schrumpft es wieder zusammen und hinterläßt nur eine Narbe, so daß der Eierstock nach mehreren Schwangerschaften ganz uneben wird.

Der Samen.

Der Samen, welcher im Hoden bereitet wird, ist eine zähe, weißliche, eigentümlich riechende Flüssigkeit von alkalischer Reaktion, die in einer Intercellularflüssigkeit die beweglichen Samenfäden (Spermatozoën, Spermazellen) suspendiert erhält. Die Samenfäden bestehen aus dem Kopfe und dem Schwanze; sie machen sehr lebhafte, schlängelnde

Bewegungen, die durch peitschenartige Ausschläge des häufig mit einer undulierenden Membran versehenen Schwanzes hervorgebracht werden. Die Ursache dieser Bewegung ist vollkommen unbekannt. Auf dem Wege vom Hoden bis zum Penis werden dem Samen aus der Prostata und den COWPERschen Drüsen noch andere Flüssigkeiten zugemischt, so daß der an die Körperoberfläche entleerte Samen verdünnter ist und demnach weniger Samenzellen enthält, als wenn er direkt aus dem Hoden gewonnen wird.

Die chemischen Bestandteile der Samenflüssigkeit sind Eiweißkörper (Serumalbumin und Alkalialbuminat), Nucleïn, Lecithin, Cholesterin, Fette, anorganische Salze, vorwiegend Alkalien an Chlor, Phosphorsäure und Kohlensäure gebunden und Wasser.

Die Samenbereitung beginnt erst mit dem Eintritt der männlichen Geschlechtsreife (Pubertät); die Absonderung geschieht nicht stetig, sondern unter besonderen Umständen, nämlich bei Reizung des Penis, wie beim Coitus, also reflektorisch, oder im Schlafe durch innere, vom Centralorgan ausgehende Bedingungen. Die Entleerung des Samens ist jedesmal mit einem eigentümlichen Gefühl, das man als Wollustgefühl bezeichnet, verbunden. Die Entleerung in die Harnröhre geschieht durch peristaltische Kontraktionen der Samenleiter und Samenblasen, die Entleerung aus der Harnröhre durch periodisch wiederholte, plötzliche Zusammenziehungen des M. bulbo-cavernosus. Der reflektorischen Samenentleerung muß jedesmal eine Erektion des Penis voraufgehen, wodurch der Penis gesteift und verlängert wird. Die Ursache der Steifung ist die strotzende Blutfüllung der drei Corpora cavernosa des Penis. In die Corpora cavernosa, die ein kommunizierendes Höhlensystem darstellen, münden die Arterien der Septa, während aus ihnen die Venen sich sammeln. Da die Septa glatte Muskelfasern enthalten, so kann jene Füllung der Corp. cavernosa verursacht sein durch einen vermehrten Zufluß von Blut oder durch Behinderung des Abflusses aus den Venen. Beide Momente scheinen mitzuwirken. Der vermehrte Zufluß kommt durch eine auf den Nervenreiz (Nn. erigentes) folgende „aktive" Erweiterung der kleinsten Arterien der Schwellkörper zustande. Der Abfluß aus den Venen kann behindert werden, da die Vv. profundae durch die Corp. cavernosa selbst hindurchgehen. Das Centrum für die Erektion des Penis liegt im Lendenmark, nach dessen Zerstörung die Erektion nicht mehr zustande kommt (GOLTZ). Aber auch mit dem Gehirn muß dieses Centrum in Verbindung stehen, wie die Thatsache beweist, daß auch schon gewisse psychische Zustände Erektion hervorrufen, und die Beobachtung von Erektionen bei Erhängten darthut.

Die Nn. erigentes kommen beim Hunde aus dem 1. und 2. Sakralnerven, die in den Plex. hypogastricus eintreten, von wo aus Nervenfasern (Nn. erigentes) namentlich zur Pars membranacea urethrae treten (ECKHARD). Die Nerven der Samenleiter kommen aus dem Grenzstrang des Sympathicus, stammen aber aus dem vierten und fünften Lendennerven (BUDGE).

Befruchtung.

Die Befruchtung geschieht durch den Coitus, der darin besteht, daß der erigierte Penis in die Vagina immittiert und in derselben spritzenstempelförmig so lange bewegt wird, bis die Ejakulation des Samens erfolgt („Begattung"). Die beweglichen Spermatozoëen treffen irgendwo in dem Genitalkanal auf das Ei, in dessen Dotter sich dasjenige Zoosperm einbohrt, welches zuerst in senkrechter Richtung dem Ei am nächsten ist. Sobald dies eine Zoosperm in den Dotter eingetreten ist, verdichtet sich das Ei an seiner Oberfläche so, daß das Eindringen weiterer Spermatozoën unmöglich wird. Wenn durch irgend welche Verhältnisse trotzdem mehrere Spermatozoën in das Eiplasma eindringen, so sollen sich diese Eier zu Mißbildungen entwickeln. (Bei vielen Seesternen und Seeigeln streckt sich dem nächsten Zoosperm ein vorgestülpter Fortsatz des Eiplasma entgegen.) Die weiteren Vorgänge bei der Befruchtung siehe unten S. 427.

Was den Ort der Befruchtung betrifft, so weist die Auffindung von Samenfäden auf dem Ovarium und die in seltenen Fällen vorkommenden Abdominal- und Tubenschwangerschaften darauf hin, daß Befruchtungen schon auf dem Ovarium und in den Tuben vorkommen können. Normal macht das befruchtete Ei seine Entwickelung im Uterus selbst durch; ob aber auch dort die Befruchtung stattgefunden hat, läßt sich nicht entscheiden.

Da nur jeden Monat eine Eiablösung vor sich geht und das menschliche Weib doch jederzeit befruchtungsfähig ist, so muß man annehmen, daß bei erfolgter Konzeption das befruchtete Ei jedesmal von der letzten Menstruation herstammt.

Der Generationswechsel.

Eine eigentümliche Zeugungsform bietet der Generationswechsel. Das Prinzip dieses Vorganges ist das, daß auch noch nicht völlig entwickelte Individuen, die sich willkürlich bewegen können, sogenannte Larven, ihrerseits schon zeugungsfähig sind und sich fortpflanzen können. Da die Larven dieser Art längere Zeit in ihrem Larvenzustande verharren und in ihrer Gestalt vollkommen von der ihrer Eltern abweichen, so sind erst die Individuen des zweiten oder dritten Gliedes den Großeltern vollkommen gleich, weshalb jene Larven in mehreren Fällen als ganz besondere Tierformen beschrieben worden sind.

Ein Beispiel dieser Art bildet die Fortpflanzung des Bandwurms (Taenia). Aus den Eiern des Bandwurms entwickelt sich ein Embryo, der weiterhin zu einem Blasenwurm (Cysticercus) wird. Dieser letztere pflanzt sich durch Knospung so lange fort, bis sein Wirt (das Tier, in dem er wohnt) von einem andern gefressen wird. Ist das geschehen, so wandeln sich die Knospen des Blasenwurms in jenem zweiten Tiere ebenfalls durch Knospung in einen Bandwurm um. Jene zeugungsfähigen Larven werden auch als „Ammen“ bezeichnet.

Urzeugung.

Als Urzeugung (Generatio spontanea s. aequivoca) bezeichnet man die hypothetische Entstehung von Individuen durch Neuschöpfung (aus anorganischem Materiale) im Gegensatz zu der bisher betrachteten elterlichen Zeugung. Man hat diese Art der Entstehung von Organismen aus dem Vorkommen von Tieren an Orten hergeleitet, zu denen man sich weder das Vordringen des entwickelten Tieres, noch das Einwandern eines Keimes hat erklären können, so insbesondere für die Eingeweidewürmer und die Infusorien. Indes ist durch die Entdeckungen über die Wanderung und den Generationswechsel der Entozoën auch ihr Ursprung auf eine Abstammung von gleichartigen Eltern zurückgeführt worden. Was ferner die höchst auffallende, massenhafte Entstehung von Infusorien, Gärungs- und Fäulnispilzen in „Aufgüssen“, tierischen und pflanzlichen in Zersetzung begriffenen Flüssigkeiten, betrifft, so ist durch die Untersuchungen von Ehrenberg, Schwann, Schröder, Pasteur u. a. auf das Überzeugendste dargethan, daß ausnahmslos sie selbst oder Keime von ihnen durch die Luft diesen Flüssigkeiten zugeführt werden, in denen, wenn sie einen geeigneten Boden finden, sie sich in kürzester Zeit auf dem Wege elterlicher Zeugung massenhaft vermehren. Schließt man die Luft von einem solchen Aufguß, in dem durch vorheriges Kochen alle etwa bereits vorhandenen Keime ertötet sind, ab oder führt man nur solche Luft zu, in welcher durch Glühen, Überleiten über Schwefelsäure oder mittels Filtration durch einen Baumwollenpfropf alle lebenden Organismen und Keime sicher getötet bezw. ausgeschlossen sind, so entsteht niemals ein pflanzliches oder tierisches Gebilde.

Wie jede einzelne neugebildete Zelle aus einer vorhandenen Mutterzelle hervorgeht, so beherrscht die gesamte Reihe der Tier- und Pflanzenarten das Gesetz der kontinuierlichen Entwickelung (s. oben S. 9).

Sowenig mithin das Vorkommen der Urzeugung auch nur durch eine einzige sichere Thatsache erwiesen ist, so kann doch ihre Möglichkeit nicht in Abrede gestellt werden, denn die Erzeugung eines ersten Organismus dürfte sich kaum anders als durch eine Urzeugung erklären lassen.

§. 2. Entwickelung (Ontogenese).[1]

Die Eizelle besteht aus drei wesentlichen Teilen, der Dotterhaut (Zona pellucida), dem Dotter (Vitellus) und dem Keimbläschen (Vesicula germinativa) (s. Fig. 43). Die Dotterhaut ist eine strukturlose, ziemlich dicke Membran, die bei vielen Wirbellosen und den Fischen eine nachweisbare feine Öffnung besitzt (Mikropyle), die bei den höheren Wirbeltieren indes gar nicht vorhanden und hier zur Befruchtung auch nicht notwendig ist. Im allgemeinen scheint die Mikropyle für die Befruchtung nur dort in Betracht zu kommen, wo die Oberfläche der Eier von einer relativ festen Haut überzogen ist, so daß allein die Mikropyle den Eintritt des Zoosperms möglich macht.

Fig. 43.

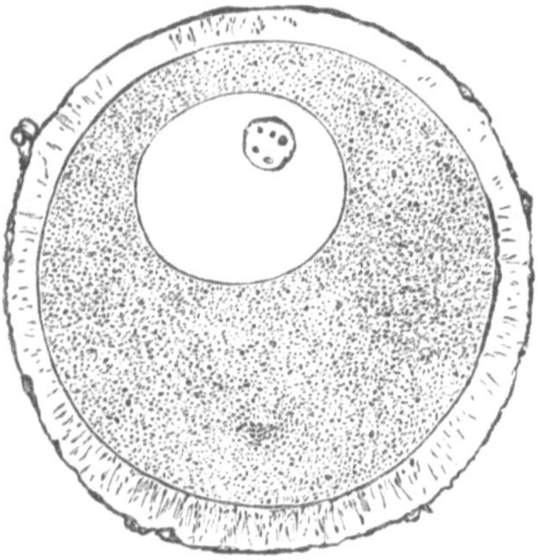

Reifes Ei von Asterias glacialis (nach Fol).

Der Dotter besteht aus eiweißartigen Körpern, Vitellin u. s. w., in denen eine Anzahl stark lichtbrechender Körnchen eingelagert sind, wodurch er undurchsichtig ist. Das Keimbläschen (der Zellkern) ist ein bläschenförmiges Gebilde, das sich im Innern des Dotters befindet, und an dem man den Keimfleck, Macula germinativa (Kernkörperchen), unterscheidet.

Neben dem eben beschriebenen Dotter, Bildungsdotter, ist in den Eiern der Vögel, der beschuppten Amphibien und der meisten Fische noch ein zweiter Dotter, der Nahrungsdotter, vorhanden, der mit dem Aufbau des Embryo nichts zu thun hat, sondern demselben nur zur Nahrung dient.

Fig. 44.

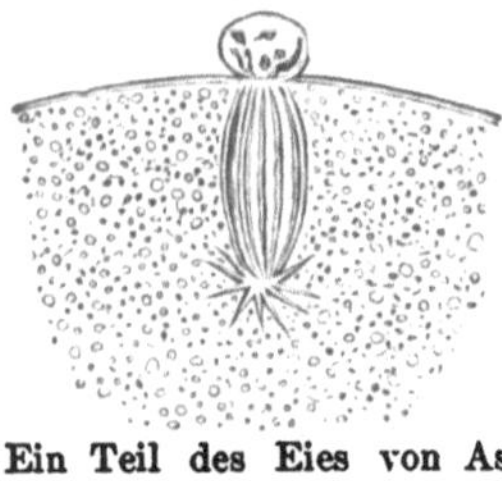

Ein Teil des Eies von Asterias glacialis im Augenblick der Ausstoßung des ersten Polkörpers und der Zurückziehung des Restes der Spindel in das Ei. Pikrinsäurepräparat.

Bevor das Ei zur Befruchtung kommt, macht es eine Reihe von Metamorphosen durch, welche erst in neuerer Zeit entdeckt worden sind (Bütschli, Fol, Hertwig u. a.); zunächst bei vielen Wirbellosen, aber auch bei den Wirbeltieren (E. van Beneden, Hertwig u. a.), so daß das Wesentliche dieser Veränderungen wohl durch die ganze Tierreihe hindurch zu verfolgen ist. Diese Veränderungen betreffen das Keimbläschen, das allmählich ein zerklüftetes Ansehen erhält und sich in dem Dotter

[1] A. Kölliker, Entwickelungsgeschichte des Menschen etc. 1861 und 1876. F. M. Balfour, Handbuch der vergleichenden Embryologie. Deutsche Ausgabe. Jena, 1881

aufzulösen scheint, während der Keimfleck oder Teile desselben vielleicht unter Mithilfe des umgebenden Plasmas einen längsgestreiften spindelförmigen Körper („Richtungsspindel") formieren (s. Fig. 44). Diese Richtungsspindel entspricht nach Bau und Verhalten einem in Teilung begriffenen spindelförmig modifizierten Zellkerne. Nachdem diese Richtungsspindel dicht unter die Dotteroberfläche gerückt ist, schnürt sich ein kleiner Teil des Eiplasmas samt einem Anteil der Spindel von dem Dotter als sog. Richtungskörper (Polkörper oder Polzelle) ab (vgl. dieselbe Figur). Auch können successive mehrere derartige Polkörper gebildet werden. Der im Dotter verbleibende Rest der Richtungsspindel bildet sich zu einem normalen Kern um, den man als weiblichen Vorkern bezeichnet (s. Fig. 45), dessen besondere Bedeutung gleich näher gewürdigt werden soll.

Fig. 45.

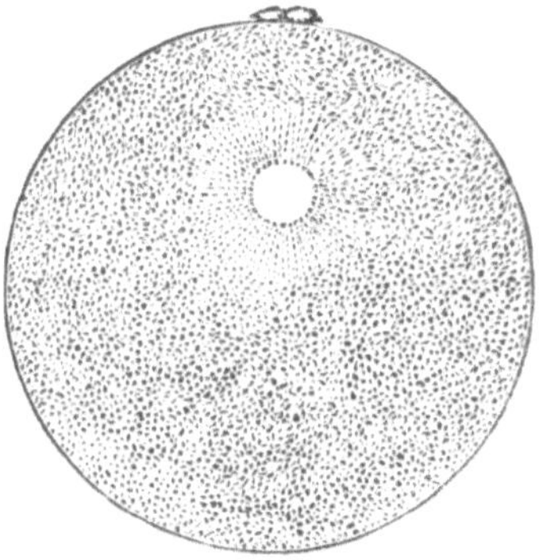

Ei von Asterias glacialis mit den beiden Polzellen und dem von radiären Streifen umgebenden weiblichen Vorkern.

1. Die Furchung.

Wenn die Befruchtung vollzogen und also die Konjugation zwischen Ei und Zoosperm erfolgt ist, erscheint im Dotter ein zweiter Kern, den man männlichen Vorkern nennt, welcher sich wahrscheinlich aus dem Kopfe des Zoosperms gebildet hat (s. Fig. 46). Um den männlichen wie den weiblichen Vorkern tritt eine radiär strahlige Zeichnung im Dotterplasma auf. Der männliche Vorkern bewegt sich nun allmählich von der Peripherie gegen den etwa in der Mitte des Eies gelegenen weiblichen Vorkern (s. Fig. 47), der sich gegen den männlichen Vorkern sofort in Bewegung setzt, sobald er von den Strahlen des letztern getroffen wird. So nähern sich die beiden Kerne einander, bis sie zu einem einzigen Kerne, dem sogenannten Furchungskerne, verschmelzen (s. Fig. 48). Hierauf beginnt der

Fig. 46.

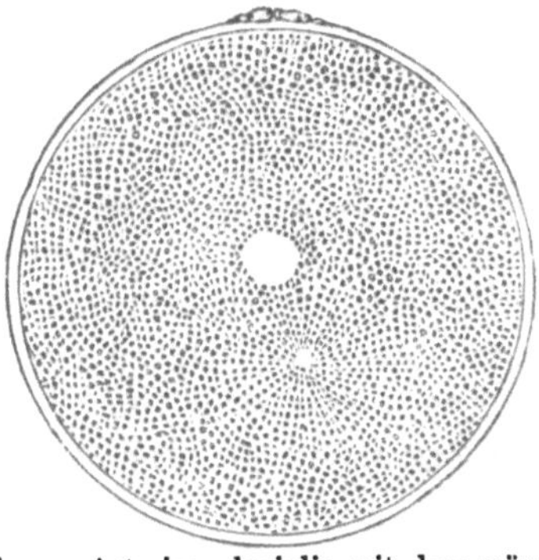

Ei von Asterias glacialis mit dem männlichen und weiblichen Vorkern.

Prozeß der Vermehrung der Eizelle durch fortgesetzte Teilung, welchen man die „Furchung“ nennt. Zunächst zerfällt das Ei in zwei Kugeln, die schon kleine Differenzen zeigen, weiterhin in vier

Fig. 47.

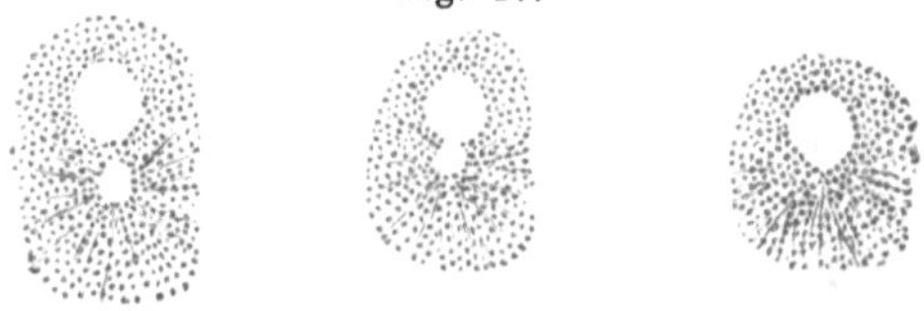

Drei successive Stadien in der Verschmelzung des männlichen und weiblichen Vorkerns bei Asterias glacialis.

Kugeln, dann in acht Kugeln u. s. w., wobei aber stets die kleineren, die sog. Hypoblastkugeln, in der Mitte bleiben, während die größeren, die Epiblastkugeln, sie ringsum umgeben, bis auf eine kleine kreisförmige Stelle, welche frei bleibt und Blastoporus genannt wird (E. van Benedens Beobachtungen am Kaninchen-Ei). Der ganze Furchungsprozeß ist ca. 70 Stunden nach der Befruchtung beendet. Nach Ablauf des Furchungsprozesses wachsen die Epiblastzellen auch über den Blastoporus weg und bilden nun eine vollkommen geschlossene Lage. Die nächsten Veränderungen bestehen darin, daß zwischen Epi- und Hypoblast ein schmaler Zwischenraum entsteht, welcher unter gleichzeitigem

Fig. 48.

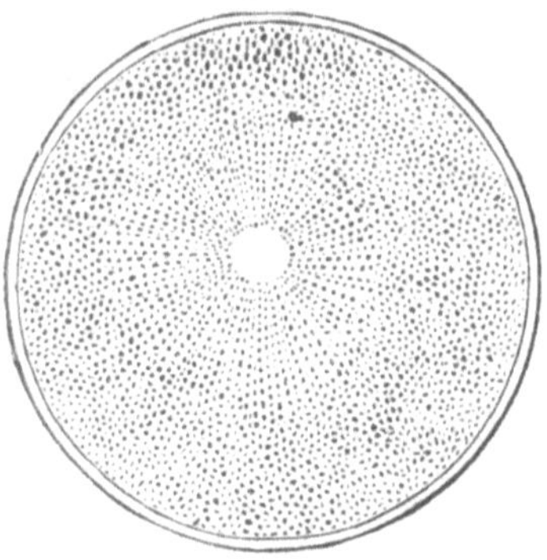

Ei von Asterias glacialis nach der Verschmelzung des männlichen und weiblichen Vorkerns.

Wachsen des ganzen Eies rasch zunimmt und das Hypoblast vom Epiblast vollkommen abdrängt, bis auf jene Stelle, wo sich ehemals der Blastoporus befunden hatte. So bildet das Ei eine große Blase, deren Wand aus einer Lage von Zellen besteht (Epiblastzellen), bis auf jene Stelle, wo die Hypoblastzellen liegen, welche eine kleine linsenförmige Masse darstellen, die dem Epiblast anliegen. Diese Blase heißt die „Keimblase“ oder „Blastodermblase“.

2. Die Keimblätter.

Während die Keimblase, welche jetzt einen Durchmesser von 0·28 mm besitzt (Kaninchen), zu wachsen fortfährt, fängt das Hypoblast an, sich an der Innenfläche des Epiblasts auszubreiten, so daß es flacher wird und seine Linsenform einbüßt. Nur der centrale Teil bleibt verdickt und besteht aus einer doppelten Zellenlage, welcher einen dunkeln kreisförmigen Fleck darstellt: das ist die „Keimscheibe“ oder der „Fruchthof“ (Area germinativa). Während dieser Zeit ist die Keimblase selbst durch Auswachsen des Hypoblasts zweischichtig geworden. Zu Beginn des fünften Tages besteht der Fruchthof aus drei Zellenlagen, von denen aber nach Kölliker die äußerste Lage eine vergängliche Deckschicht darstellt, während die darunter liegende zum Epiblast und die innerste zum Hypoblast wird. (Nach van Beneden bleibt aber das Epiblast bestehen und bildet späterhin das äußere Keimblatt, während Köllikers Epiblast bei van Beneden zum Mesoblast wird; über das Hypoblast sind die Ansichten gleich.) Man bezeichnet diese beiden Lagen auch als Entoderm und Ectoderm, und diese beiden Schichten stellen die primären Keimblätter vor: 1) das äußere oder Hautblatt („animale Keimblatt“) und 2) das innere oder Darmblatt („vegetative Keimblatt“) (Remark); sie allein bilden die Grundlage des Körpers und das Material, aus dem sich der Embryo aufbaut.

Die einmal im Fruchthof begonnene Wucherung setzt sich nun weiter fort, und als Folge derselben tritt zwischen den beiden primären Keimblättern bald ein drittes, ein mittleres Keimblatt (Mesoderm) auf, wahrscheinlich durch Einwachsen aus dem äußern Blatte. Diese drei Keimblätter unterscheidet man nach Remak:

1) als Sinnes- oder sensorielles (oberes oder äußeres Blatt),
2) als motorisch-germinatives Blatt (mittleres Blatt),
3) als trophisches oder Darmdrüsenblatt (unteres oder inneres Blatt).

Aus diesen drei Blättern wird nun der Embryo in der Weise aufgebaut, daß 1) aus dem Sinnesblatt sich entwickeln: die ganze äußere Haut mit ihren Anhängen: Talgdrüsen, Schweißdrüsen, Haare, Nägel u. s. w., die Nervenenden in der Haut und das Centralnervensystem; 2) aus dem motorisch-germinativen Blatt: Knochen, Muskeln, periphere Nerven, Bindesubstanzen, Blutgefäße, Harn- und Geschlechtsorgane; 3) aus dem Darmdrüsenblatt: das gesamte Epithel des Darmrohres und dessen Ausstülpungen, Lungenepithel, Blasenepithel und Darmanhangdrüsen.

3. Der Aufbau des Embryo aus den Keimblättern.

Um den Aufbau des Embryo aus den drei Keimblättern verstehen zu können, ist es vorteilhaft, den ausgebildeten Wirbeltierkörper des Menschen so zu betrachten, wie er in seiner einfachsten Form sich darstellen würde (und wie er thatsächlich noch durch den Amphioxus lanceolatus vertreten ist). Hiernach erscheint der Körper in Gestalt von zwei geraden Röhren, die in ihrer ganzen Länge in ihrer Berührungslinie fest miteinander verwachsen und übereinander gelegen zu denken sind. Das untere Rohr ist weiter, und es entspricht sein Lumen dem Lumen des Darmrohres, dessen Wand aus einer Anzahl von konzentrischen Schichten gebildet wird, die von innen nach außen folgende sind: Darmschleimhaut, Darmmuskelhaut, Darmserosa, Rumpfserosa (viscerales und parietales Mesenterialblatt), Rumpfmuskeln und -knochen und Rumpfhaut der Bauchseite. Das obere Rohr ist enger, und sein Lumen entspricht dem Lumen des Centralkanales des Centralnervensystems, dessen Wand, von innen nach außen gerechnet, aus folgenden konzentrischen Schichten besteht: Rückenmark, Rückenmarkshälfte, Wirbelkanal, Rumpfmuskeln und Rückenhaut der Rückenseite. Die ganze Anlage ist bilateral symmetrisch und in seiner Längsachse metamer gebaut, d. h. sie besteht aus hintereinander folgenden gleichartigen Segmenten (Wirbel, Rückenmarkstück, Rippe, zugehöriger Nerve, Muskeln, Gefäße!). Der Aufbau geschieht in folgender Weise:

a) Äußeres Keimblatt.

Indem sich die Keimscheibe durch Zellenwucherung peripher ausbreitet, unterscheidet man bald an derselben eine hellere Mitte und einen dunklern Rand. Die hellere Mitte wird der helle Fruchthof, Area pellucida, der dunklere Rand der dunkle Fruchthof, Area opaca, genannt. Zugleich geht die Gestalt des kreisrunden Fruchthofes in eine ovale oder eiförmige über: das eine Ende ist breiter und mehr rund das andere schmäler und mehr spitz. In der Mitte des hellen Fruchthofes erscheint nun ein großer ovaler Fleck, der sich bald deutlich abgrenzt und als ein ovaler Schild hervortritt, der von zwei Ringen, dem Reste des hellen und dem ganzen dunkeln Fruchthofe, umgeben ist. Dieser schildförmige Fleck ist der Urkeim oder die Embryonalanlage (Remaks Doppelschild). Die ovale Gestalt des Urkeimes bedingt auch schon einen Unterschied zwischen vorn und hinten: die abgerundete Partie der Embryonalanlage entspricht dem vordern oder Kopfende, die spitzere Partie dem hintern oder Schwanzende.

In der Achse des dunkeln Schildes (auf der äußern Fläche des obern Keimblattes), und zwar an seinem schmälern Hinterende bemerkt man nun eine feine Rinne, die „Primitivrinne“, welcher sich nach vorn die „Rückenfurche“ anschließt. Zu beiden Seiten von dieser Furche entstehen dadurch, daß das äußere Keimblatt rechts und links von der Furche eine leistenförmige Verdickung bildet, zwei Leisten, welche die Rücken- oder Markwülste heißen. Während dieser Entwickelung bekommt der Urkeim eine sehr charakteristische leierförmige oder sohlenförmige Gestalt, die er eine Zeitlang beibehält. Die Sohlenform nimmt der Urkeim des Menschen etwa in der zweiten

Woche seiner Entwickelung an; am Ende dieser Woche besitzt er die Länge von einer Linie.

Indem sich die Rückenwülste immer mehr erheben und sich von dem peripheren Teile des äußern Keimblattes, den „Hornplatten", abschnüren, werden sie zu den „Medullarplatten", die sich zu einander gegen die Mittellinie krümmen und über der Furche miteinander zum „Medullarrohr" verwachsen, über welches die Hornplatten von einer Seite zur andern herübergehen. In Fig. 49 (Querschnitt durch den Urkeim [von einem bebrüteten Hühnchen am zweiten Brütetage])

Fig. 49.

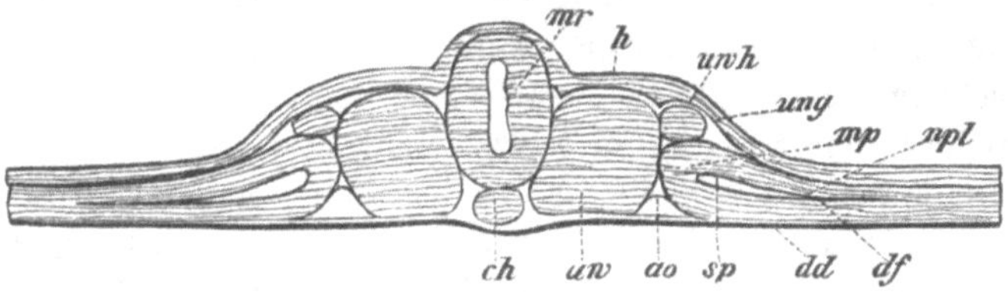

Querschnitt durch den Urkeim eines bebrüteten Hühnchens vom zweiten Brüttage.

sieht man das Medullarrohr (*mr*) im Querschnitt. Das Medullarrohr ist die Uranlage des Centralnervensystems; aus demselben entwickeln sich Gehirn, Rückenmark und die Wurzeln der peripheren Nerven, sein Lumen wird zum Centralkanal mit seinen Fortsetzungen, dem Aquaeductus Sylvii und den Hirnventrikeln. Aus den Hornplatten (*h* Fig. 49) entwickelt sich die gesamte Epidermis des Körpers, die Hornbildung (Nägel, Federn), alle Hautdrüsen mit Einschluß derjenigen, welche in die Mundhöhle münden, wie die Speicheldrüsen u. s. w. und die epitheliale Auskleidung der Mundhöhle, der Nasenhöhle, des Ohrlabyrinths und der drüsige Teil der Hypophysis cerebri.

b) Mittleres Keimblatt.

Zur Zeit, wo im äußern Keimblatte eben die Primitivrinne bemerkbar wird, beginnen auch im mittlern Keimblatte Veränderungen, welche darin bestehen, daß dasselbe in die Urwirbelplatten (*uw*) und in die Seitenplatten geschieden wird. Die Seitenplatte spaltet sich weiter in die mit der Hornplatte *h* in Verbindung bleibende „Hautfaserplatte" *npl* und die mit dem Darmdrüsenblatte sich vereinigende „Darmfaserplatte" *df.* Zwischen der Haut- und der Darmfaserplatte bleibt ein feiner Spalt *sp*, der die erste Andeutung der Pleuroperitonealhöhle darstellt. Die Verbindungsstelle von Haut- und Darmfaserplatte heißt „Mittelplatte" *mp* (Gekrösplatte). An die Mittelplatte einerseits und die Urwirbelplatten andererseits grenzen hier die primitiven Aorten *ao* und die Urnierengänge *ung*. Diese Lücken verlaufen als zwei lange Kanäle durch den ganzen Randteil des Embryo, gehen am hintern Ende desselben bogenförmig ineinander über und ebenso vorn in der Lücke, wo sich das Herz entwickelt.

Aus den Urwirbelplatten, welche indes so gewuchert sind, daß sie über die halbe Höhe des Medullarrohres reichen, entwickeln sich die „Urwirbel“ durch queren Zerfall der Urwirbelplatte in einzelne Stücke. Die Urwirbel stellen die Anlage für die Wirbelsäule und ihre Muskeln, nicht aber für die Nervenwurzeln dar. Die Urwirbel, welche ursprünglich solid aus Zellen zusammengesetzt sind, entwickeln später im Innern eine Höhle, wodurch eine Urwirbelblase entsteht, von deren unterer Wand her eine Zellenwucherung beginnt, die bald die ganze Höhle ausfüllt, nachdem sich vorher die obere Wand der Höhle als Muskelplatte von dem Rest, dem eigentlichen Urwirbel, abgelöst hat. Die eigentlichen Urwirbel umwachsen nun die Chorda (s. unten) und das Medullarrohr, bis eine dünne Lamelle, die von den eigentlichen Urwirbeln ausgeht und zwischen Mark und Hornblatt wuchert, das Medullarrohr völlig einschließt, wodurch die häutigen Wirbelbogen oder die Membrana reuniens superior entsteht, während die Umwachsung der Chorda von den tieferen Teilen der eigentlichen Urwirbel ausgeht, und zwar zuerst von der untern Seite, später durch ein dünnes, zwischen sie und das Medullarrohr hineinreichendes Blatt. Die äußere Scheide der Chorda entwickelt ferner die Wirbelkörper, während aus den häutigen Bogen die knorpeligen Bogen entstehen, in denen sich bald durch Differenzierung die hinteren und vorderen Nervenwurzeln sowie die Spinalganglien bilden. Die häutige Wirbelsäule, welche, nach der völligen Umwachsung der Chorda und des Medullarrohres entstanden, ungegliedert war, erhält jetzt eine Gliederung in der Weise, daß die Mitte eines jeden eigentlichen Urwirbels eine Trennungslinie zeigt, deren zwei aufeinander folgende den definitiven Wirbelkörper einschließen, so daß jeder Wirbelbogen aus der hintern Hälfte des vorhergehenden und der vordern Hälfte des folgenden Urwirbels besteht, wozu jedesmal der Bogen des vorhergehenden Urwirbels gehört. Auf die Anlage der bleibenden Wirbel folgen weitere wichtige Veränderungen, welche zur Bildung der Rücken- und Bauchwand des Embryo führen (s. unten).

Die Bildung des Gefäßsystems geschieht in folgender Weise: Die Anlage des Herzens ist anfangs eine paarige; die beiderseitigen Anlagen liegen beim Säuger (Kaninchen) erst ziemlich weit voneinander, rücken allmählich unter dem Darme zusammen und kommen unter demselben zur Vereinigung, wo sie dann im Anfang ein gestrecktes Rohr bilden. Bei weiterer Ausbildung erscheint das Herz S-förmig gekrümmt, und es sieht der venöse Teil nach unten und links, der arterielle nach oben und rechts. Aus dem obern Teile des Herzens entspringen zuerst zwei Arcus aortae, die nach oben und dann längs der spätern Wirbelsäule sich nach hinten wenden, um sich zu einem kurzen unpaaren Aortenstamme (Aorta principalis) zu verbinden, aus der bald wieder die beiden primitiven Aorten hervorgehen, die der Chorda entlang zum hintern Ende des Embryo verlaufen. Auf diesem Wege geben sie 4—5 Äste, die Arteriae omphalo-mesentericae ab, die zum Fruchthof gelangen und dort mit den Enden der primitiven Aorten ein oberflächliches Gefäßnetz bilden, aus dessen Randteilen sich eine starke, an der Peripherie des Fruchthofes verlaufende Vene, die Vena terminalis, sammelt, die mit zwei Ästen am Kopfe des Embryo umbiegt, welche als Venae omphalo-mesentericae in das hintere Ende des Herzens einmünden. Diese Gefäße bleiben anfangs auf den Fruchthof (Area opaca oder Area vasculosa) beschränkt, später dehnen sie sich auf die Keimblase, bezw. den Dottersack (s. unten) aus und haben die Aufgabe, Nahrungsmaterial aus dem Dottersacke dem Embryo zuzuführen.

Beim Hühnchen beginnt schon zwei Tage nach der Bebrütung das Herz seine Pulsationen zu einer Zeit, wo es noch ganz aus Zellen besteht, und wo von Muskelfasern noch nichts zu sehen ist.

Über die Entwickelung der Urnierengänge weiter unten, ebenso über die weiteren Schicksale der Haut- und der Darmfaserplatte.

c) Inneres Keimblatt.

Sehr früh erscheint in der Achse des innern Keimblattes ein im Querschnitt rundliches Organ (Fig. 49 *ch*), das in der Flächenansicht als cylindrischer Stab auftritt: das ist die erste Anlage des „Achsenstabes", der „Chorda dorsalis", der ersten Anlage für die Wirbelsäule. Weitere Veränderungen erleidet das innere Keimblatt erst, wenn das Herz und die ersten Gefäße angelegt sind. Es zeigt sich nämlich eine rinnenförmige Vertiefung in der Mittellinie des Urkeimes, unmittelbar unter der Chorda, die man die „Darmrinne" oder „Darmfurche" nennt. Diese Darmrinne vertieft sich allmählich, und ihre erhabenen Ränder wachsen in ähnlicher Weise aufeinander zu, wie es bei der Bildung des Medullarrohres der Fall gewesen ist, um hier das Darmrohr zu bilden. Da die Darmfaserplatte dem Darmdrüsenblatt fest anliegt, so macht jenes die Krümmung mit, und es besteht sonach das Darmrohr aus den beiden entsprechenden Schichten, von denen die innere zum Epithel, die äußere zur Darmmuskulatur wird. Der Schluß des Rohres geschieht zunächst noch nicht in der ganzen Ausdehnung, sondern nur am Kopfende, wodurch die Kopfdarmhöhle (Vorderarm, Anlage für den Schlundkopf) und am Beckenende, wodurch die Beckendarmhöhle (Hinterdarm), die beide blind endigen, entstehen, während im Mittelteile (Mitteldarm) die Anlage des Darmes in eine in der Mitte weit offene Halbrinne übergeht. Die beiden Blätter der offenen Darmrinne gehen unmittelbar in dieselben Lamellen des Fruchthofes über, um sich am Rande desselben in das ursprünglich innere Blatt der Keimblase fortzusetzen. So bilden das gesamte Darmdrüsenblatt des Embryo und des Fruchthofes sowie der Rest des ursprünglichen innern Blattes der Keimblase eine zusammenhängende Blase, von welcher der centrale, im Embryo gelegene Teil zum Epithel des Darmrohres, der periphere, außerhalb des Embryo gelegene Teil zum Epithel des Dottersackes oder der Nabelblase wird (s. Fig. 50 u. 51 *ds* Dottersack). Indem nun weiter die Darmfaserplatte, welche dem Darmdrüsenblatt nur so weit auflag, als der Fruchthof reichte, wuchert, bekommt auch der Dottersack zwei Schichten, die äußere von der Darmfaserplatte und die innere, schon erwähnte von dem ursprünglichen innern Blatte der Keimblase als Fortsetzung des Darmdrüsenblattes. Mit dem fernern Wachstum des Embryo schließt sich die offene Halbrinne im Mitteldarm, und der Darm schnürt sich immer mehr von dem Dottersack ab, bis er, an Größe abnehmend, schließlich, wenn die Darmwand sich vollkommen geschlossen hat, nur als ein kleines Bläschen (Nabelbläschen) erscheint, das mit dem Darmrohr durch einen engen Gang, den „Dottergang“ (Ductus omphalo-mesentericus) in Verbindung steht. Unterdes zieht sich die hintere Wand der Darmrinne in der Mittellinie zu einer senkrechten Scheidewand aus, welche die Anlage des Mesenteriums bildet.

4. Die Bildung der Eihüllen.

Wenn man einen Uterus aus dem vierten Schwangerschaftsmonate öffnet, so findet man in demselben eine Blase, die an einer Stelle mit der Uteruswand fest verwachsen ist. Die Blase enthält den Embryo, der von den Eihüllen umgeben ist. Die Schleimhaut des Uterus selbst ist stark verdickt und bildet die Membrana decidua vera, während die äußerste Hülle des Eies die Decidua reflexa darstellt. Beide Deciduae setzen sich auf den Teil der Uterusinnenfläche, wo das Ei festgewachsen ist (Decidua serotina) als Placenta uterina fort, wo sie mit der Placenta foetalis (Teil des Chorion) den Mutterkuchen, Placenta, im weitern Sinne bilden. Von außen nach innen betrachtet folgt auf die Decidua reflexa das Chorion, eine Membran, die das Ei vollständig, umgiebt und die man als Chorion frondosum und Chorion laeve unterscheidet. Das Chorion frondosum trägt baumförmig verzweigte Zotten, die als Placenta foetalis in die Placenta uterina eingreifen; das Chorion laeve, ursprünglich für glatt gehalten, trägt ebenfalls kleinere und weniger zahlreiche Zotten, durch welche das Chorion mit der Decidua reflexa fest verbunden ist. Auf das Chorion folgt das

Amnion, das eine große Höhle umschließt, in welcher der Embryo in dem Amnion- oder Fruchtwasser am Nabelstrange, auf den sich das Amnion an der Placenta fortsetzt, frei flottiert. Gegen Ende der Schwangerschaft hat sich die Blase so ausgedehnt, daß sie überall die Uterinwand erreicht. Die Hüllen sind alle sehr verdünnt, miteinander fest verklebt und stellen schließlich eine ganz dünne Blase dar, die beim Geburtsakte zum Muttermunde hervortritt und reißt.

Decidua vera und reflexa bilden sich, wenn das befruchtete Ei in den Uterus gelangt ist, durch Wucherung der Uterusschleimhaut, die von allen Seiten her das Ei umwächst (Decidua reflexa); die in loco gewucherte Uterinschleimhaut ist die Decidua vera.

Entstehung des Amnion. Mit dem zunehmenden Wachstum des Embryo entsteht das Bestreben desselben, sich von der Keimblase abzuschnüren. Wenn nun im mittlern Keimblatte die Sonderung der

Fig. 50.

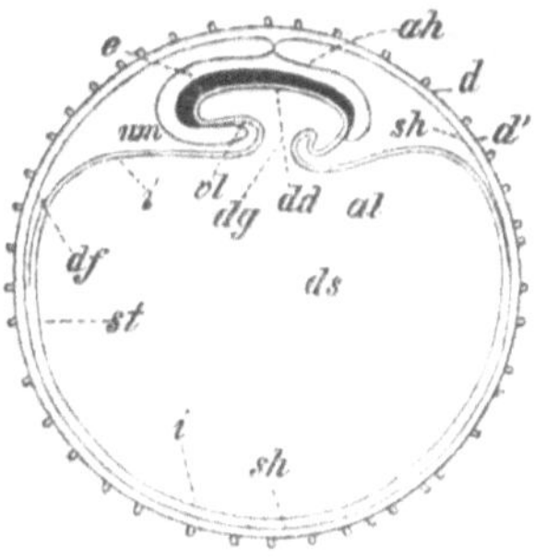

Fig. 51.

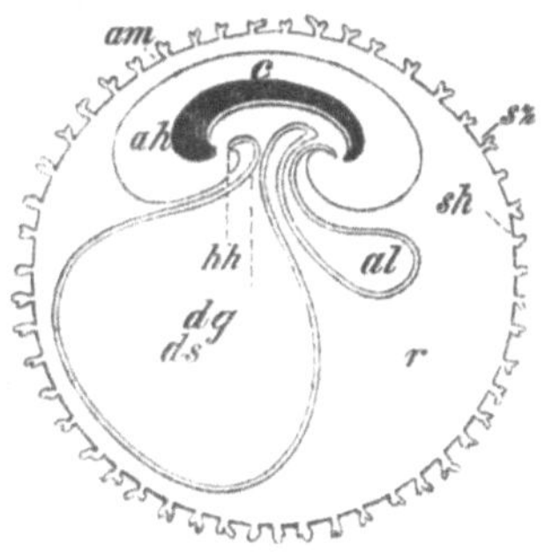

Bildung der Eihüllen.

Seitenplatten in die Haut- und Darmfaserplatten erfolgt ist, so hebt sich im ganzen Umkreise des Embryo die Hornplatte samt der mit ihr verwachsenen Hautfaserplatte von der Darmfaserplatte ab und bildet eine wallartige Falte, die sog. Amnionfalte (s. Fig. 50 *um*), die freien Kanten krümmen sich nun über den Rücken des Embryo und wachsen in der Mittellinie zusammen (Fig. 51). So entsteht eine den Embryo überall umgebende Blase, das „Amnion". Das äußere Blatt der Amnionfalte bildet nun mit dem äußern Blatte der Keimblase *sh* (Fig. 50) eine ebensolche geschlossene Blase, die das Amnion überall einschließt und „seröse Hülle" genannt wird. Die seröse Hülle legt sich mit ihrer äußern Oberfläche der ursprünglich äußern Eihaut (Zona pellucida) an und verwächst mit dieser, wodurch das „Chorion" entsteht.

Entstehung der Allantois. Zur Zeit, wo das Amnion vollkommen geschlossen ist, entsteht hinter dem Ductus omphalo-mesentericus aus der Wand des Hinterdarmes als eine Fortsetzung dieses letztern eine Blase, die man „Allantois“ oder „Harnsack“ (v. Baer) nennt (*al* Fig. 51 u. 52), und die für die weitere Ernährung dem Embryo von hervorragendster Bedeutung ist. Die innere Schicht der Allantois stammt vom Darmdrüsenblatt, die äußere von der Darmfaserplatte. Die Allantois wuchert weiter, umwächst das Amnion und gelangt an die Innenwand des Chorion, mit der sie innig verschmilzt. Der Stiel der Allantois heißt der „Urachus“ oder „Harngang“ (Anlage der Harnblase); ein Teil desselben, der später obliteriert, bildet das Ligamentum vesicae medium, das beim Erwachsenen vom Scheitel der Harnblase bis zum Nabel reicht. In die Allantois treten zwei Arterien ein, die Enden der primitiven Aorten, welche von jetzt an Aa. umbilicales heißen. Dieselben bilden in den Chorionzotten, der Placenta foetalis, ein stark entwickeltes Kapillarsystem, das mit einem gleichen Kapillarsystem in der Uterinschleimhaut, der Placenta uterina, in endosmotischem Verkehr steht, derart, daß der Embryo auf diesem Wege die für die Atmung und Ernährung notwendigen Bestandteile aus dem mütterlichen Blute erhält. Placenta foetalis und Placenta uterina bilden zusammen den „Mutterkuchen“ (s. S. 434). Mit der Entwickelung dieses neuen Ernährungsweges verliert die Nabelblase ihre Bedeutung als Nahrungsmagazin vollständig und schrumpft zu einem kleinen Bläschen (*ds* in Fig. 52) zusammen. Aus der Placenta foetalis sammelt sich das Blut, welches hellrot, arteriell ist, zu der unpaaren Vena umbilicalis, die zusammen mit den venae omphalo-mesentericae in einen Behälter münden, der mit dem venösen Teile des Herzens in Verbindung steht.

Fig. 52.

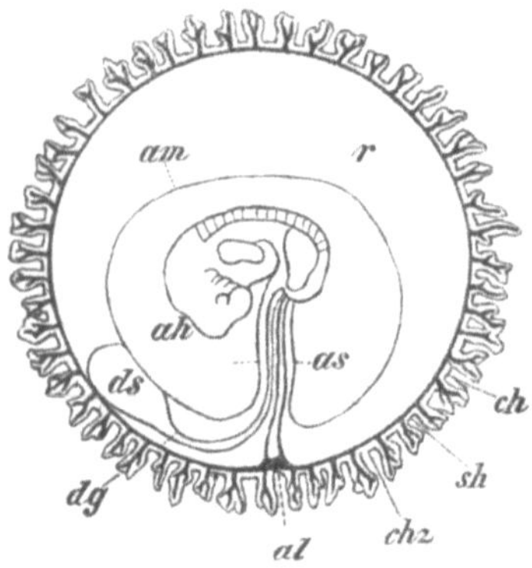

Entstehung der Allantois.

Der Mutterkuchen kommt nur den höheren Säugetieren zu; von den drei Hauptgruppen der Säugetiere besitzen die beiden niederen Gruppen, die Schnabeltiere und die Beuteltiere, keinen Mutterkuchen, sondern die Allantois bildet, wie bei den Vögeln und Reptilien, eine einfache, mit Flüssigkeit gefüllte Blase.

5. Bildung der Rücken- und Bauchwand.

Die Rückenwand bildet sich in folgender Weise: Ursprünglich liegt auf der Rückenseite direkt unter der Hornplatte das Medullarrohr, das sich aus dem mittlern Teile des äußern Keimblattes gebildet hatte. Später wachsen die Urwirbelplatten zwischen Hornplatten und Medullarrohr von beiden Seiten hinein, um über dem Markrohr in einer Naht zu verwachsen, die mit der Mittellinie des Rückens zusammenfällt. So wird das Medularrohr von dem Wirbelrohr umschlossen und kommt ganz nach innen zu liegen, während hiermit die Bildung der Rückenwand beendet ist. Die Bildung der Bauchwand geht in ähnlicher Weise vor sich. Die Hautfaserplatten, welche mit der Hornplatte die oben beschriebenen Amnionfalten bilden, krümmen sich nämlich gegen die Bauchseite hin sehr stark und wachsen einander von rechts und links entgegen. Zur Zeit, wo sich das Darmrohr schließt, tritt auch die Schließung der Bauchwand ein, indem die entsprechenden Teile von allen Seiten her sich im „Nabel" vereinigen. So bildet sich eigentlich ein doppelter Nabel, der Darmnabel und der Hautnabel. Der erstere ist die definitive Verschlußstelle der Darmwand, durch welche die Kommunikation zwischen der Darmhöhle und der Nabelblase aufgehoben wird; der letztere ist die Verschlußstelle der Bauchwand, welche beim erwachsenen Menschen als Grube sichtbar bleibt. Zwischen beiden bleibt ein Raum, durch den man in die Pleuroperitonealhöhle gelangt, und durch den der Urachus herauskommt.

Die Urwirbelplatten, welche bisher von den Seitenplatten getrennt waren, vereinigen sich mit denselben wieder, und es beginnen die Muskelplatten, die Spinalnerven und die Wirbelbogen (Teile, die sich aus den Urwirbelplatten gebildet haben) in die Hautfaserplatte der Bauchwand so hineinzuwachsen, daß sie die Hautfaserplatten in einen äußern dickern und einen innern dünnern Teil spalten. So besteht die Bauchwand aus folgenden Schichten: 1) der Hornplatte, 2) dem äußern dickern Teile der Hautfaserplatte oder der Anlage der Cutis, 3) der Muskelplatte oder der Anlage der visceralen Muskeln (Intercostales etc.), 4) und 5) der Anlage der Rippen und der Nn. intercostales, 6) dem innern dünnern Teile der Hautfaserplatte oder der Anlage der Serosa der Pleuroperitonealhöhle.

Die Bildung der Rücken- und Bauchwand verläuft also in ganz ähnlicher Weise: auf der Rückenseite entsteht zuerst aus dem äußern Keimblatte das Medullarrohr, um welches sich konzentrisch aus den Urwirbelplatten das Wirbelrohr herumlegt; der Verschluß erfolgt in der Rücken-Mittellinie. Auf der Bauchseite entsteht in ähnlicher Weise aus dem innern Keimblatte das Darmrohr, um das sich ebenfalls konzentrisch die Bauchwand herumlegt. Die Wirbelsäulenanlage bezw. Chorda dorsalis ist der feste Stab, an den diese doppelt-röhrenförmige Anlage des Wirbeltierkörpers festgeheftet ist. Auf diese Weise erhalten wir den Embryo in jener einfachen, schematischen Form, die wir des bessern Verständnisses halber als einfachste Wirbeltierform oben eingeführt haben.

6. Die definitive Entwickelung des Individuums.

Die bisher betrachteten Entwickelungsvorgänge nehmen nur den kleinsten Teil der Entwickelungszeit in Anspruch, welche das Ei bis zur Geburt zu durchlaufen hat. So fand man z. B. bei einem dreiwöchentlichen menschlichen Ei das Amnion vollständig geschlossen, den Dottergang sehr eng und die übrigen Teile dementsprechend entwickelt. Da bis zur völligen Entwickelung des menschlichen Eies 40 Wochen verfließen, so gehen in der übrigen Zeit alle die Bildungen vor sich, welche aus jenem einfachen Wirbeltiere das entwickelte Individuum in seiner vielfachen Gliederung herstellen. Den Nahrungskanal hatten wir oben in dem Zustande verlassen, als er in seiner ganzen Ausdehnung bis auf seinen Nabel geschlossen war; er besteht in diesem Zustande aus dem Kopf- oder Vorderdarm, dem Mitteldarm und Becken- oder Hinterdarm. Zu seiner vollen Ausbildung fehlt demselben zunächst noch ein Kopf- und Schwanzende, wodurch er erst zu einem vom Kopf bis zum Schwanz den Körper durchziehenden Kanal wird. Die Mund- und Afteröffnung bilden sich von der äußern Haut her; es entsteht nämlich in der Hornplatte, an der Stelle, wo später der Mund liegt, eine Grube, welche immer tiefer wird und der blind endigenden Kopfdarmhöhle entgegenwächst; diese Grube ist die Mundgrube. In derselben Weise entsteht am Schwanzende von außen her die Aftergrube, welche dem blind endigenden Hinterdarme entgegenwächst. Wenn Mund- und Aftergrube den Kopf- und Beckendarm erreicht haben und sich kontinuierlich in den Darm fortsetzen, ist der Nahrungskanal in seiner ganzen Ausdehnung entwickelt.

An dem Nahrungskanal gehen weitere Veränderungen vor, die vom Kopf- zum Afterende betrachtet werden sollen. Zu beiden Seiten des Kopfes nämlich bilden sich rechts und links in der Seitenwand der Kopfdarmhöhle mehrere Paare sackförmiger Ausbuchtungen, welche schließlich die Wand durchbrechen und so zu Spalten werden, welche die „Kiemenspalten" heißen. Indem sich die Kopfdarmwand zwischen je zwei Kiemenspalten verdickt, entstehen bogen- oder sichelförmige Leisten, welche man Kiemenbogen („Visceralbogen") nennt; die Zahl der Kiemenbogenpaare beträgt bei dem Menschen vier (die Bildung der Kiemenbögen bezeichnet das Stadium der Fischtypusentwickelung des Eies). Diese Kiemenbögen, welche bei den Fischen bleibend sind und der Atmung dienen, verwachsen später wieder und verwandeln sich teilweise in die Kiefer, teilweise in das Zungenbein und die Gehörknöchelchen. Das oberste Kiemenbogenpaar verwandelt sich in den Unterkiefer, und es wird dadurch, daß dieses Paar in den Raum der Mundhöhle zwei sich entgegenwachsende Äste sendet, die sich zum Oberkiefer und Gaumen entwickeln, die ursprüngliche Mundhöhle in die Mund- und Nasenhöhle geschieden (kommt das Zusammenwachsen jener Äste nicht vollkommen zustande, so entsteht Hasenscharte, Wolfsrachen u. s. w.). Durch weitere Entwickelung entsteht aus dem gerade gestreckten Darmrohre das gewundene Darmrohr mit Magen und Darmschlingen, wie es sämtliche höhere Tiere besitzen. Aus dem Darmrohre bilden sich endlich sämtliche Drüsen, welche im entwickelten Zustande mit dem Darmkanal kommunizieren oder früher mit demselben verbunden gewesen sind, nämlich Lunge, Leber, Pankreas und Darmdrüsen. Diese Gebilde entstehen als wahre Ausstülpungen der Darmwand, so daß ihre Epithelbekleidungen und Parenchymzellen Fortsetzungen des Darmepithels (aus dem Darmdrüsenblatte) sind, während ihre übrigen Gewebselemente, entsprechend der Darmmuskulatur, aus der Darmfaserplatte stammen. Auf dieselbe Weise sind auch Thymus und Schilddrüse entstanden; sie schnüren sich später von dem Darmrohr vollständig ab und erscheinen so ohne Ausführungsgang. Milz und Lymphdrüsen entwickeln sich nicht aus dem Darmdrüsenblatte, sondern aus dem mittlern Keimplatte.

Das Herz hatten wir oben als einen S-förmig gekrümmten Kanal sich entwickeln sehen (15—18 Tage alter Embryo), der mit dem Fruchthofkreislauf als dem ersten Embryonalkreislauf („Dottersackkreislauf") in Verbindung gestanden hatte. Dieser erste Kreislauf verlor seine Bedeutung und verödete, als die Allantois und mit ihr der zweite Blutkreislauf („Placentarkreislauf") des Embryo entstanden waren, durch welch letztern ein Austausch mit dem mütterlichen Blute unterhalten wird. Der Placentarkreislauf besteht vom Anfange des dritten Monats bis zum Ende des Fötallebens. Bei weiterer Entwickelung krümmt sich nun das S-förmige Herz so, daß die venöse Krümmung (s. oben) von links nach rechts gegen die Aorta rückt und etwas hinter dieselbe zu liegen kommt. An diesem Herzen unterscheidet man jetzt schon drei aufeinander folgende und nacheinander pulsierende Erweiterungen oder Abteilungen: den Venensack, die Kammer und den Aortenbulbus. Die Kammer zerfällt bald durch eine Scheidewand in die linke und rechte Herzkammer; später folgt eine ebensolche Teilung des Venensackes in die linke und rechte Vorkammer, die aber noch durch das Foramen ovale miteinander kommunizieren. Der Aortenbulbus teilt sich durch eine Längsscheidewand in die Arteria pulmonalis und Aorta, nachdem vorher aus dem einfachen Bulbus soviel Aortenbögen entstanden waren, als Kiemenbögen vorhanden sind („Kiemengefäßbogen"). Es sind dies also im ganzen fünf solcher Gefäßbogenpaare, von denen die zwei obersten (erstes und zweites Paar) wieder vergehen, während aus den drei bleibenden Paaren (welche alle nach hinten umbiegen, der Chorda entlang zuerst getrennt, später als Aorta vereinigt nach hinten laufen und sich in die Aa. iliacae communes teilen), die Gefäße sich in folgender Weise entwickeln: Das erste (oberste) Bogenpaar wird rechts zum Truncus anonymus, links zu den beiden Subclaviae; von dem zweiten Bogenpaar wird der linke Bogen zum Aortenbogen, der sich mit der ursprünglichen Aorta descendens verbindet, der rechte Bogen verschwindet; von dem dritten Bogenpaar schwindet der rechte Bogen vollständig, der linke Bogen wird zur A. pulmonalis, die in zwei Lungenäste geteilt in die Lunge eintritt; der linke dieser beiden Äste giebt ein Verbindungsrohr zum Arcus Aortae ab, den Ductus Botalli. Endlich rückt der Aortenbulbus so auseinander, daß der Truncus arteriosus in die Aorta, die aus der linken Kammer und in die A. pulmonalis, die aus der rechten Kammer kommt, getrennt wird. Das Blut kann daher aus dem rechten Herzen, ohne die Lungen zu passieren, durch das Foramen ovale und den Ductus Botalli in die Aorta gelangen. Erst nach der Geburt entsteht der dritte, postembryonale Kreislauf, der durch das ganze Leben bleibt, indem das Foramen ovale und der Ductus Botalli sich schließen und alles Blut durch die Art. pulmonalis in die Lungen geht, um erst dann in die linke Kammer und die Aorta zu gelangen.

In entsprechender Weise hat sich das Venensystem entwickelt. Zunächst besitzt der Embryo vier Venen, zwei vordere, die Vv. jugulares, die das Blut aus dem Kopfteil, und zwei hintere, die Kardinalvenen, die das Blut aus dem Hinterteil zum Herzen zurückführen. Diese stehen mit der Nabelvene in folgender Verbindung: die V. umbilicalis, die das Blut aus dem Mutterkuchen zum Embryo zurückführt, tritt in die V. omphalo-mesenterica ein, die in sehr frühem Stadium schon von der Leber umfaßt wird, nachdem vorher eine kleine Darmvene, eine V. mesenterica, in sie eingetreten ist. In der Leber entwickelt sich nun ein Gefäßsystem, das ihr Blut zuführt und von ihr fortführt. Ersteres ist die Pfortader, die, wenn die V. omphalo-mesenterica schwindet, als Fortsetzung der Darmvenen (jene kleine V. mesenterica) erscheint. Die V. omphalo-mesenterica sendet außerdem einen direkten Verbindungszweig zur Hohlvene, den Ductus venosus Arantii. Die Hohlvene hat sich mittlerweile neu gebildet und die Reste der Kardinalvenen, die sich zusammen mit dem Wolffschen Körper zurückbilden, sind die V. azygos und V. hemiazygos.

Kreislauf des Foetus. Die Nabelvene führt das in der Placenta arteriell gewordene Blut in die V. omphalo-mesenterica, von wo es direkt durch den Duct. venosus Arantii und indirekt durch das Pfortadergebiet der Leber zur Hohlvene und zum rechten Herzen gelangt. Vom rechten Herzen fließt es durch die Art. pulmonalis und den Duct. Botalli sowie durch das Foramen ovale in die Aorta. Der weitere Weg führt durch die Aorta descendens in die Aa. iliacae, aus denen die beiden Aa. umbilicales entspringen, welche Blut zur Placenta wieder zurückführen, während ein anderer Weg durch die Körpervenen zum rechten Herzen führt.

Harn- und Geschlechtsorgane. Die oben geschilderten Urnieren, auch Wolffsche Körper genannt, haben mit der bleibenden Niere nichts zu thun, obgleich sie Harn absondern, den sie durch ihre Ausführungsgänge (Wolffsche Gänge) in die Allantois ergießen. Der Urachus, der Stiel der Allantois, eine Fortsetzung der Darmwand, erweitert sich in seinem Ursprung zur Harnblase, die durch einen kurzen

Gang mit dem Darme in Verbindung bleibt. Nach Schluß des Hautnabels wird der in der Bauchhöhle zurückbleibende Teil des Urachus zum Ligamentum vesicale medium. Die bleibenden Nieren entwickeln sich nun als eine hohle Ausstülpung der hintern Harnblasenwand nach innen von dem WOLFFschen Körper aus einer Epithel- und Faserschicht; ebenso entstehen die Uretren als Sprossen aus dem WOLFFschen Gange.

Die inneren Geschlechtsorgane sind hermaphroditisch angelegt. An der innern Seite der WOLFFschen Körper und im Zusammenhange mit diesen entwickelt sich selbständig die Geschlechtsdrüse (Hoden oder Eierstock), die beide gleich beschaffen und durch besondere Ausführungsgänge (MÜLLERsche Gänge) ebenfalls in das untere Ende der Harnblase münden. Beim männlichen Geschlechte vergeht der MÜLLERsche Gang wieder bis auf einen kleinen Rest, der zum Uterus masculinus und der Vesicula prostatica wird; die Geschlechtsdrüse dagegen tritt mit einem Teile des WOLFFschen Körpers in Verbindung, der zum Nebenhoden wird, während der WOLFFsche Gang sich zum Samenleiter umbildet, an dessen unterm Ende sich als Auswüchse die Samenbläschen entwickeln. Beim weiblichen Geschlechte dagegen verschwindet der WOLFFsche Körper und sein Gang vollständig bis auf den kleinen Rest, der zum Nebeneierstock wird, während die MÜLLERschen Gänge zu eigentlichen Geschlechtsgängen werden, indem sie mit ihren unteren Enden zur Scheide und zum Uterus verschmelzen, während die oberen Teile getrennt bleiben und zu Eileitern werden. Der unterste Teil des Urachus oder der spätern Harnblase, in den die Öffnungen der Harn- und Geschlechtsorgane münden, heißt der Sinus urogenitalis.

Die äußeren Geschechtsorgane entwickeln sich folgendermaßen: In der vierten Woche zeigt sich am hintern Leibesende eine einfache Öffnung, welche die gemeinsame Mündung des Urachus, bezw. der Harnblase und des Darmes, die man Kloake nennt, enthält. In der sechsten Woche erhebt sich vor der Kloakenmündung ein einfacher Wulst, als Geschlechtshöcker mit zwei Geschlechtsfalten. Der Geschlechtshöcker wird größer und zeigt an seiner untern Seite eine zur Kloake verlaufende Furche, die Geschlechtsfurche. Durch das Perineum wird nun die Kloake in die Afteröffnung und die Harngeschlechtsöffnung getrennt. Beim männlichen Geschlecht bildet sich aus dem Geschlechtshöcker der Penis, aus den Geschlechtsfalten unter gleichzeitigem Verschluß der Geschlechtsfurche das Scrotum, in dem die Raphe, Naht, die Stelle der Verwachsung der Geschlechtsfurche anzeigt. Die Harnröhre, welche an der Spitze des Penis mündet, entsteht dadurch, daß eine an der untern Seite des Geschlechtshöckers befindliche Rinne sich zum Kanal schließt; den hintern Teil dieses Kanales bildet der Sinus urogenitalis. Im achten Monate der Schwangerschaft erfolgt der Descensus testiculorum in das Scrotum, dessen Detail in den anatomischen Lehrbüchern beschrieben wird. — Beim weiblichen Geschlechte bleibt die Geschlechtsfurche offen, ihre Falten werden zu den großen Schamlippen, der Geschlechtshöcker wird zur Clitoris, die Ränder seiner Rinne zu den kleinen Schamlippen. Der Sinus urogenitalis verkürzt sich, und in ihn münden die kurze Harnröhre und die Vagina.

Centralnervensystem. Das Medullarrohr, dessen Zellen stark wuchern, wird zum langgestreckten Centralnervensystem (der restierende Kanal ist der Canalis centralis medullae spinalis), an dessen Kopfende schon sehr früh zwei Einschnürungen zu sehen sind, wodurch drei Hirnblasen: vordere, mittlere und hintere Hirnblase, entstehen (Bischoff). Aus diesen drei Blasen bilden sich weiterhin fünf Blasen, die von vorn nach hinten gerechnet sind: 1) das Vorderhirn, 2) das Zwischenhirn, 3) das Mittelhirn, 4) das Hinterhirn und 5) das Nachhirn (v. Baer). Das Vorderhirn wird zum Großhirn mit Inbegriff der Streifenhügel, des Balkens und des Gewölbes; das Zwischenhirn zum Sehhügel und Boden des dritten Ventrikels; das Mittelhirn zu den Vierhügeln; das Hinterhirn zum Kleinhirn und das Nachhirn zum Nackenmarke. Das primitive Gehirn, das anfänglich mit allen seinen Teilen in einer Ebene liegt, beginnt sich bald zu krümmen und hat: 1) die Nackenkrümmung an dem Übergange von Rückenmark in Nackenmark, 2) die Brückenkrümmung zwischen Hinterhirn und Nachhirn an der Stelle, wo die Varolsbrücke entsteht, und 3) die Scheitelkrümmung zwischen Zwischenhirn und Vorderhirn. Die Ursache der Krümmungen liegt wahrscheinlich vornehmlich in dem in frühen Zeiten alle anderen Teile übertreffenden Längenwachstume des centralen Nervensystems.

Die Nn. olfactorius und opticus mit ihren Endapparaten entstehen als gestielte Blasen aus dem Vorderhirn; ob der Gehörnerv in derselben Weise aus dem Gehirn entsteht, ist noch nicht sicher. Die Hilfs- und Schutzwerkzeuge der Sinnesorgane (z. B. der dioptrische Apparat des Auges) entstehen als Einstülpungen von der äußern Haut her.

Knochen und Muskeln entwickeln sich in der schon oben angedeuteten Weise zu ihrer definitiven Formation.

Die Extremitäten sprossen als warzenartige, später in die Länge wachsende Fortsätze aus dem mittlern Keimblatte hervor, nehmen aber gleichzeitig Überzüge von der Hornplatte mit.

Der Geburtsakt.

Während das Ei sich entwickelt, wird der Uterus immer stärker ausgedehnt, und seine Wandungen nehmen durch Neubildung von Muskelfasern an Dicke erheblich zu. Gegen Ende der Schwangerschaft (vierzig Wochen) ist die Ausdehnung des Uterus derart geworden, daß auch der Uterushals völlig verstreicht und in der Uterushöhle aufgeht. Zugleich erfolgt jetzt die Ausstoßung der reifen Frucht durch schmerzhafte, von der Bauchpresse unterstützte Kontraktionen des Uterus, die „Wehen“ genannt werden.

Die Uterinnerven verlaufen in den Sakralnerven und in einem sympathischen Zweige, der an der Aorta herunterläuft, denn Reizung des peripheren Endes dieser Nerven ruft Bewegungen des Uterus hervor. Im Lendenmark befindet sich das Centrum für die Uterusbewegungen (Goltz), und eine Abtrennung des letztern vom Rückenmark ließ den Geburtsakt vor sich gehen. Nach Reizungen auch noch anderer Markteile, verschiedener Teile des Rückenmarkes, des Nackenmarkes, des Kleinhirns und der Brücke sind Uterusbewegungen beobachtet worden (Körner).

Der Uterus scheint, wie der Darm, in seinem Parenchym liegende Centren zu besitzen, welche analog verschiedenen anderen Centren durch dyspnöisches Blut erregt werden (Oser u. Schlesinger).

Register.

Braune, Dr. Wilhelm, Professor der topographischen Anatomie zu Leipzig, **Der männliche und weibliche Körper im Sagittalschnitte.** Separat-Abdruck aus des Verfassers topograph.-anatom. Atlas. 2 lithogr. Tafeln (schwarz). Text in gr. 8 mit 10 Holzschnitten. 1872. Imp.-Fol. in Mappe. *M* 10. —

——— **Das Venensystem des menschlichen Körpers.** Atlas in Imperial-Folio-Format, Text in gr. 8.

Erste Lieferung: **Die Venen der vorderen Rumpfwand des Menschen.** Vier Tafeln in Buntdruck mit erläuterndem Text (mit 13 Holzschnitten). 1884. *M* 45. —

Zweite Lieferung: **Die Venen des Fusses und Unterschenkels.** Vier Tafeln in Buntdruck mit erläuterndem Text. 1889. *M* 30. —

Während über das Nervensystem und das Arteriensystem mannigfache Atlanten existieren, fehlte es bisher durchaus an einem vollständigen Atlas des menschlichen Venensystems.

Professor Braune hat es unternommen, das gesamte Venensystem von einem einheitlichen Gesichtspunkt aus zu bearbeiten und zu diesem Zwecke im Interesse der theoretischen wie praktischen Medizin dasselbe unter steter Rücksichtnahme auf die treibenden Kräfte und die Ventile zu durchforschen.

Die Abbildungen wurden nach besonders angefertigten Präparaten mit größter Sorgfalt und Treue in annähernder Lebensgröße von Künstlerhand gezeichnet und farbig reproduziert. — Die folgenden Lieferungen werden die Venen des Kopfes, des Halses, der Bauchhöhle etc. enthalten.

Braune, W., und **W. His, Leitfaden für die Präparanten** der anatomischen Anstalt zu Leipzig. gr. 8. 1883. geh. *M* 1. 20

Criegern, Friedr. v., Das rothe Kreuz in Deutschland. Handbuch der freiwilligen Krankenpflege für die Kriegs- und vorbereitende Friedensthätigkeit. Gekrönte Preisschrift. gr. 8. 1883. geh. *M* 4. —; geb. *M* 5. —

Mit dem von I. M. der Kaiserin gestifteten Preise gekrönt. — Für Ärzte deshalb von ganz besonderem Interesse, weil die freiwillige Krankenpflege einen integrierenden Teil der gesamten Militärsanitätspflege im Felde bildet.

---

du Bois-Reymond, Dr. Emil, Geh. Medicinalrath und Professor der Physiologie zu Berlin, **Gesammelte Abhandlungen zur allgemeinen Muskel- und Nervenphysik.** Zwei Bände. Mit 50 in den Text gedruckten Holzschnitten, 2 Tabellenbogen und 7 Tafeln. Lex.-8. 1875—1877. geh. *M* 40. —

——— **Dr. Carl Sachs' Untersuchungen am Zitteraal** (Gymnotus electricus). Nach seinem Tode bearbeitet. Mit 2 Abhandlungen von Gust. Fritsch. Mit 49 Abbild. im Text u. 8 Tafeln. Lex.-8. 1881. geh. *M* 26. —

——— **Culturgeschichte und Naturwissenschaft.** Vortrag, gehalten am 24. März 1877 im Verein für wissenschaftliche Vorlesungen zu Köln. Erster u. zweiter unveränderter Abdruck. gr. 8. 1878. geh. *M* 1. 60

——— **Über die Grenzen des Naturerkennens. Die sieben Welträthsel.** Zwei Vorträge. Des ersten Vortrags sechste, des zweiten Vortrags zweite Auflage. gr. 8. 1884. geh. 2 *M*.

In dem auf der Leipziger Versammlung der Naturforscher und Ärzte gehaltenen Vortrage „Über die Grenzen des Naturerkennens" zieht der Verfasser die Summe des gegenwärtigen Standes naturwissenschaftlicher Erkenntnis dem Welträtsel gegenüber und bezeichnet die Grenzen, an welche die Wissenschaft für alle Zeiten gebannt sein wird. Mit dem Wort „Ignorabimus", in welchem die Untersuchung gipfelt, schließt der Vortrag. Der zweite, neun Jahre später in der Berliner Akademie der Wissenschaften gehaltene Vortrag bespricht Einwände und berichtigt Mißverständnisse, welche der Leipziger Vortrag veranlaßte, und gipfelt in „Dubitemus".

du Bois-Reymond, Dr. Emil, Geh. Medicinalrath und Professor der Physiologie zu Berlin, **Reden.** Erste Folge: Litteratur, Philosophie, Zeitgeschichte. gr. 8. 1886. geh. ℳ 8.—; eleg. geb. ℳ 10.— Zweite Folge: Biographie, Wissenschaft, Ansprachen. gr. 8. 1887. geh. ℳ 9. —; eleg. geb. ℳ 11. —

Inhalt der ersten Folge: Voltaire als Naturforscher. — Leibnizische Gedanken in der neueren Naturwissenschaft. — Aus den Tagen des norddeutschen Bundes. — Der deutsche Krieg. — Das Kaiserreich und der Friede. — Über die Grenzen des Naturerkennens. — Über eine kaiserliche Akademie der deutschen Sprache. — La Mettrie. — Darwin versus Galiani. — Culturgeschichte und Naturwissenschaft. — Über das Nationalgefühl. — Friedrich II. und Rousseau. — Die sieben Welträtsel. — Friedrich II. in englischen Urteilen. — Die Humboldtdenkmäler vor der Berliner Universität. — Diderot.

Inhalt der zweiten Folge: Über die Lebenskraft. — Über thierische Bewegung. — Gedächtnissrede auf Erman. — Eduard Hallmann's Leben. — Über lebend nach Berlin gebrachte Zitterwelse aus Westafrika. — Gedächtnissrede auf Johannes Müller — Über Universitätseinrichtungen. — Über Geschichte der Wissenschaft. — Der physiologische Unterricht sonst und jetzt. — 'Aus den Llanos'. — Über die Übung. — Über die wissenschaftlichen Zustände der Gegenwart. — Die Britische Naturforscherversammlung zu Southampton im Jahre 1882. — Darwin und Kopernicus. — Die Berliner Französische Colonie in der Akademie der Wissenschaften. — Akademische Ansprachen.

Die Reden von Emil du Bois-Reymond eignen sich auch in hervorragender Weise zu Fest- und Gelegenheitsgeschenken.

Eichhorst, Dr. Hermann, Professor der Medicin zu Zürich, **Die progressive perniciöse Anämie.** Eine klinische und kritische Untersuchung. Mit 3 lithograph. Tafeln und mehreren Holzschnitten. gr. 8. 1878. geh. ℳ 10. —

Erhard, Dr. Julius, Vorträge über die Krankheiten des Ohres. Gehalten an der Friedrich-Wilhelms-Universität zu Berlin. Mit in den Text gedruckten Holzschn. gr. 8. 1875. geh. ℳ 4. 80

---

d'Espine, A., u. **C. Picot, Grundriss der Kinderkrankheiten für praktische Aerzte u. Studirende.** Deutsche, v. d. Verfassern durchgesehene Ausgabe von Dr. S. Ehrenhaus. gr. 8. 1878. geh. ℳ 9. —

Falckenberg, Dr. R., o. ö. Professor zu Erlangen, **Geschichte der neueren Philosophie** von Nikolaus von Kues bis zur Gegenwart. Im Grundriß dargestellt. gr. 8. 1886. geh. ℳ 6. —; geb. ℳ 7. —

Dieser Grundriß bietet ein vorzügliches Orientierungsmittel über die neuere Philosophie des In- und Auslandes und wird durch seine knappe Form und geschmackvolle Darstellung nicht nur Studierenden willkommen sein, sondern auch allen denen, die sich die für jeden Gebildeten unentbehrliche Kenntnis der verschiedenen philosophischen Systeme aneignen wollen.

Falk, Dr. Friedr., Galen's Lehre vom gesunden und kranken Nervensysteme. gr. 8. 1871. geh. ℳ 1. 20

——— **Die sanitätspolizeiliche Ueberwachung höherer u. niederer Schulen u. ihre Aufgaben.** Zweite, vermehrte Ausg. gr. 8. 1871. geh. ℳ 2. 40

Flechsig, Prof. Dr. Paul, Die körperlichen Grundlagen der Geistesstörungen. Vortrag gehalten beim Antritt des Lehramtes an der Universität Leipzig am 4. März 1882. gr. 8. 1882. geh. ℳ 1. 20

Flechsig, Prof. Dr. Paul, Plan des menschlichen Gehirns. Auf Grund eigener Untersuchungen entworfen. Zweite, gänzl. umgearb. Aufl. 3 Tafeln. Mit erläuterndem Texte. 1890. geh. ca. ℳ 3—4.—

Erscheint demnächst.

Dieser *„Plan"* will den praktischen Arzt und den Studierenden mit der systematischen Gliederung des menschlichen Gehirns, die kennen zu lernen bisher nur mittels eingehender Spezialstudien möglich war, vertraut machen. — Der erläuternde Text enthält die auf Grund exakter Untersuchungen festgestellten Thatsachen in Bezug auf den inneren Zusammenhang der das Gehirn (und Rückenmark) zusammensetzenden Einzelapparate.

——— **Die Irrenklinik der Universität Leipzig** und ihre Wirksamkeit in den Jahren 1882—1886. Mit 2 Plänen. gr. 8. 1888. geh. ℳ 2. 40

Flügge, Prof. Dr. C., Director des hygienischen Instituts der Universität Breslau, **Beiträge zur Hygiene.** Inhalt: I. Das Wohnungsklima zur Zeit des Hochsommers. II. Die Porosität des Bodens. III. Die Verunreinigung des städtischen Bodens. IV. Zur Kenntniss der Kost in öffentlichen Anstalten. Mit 2 Holzschnitten im Text und 5 Tafeln. gr. 8. 1879. geh. ℳ 5. —

——— **Grundriss der Hygiene.** Für Studirende und Ärzte. Mit Figuren im Text u. 2 Taf. gr. 8. 1889. geh. ℳ 11.—; geb. in Ganzl. ℳ 12.—

„Zur Herausgabe des vorliegenden Buches haben mich die wiederholten und dringenden Bitten mehrerer Kollegen veranlaßt, denen gleich mir der Unterricht und die Prüfung in der Hygiene dadurch erschwert wurde, daß bisher kein für Studierende brauchbares kurzes Lehrbuch der Hygiene existierte." (Aus der Vorrede.)

——— **Lehrbuch der hygienischen Untersuchungsmethoden.** Eine Anleitung zur Anstellung hygienischer Untersuchungen und Begutachtung hygienischer Fragen. Für Aerzte und Chemiker, Sanitäts- und Verwaltungsbeamte, sowie Studirende. Mit 88 Abbild. im Text, 17 Tabellen u. 4 lithogr. Tafeln. gr. 8. 1881. geh. ℳ 16. —

Vorliegendes Lehrbuch gehört zu den besten Büchern, die in letzter Zeit auf dem Gebiete der Hygiene erschienen sind. Die Fragen, welche die Hygiene zu erörtern hat, sind äußerst mannigfaltig. Bald schlagen dieselben in das Gebiet des Chemikers, bald in die des Arztes, bald in die des Ingenieurs ein. In allen diesen Fächern gleich bewandert zu sein, ist nur Wenigen gegeben. Dazu kommt noch, daß die strikte Beantwortung vieler hygienischer Fragen die Erledigung mancherlei Vorfragen zur Voraussetzung hat, die nicht immer in entsprechender Weise vorbereitet und gelöst sind. Das Flügge'sche Lehrbuch bietet nun eine vorzügliche Basis, auf der immer ein eigenes Urteil gewonnen werden kann, indem alle Versuchsmethoden, welche in der Hygiene Verwendung finden, ausführlich und klar beschrieben sind.
Gscheidlen (Breslauer ärztl. Zeitschr.)

Francotte, Dr. X., Die Diphtherie. Ihre Ursachen, ihre Natur und Behandlung. *Gekrönte Preisschrift.* Mit 10 Abbildungen im Text u. 3 Tafeln. Deutsch von Dr. M. Spengler. gr. 8. 1886. geh. ℳ 6. —

Franke, Ad., Die Reptilien und Amphibien Deutschlands. Nach eigenen Beobachtungen geschildert. Mit einem Vorwort von Geh. Hofrath Dr. Rud. Leuckart. 8. 1881. geh. ℳ 2. —

Fritsch, Dr. Gustav, Professor a. d. Univers. Berlin, **Die electrischen Fische.** Erste Abtheilung. Malopterurus electricus. gr. Folio. 1887. Mit 3 Holzschnitten im Text u. 12 lithogr. Tafeln. kart. ℳ 30. —

Fuchs, Prof. Dr. Chr. J., Pathologische Anatomie der Haussäugethiere. gr. 8. 1859. geh. ℳ 7. 20

Fuchs, Prof. Dr. Chr. J., **Die schädlichen Einflüsse der Bleibergwerke auf die Gesundheit der Hausthiere,** insbesondere des Rindviehes. gr. 8. 1842. geh. ℳ 1. —

——— **Handbuch der allgemeinen Pathologie der Haussäugethiere.** gr. 8. 1843. geh. ℳ 8. 25. Herabgesetzter Preis ℳ 4. 20

——— **Der Kampf mit der Lungenseuche des Rindviehes.** Ein Wort zur Beachtung für die Regierungen u. s. w. gr. 8. 1861. geh. ℳ —. 60

——— **Allgemeine Lehre der Seuchen und ansteckenden Krankheiten der Haussäugethiere.** Vorlesungen mit ergänzenden und rechtfertigenden Beilagen. gr. 8. 1862. geh. ℳ 4. 50

——— **Das Pferdefleischessen.** Eine historische, diätetische, volkswirthschaftliche und ethische Untersuchung in einer Vorlesung. gr. 8. 1859. geh. ℳ —. 80

——— **Wegweiser in die Thierheilkunde.** Vorlesungen. gr. 8. 1850. geh. ℳ 1. —

Fürst, Dozent Dr. L., **Die Maass- und Neigungs-Verhältnisse des Beckens.** Nach Profil-Durchschnitten gefrorener Leichen. Mit 7 lithograph. Tafeln. 4. 1875. cart. ℳ 10. —

Gaule, Prof. Dr. Justus, **Die Stellung des Forschers** gegenüber dem Problem des Lebens. Rede zum Antritt des Lehramts der Physiologie an der Hochschule zu Zürich. 8. 1887. geh. ℳ —. 60

Hagen, Prof. Dr. Richard, **Anleitung zur klinischen Untersuchung und Diagnose.** Ein Leitfaden für angehende Kliniker. Fünfte, vermehrte und umgearbeitete Auflage. Mit 23 Abbildungen im Text und 1 Tafel. 8. 1887. geb. in Ganzleinw. ℳ 3. 50

Der Zweck dieses Büchleins ist, den angehenden Mediziner vor dem Besuch der inneren Klinik in knapper Form über das Verhalten am Krankenbett und die technischen Manipulationen, welche daselbst von ihm verlangt werden, zu unterrichten und ihn auf die hauptsächlichsten Erscheinungen, auf welche es bei Konstatierung einer Krankheit ankommt, aufmerksam zu machen. Auch praktischen Aerzten wird das Büchlein willkommen sein.

——— **Praktische Beiträge zur Ohrenheilkunde.** Sechs Hefte. gr. 8. 1866—1869. geh. ℳ 6. —

Hartmann, Dr. Arthur, **Experimentelle Studien über die Funktion der Eustachischen Röhre.** gr. 8. 1879. geh. ℳ 2. —

Hartmann, Prof. Dr. Rob., **Der Gorilla.** Zoologisch-zootomische Untersuchungen. Mit 13 in den Text gedruckten Holzschnitten und 21 Tafeln. gr. 4. 1880. geh. ℳ 30. —

Heinze, Dr. Osc., **Die Kehlkopfschwindsucht.** Nach Untersuchungen im pathologischen Institute der Universität Leipzig. Mit 4 Tafeln, nach den mikroskopischen Präparaten gezeichn. von Dr. Sänger. gr. 8. 1879. geh. ℳ 8. —

Heubner, Prof. Dr. med. O., **Die experimentelle Diphtherie.** Mit einer Tafel in Farbendruck. Gekrönte Preisschrift. gr. 8. 1883. geh. ℳ 2. 40

Hirschberg, Dr. J., Professor der Augenheilkunde zu Berlin, **Beiträge zur praktischen Augenheilkunde.** Zweites u. drittes Heft. Mit Holzschnitten. gr. 8. 1877—1878. geh. ℳ 4. 40

——— **Die mathematischen Grundlagen der medicinischen Statistik** elementar dargestellt. gr. 8. 1874. geh. ℳ 2. 40

——— **Der Electromagnet in der Augenheilkunde.** Eine Monographie. Mit 17 Abbildungen im Text. gr. 8. 1885. geh. ℳ 4. —

——— **Von New York nach San Francisco.** Tagebuchblätter. gr. 8. 1888. geh. ℳ 4. —

——— **Eine Woche in Tunis.** Tagebuchblätter. gr. 8. 1885. geh. ℳ 2. —

——— **Wörterbuch der Augenheilkunde.** gr. 8. 1887. geh. ℳ 5. —

Huenefeld, Prof. Dr. F. L., Die Blutproben vor Gericht und das Kohlenoxyd-Blut in Bezug auf die Asphyxie durch Kohlendunst. gr. 8. 1875. geh. ℳ 1. 20

——— **Diaetetik.** gr. 8. 1875. geh. ℳ 4. —

Jürgensen, Dr. Th. von, Professor der Medizin an der Universität Tübingen, **Lehrbuch der speziellen Pathologie und Therapie mit besonderer Berücksichtigung der Therapie.** Für Studierende und praktische Ärzte. Zweite, verbesserte und vermehrte Auflage. gr. 8. 1889. geh. ℳ 15. —; geb. ℳ 17. —

— — — „Ich schließe, indem ich meiner Überzeugung Ausdruck gebe, daß wir um ein vorzügliches Lehrbuch reicher geworden sind, jeder Arzt wird es gern in die Hand nehmen, die jungen Mediziner aber sind von Jürgensen zu ganz besonderem Dank verpflichtet."

Prof. *F. A. Hoffmann* (C. f. k. M. 1886. Nr. 31).

— — — „Aber der Schüler und der Arzt, welche über irgend einen Gegenstand der inneren Medizin sich belehren wollen, finden in diesem Buche die präzis formulierte Meinung eines unsrer hervorragendsten Kliniker und Forscher, und das ist hundertmal mehr wert, als die weitläufige, sterile Objektivität so mancher dickleibiger Kompilationen. Bei aller Knappheit und Kürze, die sich der Autor auferlegte, hat er die Grenzen seines Buches sehr weit gesteckt. Wir finden außer allem Dem, was man unbestritten dem Gebiet der inneren Medizin zurechnet, noch die Syphilis und die Hautkrankheiten abgehandelt." — — — —

H. Curschmann (Ziemssen's Archiv).

Kalisch, Dr. M., Medicinisch-gerichtliche Gutachten der königlichen Preussischen wissenschaftlichen Deputation für das Medicinalwesen aus d. Jahren 1840—1850. gr. 8. 1859. geh. ℳ 9. —

——— **Die Kunstfehler der Aerzte.** gr. 8. 1860. geh. ℳ 6. —

Köhler, Prof. Dr. Hermann, Grundriss der Materia medica für prakt. Aerzte u. Studirende. Mit besonderer Rücksichtnahme auf die Pharmacopoea Germanica bearbeitet. gr. 8. 1878. geh. ℳ 10. —

Kollmann, Dr. J., Professor der Anatomie zu Basel, **Plastische Anatomie des menschlichen Körpers.** Ein Handbuch für Künstler und Kunstfreunde. Mit zahlreichen Abbildungen im Text. Roy. 8. 1886. geh. ℳ 14. —; eleg. geb. ℳ 17. —

Der Verfasser hatte während seiner langjährigen Lehrthätigkeit an der Königl. Akademie der bildenden Künste zu München Gelegenheit, die Bedürfnisse der Künstler kennen zu lernen, und bietet in der plastischen Anatomie ein Werk, wie es lange gewünscht, aber bis jetzt noch nicht in unserer Litteratur vorhanden war.

Kries, Dr. Johannes v., Professor der Physiologie zu Freiburg, **Die Gesichtsempfindungen und ihre Analyse.** Mit 22 Abbildungen im Text. gr. 8. 1882. geh. ℳ 5. —

Kühne, Prof. Dr. Willie, Myologische Untersuchungen. Mit in den Text gedruckt. Holzschn. u. 1 Kupfertaf. gr. 8. 1860. geh. ℳ 4. —

Kunze, Dr. C. F., Grundriss der praktischen Medicin. Dritte, gänzlich umgearbeitete u. vermehrte Aufl. gr. 8. 1886. geb. ℳ 6. —

Der „Grundriß der praktischen Medicin" giebt die wesentlichsten anatomischen Befunde, Aetiologie, Symptomatologie, Diagnose und Behandlung der inneren Krankheiten in denkbarst konzinner Form. Der „Grundriß" ist ein vorzügliches Orientierungsmittel über den neuesten Stand der klinischen Medizin.

——— **Der Kindermord.** Historisch und kritisch dargestellt. gr. 8. 1860. geh. ℳ 5. —

——— **Lehrbuch der praktischen Medicin** mit besonderer Rücksicht auf pathologische Anatomie u. Histologie. Dritte, mehrfach veränderte u. vermehrte Auflage. Zwei Bände. gr. 8. 1878. geh. ℳ 25. —

Langendorff, Prof. Dr. Osc., Studien über Rhythmik und Automatie des Froschherzens. Mit 22 Abbildungen im Text und 2 Tafeln. gr. 8. 1884. geh. ℳ 5. 60

Laube, Dr. Gust. C., Prof. d. Geologie zu Prag, **Geologische Excursionen im Thermalgebiet des nordwestlichen Böhmens,** Teplitz, Carlsbad, Eger-Franzensbad, Marienbad. Mit 2 Taf. in Farbendruck, geolog. Profile darstellend. gr. 8. 1884. geh. ℳ 3. 60; geb. ℳ 4. 20

Die berühmten Thermen des nordwestlichen Böhmens sind in Bezug auf ihre Verbreitung und Lage durch den geologischen Aufbau dieses Landstriches bestimmt. Das Laubesche Büchlein schildert die allgemeinen geologischen Verhältnisse Nordwestböhmens mit besonderer Rücksicht auf seine Heilquellen und hat dadurch auch für die Ärzte großes Interesse.

Lebert, Prof. Dr. Hermann, Abhandlungen aus dem Gebiete der praktischen Chirurgie und der pathologischen Physiologie nach eigenen Untersuchungen u. Erfahrungen u. mit besond. Rücksicht auf die Dieffenbach'sche Klinik in Berlin. gr. 8. 1848. geh. ℳ 10. —

Lender, Dr. Constantin, Die points douloureux Valleix's und ihre Ursachen. gr. 8. 1869. geh. ℳ 1. 60

Der Lister'sche Verband. Mit Bewilligung des Verfassers aus dem Englischen übertragen von Dr. O. Thamhayn. gr. 8. 1875. geh. ℳ 4. 80

Lorent, Dr. E., Die Aufgabe der Gesundheitspflege in Bezug auf die atmosphärische Luft. gr. 8. 1873. geh. ℳ 1. 20

Ludwig, Dr. Carl, Professor der Physiologie zu Leipzig, **Rede zum Gedächtniss an Ernst Heinrich Weber.** Gehalten im Namen der medicinischen Facultät am 24. Februar 1878 in der akademischen Aula zu Leipzig. gr. 8. 1878. geh. ℳ 1. —

Magnus, Prof. Dr. Hugo, Die Anatomie des Auges bei den Griechen und Römern. gr. 8. 1878. geh. ℳ 2. 40

——— **Die geschichtliche Entwickelung des Farbensinnes.** gr. 8. 1877. geh. ℳ 1. 40

——— **Geschichte des grauen Staares.** Mit 1 lithographirten Tafel. gr. 8. 1876. geh. ℳ 8. —

Marmé, Prof. Dr. Wilh., Director des pharmacol. Instituts zu Göttingen, **Lehrbuch der Pharmacognosie des Pflanzen- und Thierreichs.** Im Anschluss an die zweite Ausgabe der Pharmacopoea Germanica. Für Studirende der Pharmacie, Apotheker und Medicinalbeamte. gr. 8. 1886. geh. ℳ 14. —

Dieses Lehrbuch der Pharmacognosie ist nicht nur für **Studierende,** sondern auch für alle **Medizinalbeamten,** welche mit der Revision von Apotheken betraut sind und infolge dessen öfters auch in die Lage kommen, offizielle Berichte zu erstatten, ein unentbehrliches Hand- und Nachschlagebuch.

Meyer, Dr. E. von, Professor an der Univ. Leipzig, **Geschichte der Chemie von den ältesten Zeiten bis zur Gegenwart.** *Zugleich Einführung in das Studium der Chemie.* gr. 8. 1889. geh. ℳ 9. —

Moser, Prof. Dr. Ludwig, Die Gesetze der Lebensdauer. Nebst Untersuchungen über Dauer, Fruchtbarkeit der Ehen, über Tödtlichkeit der Krankheiten, Verhältniss der Geschlechter bei der Geburt, über Einfluss der Witterung und einem Anhang, enthaltend die Berechnung der Leibrenten, Lebensversicherungen, Wittwenpensionen und Tontinen. Ein Lehrbuch. Mit 2 Steindrucktafeln. gr. 8. 1839. geh. ℳ 7. —. Herabgesetzter Preis ℳ 4. —

Mosso, Dr. A., Professor der Physiologie zu Turin, **Die Diagnostik des Pulses in Bezug auf die localen Veränderungen desselben.** Mit 15 Holzschn. im Text u. 8 Tafeln. gr. 8. 1879. geh. ℳ 6. —

——— **Ueber den Kreislauf des Blutes im menschlichen Gehirn.** Untersuchungen. Mit 87 Abbildungen im Text und 9 Tafeln. gr. 8. 1881. geh. ℳ 10. —

Müller, Dr. Friedr. Wilh., Grundriss der Pathologie und Therapie der venerischen Krankheiten für praktische Aerzte und Studirende. Mit 3 lith. Tafeln. gr. 8. 1884. geh. ℳ 4. 60

Munk, Prof. Dr. Hermann, Die elektrischen und Bewegungs-Erscheinungen am Blatte der Dionaea muscipula. Mit der anatomischen Untersuchung des Dionaea-Blattes von F. Kurtz. Mit 3 Tafeln. gr. 8. 1876. geh. ℳ 6. —

Naundorff, Dr. A. J., Unter dem rothen Kreuz. Fremde und eigene Erfahrungen auf Böhmischer Erde und den Schlachtfeldern der Neuzeit gesammelt. gr. 8. 1867. geh. ℳ 4. 50

Oldendorff, Dr. A., Ueber die ärztlichen Atteste bestimmt zum Gebrauche vor Behörden. Vortrag. 8. 1877. geh. ℳ —. 80

Ploss, Dr. H. H., Ueber die Lage und Stellung der Frau während der Geburt bei verschiedenen Völkern. Eine anthropologische Studie. Mit 6 Holzschnitten. gr. 8. 1872. geh. ℳ 1. 50

Puschmann, Dr. Th., Professor a. d. Universität Wien, **Geschichte des medizinischen Unterrichts** von den ältesten Zeiten bis zur Gegenwart. gr. 8. 1889. geh. ℳ 11. —

Ravoth, Dr. F. W. Th., Grundriss der Akiurgie. Zweite, vermehrte Auflage. Mit 82 Holzschn. Zugleich 5. Auflage von Schlemm's Operations-Uebungen am Cadaver. gr. 8. 1868. geh. ℳ 8. —

——— **Darstellung der wichtigsten chirurgischen Instrumente.** 16 Taf. Abbildungen mit erläuternd. Texte. Zugleich als Anhang zu Ravoth, Grundriss der Akiurgie, zweite Auflage. gr. 8. 1869. cart. ℳ 3. 60

——— **Prolegomena** zur rationellen medicin. Diagnostik u. Semiotik für Kliniker u. Klinicisten. 8. 1851. geh. ℳ 1. 60

Ribot, Th., Die Erblichkeit. Eine psychologische Untersuchung ihrer Erscheinungen, Gesetze, Ursachen und Folgen. Deutsch von Dr. med. Otto Hotzen. gr. 8. 1876. geh. ℳ 7. —

Eine umfassende Darstellung und Verarbeitung der wichtigsten über die Vererbung bekannten Thatsachen. Die körperliche Vererbung wird, als Grundlage des ganzen Gebietes, in der Einleitung behandelt, das Werk selbst ist dagegen hauptsächlich den hierher gehörigen psychologischen Erscheinungen gewidmet. Der erste Abschnitt enthält eine Zusammenstellung des Thatsächlichen, der zweite die Gesetze der Vererbung, der dritte deren Ursachen und der vierte deren Folgen.

Roser, Prof. Dr. W., Chirurgisch-anatomisches Vademecum für Studierende und Aerzte. Achte, gänzlich umgearbeitete Auflage. Mit 139 Holzschnitten. 8. 1890. geb. in Ganzleinwand. ℳ 6. —

Das Vademecum hat den Zweck, zu chirurgisch-anatomischen Übungen am Kadaver anzuleiten. Die Methode, nach welcher der Verfasser in die topographische Auffassung der Anatomie einführt, ist die der Fensterschnitte, welche fast sämtlichen Abbildungen des Büchleins zu Grunde gelegt ist.

Samson-Himmelstiern, Dr. G. von, Beobachtungen über den Scorbut vorzüglich in pathologisch-anatomischer Beziehung. gr. 8. 1843. geh. ℳ 3. —

Schildbach, Dr. C. H., Orthopädische Klinik. Mittheilungen aus der gymnast.-orthopäd. Heilanstalt zu Leipzig. gr. 8. 1877. geh. ℳ 2. —

——— **Die Skoliose.** Anleitung zur Beurtheilung und Behandlung der Rückgratsverkrümmungen für praktische Aerzte. Mit 8 Holzschnitten. gr. 8. 1872. geh. ℳ 3. —

——— **Kinderstuben-Gymnastik.** Eine Anleitung zur körperlichen Ausbildung der Kinder in den ersten Lebensjahren. Für Aeltern, Lehrer u. Kindergärtnerinnen. Mit 48 Abbild. 12. 1880. geh. ℳ 1. 60

Schlemm, Prof. Dr. Friedrich, Arteriarum capitis superficialium icon nova. Accedunt tabulae duae. gr. Fol. 1830. geh. ℳ 4. 50

Schmidt, Dr. E., Professor a. d. Univ. Leipzig, **Anthropologische Methoden.** Anleitung zum Beobachten und Sammeln für Laboratorium und Reise. Mit zahlr. Abbild. im Text. 8. 1888. geh. ℳ 6. —

FSC
www.fsc.org
MIX
Papier | Fördert gute Waldnutzung
FSC® C083411

Kolibri 360 GmbH
Ferdinand-Jühlke-Straße 7
99095 Erfurt, Deutschland
produktsicherheit@kolibri360.de